"十三五"普通高等教育本科部委级规划教材

世界非物质文化遗产（中医类）丛书

中医整脊学

（中文版）

宋一同

教材编委会

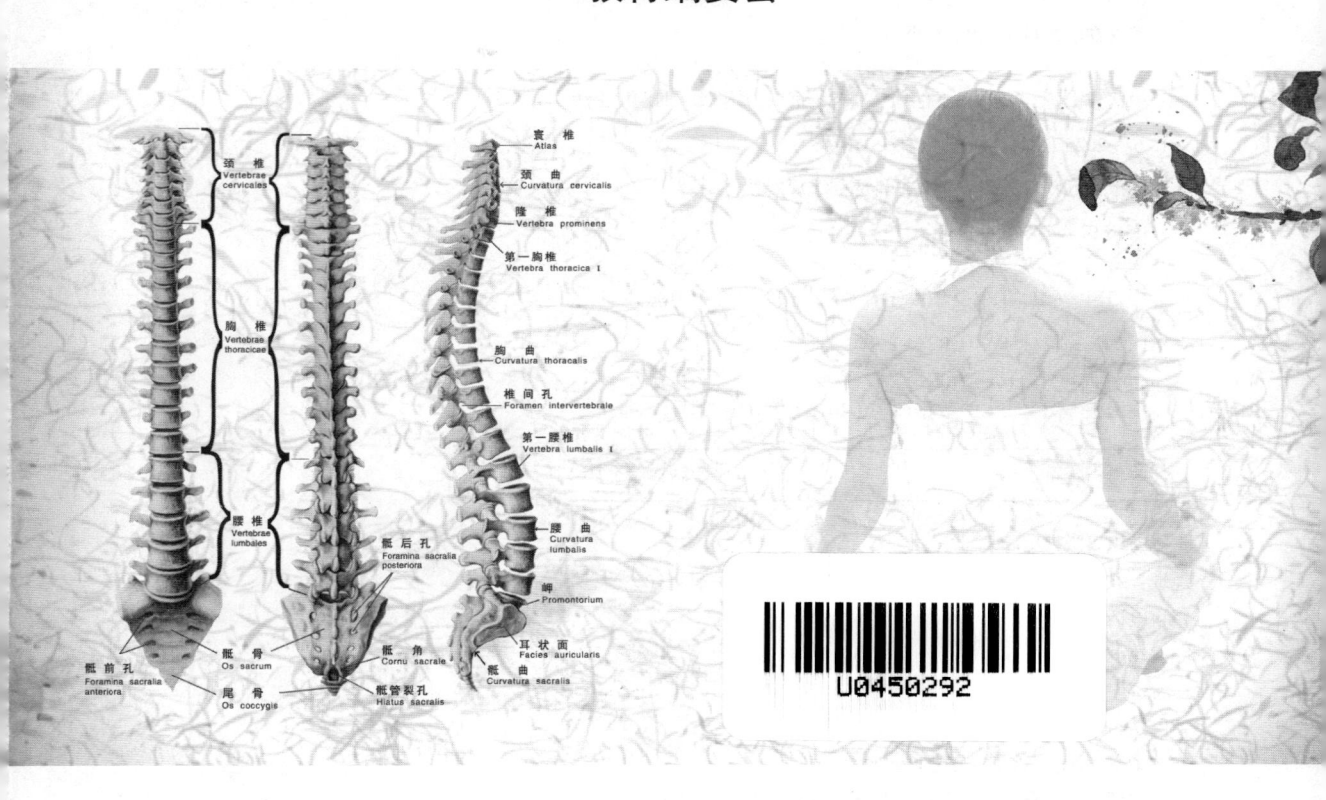

中国纺织出版社
全国百佳图书出版单位
国家一级出版社

内 容 提 要

《中医整脊学》是在祖国医学与现代医学相结合的基础上，系统阐述了整脊医学的中医理论及脊柱的解剖、生理、病症、诊断等，广泛汲取古今中外整脊方面的精华部分，旨在使中国整脊这一传统医术得以弘扬，在理论知识和实践技术诸方面得以创新发展。书中主要内容包括绪论、中医对脊柱和脊柱病的认识、脊柱的解剖与生理、脊柱生物力学、脊柱病的病因病理、脊柱疾病的检查方法、脊柱病的诊断、脊柱病的中医检查与诊断等。

图书在版编目（CIP）数据

中医整脊学 / 宋一同主编. — 北京：中国纺织出版社，2018.6（2025.1重印）

"十三五"普通高等教育本科部委级规划教材

ISBN 978-7-5180-4980-6

Ⅰ. ①中… Ⅱ. ①宋… Ⅲ. ①脊椎病—按摩疗法（中医）—中医学院—教材　Ⅳ. ①R244.1

中国版本图书馆 CIP 数据核字（2018）第 093071 号

责任编辑：陈希尔　　　　　　　　责任印制：储志伟

中国纺织出版社出版发行
地址：北京市朝阳区百子湾东里 A407 号楼　邮政编码：100124
销售电话：010—67004422　传真：010—87155801
http://www.c-textilep.com
E-mail：faxing@c-textilep.com
中国纺织出版社天猫旗舰店
官方微博 http://weibo.com/2119887771
三河市悦鑫印务有限公司印刷　各地新华书店经销
2018 年 11 月第 1 版　2025 年 1 月第 2 次印刷
开本：787×1092　1/16　印张：21.75
字数：450 千字　　　定价：99.00 元

凡购本书，如有缺页、倒页、脱页，由本社图书营销中心调换

中医整脊学

主　编:
  吕选民　渭南职业技术学院
  齐岳军　北京慈铭健康管理集团
  张明锡　南京华美美容医院
  宋永忠　北京北苑中医门诊部
  宋沛玲　脊博士全国青少年护脊连锁机构
  严望平　浙江省杭州市药尘国医馆
  刘全成　河南省驻马店市第五人民医院
  曲道奎　烟台市业达医院

副主编:（按姓氏笔画为序）
  李　艳　北京脊安康中医医学研究院
  邢艳秋　全国脊柱健康学术委员会
  陈倩倩　临汾市尧都区人民医院
  孟庆来　临汾市尧都区人民医院
  胡兴福　北京古今易医学研究院
  钮孝兰　北京宋一同国际骨伤医学研究院
  潘贵超　北京市昌平区中西医结合医院
  颜　真　脊博士全国青少年护脊连锁机构

编　委:（按姓氏笔画为序）
  包　思　北京市昌平区中西医结合医院
  齐朝阳　北京宋一同国际骨伤医学研究院
  胡倩倩　北京宋一同国际骨伤医学研究院
  袁　方　北京宋一同国际骨伤医学研究院

总主编简介

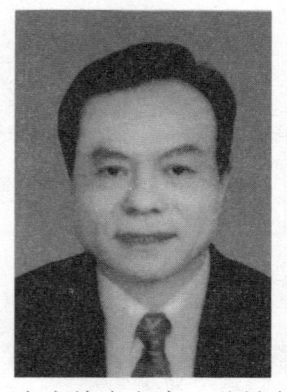

宋一同 1935年10月24日出生，汉族，江苏省淮安市人。中共党员，职称:北京中医药大学教授、研究生导师、主任医师。现任职务:美国国际华佗中医学院院长、博士研究生导师、国际高等中医药联合会主席、国际亚健康专业委员会主席、国际高等中医药集团董事长、全国高等中医院校骨伤专业本科教材（14种）编审委员会秘书长兼办公室主任、全国高等中医院校骨伤专业研究生系列教材（8种）总编、世界非物质文化遗产中医类系列丛书-国际高等中医院校（中英文版）系列教材（19种）总主编、世界骨伤专家协会主席、世界杰出人才学会主席、世界针灸推拿骨伤学会主席、《中国正骨》杂志顾问、《世界骨伤杂志》总编。中华人民共和国国务院授予有特殊贡献专家，享受政府特殊津贴。

（一）学历

1951-1954年，安徽合肥医专毕业;1960-1961年，安徽省立弋矶山医院(安徽皖南医学院附院)骨科进修；1970-1972年，北京中医学院(现北京中医药大学)新医研究生班学习；1974-1975年，安徽医学院西学中研究生班学习；1975-1976年，北京积水潭医院卫生部举办骨科医师进修班进修学习；1979-1980年，上海第二医学院新华医院小儿骨科进修。

（二）主要经历

1954-1958年，安徽省径县人民医院外科主任;1958-1962年，安徽省晏公煤矿医院院长、骨外科主任；1962-1971年，安徽省芜湖地区人民医院骨科医师;1972-1976年安徽医学院(现安徽医科大学)中医系、新医针灸推拿、正骨教研室主任；1976-1987年，安徽中医学院第一附属医院副主任医师、副教授、医教处副主任、骨伤科主任；1987-1990年，北京针灸骨伤学院骨伤系副教授、副主任医师;1991-2001年，北京针灸骨伤学院骨伤系主任医师、教授、教研室主任;2001-2012年，北京中药医大学教授、主任医师。

（三）主要著作（国家级出版社正式出版）

1.主编《软组织损伤学》人民卫生出版社，1990年4月出版。

2.主编《头针与耳针》，中国中医药出版社，1990年12月出版。

3.主编《当代中国骨伤人才》，中国中医药出版社，1991年7月出版。

4.《中医筋伤学》副主编，人民卫生出版社，1990年6月出版。

5.合编《中医骨伤科学》，人民卫生出版社，1988年2月出版。

6.合编《耳穴诊断学》，人民卫生出版社，1990年9月出版。

7.主编《软组织损伤名家手法荟萃》，人民卫生出版社，1994年5月出版。

8.主编《推拿按摩手法180种》，中国华侨出版社，1992年5月出版。
9.主编《实验骨伤科学》，人民卫生出版社，1993年出版。2000年第二版。
10.主编《中国推拿治疗学》，人民卫生出版社，2003年10月出版。
11.主编《国际骨伤推拿医师交流手册》，中国华侨出版社，1995年出版。
12.主编《足部推拿疗法》，中国华侨出版社，1994年10月出版。
13.主编《腰痛的最新疗法》，中国中医药科技出版社，1993年2月出版。
14.主编《当代骨伤与康复学》，中国医药科技出版社，1995年7月出版。
15.主编《骨伤科药膳425种》，中国华侨出版社，1995年10月出版
16.主持中国高等中医院校骨伤专业系列教材(14种)，担任编审委员会秘书长及主任，由人民卫生出版社于1992年全套出版发行。
17.编审《中国骨伤老年医学丛书》6种，担任主任委员，由中国中医药科技出版社于1995年4月出版。
18.编审《中国骨科新技术》，中国科学技术出版社，1995年4月出版。
19.主审《颈肩腰腿痛治疗学》，中国华侨出版社，1995年10月出版。
20.主审《软组织疼痛治疗学》，人民军医出版社出版。
21.合编《中医骨伤科基础》，上海科学技术出版社，1996年5月出版。
22.总编《中西结合治疗骨病丛书》10种，包括《肩周炎》《颈椎病》《腰椎间盘突出症》《股骨头坏死》《慢性腰腿痛》《骨质增生症与骨质疏松症》《强直性脊柱炎》《骨髓炎、骨与关节结核》《风湿与类风湿性关节炎》《骨肿瘤》，2002年由中国华侨出版社全部出版。
23. 2003年担任全国高等中医院校骨伤专业研究生系列教材(8种)总主编，包括《骨伤科基础研究》《骨与关节损伤临床研究》《软组织损伤临床研究》《骨病临床研究》《骨伤科手术研究》《骨伤科生物力学研究》《骨伤科实验研究》《骨伤科文献研究》，由北京科学技术出版社出版。
24.2002年担任全国高等中医院校骨伤影像教材总主审。
25.《中医骨伤科学》(高等中医院校中医专业本科教材)主审。
26.保健推拿教材主编，包括《欧式日式韩式按摩推拿》《推拿按摩180招》《足部推拿按摩》《全身各部位推拿按摩》《经穴按摩瘦身美容》，2005年由海洋出版社出版。
27. 2009年担任新世纪全国整脊医学系列教材（8种）总主编，包括《整脊基础与脊柱病诊断》《整脊技术学》《颈椎整脊学》《胸椎整脊学》《腰椎整脊学》《骶尾椎整脊学》《整脊保健学》《国外整脊技术》，由海洋出版社出版。
28.2010年担任全国微创医学系列教材（15种）总主编，包括《头针学》《耳针学》《液体拨针学》《拨针学》《套管针刀学》《激光针刀学》《骨三刀学》《水针刀学》《刀中刀》《九针刀学》《射频学》《激光减压（PLDD）学》《臭氧学》《关节镜学》《拇外翻微创学》，由海洋出版社出版。
29.2011年担任《实用软组织损伤学》主编，海洋出版社出版。

30.2011年担任世界非物质文化遗产中医类丛书、国际高等中医院校系列教材（中英文版）（19种）总主编，包括《中医骨伤科学》《推拿功法学》《中医基础学》《经络腧穴学》《针灸治疗学》《推拿基础学》《推拿治疗学》《刺法灸法学》《中医诊断学》《中医内科学》《中医外科学》《中药学》《方剂学》《实验针灸学》《针灸医籍选》《中医康复学》《中医养生学》《中医整脊学》《中医手法整形学》。

（四）科研成果（主持获省部级重大科研成果）

1.主持《耳穴诊断颈椎病临床实验研究》，1988年获安徽省科委授予省级重大科技成果(国家科委公报，总83期)。

2.主持《中西医结合治疗亚急性慢性骨髓炎》，1989年获安徽省科委授予省级重大科技成果。

3.主持《耳穴诊治胆石症临床实验研究》，1988年，安徽省科委授予省级重大科技成果。

4.主持《外伤性截瘫中医结合康复研究》，1991年，山东省科委通过专家鉴定：该项研究居国内领先水平。山东淄博科委评科技一等奖。1992年获国家科委评新技术金奖。

5.本人创造《中药电热托板腰围》1990年5月获国家专利，参加国际博览会获好评，1991年获国家银质奖，1992年11月份获世界科技和平周国际金奖、美国国际传统医学大会金奖。

6.主持《中西医结合治疗骨关节核研究》通过河南科委鉴定，1993年获中国驻马店地区科技一等奖，河南省科委评省科技二等奖。

（五）1954年3月开始从事临床医学高等中医药教育工作近60年，解决专业疑难病症的中西医两法的诊断治疗，认真指导培养下级医生，主持病房工作及专家门诊。对骨坏死、风湿病、腰腿痛、颈椎病、软组织损伤、偏瘫、胆石症、骨与关节损伤有独特治疗方法。

（六）在中医学院教学与临床工作中担任教研室主任，讲授《中医骨伤科学》《中医骨伤科基础》《中医正骨学》《中医骨病学》《骨伤手术学》《推拿与按摩》《头针与耳针》《耳穴诊断学》等教学工作。

（七）1989年4月被福建中医学院聘请担任该院1986级中医骨伤科硕士研究生学位答辩委员会副主任委员。1989年6月被中国中医研究院聘请担任骨研所1986级骨伤科硕士研究生学位答辩委员会委员。1991年6月被福建中医学院聘请担任该院1988届中医骨伤科硕士学位研究生论文答辩委员会主任委员。2008年被中国中医科学院望京医院聘请担任博士学位论文答辩委员会委员。2009年被中国中医科学院中医基础医学研究所聘请担任博士后研究生论文答辩委员会主任委员。2010年被中国中医科学院望京医院聘请担任博士学位论文答辩委员会委员。

（八）多次被省部级科委聘请担任科研鉴定委员会主任委员、副主任委员。

（九）1999年以来与中国长春中医学院合作担任新加坡、美国及中国台湾地区硕士、博士研究生导师。

（十）1999年以来担任美国华佗中医学院院长与安徽中医学院合作担任美国、新加坡和日本留学生硕士、博士研究生导师。

通讯地址：北京市昌平区回龙观龙锦苑一区四号楼

邮编：100102

电话：13901070445

邮箱：gusrcxh@163.com

网址：http://www.gsrcxh.com

总主编简介

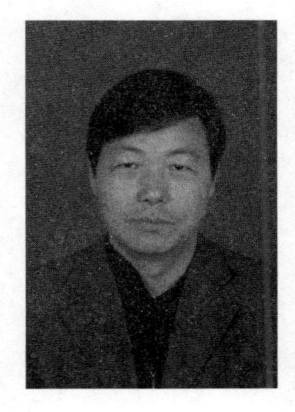

吕选民，男，61 岁，渭南职业技术学院医学院中医学教授、主治医师、国家高级按摩师、学院首届教学名师、十大名老中医、渭南市首届名中医、渭南市中医内科首席专家、陕西省名医百家。1982 年毕业于陕西中医药大学中医医疗专业，1982 年 12 月－1998 年 2 月在陕西中医药大学第一附属医院从事中医内科、针灸、推拿工作，1998 年 3 月迄今在渭南职业技术学院医学院从事医疗、教学和科研工作，擅长治疗脊柱病（颈椎病、腰椎病、椎间盘突出症、骨盆移位综合症等）、骨伤病、骨质增生、内科杂症（顽固头痛、胃病、结肠炎、久咳、疝气等）、肥胖、矮小、近视、痤疮、扁平疣、神经性皮炎、雀斑、痔疮、乳腺增生、月经病、不孕不育症等疾病及中医养生保健。发表论文 43 篇，发表医疗讲座 126 讲，出版《现代中医整脊学》《中国整脊学》《中医知行录》《药王孙思邈养生长寿术》《实用气功学》5 部专著和《强肝明目功治疗近视眼》《药王孙思邈养生长寿术》2 部音像片，主编教材 17 本，参编教材 5 本，完成省、市、院级科研项目 8 项，先后获得中国气功科学研究会学术委员会和林宏裕科研基金鼓励奖、陕西省中医药科技成果三等奖、陕西省中医药学会优秀成果二等奖、渭南市科学技术二等奖。任全国脊诊整脊学术委员会常委，现任中国人才研究会骨伤人才分会执行副会长、中华中医药学会文献分会委员、陕西中医药学会针灸专业常委、陕西康复学会推拿委员、渭南中医学会副会长、渭南老年学学会常务理事、渭南中医骨病研究所所长。1989、1991、2000 年分别入选《中国当代气功师》《中国当代中医名人志》《陕西名医百家》。所著《中国整脊学》是国内首部整脊专著，《现代中医整脊学》和 9 本整脊教材为中国整脊学科建设和临床规范治疗奠定了基础。《药王孙思邈养生长寿术》专著和 VCD 开创了国内对高寿 141 岁的唐代医家和养生家孙思邈的养生保健技术研究和传播的先河，《实用气功学》系统介绍了气功内养精气神的方法，《中医养生与健康》系统完整地介绍了中医的全部养生保健方法。上述三本著作是吕选民教授研究中医养生保健 40 多年的精华和总结。吕教授医养并重，愿为国人健康长寿做出更大的努力和贡献。

主 编 简 介

吕选民（略）

主 编 简 介

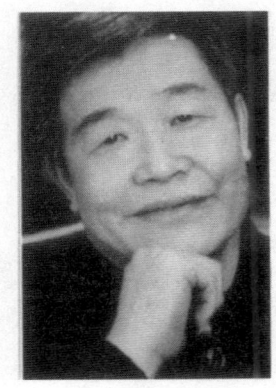

齐岳军，男，54岁，毕业于武汉同济医科大学，副主任医师，客座教授。系齐氏中医第六代传人，齐氏正脊第六代传人。现就职于北京慈铭健康管理集团，系该集团奥亚国际医院中医正脊、中医方脉权威专家，学科带头人。

现任世界整脊联盟副主席、中华医学研究会骨病专业委员会常委，中国特效医术研究会特效医药专家、中国医师协会疑难病名医专家，全国脊诊整脊专委会常委。中华医学会骨科专业委员会委员等职。

从医三十余年来，在中医治疗骨伤、脊柱矫正、肿瘤、血液病及脏腑疑难病、常见病方面积累了丰富经验，声誉远播海内外，为国内外政要、名人明星等人进行过中医诊治。

主编简介

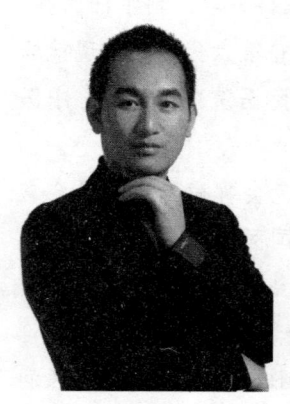

张明锡，男，民主建国会委员，正骨整脊师，现为世界中医骨伤联盟执行主席，中国民族医药学会保健按摩分会副会长，中医药文化工作委员会副主任，第二届世界脊柱健康联盟大会金手奖得主，第三届世界脊柱健康联盟大会获脊柱健康与手法微整形技术学术流派继承人，第一届、第二届全球脊柱医学高峰论坛获脊柱医学功勋人物，成功组织第一届、第二届、第三届全国脊柱医学高峰论坛暨中医养生产业交流大会。

社会职务：世界中医骨伤联盟执行主席，中国民族医药学会保健按摩分会副会长，中医药文化工作委员会副主任。

主要著作：非物质文化遗产中医类高等教材《中医康复学》主编，《中医整脊学》主编，《中医养生学》主编等。

主要论文：《姿势性驼背形体美学手法与探讨》、《正骨手法治疗钩椎关节旋转式错位117例临床观察》、《手法复位寰枕关节错位对颞下颌关节应力作用及面部形态的调整》、《颈椎曲度调整手法探讨》等。

主 编 简 介

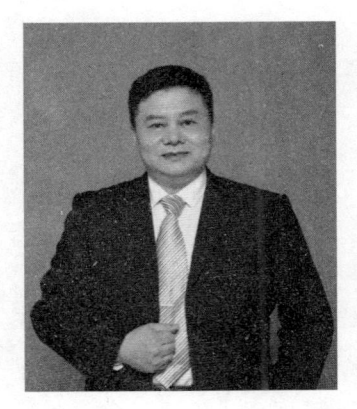

　　宋永忠教授，江苏淮安人，世界中医骨伤联盟主席、北京北苑中医门诊部院长、副主任医师、中医师承导师、CCTV-1 健康顾问、天天养生堂健康嘉宾、团中央青企副秘书长、全国高等院校骨伤教育研究会执行主席、新世纪杰出骨伤人才、国医世家、骨伤专家。

　　宋永忠大夫：副主任医师、出身名门、中医世家、秉承医理、自成一脉；以宋氏中医正骨、宋氏气血调理，成为中式正骨的传承核心（治疗患者十几万人，培养正骨学生上万人，收徒近三百人）

　　出版著作：《中国推拿治疗学》《实用骨伤痛症学》《颈椎病》《肩周炎》《腰椎间盘突出》《慢性腰腿痛》《骨质增生症与骨质疏松症》《股骨头坏死》《耳针学》《头针学》《国际中医骨伤推拿医师交流手册》《当代中国骨伤人才》《整脊基础与脊柱病诊断》《整脊技术学》《颈椎整脊学》《胸椎整脊学》《腰椎整脊学》《骶尾椎整脊学》《整脊保健学》《国外整脊技术》《捏捏揉揉小儿安》《中医养生学》等三十余部著作。

　　独创手法：从事医疗、教学和科研工作三十余年，在临床研究过程中建立了一套全新的学术理论体系，开创了中西医结合诊治的崭新领域。

　　"宋式正骨"：通过对颈椎、胸椎、腰椎、骨盆和各骨关节以及椎间盘和脊柱周围软组织的损伤进行手法复位和调整，达到调整脊柱结构、恢复肌肉张力、调节气血、恢复脏腑器官、骨关节、肌肉、肌腱正常功能体位的整脊治疗方法。

　　"宋氏气血调理手法"：通过对全身经络气血的调理，达到改善亚健康的目的。

获得荣誉：
1991 年入职于原北京针灸骨伤学院（现北京中医药大学）
1992 年任中国人才研究会骨伤专业委员会 常务理事秘书长
1995 年《平衡疗法治疗颈椎病》在美国获中国传统医学杰出论文奖
2001 年去欧洲巴塞罗那医学院讲学
2004 年获中国百名杰出骨伤专家称号
2005 年获世纪骨伤优秀人才称号
2006 年被任命为团中央青年企业家 副秘书长
2009 年去日本医学院讲学
2011 年被聘为央视电视台 CCTV-1　健康顾问
2013 年任中国骨伤人才学会 执行主席
2013 年任全国高等院校骨伤教育研究会 执行主席
2014 年中国青年企业家协会表彰为中国经济做出贡献
2014 年当选世界中医骨伤联盟 主席
2015 年深圳天天养生堂节目 健康嘉宾
2017 年被聘为广州中医药大学金洲沙医院特聘专家
2018 年创建宋医堂健康管理集团

主编简介

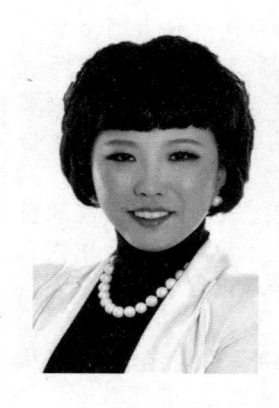

宋沛玲

美国纽约大学医学院高级研修

美国欧亚大学整脊医学院硕士

香港汇康医疗技术（国际）有限公司	董　事
世界青少年脊柱健康联盟	主　席
世界中医骨伤联盟	副主席
世界华人医学整脊（国际）研究协会	会　长
全国脊柱健康万里行专业委员会	会　长
全国青少年脊柱健康筛查研究院	执行院长
全球青少年脊柱健康连锁机构	创始人
脊博士全国青少年护脊连锁机构	创始人
美脊堂（中国）脊柱健康服务中心	创始人

出品作品：

1、国际高等中医院校《中医整脊学》　　主　编
世界非物质文化遗产（中医类丛书中英文版）

2、《青少年脊柱病预防与保健 》　　　副主编

主编简介

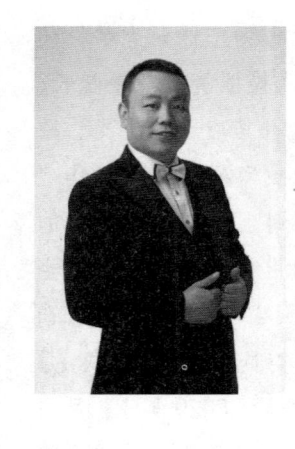

严望平

1969年11月出生于浙江宁波宁海县

针灸科医师、中医骨伤科医师、保健按摩技师、高级整脊师、易学徒手微整形师，自幼因家人病患痛苦，励志用中医来解决家人病患，先后拜台湾脊柱调衡大师蔡秋琴教授、AHT美式整脊大师谢庆良教授为师，并拜访学习了许多民间大师，潜心研究易学。历经二十余年的研究和突破，有机的将中医养生和易学巧妙融合，研创了易学整脊术和易学徒手微整形术，被业内称为中国易学徒手微整形第一人，为爱美人士在无痛、无创的境界下达到美的需求。

主要特色：
首创严望平易学静态脊柱矫正技术
擅长脊柱调衡术和美式整脊术有效结合，
利用易学徒手整脊术解决了股关节、膝关节等病变。
结合严望平易学徒手微整形术解决了爱美人士的面相、体态、体姿等陋相，从而让人民远离了驼背、"X"型及"O"型腿、大肚腩、大骨盆的困扰，无痛有效地解决了面部颧骨高、塌下巴、塌额头、塌鼻梁、歪鼻梁等等不良面相。
2011年10月入【中国国家人才网专业人才库】中医专家人才
2012年3月进修中国易医脐针技术

社会职务：
中医手法整形医学学术委员会 创会会长
全国徒手塑形学术委员会 执行主席
世界中医骨伤医学联盟 副主席
世界脊诊整脊医学联盟 副主席
全国脊诊整脊学术委员会 副秘书长
天津脊柱医学软性技术研究院高级研究员
首届全国脊诊整脊推拿优秀临床骨干
首届全国中医整脊推拿优秀人才
脊骨神经减肥疗法创始人

主 编 简 介

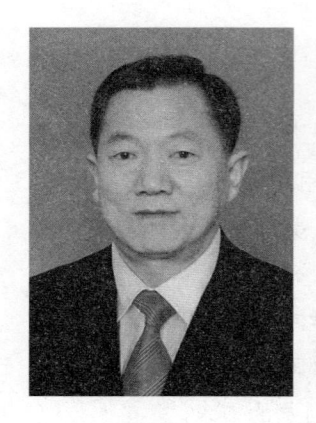

刘全成 男 50岁 1991年毕业于河南中医药大学针灸系，副主任中医师，中共党员，驻马店第五人民医院 业务院长。2015年荣获驻马店市文明建设指导委员会、驻马店市卫生局、驻马店市卫生系统政治工作委员会颁发的"德技双馨"医务工作者荣誉称号；2017年荣获驻马店市卫生和计划生育委员会颁发的2017年驻马店市"优秀医生"荣誉称号；2002年荣获驿城区卫生局颁发的"卫生系统先进工作者"称号；2013年6月21日评选为河南省中西医结合骨关节病学术会委员会委员；2015年1月11日评选为河南省针灸学会针灸分会常务委员；2009年11月当选为中华医药学会专家委员会委员；2007年论文"股骨头坏死中医辩证思路"获中华中医药学会论文奖；2014年论文《针刀热疗在腰椎肩盘突出症130例脉冲的临床分析》获第四届骨伤骨病学术交流会交流；2012年11月3日，论文"针刀结合臭氧治疗膝关节骨性关节炎30例"在全国第三届疼痛学术研讨会上交流；2016年10月22日论文"针灸推拿水针结合治疗腰椎肩盘突出500例分析"在第四届国际论坛中医骨伤骨病高峰会议上交流；2012年12月5日由河南中医药管理局举报的"河南省2011年县级中医临床技术骨干培训班"毕业；2009年3月15日当选为河南省针刀医学专业委员会委员；2016年8月30日在《骨创伤脊柱外科学》一书中任副主编。2018年3月1日在《实用骨科疾病治疗精粹》一书中任主编。

曲道奎简介

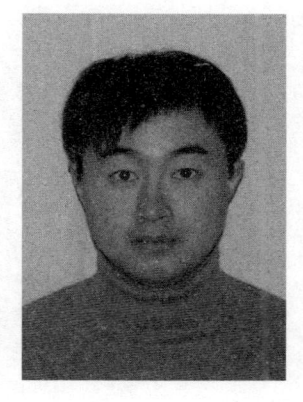

曲道奎，男，主治医师，烟台市业达医院脊柱外科;2013年毕业于大连医科大学，硕士学位，中国中医药学会骨与关节专业委员会委员。

从事骨科工作10余年。2014年于北京积水潭医院骨科进修，学习了先进的手术技术及诊疗方法，多次荣获烟台开发区"先进个人"称号。

在骨科常见病、多发病及疑难、罕见疾病的诊断和治疗方面具有丰富而独到的临床经验。重点在四肢创伤、骨折救治、脊柱创伤性、退变性疾病诊治，临床骨折及关节脱位的手法治疗，年手术量300余台。完成了多例，许多难度大，手术风险高的脊椎微创手术，使复杂的脊柱畸形得到了科学的治疗和满意的效果。

在《中国骨与关节损伤》杂志、《中华骨科杂志》等专业学术刊物发表文章多篇。

研究方向：脊柱外科 脊柱微创外科

电话：13791156123

邮箱 qudaokui@126.com

前 言

中医整脊学是以中医基础理论为指导，结合现代科学研究的最新成果，系统、全面地介绍了中医整脊的学术体系，有较强的科学性、实用性、创新性。中医整脊学是学习中医骨伤和整脊的必修课致以，在中医骨伤专业教学体系中占非常重要的地位。

该教材内容丰富，遵循"科学、先进、实用、高质量"的总原则，立足于学科特点、专业特点和素质教育教学特点，在编写本教材过程中专家认真选材、反复互审、反复修改，具有结构严谨、概念清楚、篇幅不大、简明扼要的特点。另外本书针对性强、可操作性强，有利于教学，有利于学生系统掌握中医整脊的基本理论和基本技能。

我们将随时聆听各方的意见和建议，欢迎指出本书的疏漏之处，以便在今后再版时进行改进。

目　录

第一篇　基础篇

第一章　绪　论 ... 1
第一节　概　述 ... 1
第二节　中国整脊学的起源及发展简史 ... 3

第二章　脊柱的解剖和功能 ... 9
第一节　概　述 ... 9
第二节　脊柱区的软组织 ... 9
第三节　脊柱的结构和运动 ... 20
第四节　交感神经 ... 27

第三章　脊柱生物力学 ... 37
第一节　生物力学 ... 37
第二节　脊柱的力学结构 ... 37
第三节　脊柱的生物力学 ... 38
第四节　脊柱生物力学改变与脊柱的病理变化 ... 40

第四章　中医对脊柱和脊柱病的认识 ... 45
第一节　脊柱和脏腑经络的关系 ... 45
第二节　传统中医对脊柱病病因的认识 ... 49
第三节　传统中医对脊柱病病机的认识 ... 51

第五章　脊柱病的病因病理 ... 54
第一节　脊柱病的病因 ... 54
第二节　脊柱的病理变化 ... 56
第三节　脊柱位置结构变化的常见类型 ... 56

第六章　脊柱病诊断 ... 63
第一节　辨　病 ... 63
第二节　脊柱病诊断要点及四步定位诊断 ... 78
第三节　辨证方法 ... 79

第二篇　技能篇

第一章　推拿整脊 ... 82
第一节　推拿整脊的作用及原理 ... 82

第二节	推拿整脊手法的基本技术要求	84
第三节	影响推拿整脊的因素和注意事项	86
第四节	整脊疗法的适应症和禁忌症	87
第五节	推拿整脊手法	89

第二章 导引整脊 118
第一节 导引整脊的作用及原理 118
第二节 导引整脊的原则、要领和注意事项 120
第三节 导引整脊的方法 122

第三章 其他整脊法 137
第一节 水针疗法 137
第二节 针刺疗法 138
第三节 拔罐疗法 140
第四节 刮痧疗法 140
第五节 四级感应整脊法 141
第六节 生物全息诊疗法 142
第七节 牵引疗法 143
第八节 小针刀疗法 144
第九节 药物疗法 149

第三篇 临床治疗篇

第一章 颈段脊柱病治疗 162
第一节 治疗总论 162
第二节 治疗各论 168

第二章 胸段脊柱病治疗 223
第一节 治疗总论 223
第二节 治疗各论 223

第三章 腰段脊柱病治疗 236
第一节 治疗总论 236
第二节 治疗各论 239

第四章 骶尾段脊柱病治疗 275
第一节 治疗总论 275
第二节 治疗各论 279

第五章 脊柱及脊柱相关疾病的预防 296
第一节 保持良好的姿势和体位 296
第二节 劳动保护 300

第三节 颈段脊柱病的预防 302
  第四节 胸腰段脊柱病的预防 308

第四篇 整脊保健篇

整脊保健 312
  第一节 整脊保健的概念、作用和意义 312
  第二节 整脊保健的方法 313
  附录： 321

第一篇 基础篇

第一章 绪 论

第一节 概 述

一、整脊技术学的基本概念

整脊技术是调整脊柱的治疗技术。狭义地讲，就是医者在脊柱两侧，查找阳性反应点，判断脊柱及周围组织发生的异常变化，施以手法整复调理位置结构异常的脊柱，从而达到防治脊柱及脊柱相关疾病的一种独特治疗技术，属中医外治法的范畴。广义地讲，凡是能够达到调整脊柱内外环境平衡，消除临床症状的方法都可称为整脊技术。这个方法包括推拿手法（包括手法的延伸，如器械牵引等）、理疗、药物、针灸、药熏、导引等。 整脊技术学是在中医学和现代科学（包括现代医学）理论指导下研究整脊技术的流派、特点、操作方法、作用机制及应用规律的一门学科，是整脊专业的基础技能课程之一。

二、整脊治疗学的基本内容

整脊治疗学是整脊专业的一门综合课程，也是一门跨学科的应用科学，涉及中医学和现代科学（包括西医学）的许多领域。其基本内容如下

1.整脊治疗基础知识：主要介绍整脊治疗学基础理论及相关知识，如整脊治疗学的基本概念、发展源流、适应证、禁忌证、注意事项整脊治疗的作用和原理等。

2.脊柱及脊柱相关疾病诊法：介绍中医四诊在脊柱及脊柱相关疾病诊断中的应用以及中医经穴诊断法对脊柱与内脏、肢体疾病对应关系的认识；中医辨证论治中八纲辨证、气血辨证、脏腑辨证和经络辨证等辨证方法在整脊治疗中的运用。常用脊柱病中医检查和诊断方法的评价，西医学临床常用检查方法，包括量法特殊检查、肌力检查、神经功能检查X线检查其他检查等，脊柱病诊断要点及四步定位诊断法。

3.常见脊柱及脊柱相关疾病的治疗：各论部分主要论述常见脊柱及脊柱相关疾病的临床治疗。颈段脊柱病包括颈椎病落枕、斜颈颈椎关节半脱位、寰枢关节紊乱症、颈椎小关节紊乱症、颈椎间盘突出症、前斜角肌综合征、小儿颈部软组织损伤、小儿颈椎半脱位及颈段脊柱相关疾病。胸段脊柱病包括背部软组织损伤、胸椎后关节紊乱症、胸胁迸挫伤。

腰段脊柱病包括急性腰扭伤慢性腰肌劳损、第 3 腰椎横突综合征、腰椎间关节综合征、腰椎间盘突出症、腰椎管狭窄症、腰椎滑脱症。骶尾椎疾病包括骨盆移位综合症、骶髂关节扭伤、尾骨挫伤、梨状肌综合征。其他脊椎病包括棘上、棘间韧带损伤、退行性脊柱炎、强直性脊柱炎、脊椎骨骺骨软骨病（少年驼背症）、小儿功能性脊柱侧弯症。

三、整脊技术学的基本特点

整脊技术学作为一门临床医学学科，有异于其他临床医学学科，其基本特点有以下几方面。

（1）多元理论。整脊技术学属中医学分支学科之一，其理论依据呈现一种多元现象。并以中医基础理论、现代医学知识为指导，重视运用现代解剖学、生物力学、运动生理学、生物物理学等理论。

（2）大整脊概念。整脊方法以整脊手法为基础，采用推拿、针刺、药物、理疗、熏蒸、刮痧、导引等多种临床治疗手段，这样才能提高临床治疗脊柱相关疾病的疗效，更加科学、实用、有效地发展整脊技术。

（3）亦医亦防。整脊技术除了广泛用于临床治疗外，其预防疾病、保健养生、美容健美等作用应用前景更为广阔，并且已成为新的保健产业。

（4）简便有效。整脊技术一般不需要特殊的医疗设备，因而不受设备条件和场所的限制，极其方便。

（5）舒适安全。规范、科学的整脊技术不仅具有医疗和保健作用，而且术后受术者感觉舒适、畅快，易于接受，也没有不良反应，是一种较为理想的祛病强身、延年益寿的自然疗法。

四、学习整脊技术学的要求和方法

整脊技术学是一门极具特色的技能课程，要求学员在掌握相关医学基本理论、基本知识的基础上练就适应整脊工作的基本技能，并能将其熟练地运用于医疗和保健工作。所以，在学习方法上要把握两个重要环节：

一是掌握中医学、现代科学（包括现代医学）的基础理论、知识，打好解剖学、生理学、生物力学、生物物理学、病理学、中医诊断学和西医诊断学等基础；

二是刻苦地进行各种整脊技术的学习和锻炼，掌握好整脊的基本技能和临床应用。尤其是推拿整脊手法的学习和训练更为重要，需要潜心练习，切忌浮躁。

学习的主要方法：临摹，根据老师的示范，反复临摹老师的动作并仔细体会其中的要领。总之，学习整脊技术学，要勤学苦练，多动手、多实践，才可以促进感性认识向理性认识的转化，提高学习的效果，两者相辅相成，互相促进，缺一不可。

第二节 中国整脊学的起源及发展简史

整脊疗法是人类在长期与疾病作斗争的过程中逐渐认识、总结和发展起来的一种古老的医疗、保健和防病方法。中医过去虽然没有"整脊"的名称和论著，但关于脊柱及其相关疾病的推拿、导引等整复的记载历史悠久。由于脊柱病主要表现为疼痛、姿势异常及活动受限，所以早期文献提出"筋骨瑟缩不达""痿厥""肾有久病"等脊柱病概念，并用推拿导引整脊方法治疗。周代归脊柱关节病于骨伤科（疡医），秦汉以后将脊柱病引起的肢体关节疼痛称为"痹证"，沿用至今。中国整脊疗法起源于远古，盛行于殷商，总结提高于秦汉，广泛应用于晋唐，发展创新于宋元，系统完善于明清，正名昌盛于当代。

一、先秦时期

自夏、商、周以来，直到秦始皇统一中国之前，史称先秦时期。据史书记载，战国时有不少医书流传于世，后因兵燹战火及秦焚书，惟多亡佚，而幸存的诸子百家书中，只是零星半点提及医药之事。所以，对这一时期整脊学成就的了解，主要来自于20世纪考古学的两大发现：殷墟甲骨卜辞和马王堆汉墓帛简医书。

整脊最早的文字记载，见于殷商时代的甲骨卜辞，称之为"拊"或"跗"。已出土的甲骨卜辞中，关于医药卫生的记载为数不多，但其中按摩推拿的记载却较多，同时也有尹、臭、拊等宫廷专职按摩推拿师的记载。史学家认为，殷商时期按摩推拿作为治病保健的重要手段，在宫廷及民间生活中有着不可低估的地位。商代人对疾病有超乎我们预料的惊人知识，他们对疾病发生、发展变化过程中的种种现象有过仔细的观察，他们至少知道30多种（类）疾病，尤其对骨及脊柱相关疾病，如臀、膝、趾、肘、头面五官等部位的疾病有较多认识。值得一提的是，在甲骨卜辞及后世的《史记》《说苑》《新语》等文献中记载古代有位叫俞拊（跗）的医学大师，"治病不以汤液醴酒，（而以）镵石、挢引、案扤、毒熨，一拨见病之应，因五脏之输，乃割皮、解肌、诀脉、结筋，搦髓脑，揲肓，爪幕，湔浣肠胃，漱涤五脏，练精易形"。这位神乎其技的外治法大师，应是卜中记载的武丁时期擅长于推拿导引整脊的按摩推拿师"拊"，其搦髓脑、割皮、解肌、诀脉、结筋、揲肓、易形等治疗方法，正是后世整脊的常用手法。此外，"拊"乃是殷商对按摩推拿的称谓，"跗"则是用足在腰背颈项踩摩的一种整脊方法。由此可见，俞拊（跗）乃是一位擅长于踩跷整脊的按摩师。

综上所述，可以说殷商时期是按摩导引整脊技术运用的第一个黄金时代，俞跗是按摩导引整脊的鼻祖。周代在商代按摩导引医学的基础上，着重于医理、药物、养生保健和医事制度的研究，如伏羲画卦明阴阳，神农辨药性教稼穑倡导饮食卫生，宫廷食、疾、疡、兽四医分科等，其中疡医掌折疡等之祝药，即主管筋骨损伤的治疗。可见，周代我国已经有了脊柱及四肢关节疾病的专科医生，而《庄子》中的"熊经鸟申"，《孟子》中的"为长者折肢"即是对这一时期按摩导引整复调理脊柱及四肢关节疾病的描述。

先秦时期，记载导引整脊较多的文献首推马王堆汉墓帛简医书《导引图》，其绘于秦汉之际，内容早于《黄帝内经》，反映了春秋战国时期的医学成就，是中国乃至世界医学史上第一幅彩绘医疗保健体操图。图中绘有44个人物全身导引图像，有坐式、站式、徒手、执械等不同形式。其中在12幅有题记的导引动作中，就有9幅用于治疗颈椎、腰脊和四肢关节疼痛等脊柱及脊柱相关疾病。除导引整脊外，还有搓腰、揉膝等按摩推拿整脊方法。

原始导引起源于四千多年前洪水泛滥、地平以湿的中原地带，主要是舞式、体操式的特定肢体锻炼方法，用于防治肢体筋骨疾病，如《吕氏春秋·古乐篇》的"作舞以宣导之"，《黄帝内经·素问·异法方宜论》的"其治宜导引按跷"。到了春秋战国时期，人们逐渐认识到导引不仅能治疗寒湿筋骨之疾，而且能防病养生，延年益寿，并在肢体俯仰屈伸的动作中加入了呼吸锻炼，提高了防治疾病和健身延年效果，这在《老子》、《庄子》等书中均有记载。如《庄子》中的"吹嘘呼吸，吐故纳新，熊经鸟申，为寿而已矣。此道（导）引之士，养形之人，彭祖寿考者之所好也"。此外，《庄子》、《韩非子》还记载有效龟引颈吐纳，对脊柱尤其是颈椎有显著的整复调理作用。综上所述，先秦时期我们的祖先即擅长用按摩推拿导引整复调理脊柱，治疗和预防脊柱及脊柱相关疾病，达到健康长寿的目的。

二、秦汉时期

秦汉时期是我国历史发展的一个重要时期，统一而稳定的社会局面为科技文化的总结和提高创造了有利的社会条件。发轫于春秋战国的各种医学流派和经验，具备了全面总结和提高的历史条件。中医理论的基本框架，临床治疗的重要原则都在这一时期构筑和奠基，同时也使按摩推拿、导引、针灸等来自经验积累的治疗方法摆脱了经验医学的桎梏，形成了有民族特色、理论基础的学科。

秦代虽然实现了大统一，但由于秦始皇膨胀了的独裁霸道对自由民主的镇压和对先秦文化的毁灭性围剿——焚书坑儒，秦朝的科技文化和医药卫生的发展不多，整脊的文献记载甚少。

汉革秦弊，重视科技文化和医药卫生的发展。据《史记》记载，西汉初期按摩推拿已成为名医教学的一项重要内容，王府中为贵族进行保健按摩的专职医生已经相当普遍，许多名医及一些经典医学著作对按摩推拿的治病机制、作用及治疗原则等进行了较为深入的探讨。仅整脊方面就有以下记载：首先从汉代及其以前对按摩的名称说起。汉代将按摩称为按跷、跷摩，可见其手法擅长用足，即今日主要用于脊柱及其周围软组织疾病防治的踩跷法。其次，这一时期成书的《黄帝岐伯按摩十卷》，晋·葛洪《抱朴子·遐览》又称其为《按摩经导引经十卷》，是按摩推拿学和导引养生学最早的专著，虽已亡佚，但顾名思义，其应是汉以前按摩推拿学和导引养生学的全面总结。同一时期的《黄帝内经》，是中医学的奠基之作，对按摩推拿和导引的发展也作出了历史性的贡献。该书首次将按摩作为一种疗法和学科，比较系统地论述了按摩推拿理论、治疗手法、治疗工具和适应病证。其中《举痛论》按背俞治疗寒气客于脊背引起的心胸疼痛是最早运用按摩推拿整脊治疗脊柱相关内脏病的记载，《痿论篇》对腰脊不举的分析是最早对脊柱病理的论述。此外，按摩推拿的古称——"按跷"最早见于《黄帝内经》，说明该书已重视运用踩跷手法整复调理脊柱来防治疾病。再次，就是汉代医家对脊柱病的认识和整脊的运用。如张仲景用颈部牵引救治自缢及诊治腰痛，董奉用端提摇转头项手法配合药物治交州刺史杜燮暴死，华佗用按摩法治举体风残等。此外，《汉书·苏武传》还记载了用足踩背救醒昏迷的苏武。

导引整脊方面，《黄帝内经》在肯定了导引为一种主要的防治疾病的方法的基础上，运用导引治疗腰肾顽疾（《素问遗篇·刺法论》），张仲景用导引治疗肌肉四肢重滞（《金匮要略》），华佗创编了"五禽戏"："熊经鸱顾，引挽腰体，动诸关节，以求难老"。

三、晋唐时期

晋唐时期包括西晋、东晋、南北朝、隋、唐、五代，前后近700年，中国封建社会正处于上升阶段，我国的临床医学得到了蓬勃发展。按摩导引成为宫廷医学教育的四大科目之一，与医药、针灸并列。按摩导引除作为养生保健方法为贵族提供服务外，已在社会上广泛用于肢体、脏腑等疾病的治疗。特别是隋唐将损伤折跌列入按摩治疗范围，使正骨整脊推拿逐渐形成为一门富于民族特色、疗效卓著的临床学科，揭开了按摩推拿整脊史上新的一页。《诸病源候论》和晋唐三大方书《肘后》《千金》《外台》集中记载了按摩导引在这一时期的杰出成就。

按摩整脊方面，晋·葛洪的《肘后救卒方》运用抄腹捏脊法治疗卒心痛、卒腹痛，用背法急救溺死，用捏肩井调整椎旁总筋（开总筋）以流通气血，调畅脏腑。王叔和《脉经》和皇甫谧《针灸甲乙经》中用针灸治疗腰痛及筋骨痹痛。梁·陶弘景《养性延命录》用推拿与导引对脊柱病的防治。隋·巢元方《诸病源候论》对脊柱及其相关疾病有较深入的认识："劳伤之人，肾气虚损，而肾主腰脚，其经贯肾络脊，风邪乘虚卒入肾经，故卒然而患腰痛。"书中论述了8种腰痛症候，对"背偻"等脊柱病有专篇论述。在脊柱病治疗方面，巢氏重视运用局部固定、按摩导引治疗，指出筋骨"卒然致损，故血气隔绝，不能周荣，所以需善系缚、按摩、导引，令其气血复也"。其记载的233种按摩导引方法中，绝大多数适用于脊柱疾病。唐·孙思邈《千金方》的"天竺国按摩法"、"老子按摩法"，记载了25种导引按摩整复调理脊柱、改善肢体内脏功能的方法，并重点介绍了腰背痛导引法和踏背（踩跷）等整脊方法。王涛《外治秘要》的捏脊加拔罐治疗瘰疬及对汉以来治疗方药的记载，蔺道人《仙授理伤续断秘方》的"拔伸"、"搏捺"、"捺正"等整骨整脊手法，及用仙正散熏洗痹证"筋脉拘急不得屈伸，步行艰苦"等，均集中反映了唐代整脊疗法的成就。尤其是《唐六典·太常寺》概括地提出了用按摩导引正骨整脊："是以消息导引之法，以除人之八疾：一曰风，二曰寒，三曰暑，四曰湿，五曰饥，六曰饱，七曰劳，八曰逸。凡人肢节腑脏积而疾生，宜导而宣之，使内疾不留，外邪不生；若损伤折跌者，以法正之。"临床上，大多数脊柱病与过度劳逸和损伤有关，其防治以按摩导引为主。可见，晋唐时期整脊不仅有了比较系统的方法，而且在脊柱病成因上有了明确认识。

四、宋金元时期

宋金元时期是我国封建社会进入稳定发展的中期阶段，经济和科技文化高度繁荣。尤其是北宋活字印刷的发明，为医药等知识的普及和提高提供了有利的条件。然而，由于封建礼教和士大夫重思维、轻动手的影响，按摩推拿不仅没有得到朝廷应有的支持，反而受到严重的阻碍和限制——宋太医局取消了按摩科。尽管如此，以收集民间单验方为主的《圣济总录》、《太平圣惠方》记载了宋代医家在按摩推拿和导引等方面的成就，其他医书也有按摩导引经验的记载。整脊方面，有《普济方》的导引治腰背颈项痛、摩腰膏治腰脊痛，《圣济总录》的"神仙导引法"、"膏摩方"，《圣惠方》的摩腰丸（散），均在晋唐整脊基础上有所发展。金元四大家对脊病和按摩整脊有高度认识和运用。朱丹溪将摩腰膏的应用推向了一个新的高潮，延至清代不衰。清代名医徐大椿在《兰台轨范》中记载了当时的盛况："有人专用丹溪摩腰膏方治形体之病，老人虚人极验，其术甚行。"《保生要录》中的左右转腰，时俯时仰，《云笈七签》中的诸多导引法，无名氏的"八段锦"等均有整脊的良好作用。

元代，蒙族善骑射，跌损病证较多，使伤科有了长足发展。在医制十三科中，除了金疮肿疡之外，又设立了正骨科，对整脊学的发展起到了很大的推动作用。元代医家危亦林是世界上采用悬吊复位法整脊的第一人。危氏乃骨伤世家，他以《理伤续断方》为基础，吸收宋元以前的骨伤成就，结合家传经验，著成《世医得效方》，书中记载了利用身体重力牵引复位的许多首创性正骨整脊方法，尤其是用悬吊复位法整复脊柱骨折、错缝、脱位等，比英国戴维斯1927年提出的悬吊复位法早600多年，开器械牵引整脊之先河。

五、明清时期

明清是我国封建社会的后期，在这一长达五个半世纪的历史阶段，我国自然科学的各个领域依然取得了许多令人瞩目的成就。按摩推拿导引分支越来越细，小儿推拿日益发展，自成体系。正骨推拿、一指禅推拿、内功推拿、保健推拿等都相继取得了很大成就，呈现繁荣景象，按摩导引已经广泛地为医家和养生家所掌握并加以运用。从明代开始，按摩逐渐演称为推拿，并在正骨整脊方面有了很大发展。明《普济方》详细记载了背腰颈项强痛的导引防治方法。明代医家张景岳认为推拿擅治肌肉病变,现存最早的推拿专著四明陈氏《按摩经》中用"摇动河山"、"飞结积气"、"推倒泰山"等手法治疗背腰腿膝疼痛,徐春圃的全身关节按摩,李时珍的鹿运尾闾以通督脉,胡文焕的诸多导引法,聂尚恒的不宜久立久行久坐久卧养生法,高濂的散步、摩肾堂、按摩导引,均对脊柱病的防治有积极意义。薛已则认识到脊柱在人体的重要作用及脊柱、骨节、筋肉损伤后整复调理的重要性,著成《正体类要》。清代,吴谦等编辑的《医宗金鉴·正骨心法要旨》提出手法比器械正骨作用好,"因跌扑闪失,以致骨缝开错,气血郁滞,为肿为痛,宜用按摩法。"其正骨八法:摸、接、端、提、按、摩、推、拿,不仅用于骨折的整复,而且广泛用于脊柱错缝、脱位等的整复调理。此外,书中还载有攀索叠砖法整复胸腰椎脱位、错缝、骨折等病变。沈金鳌《杂病源流犀烛》用整脊治痧胀:"若犯痧,先循其七节骨缝中,将大指甲重掐人,候骨节内响方止。"现今在胸1-8椎体棘突上寻找压痛点按压治疟疾,是沈氏整脊治痧的发展。

导引整脊方面,清代更为盛行。祝澄元《心医集》中的端坐伸腰、热擦肾俞、颈部导引、双转辘轳,马齐《陆地仙经》的猿臂、熊经、托踏,佚名《养生秘旨》八段导引法中的撼天柱、摩精门、转辘轳、双虚托、攀足,王祖源《内动图说·分行外功法》中的身、首、手、足、肩、背、腰、肾功,方开"延年九转法"的捏腰、活动肢体,汪启贤等《济世全书》中的掐、摩、搓、擦配合导引,均具有显著的整脊效果。尤其是汪启贤对脊柱病的系统认识和分类,将脊柱病证分为肩背指症、腰肾足膝症、腰背疼痛,使中医对脊柱病的认识更接近现代医学的脊椎神经节段理论。

值得一提的是,明清时期不仅对脊柱及其相关疾病如颈肩背痛、腰腿痛有了较详细的分类,而且对其病因病机、综合诊治也有了丰富完整的认识和方法,除按摩导引、针灸药熨等外治法外,还重视内服药物。如张璐《张氏医通·肩背痛》概括了历代对颈肩背痛的辨证论治方法,认为:"肩背痛,脊强,腰似折,项似拔,此足太阳经气不行也,羌活胜湿汤。……湿热相搏,肩背沉重而痛,当归拈痛汤。当肩背一片冷痛,背膂疼痛,古方用神保丸愈者,此有寒积也;有因寒饮伏结者,近效白术附子汤。……或观书对弈久坐而致背痛者,补中益气加羌、防。"对于腰腿痛,张景岳认为:"腰痛证凡悠悠戚戚、屡发不已者,肾之虚也。"主张用当归地黄饮、左归丸、右归丸和煨肾散等治疗。

六、近代整脊的发展

由于受西方文化的冲击和国民党政府对传统医学采取民族虚无主义态度,使中医饱受摧残,举步维艰,而推拿导引更是处于历史上的低潮。然而,由于推拿导引悠久的历史和简、便、验、廉的优点,深为人民喜爱,广泛地活跃于民间和武林,并且得到了一定发展。如推拿流派的形成,整脊学的系统和完善。整脊方面,1935年谢剑新《按脊术专刊》扼要介绍了西方按脊术史略、治病原理、疾病与脊柱、神经与脊柱病变、伤科推拿与按脊术等内容，使我国的脊柱病治疗在传统推拿导引方法的基础上融入了西方的按脊术。然而由于按脊术手法单一，其旋转、后伸、侧扳手法仅是我国正骨推拿手法中的一小部分，所以国人对西方的按脊术运用较少。此外，随着近代医学在中国的传播，使推拿导引与人体解剖、生理病理紧密联系，强调手法与各部组织相结合，对整脊学的发展产生了积极的影响。

七、现代整脊的发展

中华人民共和国成立以后，政府十分重视中医学的继承和发扬工作，推拿导引整脊也枯木逢春，蓬勃发展。建国初期，推拿以治疗软组织损伤和正骨整脊为主，20世纪50年代末治疗范围扩大至内、外、妇、儿、五官等科疾病，60年代开始用于心脑血管、神经、内分泌及外科的胆石症、肠梗阻等疑难重症的治疗。70年代推拿导引的临床教学、科研逐步走向正轨，推拿导引著作的出版、队伍的建设空前繁荣，并开展了整脊手法的研究（冯天有等提出脊柱旋转手法等）。到80年代初，对颈、腰椎等脊柱病的研究已有了成熟的经验和多方面的成果，出版了多部颈腰椎病专著，翻译了一些美、苏脊柱病研究书刊，并于1984年4月4日至6日在北京召开了全国脊柱相关疾病学术研讨会。近十年来，由于科技进步，经济发展，人们的工作、生活条件不断改善，体力劳动、外出行走愈来愈少，坐位工作愈来愈多，脊柱及其相关疾病发病率急剧上升，诸如颈椎病、胸椎病、腰椎病、椎间盘突出症、腰椎管狭窄、脊柱骨质增生、强直性脊柱炎等已成为困扰人们的常见病、多发病。而推拿导引是这些疾病的有效疗法，因而受到医学研究者、医生和患者的重视，各种按摩导引整脊方法应运而生。随着现代科学知识与先进技术的发展和应用，人们对脊柱的生理、病理有了更全面的认识，对脊柱病的防治有了更完善的措施，这一切将促进中国整脊学水平的进一步提高，为我国及世界人民的健康作出更大的贡献。

第二章 脊柱的解剖和功能

第一节 概 述

脊椎在全身骨骼中占重要地位，四肢与头颅直接或间接地与脊柱相连，人体任何部分的负重，受冲击时其动力均可传达到脊柱。脊柱亦是许多主要内脏的附着点和保护器，由锥孔构成的椎管包围着整个脊髓和马尾神经及其被膜。因此脊柱的损伤可严重地影响内脏的解剖和生理功能。脊椎骨折与脱位，脊柱退行性病变，可造成脊髓损伤，轻者尚可恢复，重者可致终身残疾或死亡。

脊柱区由脊柱及其周围的软组织所组成，该区域包括项部、背部、腰部和骶尾部。枕骨的上项线为项部的上界；斜方肌的前缘是颈部（前）和项部（后）的分界线；腋后线及其向下的延长线是背部和腰部的侧缘；第 12 肋骨为腰部的上界，骨盆的髂嵴是腰部的下界；尾骨下端是脊柱的终末点。

在临床上如何确定病变椎体的序数呢？可沿脊柱后正中线向下触摸和辨认各椎骨的棘突，从而确定不同部位椎骨的序数。当颈椎前屈时，很容易触摸到第 7 颈椎棘突，其他颈椎的棘突由于粗厚的项韧带附着和掩盖而不易触到。下连横线可以帮助确定椎骨的序数：连接两侧肩胛冈内侧端的横线，通过第 3 胸椎的棘突；两侧肩胛骨外角连线，横过第 2 胸椎棘突；两侧肩胛骨下角的连线，横过第 7 胸椎的棘突；通过脐部的水平面，相当于第 3 腰椎棘突的高度；两侧髂嵴最高点的连线，经过第 4 腰椎棘突；两侧髂后上棘的连线，经过第 2 骶椎中部。沿骶骨中线向下，可触摸到骶中嵴和骶管裂孔；在骶管裂孔的两侧能摸到骶角，骶管麻醉时常经骶管裂孔向骶管的硬脊膜外腔注入麻醉药，可进行阻滞麻醉。第 12 肋骨通常在皮下可以触及。在棘突纵嵴的两侧，有粗大的骶棘肌明显可见。

第二节 脊柱区的软组织

脊柱区的软组织由皮肤、浅筋膜（又称皮下筋膜，内含浅动脉、皮神经、皮下静脉、淋巴结和脂肪等）、深筋膜、肌层以及深部神经和血管等组成。

一、脊柱区的皮肤和浅筋膜

项部的皮肤和浅筋膜都比较致密，其中有些纤维与深筋膜相连。腰部的浅筋膜分为两层，两层之间夹着丰富的蜂窝状脂肪组织。

项部的皮神经主要由枕大神经和第3枕神经发出。枕大神经是第2颈神经后支，大约在上项线水平处，向外穿出斜方肌的附着部位和深筋膜，分支管理颅后部的皮肤感觉，并有小的神经分支和枕小神经、耳大神经相交通；第3枕神经是第3颈神经后支的皮肤节，分布在项部和枕外隆凸周围的皮肤。

背部的皮神经来自胸神经的后支，沿正中线两侧穿出斜方肌到皮下。

腰部的皮神经来自1~3腰神经的后支的外侧支，自骶棘肌外侧缘向外穿出筋膜，越过髂嵴到臀部皮下，因此被称为臀上皮神经。

背部和腰部的皮肤血管较小，动脉主要发自肋间动脉和腰动脉的后支，且与相应的皮神经相伴行。

二、脊柱区的深筋膜

项部的深筋膜包绕项部的浅层肌和深层肌，向前与颈部的深筋膜相连续。

腰部的深筋膜称腰背筋膜，可分为浅、中、深三层。腰背筋膜浅层是三层中最厚的一层，位于背阔肌和下后锯肌的深面，骶棘肌的浅面，向上与项部的深筋膜连续，向下附着在髂嵴和骶外侧嵴；腰背筋膜中层位于骶棘肌和腰方肌之间，在骶棘肌外侧缘与腰背筋膜浅层相愈合，构成腹壁肌起始的腱膜，此筋膜的上部明显增厚，称为腰肋韧带，手术时切断该韧带，可增大第12肋骨的活动度，以便于显露肾脏。腰背筋膜深层是三层中最为薄弱的一层，位于腰方肌的前面，是腹内筋膜的一部分，又称为腰方筋膜。

三、脊柱区的肌肉组织

脊柱区的骨骼肌分为四层。

第一层为斜方肌和背阔肌。斜方肌位于项部和背上部的浅层，起自上项线、枕外隆凸、项韧带、第7颈椎和全部胸椎的棘突，上部的肌束斜向外下方，中部的平行向外，下部的斜向外上方，止于锁骨的外侧1/3部分、肩峰和肩胛冈。作用使肩胛骨向脊柱靠拢；如果肩胛骨固定，一侧肌收缩使颈向同侧屈、脸转向对侧，两侧同时收缩可使头后仰。斜方肌由副神经支配。背阔肌位于背的下半部及胸的后外侧，其腱膜起自下六个胸椎的棘突、全部腰椎的棘突、正中嵴及髂嵴后部等处，肌束向外上方集中，以扁腱止于肱骨结节间沟底。作用：使肱骨内收、内旋和后伸。当上肢上举被固定时，可引体向上。背阔肌由胸背神经支配。

第二层在项部有夹肌、肩胛提肌和菱形肌，在背部有上后锯肌和下后锯肌。

夹肌位于背部深层，在项部起自项韧带下部、第7颈椎棘突和上部胸椎，向上外止于颞骨乳突和第1~3颈椎横突。作用：此肌单侧收缩，使头转向同侧；两侧收缩，使头后仰。夹肌由第2、3颈神经的后支支配。肩胛提肌位于项部两侧、斜方肌的深面，起自上四个颈椎的横突，止于肩胛骨的上角。作用：上提肩胛骨；如肩胛骨固定，可使颈向同侧屈曲。

肩胛提肌由肩胛背神经支配。菱形肌位于背上部斜方肌的深面，起自第6、7颈椎和第1~4胸椎的棘突，止于肩胛骨的内侧缘。作用：使肩胛骨向脊柱靠拢略向上。菱形肌由肩胛背神经支配。

第三层是骶棘肌。骶棘肌为背肌中最长、最大的肌，纵列于躯干的背面，脊柱两侧的沟内。起自骶骨背面和髂嵴的后部，向上分出三群肌束，沿途止于椎骨和肋骨，并到达颞骨乳突。作用：两侧骶棘肌同时收缩，可使脊柱后伸，对维持人体直立的姿势有重要作用；骶棘肌一侧收缩，可使脊柱侧屈。骶棘肌由脊神经后支支配。

第四层在项部是位于第1~2颈椎之间的椎枕肌，腰部的腰方肌和腰大肌，以及脊柱两侧的多个短肌。腰方肌位于腹后壁，在脊柱两侧。起自髂嵴的后部，向上止于第12肋和第1~4腰椎横突。作用：下降和固定第12肋，并使脊柱侧屈。腰方肌由腰丛分支支配。腰大肌起自腰椎体侧面和横突，止于股骨小转子。作用：髋关节前屈和旋外；下肢固定时，使躯干和骨盆前屈。腰大肌由腰丛分支支配。

四、脊柱区的血管

（一）项部的血管

项部的深层血管有枕动脉、颈横动脉、颈深动脉和椎动脉等。

枕动脉是颈外动脉的分支，从颞骨乳突和第1颈椎横突之间进入项部。

颈横动脉是甲状颈干的分支之一，向外走行到斜方肌前缘的深侧分为升、降二支，其升支供给头夹肌和肩胛提肌血液，降支下行进入菱形肌。

颈深动脉是锁骨下动脉肋颈干的分支，在颈深部上行与枕动脉的分支相吻合。

椎动脉起于锁骨下动脉的后上部，从颈总动脉的后上方上升，进入上六个颈椎的横突孔，由寰椎横突孔上方穿出并于侧块部转向后方，于枕骨大孔的外缘进入颅内，穿硬脑膜后走行很短一段即与对侧椎动脉汇合成基底动脉。当头转动时，椎动脉可发生扭曲使管腔变窄，血流量减少，产生大脑缺血。椎动脉由于硬化或受到骨刺的压迫而狭窄时亦可出现脑缺血症状。

（二）腰背部的血管

供应腰背部各肌肉和皮肤的血管主要有肋间动脉和腰动脉的后支。

五、脊柱区的脊神经

（一）脊神经的组成

脊神经共31对，即颈神经8对，胸神经12对，腰神经5对，骶神经5对和尾神经1对。其中第1颈神经由第1颈椎和枕骨之间出椎管。第2~7颈神经从同序数上位椎间孔穿出。第8颈神经由第7颈椎与第1胸椎之间的椎间孔穿出。全部胸神经和腰神经均在同序数椎骨的下位椎间孔出椎管。第1~4骶神经均以前后根分别由相应的骶前、后孔离开骶管。

第5骶神经和尾神经共同由骶管裂孔穿出。当脊神经离开椎管的部位有骨质、韧带的增生性变化或椎间盘脱出时，均可压迫脊神经。

脊神经均由前、后根在椎间孔或骶管处合成，前后根位于椎管内，于椎间孔处会合后称脊神经（图2-1）。前根出自脊髓前外侧沟，主要为躯体运动纤维，但在第1胸神经至第3腰神经和第2~4骶神经的前根内尚含有内脏运动纤维。其主要功能是将中枢运动兴奋传导至肌肉。后根于后外侧沟进入脊髓，由感觉（包括躯体感觉和内脏感觉）纤维组成。后根一般较前根粗，并于椎间孔处（骶、尾神经根后根于骶管内）有一个膨大的脊神经节。后根是感觉纤维，其主要功能是将外周的刺激传入中枢。

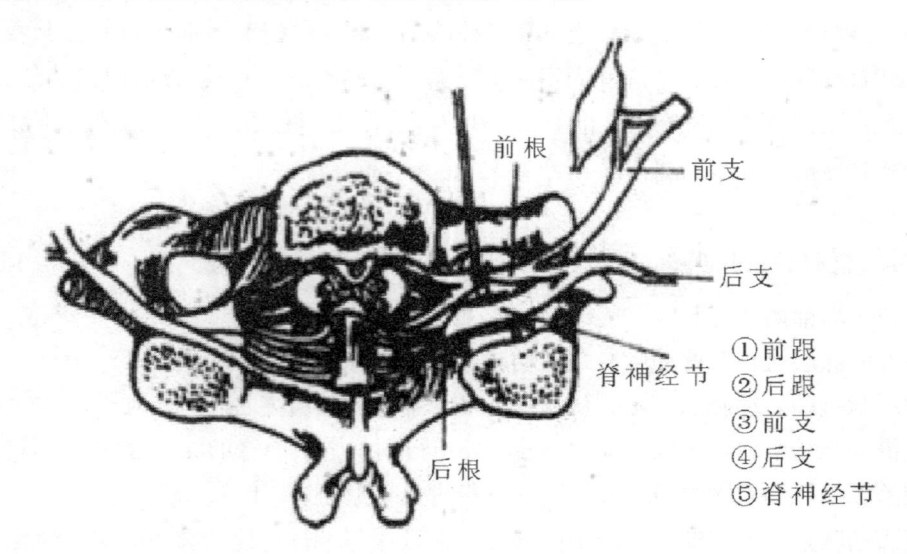

图2-1 脊神经的组成

（二）脊神经的分支概况

脊神经出椎管后，即分为前支和后支，都属混合神经，它们除含有前后根两种纤维外，还含有来自椎旁节的交感神经纤维，是运动、感觉和内脏活动的混合神经。

1. 脊神经后支 脊神经后支（除第2颈神经外）一般较前支细，分布区域也较前支小，节段性却比前支明显。脊神经后支自本体发出后，于椎间关节外侧，在相邻横突之间（骶神经后支穿骶后孔）后行。大部分后支还分为内侧支（一般为感觉纤维）和外侧支（主要为运动纤维），分布于枕、项、背、腰和臀（一部分）等部的皮肤及项、背两处及其深层肌肉。

（1）颈神经后支：一般颈神经后支（除颈1外）分内侧的皮支和外侧的肌支。第1颈神经的后支称为枕下神经，纯属运动性，经椎动脉与寰椎弓之间向后，支配椎枕肌。第2、3颈神经的后支是所有脊神经后支中最大最长者，支配最长肌、夹肌、半棘肌等。其内侧支经斜方肌的一孔隙，出现在项枕部皮下即枕大神经，分布在枕项及耳上的皮肤。因枕大神经长、粗而浅，故受压迫的机会最多，这是颈椎病经常出现枕大神经损伤的原因。头面部的皮肤感觉，除三叉神经的支配外，其余部位均系颈神经支配。故颈椎病易出现头痛及耳面部痛。其他颈神经后支都分为内侧支和外侧支，分布于颈、项、枕部的皮肤，支配颈项部的半棘肌、最长肌、夹肌等。

（2）胸神经后支：上位六条胸神经后支的内侧支是皮支，沿胸椎棘突两旁穿出到皮下；外侧支为肌支，分布于背部深肌。下位六条胸神经后支的内侧支则为肌支；外侧支为皮支，在胸部骶棘肌的外侧缘穿到皮下。

（3）腰、骶神经后支：腰骶神经后支也分为内、外支，其中上三条腰神经后支的外侧支在骶棘肌外侧缘、髂嵴上方穿至皮下，越髂嵴向下，分布于臀上部的皮肤，故称臀上皮神经。上三条骶神经后支的外侧支叫臀中皮神经，穿过肌肉分布于臀部内侧的皮肤。

2. 脊神经前支 脊神经前支的根部都发出一条脊膜支，经椎间孔返回到椎管内，分布于硬脊膜，亦称窦椎神经。第1胸神经至第3腰神经前支与交感神经干之间有两条交通支，即灰、白交通支。而其余脊神经前支与交感神经干只有一条交通支，即灰交通支（图2-2）。各脊神经前支除胸神经外，一般均有邻近的前支吻合成神经丛，如颈丛、臂丛、腰丛和骶丛等。由这些神经丛发出的脊神经都包含了来自2~4个或更多的前根纤维。结果，几个前根的纤维可共同支配一块肌肉；同样，几块肌肉也可受同一个前根的纤维支配。

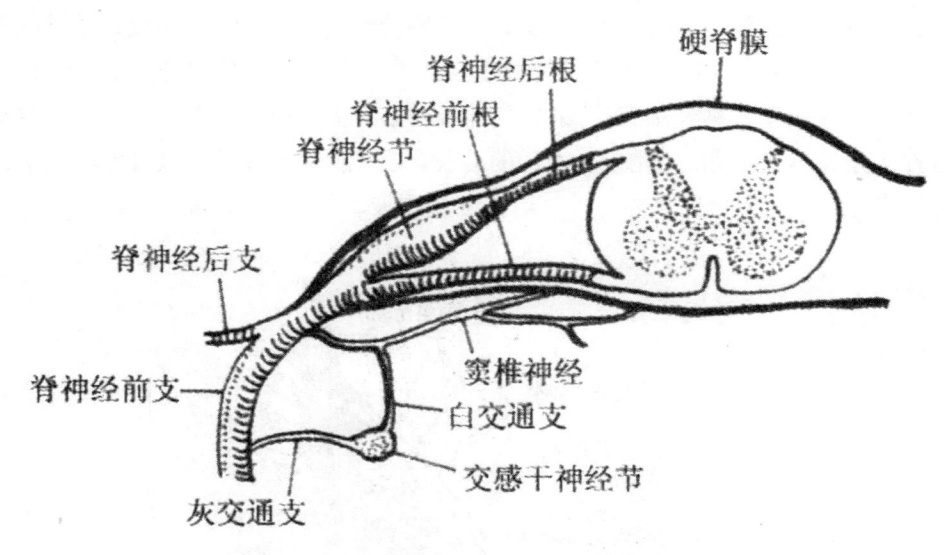

图2-2 脊神经与交感干神经节的关系

（1）颈丛：颈丛是由第1~4颈神经的前支构成。位于胸锁乳突肌上部的深方，中斜角肌和肩胛提肌起端的前方，与颈前支、交感神经、副神经、舌下神经等有联系。从颈丛发出5支以感觉为主的皮神经，即枕小神经（颈2）、耳大神经（颈2、3）、颈横神经（颈2、3）、锁骨上神经（颈3、4）和膈神经（图2-3）。

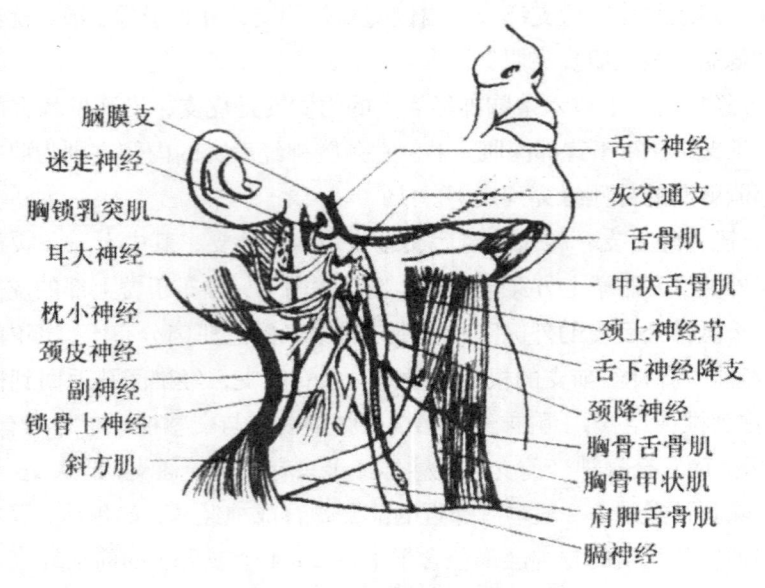

图 2-3 颈丛深支及交通支

（2）臂丛：是由第 5～8 颈神经前支和第 1 胸神经前支的大部分组成，经斜角肌间隙走出，行于锁骨下动脉后上方，经锁骨后方进入腋窝。组成臂丛的神经根先合成上（第 5、6 颈神经）、中（第 7 颈神经）、下（第 8 颈神经和第 1 胸神经）三个干，每个干在锁骨上方或后方又分为前、后两股，由上、中干的前股合成外侧束，下干前股自成内侧束，三干后股会合成后束。三束分别从内、外、后三面包围腋动脉。（图 2-4）。

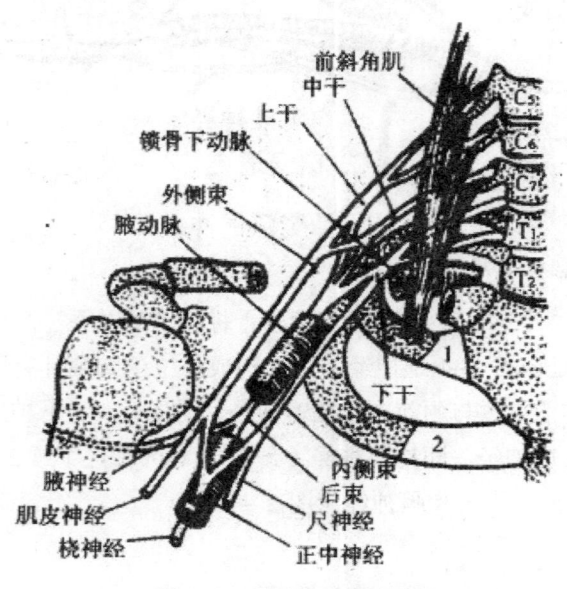

图 2-4 臂丛的组成及位置

臂丛神经主要有：肩胛背神经（颈 3~5）、胸长神经（颈 5~7）、肩胛上神经（颈 5、6）、肩胛下神经（颈5~7）、胸背神经（颈6~8）、腋神经（颈5、6）、肌皮神经（颈5~7）、正中神经（颈6~胸1）、尺神经（颈8~胸1）、臂内侧皮神经（颈8~胸1）、前臂内侧皮神经（颈8~胸1）、胸内、外侧神经（颈5~胸1）（图2-5）。

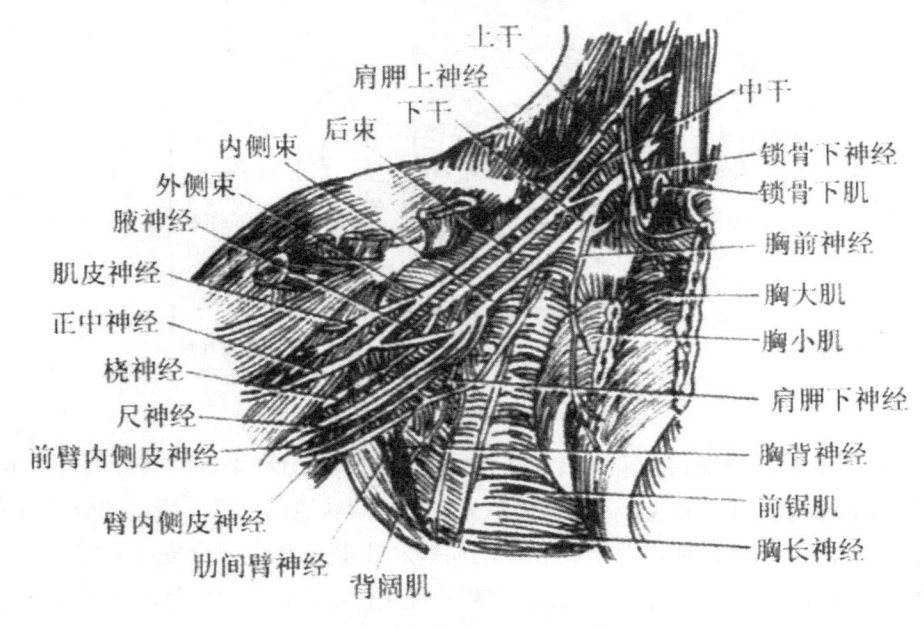

图2-5 臂丛的分支

（3）胸神经：胸神经前支共12对，除第1和第12胸神经前支的一部分分别参加臂丛和腰丛外，其余都不形成神经丛。不成丛的第1至第12对胸神经前支均位于相应的肋间隙内，故称肋间神经。上六对肋间神经均达各肋间隙前端，只分布于胸壁，下六对肋间神经则越过肋弓进入腹壁，行于腹内斜肌和腹横肌之间，分布于胸腹壁，因此胸壁下部的病变可反射性地引起腹痛。肋间神经在其行程中可发出肌支，支配胸壁深层的肌肉（肋间内、外肌等）和腹壁肌肉。此外尚有分支分布于胸腹膜壁层。

胸神经前支，在胸、腹壁皮肤的节段性分布最为明显，由上向下按神经序数依次排列。如胸2相当于胸骨角平面，胸4相当于乳头平面，胸6相当于剑突平面，胸8相当于肋弓平面，胸10相当于脐平面，胸12则分布于耻骨联合与脐连线中点平面。临床常以上述胸骨角、肋骨、剑突、脐等为标志检查感觉障碍的节段。

（4）腰丛：腰丛由第1~3腰神经前支的全部和第4腰神经前支的一部分构成，约有半数的人尚有肋下神经参加。腰丛位于腰大肌后方、横突的前方。腰丛除发出短小的肌支分布到髂腰肌和腰方肌等肌外，尚发出较大的分支有：髂腹下神经（胸1~腰1）、髂腹股沟神经（腰1）、生殖股神经（腰1~腰2）、股外侧皮神经（腰2~腰3）、股神经（腰2~腰4）、闭孔神经（腰2~腰4）（图2-6）。

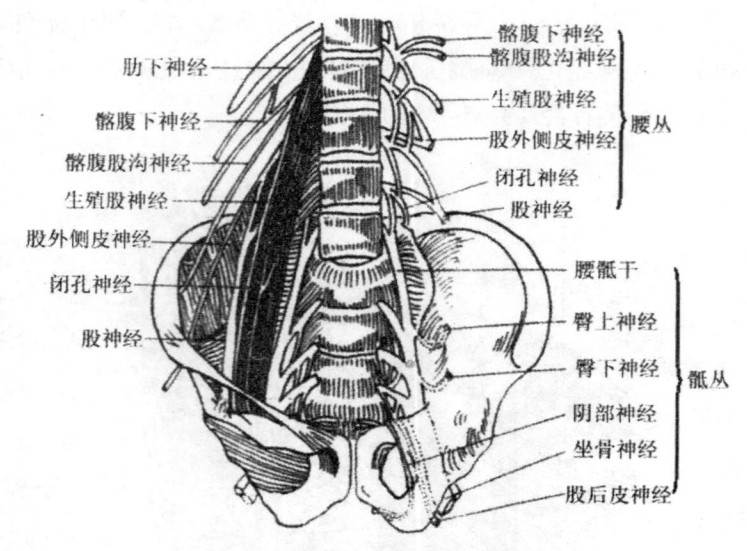

图 2-6 腰骶丛的位置和分布

（5）骶丛：骶丛由腰骶干（由第 4 腰神经前支的一部分和第 5 腰神经前支合成）、全部骶神经和尾神经的前支组成，位于盆腔后外侧壁、梨状肌的前面。骶丛的分支分布于盆壁、臀部、会阴部、股后部以及小腿和足的肌肉和皮肤。其主要分支有：臀上神经（腰 4~5、骶 1）、臀下神经（腰 5、骶 1~2）、阴部神经（骶 2~4）、尾骨神经（骶 4~5、尾）、股后皮神经（骶 1~3）、坐骨神经（腰 4~5、骶 1~3），其中坐骨神经是全身最长最粗的神经。其分支主要为胫神经（腰 4~5、骶 1~3）、腓总神经（腰 4~5、骶 1~2）（图 2-7）。

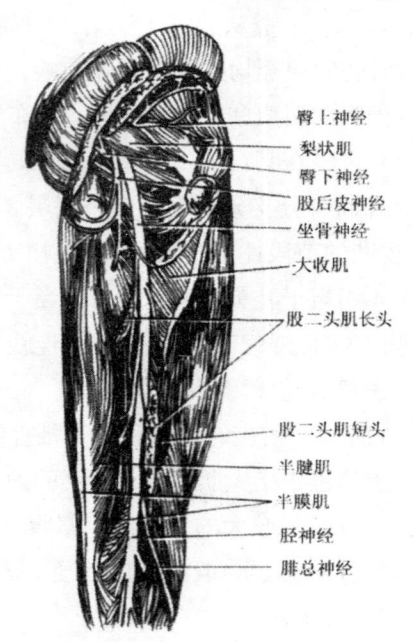

图 2-7 坐骨神经本干的走行及其分支

六、脊髓

（一）脊髓的外观形态与结构

脊髓位于椎管的中央，呈扁圆柱状，上端较大与延髓相续，下端变尖形成脊髓圆锥，自脊髓圆锥以下成为细长的条索，称为终丝，终丝下行经骶管止于第2尾椎的背面。脊髓的表面借前、后两条纵沟分为对称的两半，前者称前正中裂，后者称后正中沟。两侧还有两对外侧沟，即前外侧沟和后外侧沟，为脊神经的附着部位。成年人脊髓末端的位置相当于第1腰椎椎体的下缘或第2腰椎椎体的上缘。脊髓全长粗细不等，有两个膨大，即颈膨大和腰膨大。颈膨大位于颈4至胸1节段，由此发出的神经支配上肢。腰膨大位于胸11至腰1节段，由此发出的神经支配下肢。脊髓发出31对脊神经，包括8对颈神经、12对胸神经、5对腰神经、5对骶神经和1对尾神经。神经根自脊髓发出后，在椎管内走行方向随节段而异，上2对颈神经根向上外，其余则向下外，位置越低斜度越大，起自腰膨大的神经根纵行向下，在未出相应椎间孔之前有一长段是在椎管内通行，围绕终丝成为马尾（图2-8）。

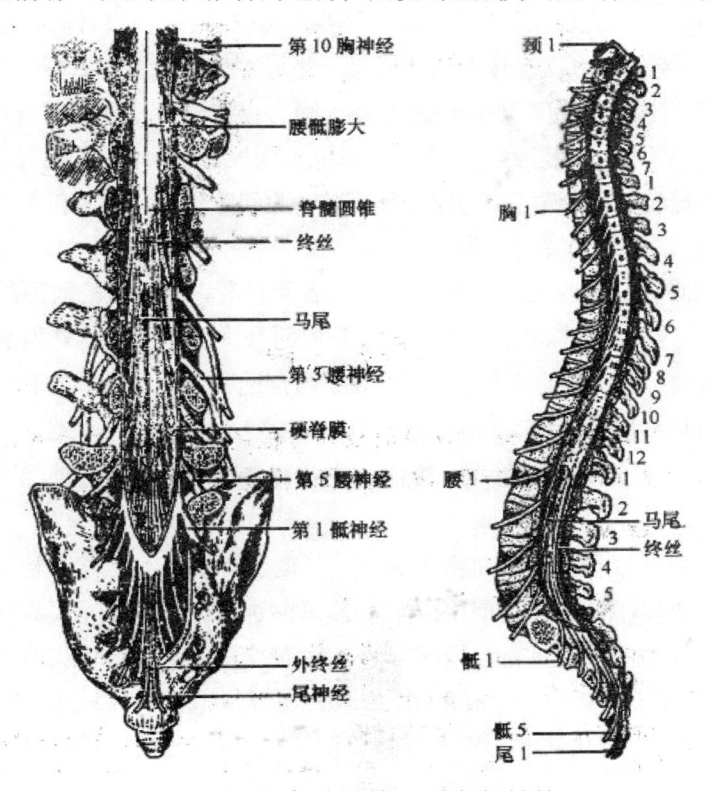

图2-8 腰段脊髓的外观形态与结构

（二）脊髓的被膜

脊髓包有3层被膜，从外向内为硬脊膜、蛛网膜和软脊膜（图2-9）。

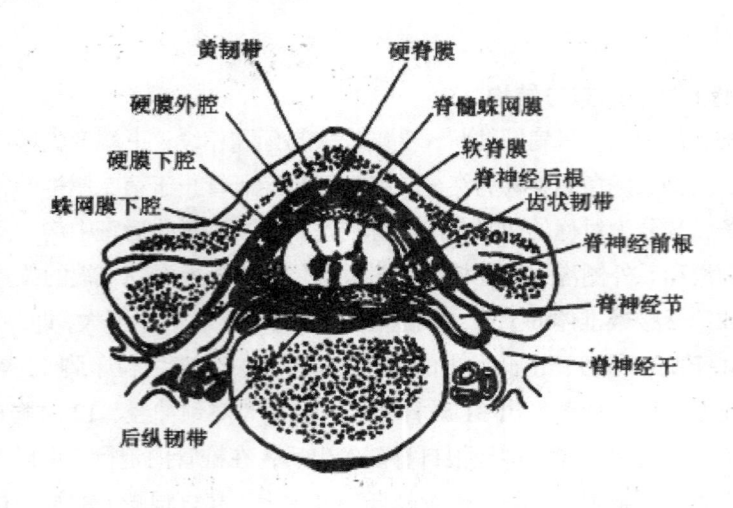

图 2-9 脊髓的被膜

（1）硬脊膜：硬脊膜由致密结缔组织构成，它松松地包绕脊髓，形成一长圆筒状的硬脊膜囊。硬脊膜上方附在枕骨大孔的周缘，并与硬脑膜延续，下端形成一盲端，终于第3骶椎平面。硬脊膜在椎间孔处包绕脊神经，续为脊神经的外鞘，并与孔内的骨膜融合。硬脊膜和椎管骨膜之间的腔隙叫硬膜外腔，内含疏松结缔组织、淋巴管、大量硬膜外脂肪和静脉丛。硬脊膜与蛛网膜之间为硬脊膜下腔，此间隙较窄，其中仅有少量浆液，一些部位有小静脉、齿状韧带的突起、脊神经根。

（2）蛛网膜：蛛网膜为半透明的薄膜，表面光滑，由松散的胶原纤维、弹性纤维和网状纤维组成，与上方脑蛛网膜直接延续，其内面有许多小梁跨过蛛网膜下腔与软脊膜相连。蛛网膜与软脊膜间是宽阔的蛛网膜下腔，内含透明的脑脊液，并有脊髓血管通过。蛛网膜下腔下部自脊髓末端到第2骶椎水平处特别扩大，称为终池，终于第2骶椎水平，内有马尾，故常在此处进行腰椎穿刺。蛛网膜也包裹脊神经根，达脊神经节处续为脊神经外膜。

（3）软脊膜：软脊膜柔软而富于血管，紧覆于脊髓，不易与脊髓实质分开，并供给其营养，在脊髓前面深入前正中沟内。软脊膜紧贴神经根，与神经根共同通过蛛网膜下腔与硬脊膜相接。它在脊髓的侧面，裙皱成一对锯齿状的结构，称为齿状韧带，其内缘附着于脊髓的侧面，介于脊髓前、后根之间；外缘以齿状突起跨过蛛网膜下腔，顶着蛛网膜附着于硬脊膜的内面。齿状韧带几乎占脊髓全长，有固定脊髓的作用。

（三）硬膜外腔

硬膜外腔（硬膜囊）位于硬脊膜与骨性椎管之间，其内为脂肪组织，腰段硬膜外脂肪较颈、胸段丰富。硬膜囊前外方和中后部的脂肪分别位于椎体和椎间盘后缘与依附于两侧椎弓板和关节突前缘的黄韧带之间，脂肪含量多寡不等，由上而下递渐增多，硬膜囊及周围结构形成良好的对比。硬膜外隙内除脂肪组织外，还有脊神经、韧带和血管。

当腰椎间盘脱出时，脱出的髓核逼近硬膜外腔，可造成椎管或椎间孔狭窄，致神经根及马尾受压引起腰腿痛等一系列临床症状。

（四）脊髓的内部结构

脊髓内部由灰质和白质组成。灰质位于脊髓的中央，由神经细胞体和树状突及神经末梢等构成。白质位于脊髓周围，由神经纤维组成。

腰部的脊髓在 L1 和 L2 椎间水平由脊髓圆锥形成马尾神经，外覆蛛网膜和硬膜。硬膜在 S2 或 S3 水平形成圆锥形的硬膜终囊，其下方形成脊髓硬膜丝直达尾骨，附着于其后面。特点以神经根为主。

（五）脊髓的功能

1. 传导功能：脊髓是感觉和运动神经冲动传导的重要通路。其结构基础是脊髓白质的上、下行纤维束。除头面部之外，全身的深、浅感觉和大部分内脏感觉冲动，都经脊髓白质的上行纤维束传导到脑。由大脑发出的冲动，也要通过脊髓白质的下行纤维束才能调节躯干、四肢骨骼肌以及部分内脏的活动。如果脊髓白质损伤，将导致损伤平面以下出现运动和感觉功能障碍。腰段脊髓的传导功能详见相应节段的脊神经。

2. 反射功能：脊髓可执行一些简单的反射，包括躯体反射和内脏反射。

（1）躯体反射：即引起骨骼肌运动的反射，根据感受器部位不同，分为浅反射和深反射（表 2-1、表 2-2）。

表 2-1 腰段脊髓相关的浅反射

反射名称	检查法	反射	传入纤维	中枢	传出纤维	效应器
提睾反射	划大腿内侧皮肤	睾丸上提	闭孔神经	L1-2	生殖股神经	提睾肌
足底反射	划足底皮肤	足趾跖屈	胫神经、坐骨神经	S1-2	坐骨神经、胫神经	跖屈肌

表 2-2 腰段脊髓相关的深反射

反射名称	检查法	反射	传入纤维	中枢	传出纤维	效应器
膝反射	叩击髌韧带	伸小腿	股神经	L2-4	股神经	股四头肌
跟腱反射	叩击跟腱	足跖屈	胫神经、坐骨神经	L5~S2	坐骨神经、胫神经	小腿三头肌

深反射的反射弧任何一部分受损都可以引起反射活动减弱和消失。如果脊髓前角细胞受损，除了相应支配的骨骼肌瘫痪之外，还会出现深反射消失，肌张力减弱，肌肉萎缩症状体征，临床称之为周围性瘫痪（见图 2-10）。

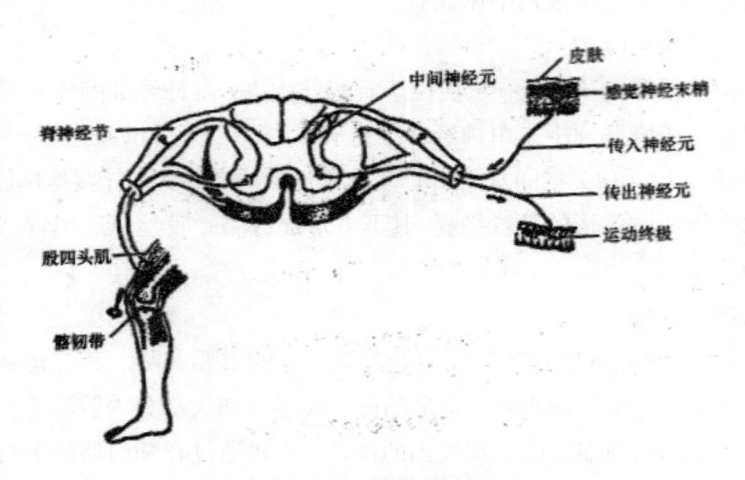

图 2-10　反射弧示意图

深反射的反射弧还受高级中枢的控制，当上运动神经元（如皮质脊髓束）受损时，除了受损平面以下骨骼肌瘫痪之外，还失去了高级中枢对脊髓深反射的控制作用，导致脊髓深反射亢进，肌张力增强，并出现病理反射，如巴彬斯基征。临床上称之为中枢性瘫痪。

（2）内脏反射：脊髓的侧角内有交感神经和副交感神经的低级中枢，如瞳孔开大中枢（T1~2），血管运动和发汗中枢（T1~L3）以及排尿、排粪中枢（S2~4）等。这些内脏反射也是通过脊髓反射弧，并受到大脑皮层的控制。如排尿反射，当反射弧任何一部分被中断时，可出现尿潴留；当脊髓颈、胸段横贯性损伤后，则引起反射性排尿亢进，出现尿失禁。

腰椎疾病伴发的大小便异常与腰段脊髓受到压迫刺激有关。采用腰椎整脊治疗大小便异常的神经解剖基础也是脊髓的内脏反射。

第三节　脊柱的结构和运动

脊柱是身体的支柱，是由脊椎骨及椎间盘组成，前者占脊柱长度的3/4，后者占1/4。脊柱周围有坚强的韧带相连，还有很多肌肉附着，它不仅能负荷重力，缓冲震荡，而且参与组成胸、腹、盆腔，保护脊髓及神经根，也保护胸、腹、盆腔脏器。

一、脊柱的结构

成年人脊柱由26个脊椎骨组成，即7个颈椎，12个胸椎，5个腰椎，1个骶椎（小儿为5块，成人融合成1个），1个尾椎（小儿为3~5块，成人亦融合成1个）（图2-11）。它们之间借椎间盘、关节及韧带等软组织相连接而成。颈椎、胸椎和腰椎可以活动，故又叫做可动椎或真椎；骶椎和尾椎，在婴幼儿时期由韧带和软骨互相连接，随着发育成长，至一定时期，骶椎和尾椎即分别愈合成骶骨和尾骨，它们不能活动，所以也叫不动椎或假椎。

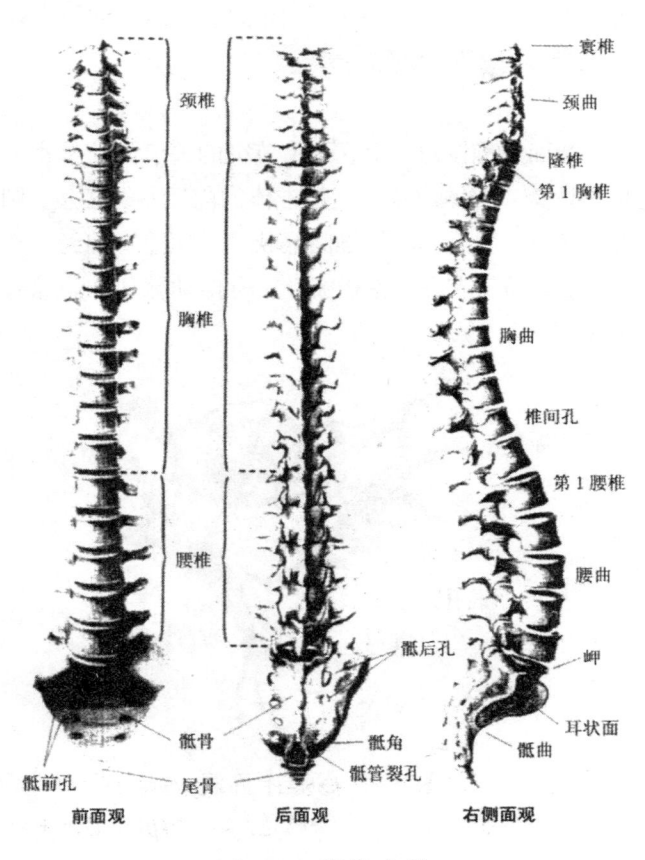

图 2-11 脊柱全貌

（一）脊椎的结构特点

1. 椎骨的一般结构

椎骨由前方短圆柱形的椎体和后方板状的椎弓组成。椎体与椎弓之间围成椎孔，各椎孔相通，构成容纳脊髓的椎管。

（1）椎体呈扁圆形，其横径大于矢状径。腰椎椎体较大，胸椎次之，颈椎最小。椎体主要由松质骨构成，外包以薄层皮质骨，其上有多数小孔，营养血管由此进入。在椎体上下面的边缘部有缝起的骨环称骺环，椎间盘的软骨板位于其间。其中胸椎椎体后部有一对肋凹和肋骨头相接。

（2）椎弓是弓形骨板紧连椎体的缩窄部分，称椎弓根。根的上、下缘各有一切迹。相邻椎骨的上、下切迹共同围成椎间孔，有脊神经和血管通过。两侧椎弓根向后内扩展变宽，与椎弓板在中线会合。由椎弓发出七个突起：①棘突一个，伸向后方或后下方，尖端可在体表摸到。②横突一对，伸向两侧。棘突和横突部都是肌肉和韧带的附着点。③关节突两对。在椎弓根与椎弓板结合处分别向上、下方突起，即上关节突和下关节突，相邻关节突构成关节突关节。

2. 各部椎骨的形态特点

各部椎骨的形态虽然基本相似，但由于所处的部位、承受的压力以及邻近结构不完全相同，因此，各部位椎骨又有不同的形态特点。

（1）颈椎

颈椎椎体较小，横断面呈椭圆形。上、下关节突的关节面几呈水平面。第2~7颈椎体上面侧缘向上突起称锥体钩。椎体钩若与上位椎体的前后唇缘相接，则形成钩椎关节，又称Luschka关节。如过度增生肥大，可使椎间孔狭窄，压迫脊神经，产生症状，称为颈椎病。椎孔较大，呈三角形。横突有孔，称横突孔，有椎动脉和椎静脉通过。第2~6颈椎的棘突较短，末端分叉（图2-12）。

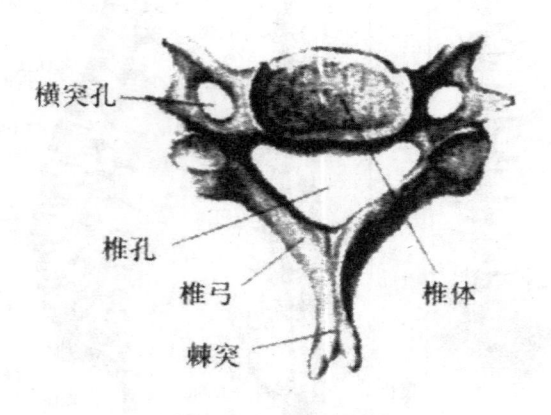

图2-12 颈椎上面观

第1颈椎呈不规则环形，无椎体、棘突和关节突，所以也称寰椎，主要由侧块及前、后弓构成（图2-13）。第2颈椎又叫枢椎，与其他颈椎的形态相似，但自椎体的上面，向上发出一个指状突起名齿突，它往上插入寰椎前弓的后侧，并由两个侧块之间的寰椎横韧带限制其向后运动。

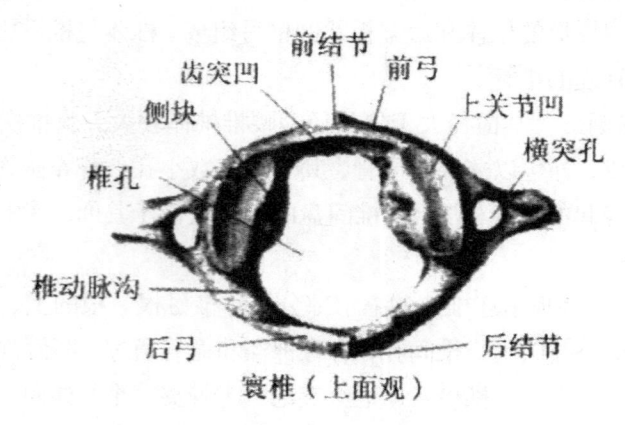

图2-13 寰椎（第一颈椎）上面观

第 7 颈椎棘突长而粗大，呈水平位，末端不分叉，呈结节状，因此又叫隆椎，常作为临床麻醉和针刺取穴时确认椎骨序数的重要骨性标志。第 7 颈椎的横突孔较小，仅有椎静脉通过。

（2）胸椎

胸椎由上而下逐渐增大，横断面呈心脏形，椎体外侧面有与肋骨小头相关节的半圆形浅凹，叫做肋凹，上下各一。胸椎的横突为圆柱形，伸向后外方，末端圆钝，前面有横突肋凹，与肋结节相关节。关节突的关节面略呈额状位。棘突较长，指向后下方（图 2-14）。叠置时相互掩盖，呈覆瓦状，有从后方加固脊柱进一步保护胸腔内器官的作用。

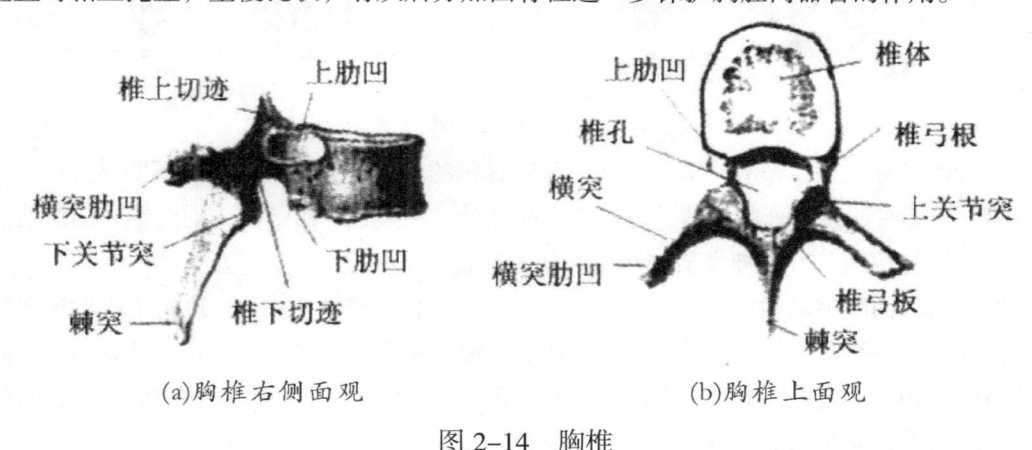

(a)胸椎右侧面观　　　(b)胸椎上面观

图 2-14　胸椎

（3）腰椎

椎体粗大，椎孔呈三角形。关节突的关节面呈矢状位，上关节突的后缘有一卵圆形乳状突，而横突的后下方有副突。棘突为长方形的骨板，下缘水平，后缘圆钝（图 2-15）。第 5 腰椎椎体最大，前高后矮，以便适应腰骶的曲度。

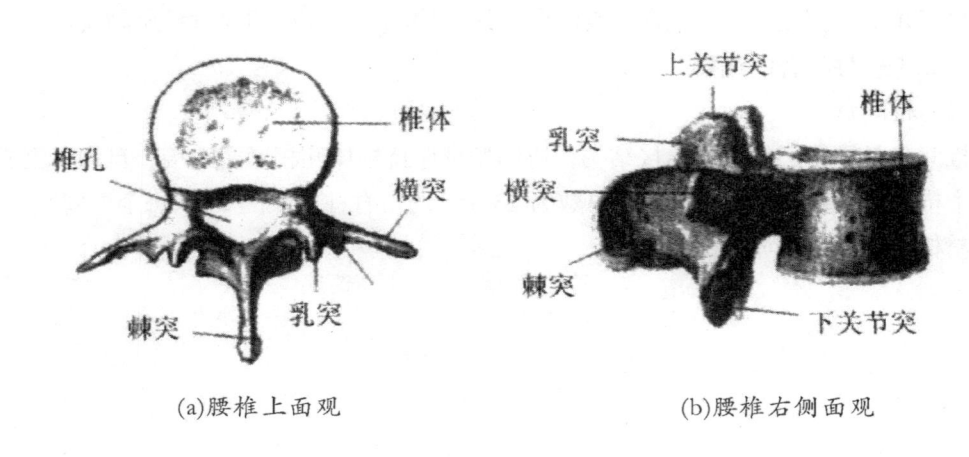

(a)腰椎上面观　　　(b)腰椎右侧面观

图 2-15　腰椎

（4）骶骨

骶骨是脊椎骨中最强壮的一个骨块，由 5 个骶椎骨融合而成，呈三角形（图 2-16）。

两侧与左、右髋骨相互关节组成骨盆。与第5腰椎借椎间盘相连接，形成一定的角度，即腰骶角。骶骨尖与尾骨相接。

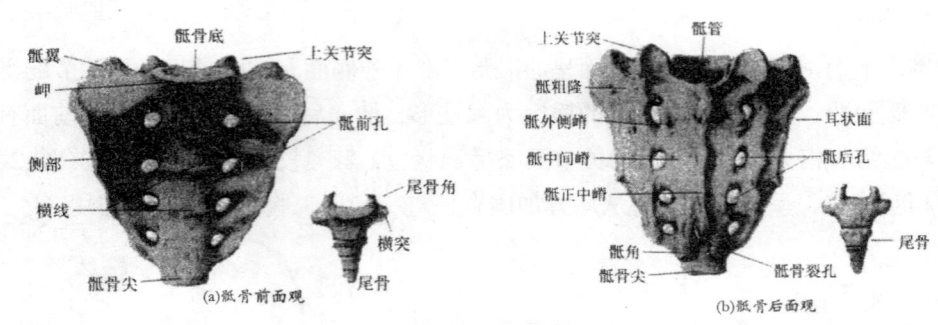

图2-16 骶骨和尾骨

骶骨面又称盆面，光滑凹陷，有增加盆腔容积的作用，上缘中间向前下明显突出，称为骶岬，中部有四条并列的横线，是各骶椎相互融合的痕迹。四条横线的两端有四对骶前孔，都与骶管相通，有骶神经前支和血管从中通过。

骶骨的后面隆突而粗糙，中线处纵向有因棘突融合形成的骶中嵴，该嵴下端续接骶管裂孔。骶中嵴外侧有与其平行的左右两条骶关节嵴，系由关节突融合而成，其下端终于骶角并与尾角相接。骶关节嵴的外侧有四对骶后孔，内通骶管，为骶神经后支和血管所通过。骶后孔的外侧，系由横突融合而成的骶外侧嵴。

骶骨的外侧部上宽下窄，上部有耳状关节面与髂骨相关节形成骶髂关节。关节面后方为粗糙不平的骶骨粗隆，为强劲的骶髂韧带所附着。

（5）尾骨

由四块退化的尾椎融合而成，仅第1尾椎有类似的上关节突及横突，其余突不明显。全体呈三角形，上宽下窄，底向上与骶骨相接，尖向下，为肛门尾骨缝所附着。

（二）脊柱椎骨的连接

1. 椎间盘

椎间盘是椎体间的主要连接结构，协助韧带保持椎体互相紧密连接。自颈2至骶1，每两个椎骨之间均有一个椎间盘，总数为23个。约占脊柱全长的1/4。每个椎间盘由纤维环、髓核及软骨板构成（图2-17）。

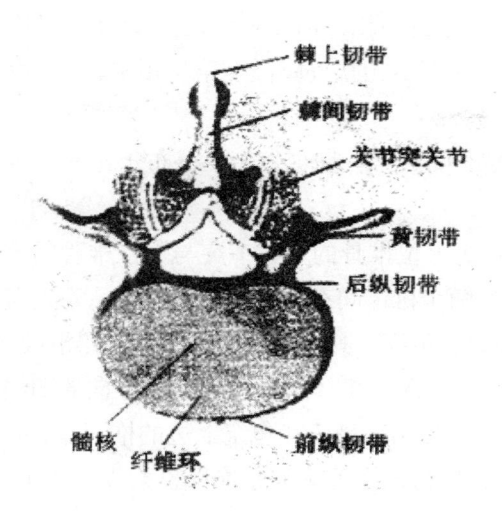

图 2-17 腰椎间盘的形态

（1）纤维环：由纤维软骨组成。纤维在椎体间斜行排列呈同心环形。因为纤维的排列角度不同，相邻环的纤维相互交织成网排列。纤维环前后浅层纤维分别与前纵韧带和后纵韧带的纤维融合在一起，深层的纤维附着于透明软骨上，周边部位的纤维跨过透明软骨板穿入椎体的骨质内，中央部的纤维与髓核的纤维融合。髓核内的纤维斜行走出附着于纤维软骨板上。因此，椎间盘与椎体连接牢固，正常情况下不可能有滑动现象。

（2）髓核：是包围于纤维环与软骨板之间的胶状物，基质由粘蛋白组成，内含少量软骨细胞与纤维母细胞，含水量很多，往往超过 80%。其含水量因人而异，正常生理情况下，在负重时，椎间盘脱水而体积变小；卧位解除重力时又吸收水分，体积增大。年龄越小髓核含水量越多，体积越大。20 岁时发育成熟，髓核最厚，弹性最好。随着年龄的增加，髓核渐呈脱水状态，髓核内逐步为纤维组织和软骨细胞代替。在成年人，髓核与纤维环之间并无清楚界限。

（3）软骨板：构成椎间盘的上下壁，与椎体的松质骨相连接。软骨板与纤维环融合在一起，质较硬，并将胶状的髓核密封于其中，所以在软骨板完整时，髓核不易突入椎体的松质骨内。在纤维环无损伤时，髓核不易向周围脱出。

2. 脊柱的韧带

各椎骨之间由许多富有弹性和韧性的韧带连接，它既能保证椎间活动的灵活性，又维护椎间盘的紧密连接，使脊柱保持相当的稳定性。

（1）前纵韧带：起于枕骨的咽结节，向下经寰椎前结节及椎体的前面，止于第 1 或第 2 骶椎的前面。其主要功能是限制脊柱的过度仰伸运动。

（2）后纵韧带：位于椎管的前壁，起自第 2 颈椎，向上移行于覆膜，向下沿各椎体的后面至骶管。其主要功能是起连接作用及防止脊椎过度前屈。

（3）黄韧带：连接相邻两椎弓板间的韧带，由黄色的弹力纤维构成。将一系列叠瓦状椎板连为一体，协助围成椎管，并有限制脊柱过度前屈的作用。

（4）棘上韧带：各棘突后端以棘上韧带相连。起于枕外隆凸，止于骶中棘。此韧带在颈部最为粗厚，称为项韧带，由枕外隆凸至第7颈椎棘突。棘上韧带较强，保持脊柱免受过度屈曲劳损。

（5）棘间韧带及横突间韧带：韧带较短，分布于相邻两棘突或横突之间。

3. 脊柱的关节

（1）关节突关节：为上位椎骨的下关节突与下位椎骨的上关节突所构成，属于滑膜关节。自颈2至骶1，每两个椎体间有两个关节突关节，左右各一。关节面覆有软骨，有一小关节腔，周围有关节囊包绕，其内层为滑膜，能分泌滑液，以利关节活动。

（2）钩椎关节：第3~7颈椎椎体上面呈额状位方向的凹陷，在椎体两侧偏方有嵴状突起，称为钩突。左右两侧的钩突呈臼状包绕上边的椎间盘，并与上位椎体侧方的斜坡对合，形成非滑膜性关节，称为钩椎关节（亦称骨膜关节、椎体半关节、神经弓椎体关节、Luschka关节）。此关节从左右增强了颈椎的稳定性，能防止椎间盘从侧后方突出。但因退变、磨损易发生骨质增生，导致椎间孔缩小。此关节骨赘易出现神经血管症状。当个别椎体因外伤或退变发生移位时，该关节两侧不对称，可影响位于其侧方的椎动脉的血液循环，并可压迫其后方的脊神经根。

（三）脊柱的整体观及其生理曲度

成年男性脊柱长约70厘米，女性稍短。其长度因姿势不同而略有差异。老年人的脊柱也略有缩短。

1. 脊柱前面观

从前面观察脊柱时，可见椎体自上而下逐渐加宽，到第2骶椎为最宽，这与椎体的负重逐渐增加有关。但自骶骨耳状关节面以下，因重力经过髋骨传向下肢骨，椎体已没有负重作用，故从第3骶椎往下，椎骨急剧缩小变窄，直至尾骨尖。

2. 脊柱后面观

从后面观察脊柱，可见棘突自上而下，全长形成纵嵴，位居背后正中，其两侧各有一个与其平行的脊柱沟，容纳背部深层肌肉。颈部的棘突短而呈水平位，末端分叉；上胸部的棘突斜向后下；中胸部的长，直而向后下，呈叠瓦状；下胸部和腰椎的棘突接近水平位。在颈部和腰部，上、下相邻棘突间的间隙一般较宽，因而临床上常在腰部做腰椎穿刺。正常人的脊柱可有轻度侧曲。使用右手的人，右侧肌肉比较发达，在肌肉长期牵引下，脊柱上部稍微突向右侧；相反，使用左手者则代偿性地向左微突。

3. 脊柱侧面观及其生理曲度

从脊柱侧面观察，可见脊柱有颈、胸、腰、骶四个生理性弯曲。从整体上看，脊柱弯曲对身体重心的维持和吸收震荡有利。其中胸曲和骶曲凹向前方，在胚胎时已形成，并在生后保持存在；颈曲和腰曲突向前方，为生后代偿性弯曲。当婴儿开始抬头时出现颈曲，其范围自第1颈椎到第2胸椎。胸曲自第2胸椎到第12胸椎，它向前凹陷，主要因以上各椎体后部明显增厚所致。当婴儿开始坐起或站立时，出现腰曲，其范围自12胸椎至骶骨岬，主要因第 3~5 腰椎椎体及其椎间盘前半部分特别增厚，以致下腰部向前凸度明显。骶曲自骶岬至尾骨尖，凹向前下，以增加骨盆部的容积。脊椎的每一个弯曲，都有它们的功能作用，如颈曲支持抬头，腰曲使身体重心的垂线后移，以维持身体前后平衡，保持直立姿势，加强其稳定性。

二、脊柱的运动

脊柱除支持身体、保护脊髓、增加弹性、吸收震荡之外，自身还有很大的运动性。相邻两个椎骨之间的运动度有限。但整个脊柱的活动范围则很大，它可以做前屈后伸运动，也可向侧进行侧屈，绕垂直轴可做回旋运动和环转运动。脊柱各部的运动范围和性质不同，主要由关节突的关节面方向和形状、椎体的形态和宽窄、椎间盘的厚薄等因素所决定。年龄、性别和锻炼等因素也起作用。

当脊柱前屈时，前纵韧带松弛，椎间盘前部被挤压，到运动极限时，后纵韧带、黄韧带、棘间和棘上韧带以及椎间盘的后部纤维都处在高度绷紧状态，椎弓板之间的间隙扩大，同时下关节突也上滑至上关节突的上方。然而一般认为，背部伸肌的张力是阻止脊柱过度前屈的主要力量。前屈运动的幅度以颈部为最大。

后仰运动因前纵韧带的张力和上、下棘突的抵触而受到限制。后仰以颈、腰二段比较自如。胸部受限制明显的原因是椎间盘较薄，以及胸廓骨骼和肌肉的影响等。

在侧屈位时，椎间盘侧部受压，对侧拮抗肌的肌张力以及周围韧带都成为限制侧屈运动幅度的因素。侧屈多伴有旋转动作。脊柱各部虽都能侧屈，但以颈部和腰部活动度最好。

脊柱的环转运动只是上述各方向运动的连贯。旋转运动时，有椎骨以及椎间盘的扭转。尽管相邻两椎骨之间的活动范围不大，但全脊柱连接起来，则幅度可相当大。旋转运动以颈部较大，上位胸部尚有一定活动度，腰部动作相对为小。

第四节 交感神经

植物神经周围传出纤维的交感部，称为交感神经。交感神经的低级中枢位于第 1 胸髓至第 3 腰髓（或第 8 颈髓至第 2 腰髓）的灰质侧角内，即上中间外侧核或交感核。

交感神经以交感干为中心，向身体各部发出交感神经纤维，到达各个内脏器官（图 2-18）。

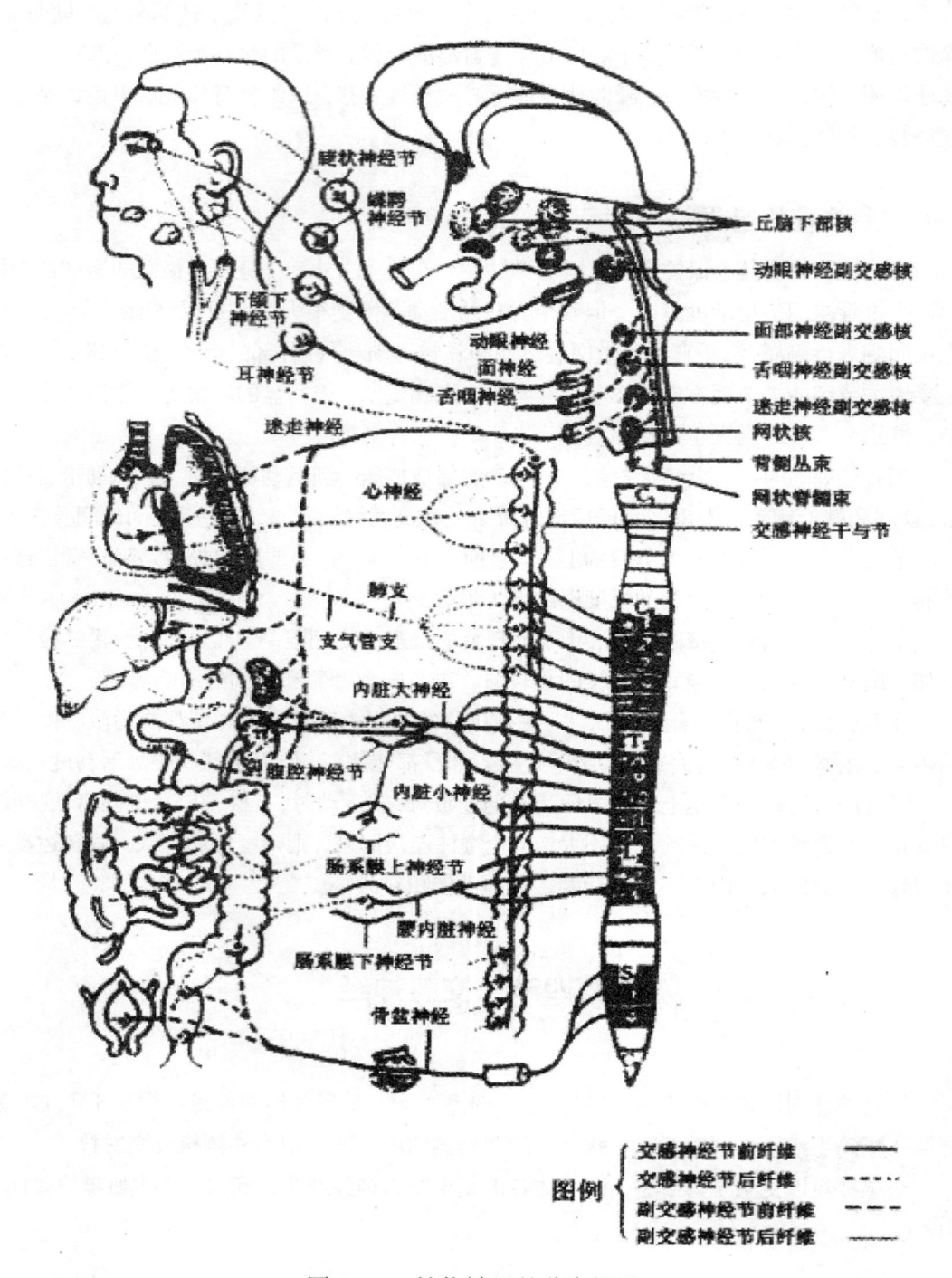

图 2-18 植物神经的分布概况

交感神经的周围部由交感神经干、神经节和神经构成。交感神经干（简称交感干）纵列于脊柱两侧，左右成对，由交感干神经节借节间支相互连接成链状（图 2-19）。上端起于颅底，下端达尾骨。此干在颈部位于颈椎横突的前方，在胸部位于肋小头之前，在腹部居椎体的前外侧，在盆腔内位于骶骨的前面、骶前孔的内侧。左右干在尾骨前合于一个节，此节称为尾骨神经节或奇神经节。交感神经节是交感神经中的多数膨大部分，它由交感神经细胞体的集团形成，其中位于脊柱两侧的称为椎旁节（即交感干神经节），位于脊柱前方的称椎前节（即交感丛神经节）。交感干上的神经节每侧约有22~25个，在颈部有上、中、下3个节，胸部有10~12个节，腰部有4~5个节，骶部有2~3或4~5个节及尾部的奇神经节。左右干之间有纤维连接。

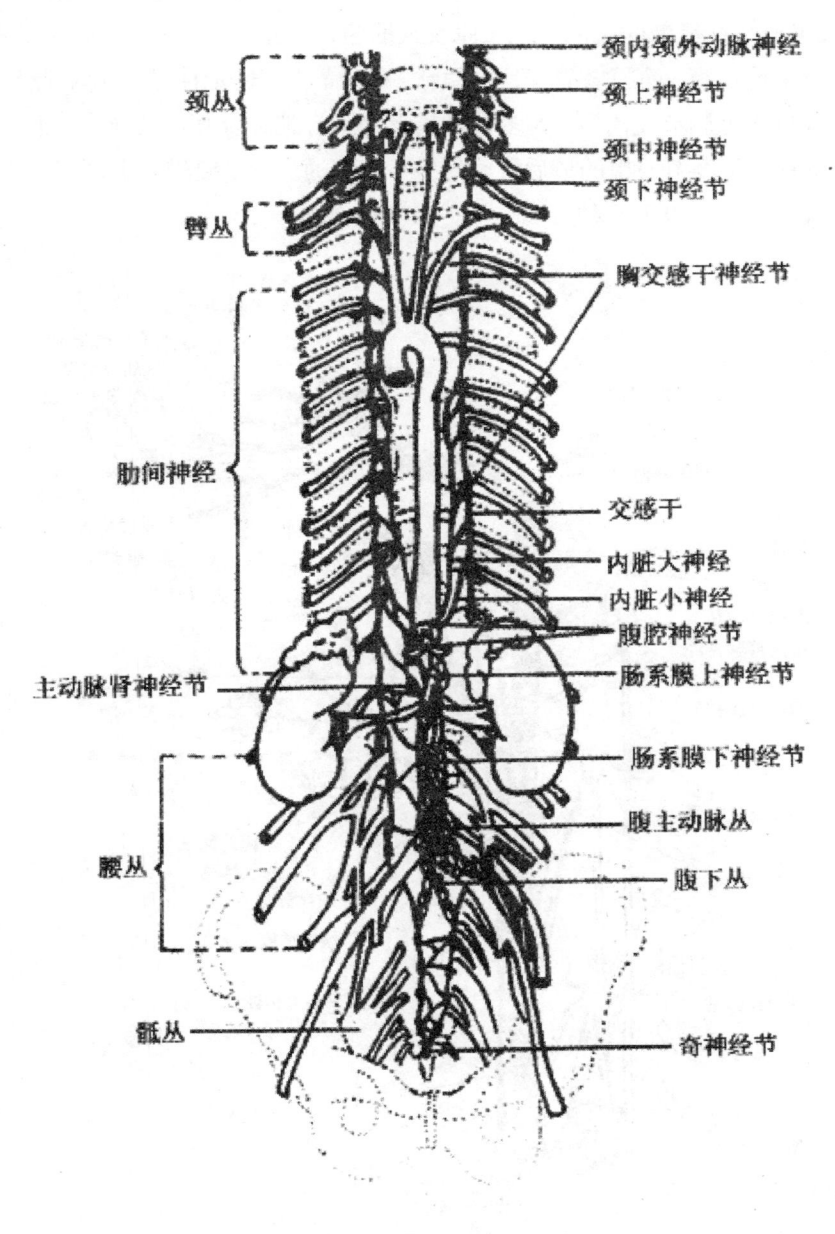

图 2-19 交感干

一、颈部交感神经

颈部交感干位于颈血管鞘的后方,颈椎横突的前方,颈长肌的浅面和椎前筋膜的深面。干上有上、中、下3个神经节,即由颈部第1、2、3、4节融合成的颈上神经节;第5、6节融合成的颈中神经节;第7、8节融合成的颈下神经节。它们之间以节间支相连。颈交感干只有灰交通支,分别与颈神经相连。

1. 颈上神经节呈梭形,为交感干神经节中最大者,位于第2至第3或第4颈椎横突的前方(图2-20)。神经节的后侧为颈长肌及其筋膜,上端的后侧还有静脉丛及舌下神经。其前侧被覆以椎前筋膜,筋膜之前有颈内动脉、颈内静脉、迷走神经、舌咽神经及副神经。它的节前纤维自脊髓胸节发出后,大多数经最上的胸脊神经及其白交通支,于交感干内上升抵此节。自颈上神经节发出的节后神经纤维(灰交通支)主要进入上部三个神经节,其节后发出的神经及丛有以下几种:

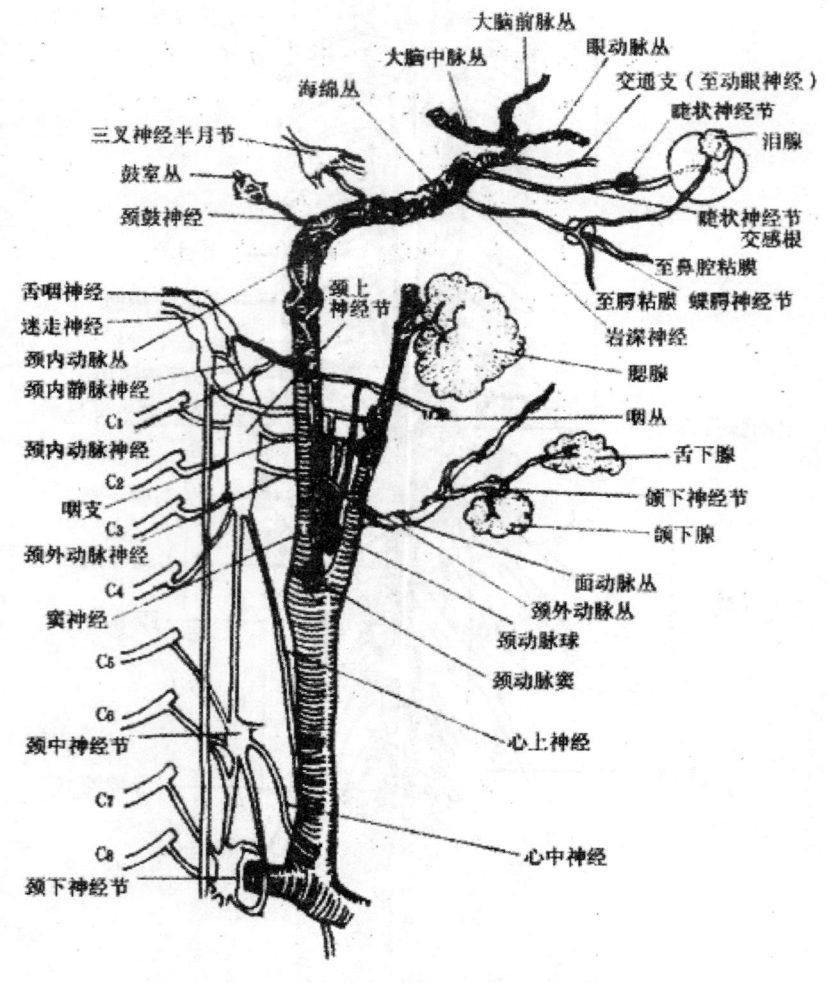

图2-20 颈上神经节及其分布

（1）颈内动脉神经：起自颈上神经节的上端，沿颈内动脉后侧上升，于颞骨的颈动脉管后分为左右两支，并在管内形成颈内动脉丛。继续上升，形成海绵丛。可与动眼神经、滑车神经、三叉神经的眼神经、外展神经及睫状神经节发生交通。丛的分支分布于颈内动脉壁。

至睫状神经节的交通支，起自此丛的前部，经眶上裂入眶，它可直接至睫状神经节，或与眼神经的鼻睫神经相结合，再经上根至神经节。至睫状神经节的交感神经纤维在节内并不中断，只是穿神经节随睫状短神经入眼球，分布于眼球的血管。而分布于眼球内瞳孔开大肌的交感神经纤维，一般是经眼神经、鼻睫神经及睫状神经而来。

海绵丛的终末支随大脑前动脉、大脑中动脉、脉络膜动脉及眼动脉而形成这些动脉的神经丛，并随这些血管的分支分布。如眼动脉丛，则随眼动脉入眶内，亦随眼动脉的分支而分布。

分布至眼球内的交感神经前纤维来自同侧脊的第1胸节，也可能有第2胸节来的纤维，经白交通支交感干，直接至颈上神经节，在节内交换神经元。节后神经纤维经颈内动脉丛、海绵丛，再经上述交通支至动眼神经、眼神经及睫状神经节等径路入眼球及其他结构。

眼睑内平滑肌的交感神经支配，来自海绵丛至动眼神经的交通支，经动眼神经而分布。眶底平滑肌（米勒眶肌）的交感神经支配，有人认为是由颈内动脉周围丛发出，经岩深神经、翼管神经、蝶腭神经节、蝶腭神经而进入上颌神经，经眼下裂入眶，支配眶底平滑肌。也有人认为架于眶下裂的眶肌直接接受来自海绵丛的小支支配。

（2）颈内静脉神经：是一小支，起于颈上神经节的上端或颈内动脉神经，分布于颈静脉上部及后颅窝的脑膜。

（3）颈外动脉神经：自颈上神经节前面发出，由细小分支构成颈外动脉丛，并从中发出甲状腺丛、舌丛等。

（4）交通支：颈上神经节与舌下神经、迷走神经及舌咽神经都有交通。与椎动脉丛、膈神经、第1~3颈神经间有灰交通支。

（5）喉咽支：部分随迷走神经、喉上神经至喉，另一部分与迷走神经、舌咽神经的分支共同构成咽丛或食道丛。

（6）心上神经：在交感神经干的内侧下行，横过甲状腺下动脉之后，右侧经锁骨下动脉前侧或后侧入胸腔，沿头臂干（无名动脉）向下至主动脉弓的后侧加入心深丛。左侧进入胸腔，沿左颈总动脉的前侧下降，经主动脉弓及迷走神经前侧加入心浅丛。心上神经只有传出纤维，此神经内没有来自心脏的任何痛觉纤维。

2. 颈中神经节位于第 6 颈椎高度，紧靠甲状腺下动脉弓，此节发出的节后神经纤维主要进入第 4、5 颈神经。如图（图 2-21）。其节后发出神经主要有：

（1）颈总动脉丛：自颈中神经节发出的多数细支包围颈总动脉。

（2）心中神经：右侧在右颈总动脉后方下行至心深丛后侧。左侧心中神经，在左颈总动脉与锁骨下动脉之间入胸。

（3）甲状腺丛：至甲状腺下动脉的细支与心上神经、心中神经及颈下神经节来的分支结合，形成甲状腺丛。此丛发支至甲状腺，并与心上神经、喉上神经及喉返神经相交通。

3. 颈中间的神经节亦称椎动脉神经节，位于椎动脉根部的前方或前内方，相当于第 7 颈椎高度。有时与颈中神经节同时存在，此节发出节后神经纤维亦进入第 4、5 颈神经。

4. 颈下神经节位于第 7 颈椎横突与第 1 肋骨颈之间，第 8 颈神经前支的前侧，颈长肌的外侧缘上（图 2-21）。颈下神经节与第 1 胸神经节合并而成星状神经节。此节发出的节后神经纤维主要进入下部三个颈神经。其节后发出的神经主要有心下神经、锁骨下丛，有时星状神经的节后神经纤维合并一条椎神经与椎动脉伴行，再分支进入第 4、5、6、7 颈神经。

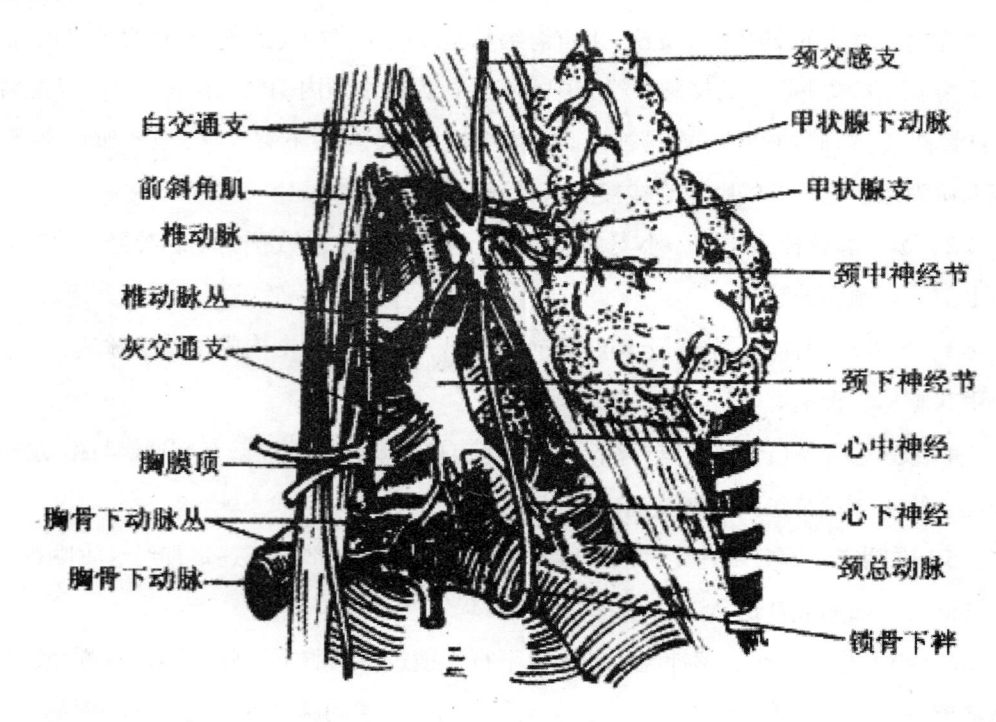

图 2-21 颈中、颈下神经节及其分布

颈部交感神经的数个节后神经纤维可合并成心脏支，有的且可与迷走神经的分支相吻合至心脏和主动脉弓，形成心神经丛，支配心脏。因心脏受颈上、中、下整个交感神经的支配，故有颈椎病时，常可出现心脏症状。

二、胸部交感神经

胸交感干位于胸椎两侧，由10~12对胸神经节及其节间支连接而成。因为第1胸神经节常与颈下神经节合并，融合为星状神经节。最末胸神经节有时与第1腰椎神经节合并。胸交感干由外上方向内下方斜行，并有如下主要分支和神经丛：

1. 交通支所有胸交感神经节都有灰、白交通支，连接相应的肋间神经。但交通支并不一定都至相应的胸神经，而常可越过相应的胸神经，到上位或下位的胸神经。

2. 至胸腔器官的内脏支

（1）胸心神经：起自上五个胸交感干神经节到达心深丛。组成心丛的神经除胸心神经外，尚包括由颈交感神经节发出的心上、中、下神经和迷走神经心支。心丛主要分布于心脏。它可分为深、浅两丛，心浅丛位于主动脉弓的凹侧，心深丛则在气管分叉部的前面。

（2）肺支：由第2至第4胸交感神经发出，与迷走神经的肺支以及由心丛伸延来的部分分支在肺门处共同组成肺丛。肺丛分前、后两丛，随支气管入肺，分布于支气管平滑肌。

（3）主动脉支：自下位5~6个胸交感干神经节分出，与来自心丛及内脏神经的分支共同组成主动脉神经丛。

3. 内脏神经和腹腔神经丛

（1）内脏大神经：由第5~9（或第10）胸交感神经节发出的节前纤维组成，沿椎体外侧行向下前方，穿过膈脚，终于腹腔神经节。但也有一部分终于主动脉肾节和肾上腺髓质。

（2）内脏小神经：可起自第10、11胸神经节，它是由节前纤维组成，于内脏大神经的外侧，过膈肌脚而终止于主动脉肾神经节。

（3）内脏最小神经：如存在则发自第11或12胸交感神经节，穿过膈肌脚，终止于主动脉肾节。

（4）腹腔神经丛（太阳丛）：位于腹腔动脉和肠系膜上动脉根部周围（图2-22）。丛内有成对的腹腔神经节（属椎前神经节）围绕腹腔动脉根部，接受内脏大神经的节前纤维。腹腔神经节的下外端特别突出，叫肾神经节，接受内脏小神经和最小神经的节前纤维。由腹腔神经节发出的多数分支与迷走神经的分支共同组成腹腔神经丛，此丛随腹主动脉的分支构成许多副丛，分布于腹腔脏器。

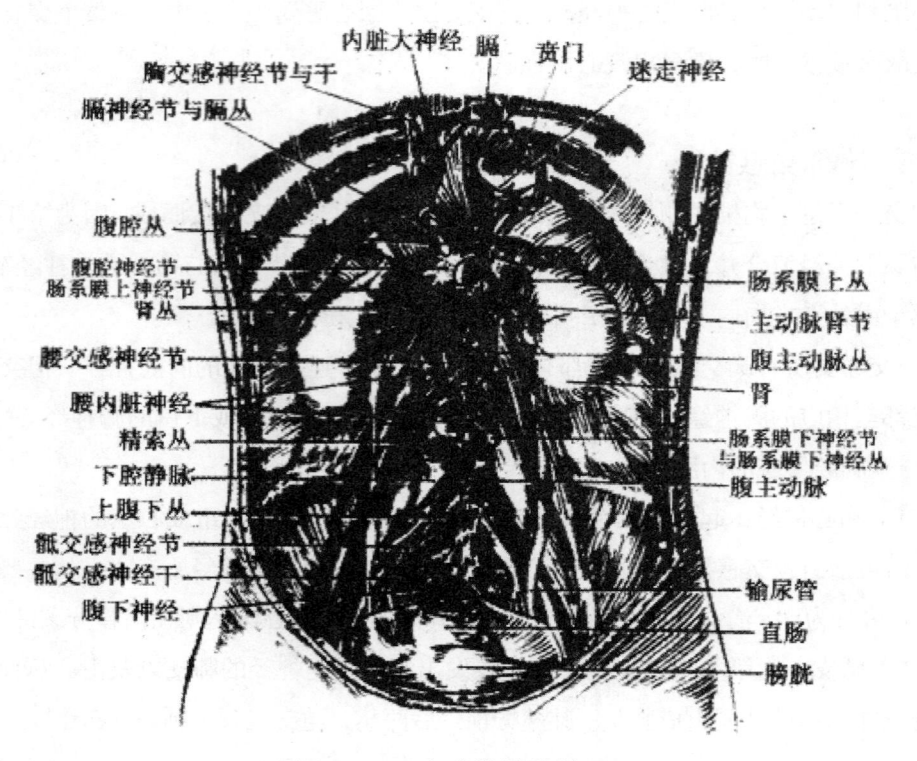

图 2-22　腹腔的植物神经

由腹腔神经丛分出的副丛，成对的有膈丛、肾上腺丛、肾丛和精索丛。精索丛沿精索内动脉分布到生殖器。不成丛的有胃丛，肝丛，脾丛，肠系膜上、下丛。肠系膜上丛的分支至胰、小肠、盲肠、升结肠和横结肠的右半；肠系膜下丛的分支至横结肠的左半、降结肠、乙状结肠和直肠的上段。

三、腰部交感神经

腰交感干由 4~5 对腰神经节及其节间支组成。腰交感干神经节可以互相融合，尚可以出现副节，其位置与数目多少有变异。腰交感干位于腰椎体的前外侧，沿腰大肌内缘下降。右侧腰交感干被下腔静脉遮盖，左侧腰交感干与腹主动脉左缘毗邻。腰交感干发出下列分支：

1. 交通支：灰交通支连接相应的腰神经，白交通支只存在于上位 2~3 腰神经中。
2. 腰内脏神经：是发自腰段脊髓侧柱的节前纤维，为 2~4 短支，于第 1、2、3 腰椎水平，起自腰交感干神经节，向前下内方走行，至腹主动脉周围，与腹腔神经丛下延的部分共同组成腹主动脉丛（肠系膜间神经），并在此丛中换神经元。其节后纤维分布于结肠左曲以下的消化管道及盆腔内脏。腹主动脉丛的分支一部分沿髂总动脉走行，分布于下肢，另一部分垂直向下延续为（上）腹下丛（骶前丛），位于左、右髂总动脉之间，第 4、5

腰椎和第1骶椎的前面。(上)腹下丛的下端分成左、右两索,即腹下神经,降入骨盆,续于盆神经丛。

四、盆部交感神经

盆部交感干由四对骶交感干神经节和一个尾交感神经节及其节间支组成。位于骶骨盆面,骶前孔的内侧(图2-23)。

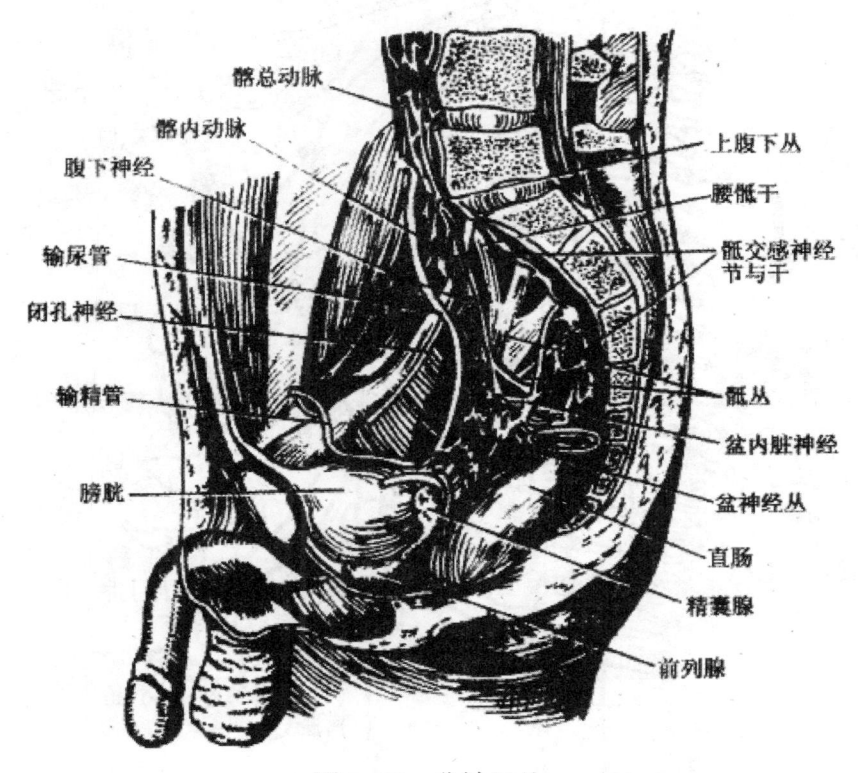

图2-23 盆神经丛

骶部交感干的节前纤维是发自最下三个胸节和上三个腰节的侧柱,经白交通支在交感干内下降至骶神经节,在节内换元后,以灰交通支至骶神经和尾神经。骶尾神经节除发出灰交通支与相应的骶神经相连外,尚发出内脏支,与(上)腹下丛的分支(腹下神经)和盆内脏神经(为副交感神经)共同组成盆神经丛(下腹下丛)。盆神经丛在男性位于直肠两侧,在女性则位于直肠和阴道两侧。由盆神经丛发出的纤维随髂内动脉的分支组成许多副丛,分布于盆腔脏器。副丛有直肠丛、膀胱丛、输精管丛、前列腺丛、子宫阴道丛和阴茎(阴蒂)海绵丛。

综上所述,交感神经节前、后纤维分布均有一定规律。来自脊髓胸5节以上的纤维,换神经元后,其节后纤维支配头、颈、胸腔内脏和上肢。来自脊髓胸5～12节的纤维,换神经元后,其节后纤维支配肝、脾、肾、胰等实质器官及腹腔的结肠左曲以上的消化管道。

来自脊髓下部胸节及腰节的纤维，换神经元后，其节后纤维支配结肠左曲以下的消化管道、盆腔内脏和下肢（图2-24）。

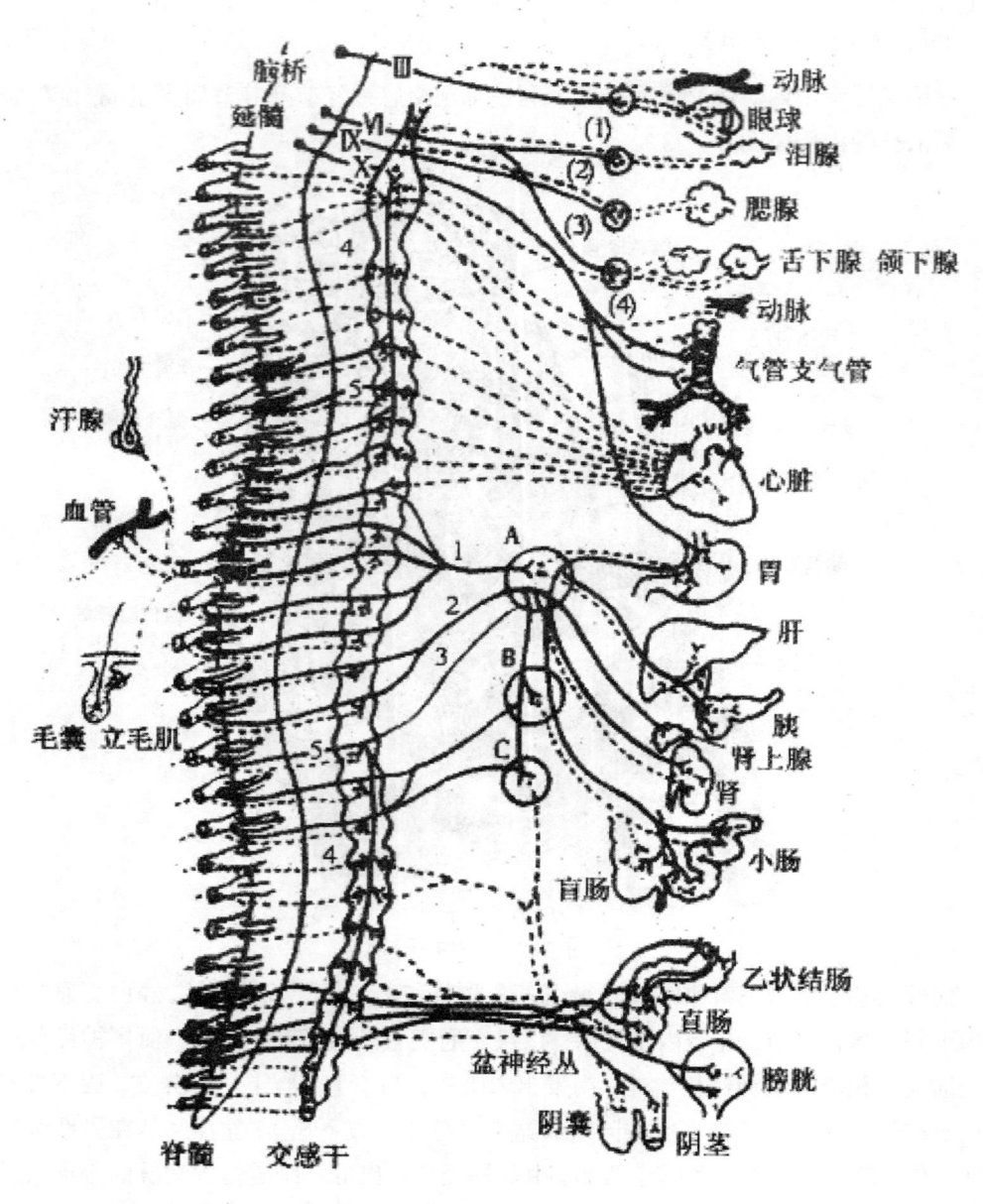

(1) 睫状神经节　(2) 蝶腭神经节　(3) 耳神经节　(4) 下颌下神经节
A. 腹腔节　B. 肠系膜上节　C. 肠系膜下节
1. 内脏大神经　2. 内脏小神经　3. 内脏最小神经

图2-24　植物神经系统

第三章 脊柱生物力学

第一节 生物力学

生物力学是研究生物体物理运动的一门学科，是力学与生物学、力学与医学、力学与生物工程学等学科之间相互交叉、相互渗透的一门新兴的边缘科学。就人体而言，人们所从事的每一项身体活动，都与生物力学密切相关。当人体受到某些因素影响，身体运动失去协调平衡时，人体的生物力学就会发生改变，随之就会引起相关的运动系统和内脏器官的疾病。脊柱是人体的主要运动组织，当人体生物力学发生改变时，就可能引起脊柱错位或畸形，产生脊柱及脊柱相关疾病。

第二节 脊柱的力学结构

人的正常脊柱由7个颈椎、12个胸椎、5个腰椎、1块骶椎（5个融合而成）、1块尾椎（3~4个融合而成）构成。整根脊柱有23个椎间盘134个关节。脊柱作为人体的中轴支柱，是由这些椎骨、椎间盘、椎间关节、椎旁关节以及椎周的肌肉、韧带有机连接，构成一个严密稳定、动态平衡的力学结构。

一、脊柱的功能

从运动力学及人体生理角度讲，脊柱具有众多的功能，其中主要的有以下四个方面：
1.在各种体位时支持头颅和躯干，并将其载重负荷传递到骨盆。
2.使头颅及躯干能够在三维空间内完成较大范围的生理活动。
3.支持和附着四肢与躯干联系的骨骼、肌肉、韧带和筋膜。
4.保护脊髓、神经根及胸、腹、盆腔脏器不受损伤。

二、脊柱的运动

脊柱运动是在神经和肌肉的协调作用下产生的。主动肌发起和完成运动，拮抗肌往往是控制和修正运动。脊柱不同节段运动范围亦不同，它是由几个运动节联合起来进行的。脊柱有前屈、后伸、侧屈、旋转的三维空间运动功能。它们的运动幅度很不一致。屈伸时，上位颈椎为 8°，下位颈椎则达 20°；上、中、下胸段分别达到 4°、6°和 12°；腰段自上而下逐渐增加，直到腰骶段可达 280，侧屈时，上胸、下胸、腰、腰骶依次为 9°、6°、6°、3°。旋转时，上胸段为 9°，越向下越小，至腰段只有 3°，到腰骶段又增至 5°，脊柱在运动时，椎间盘的髓核成为杠杆作用的支点。当仰头伸腰时，椎间盘后方受到挤压，髓核向前移动；低头弯腰时向后移动。由于生理弯曲的存在，胸椎间盘髓核在中央，而颈、腰椎间盘髓核偏后。髓核前方的纤维环比后侧方的坚厚，前纵韧带亦较后纵韧带强而有力。所以，若用力过度，尤其是椎间盘已发生退行性变，过度低头、弯腰或侧弯、旋转时，后纵韧带和后方纤维环薄弱处易发生损伤、破裂而发生髓核膨出或突出。

第三节 脊柱的生物力学

一、脊柱的功能单位——运动节

运动节是脊柱运动的功能单位，它由相邻两块椎骨和软组织构成。两块相邻椎骨的椎体、椎间盘和前、后纵韧带构成运动节的前部，而椎弓、椎间关节、横突、棘突和后部韧带构成其后部。椎弓和椎体形成椎管可保护脊髓。韧带是保持脊柱内外平衡的重要结构。前纵韧带、椎体前半部及相应的椎间盘、纤维环为前柱；椎间盘、纤维环、后纵韧带、椎体后部和椎管属于中柱；椎板、黄韧带、棘间韧带、棘上韧带和棘突等脊椎附件为后柱。此即脊柱的三柱结构。临床上，前屈暴力主要影响前柱；纵向暴力可波及中柱，其发生的骨折不致明显影响脊柱的稳定。若同时伴有后柱的损伤，则会导致脊柱不稳。

二、运动节的生物力学意义

运动节的后部控制运动节的运动，其运动方向由椎间关节面的方向决定。整个脊柱椎间关节面方向的变化都与水平面和额状面有关。颈椎关节面接近水平，所以能做屈伸、侧弯和旋转等大幅度运动。胸椎小关节面呈额状，加上胸廓的固定作用，所以只可做到侧屈、旋转和少许屈伸运动。腰椎的关节面与水平面呈 90°，与额状面呈 45°，所以，腰部脊椎仅能做屈伸和侧屈运动。

三、椎间盘的弹粘性

椎间盘的弹性来源于纤维环。处于流体状态的髓核在盘内产生内压使椎体分离，并保持纤维环的紧张状态。若纤维环的某些纤维放松，则另一些纤维紧张，从而在保持盘内压稳定不变的状态下使椎骨产生各个方向的运动。髓核的胶状凝胶是一种粘多糖，能吸收外在液体并维持内在水的平衡。人在 20~30 岁时，盘内血供逐渐消失，其营养就由终板弥散而来的淋巴液提供。就如海绵被挤压和放松一样，具有弹性的椎间盘交替地受到挤压和放松，形成一种机械性的原动力，使淋巴液进入和弥散于盘内。因此，纤维环的弹性对于维持椎间盘的营养和脊柱的柔韧性是必不可少的。

椎间盘作为弹粘性物质，具有蠕变和滞后现象。蠕变现象是指物体受载后，即使载荷不变，该受力体仍将随受载时间的延续而变形。载荷越大，变形越大，蠕变的速度也越快。试验发现，随着椎间盘的退化和其弹粘性的丧失，其蠕变速度变快，吸收震荡和将载荷均匀分布于整个终板的能力也随之减弱。滞后现象乃物体反复承载和卸载时能量丧失的一种现象。载荷越大，滞后作用越大。当跳跃时，椎间盘凭借其滞后作用吸收震荡能量，从而具有防止损伤的作用。年轻人的椎间盘滞后作用最大。随着年龄增长，椎间盘退行性变，亲水能力、抗载能力、弹性等均降低，滞后作用也逐渐变小。此外，当椎间盘连续承载时，其滞后作用逐渐变小。

四、脊柱的稳定性

脊柱的稳定性依靠脊柱的内外平衡和动静力平衡来维持。

脊柱的内平衡又称内在稳定力，是由椎间盘将椎体分开的力和纵向韧带的约束椎体的力相反作用的结果。脊柱的外平衡又称外在稳定力，是背肌和腹肌相平衡的力。当肌肉疲劳或其力量不足以适应负荷时，外平衡破坏，就只有内平衡即韧带的拉力和椎间盘的撑张力来维持脊柱的稳定性。然而，韧带对脊椎的稳定作用是有限的，若遇姿势不当或外来暴力时，很容易使脊柱发生错动，腰扭伤的发生就是如此。就脊柱的内外平衡来讲，内平衡没有外平衡重要。内平衡破坏后，脊柱失稳的变化很缓慢，而当外平衡破坏后，脊柱则难以保持正常功能活动。

对静态脊柱来讲，所有的力都处于平衡状态。其中又可分为静止性外在平衡和静止性内在平衡。前者指整个身体在松弛状态下与外环境的平衡关系，它依靠体重和地面应力来保持；后者指所有力量的合力均通过椎间关节的旋转活动中心。地面应力来自人体重力中心在地面支重区内足底所接触的地面。当体重中心落在支重区以外时，人体的内外平衡系统将进行调节，如利用骨盆倾斜、脊椎侧弯等，使重力中心重返支重区内。

然而，对于活动着的人来说，重力中心随人体的运动而不断地在发生改变。以平地行走为例，每走两步重复一次，左右交替，重力中心随骨盆的旋转和倾斜，也从一足移到另一足以维持身体的平衡和稳定。换句话说，动态的人需要较多的脊柱活动来维持内在平衡。在姿势不当、平衡失调的情况下，必将加大某一组肌肉内的张力来保持稳定。若肌力不足以承受时，则需要更多的内平衡力来维持。由于韧带对脊柱的稳定作用有限，往往不能胜任，这时就极易发生脊柱关节的错动。临床上闪腰岔气及椎间盘突出症等脊柱病，均由姿势不当致外平衡失调、内平衡不支而发生。因此，要求人们（尤其是脊柱病患者）不论在任何状态下，均应保持良好的姿势和体位，即使在日常生活和工作中的上床、下床、转身、弯腰、搬抬、拾取及行住坐卧中均应采取正确的姿势，既不能随便，更不能失当，以免对脊柱造成不必要的损伤。

第四节 脊柱生物力学改变与脊柱的病理变化

一、概述

脊柱的运动有六个自由度，即沿以下三个方向的平移与旋转（图3-1）。

1. 冠状轴（X轴）：屈曲、伸展和左右侧向平移（图3-2）。
2. 纵轴（Y轴）：轴向压缩，轴向牵拉和顺、逆时针旋转。
3. 矢状轴（Z轴）：左右侧屈及前后平移。

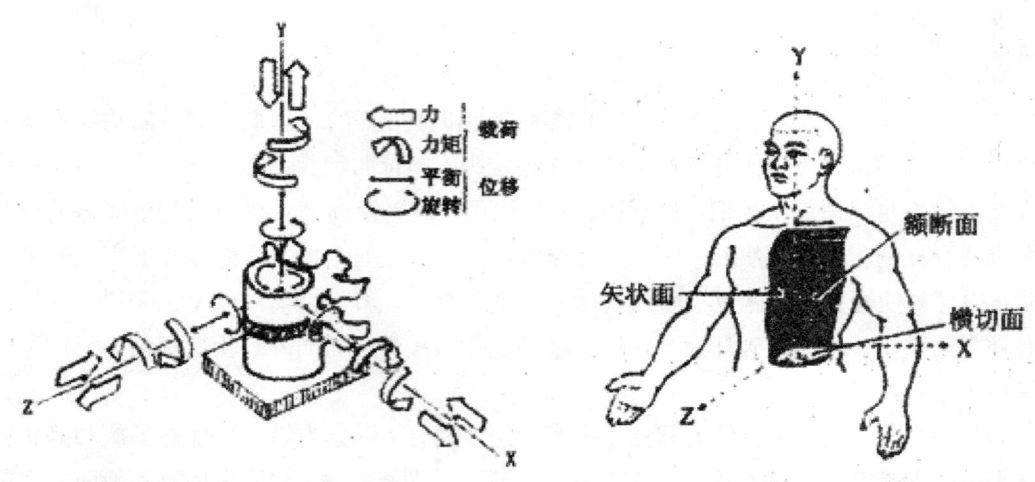

图3—1 脊柱运动三维坐标系
X-Y-Z 三坐标六个自由度

图3—2 脊柱运动的六个自由度

当颈、胸、腰椎，骨盆的骨、关节，椎周软组织慢性劳损或椎间盘退行性改变、骨增生时，在一定的诱因条件下，使脊柱的生物力学发生改变，骨关节不能复位到正常的解剖位置上，间接或直接对神经根、椎动静脉、脊髓或交感神经产生刺激或压迫，就出现脊柱及脊柱相关疾病。

脊柱的生理曲度不同，运动角度大小不同，在遭受外伤、劳损时产生之移位也不同。例如，在长期伏案工作或高枕卧床看电视、低头玩麻将者所引起的颈椎错位，是以颈椎变直、甚至反张的为多，也就是Z轴（即矢状面）上的损伤，这是长期头前屈的缘故。弯腰向前取重物，是以腰骶关节损伤多见，这是因为腰骶椎是腰段屈伸活动最大的部位。常见的有腰椎前或后滑脱式错位。由于腰骶关节侧屈活动度在腰段最小，故腰骶关节X轴（即冠状面）上的侧摆式损伤比屈伸型损伤少得多。因此，对脊柱各节段的正常运动要熟练掌握，这对脊柱及脊柱相关疾病的错位形式的诊断以及治疗手法的选择大有益处。

二、静态的脊柱

脊柱侧面呈"S"形，分四个弯曲，其中颈椎呈前凸曲线，胸椎呈后凸曲线，腰椎呈前凸曲线。腰椎前凸是主要曲线，它影响着颈、胸椎的两条曲线，但它又决定于骶骨基底的倾斜角度（图 3-3）。所有脊柱的曲线都必须与一条铅垂线相交切，这条铅垂线经过外耳道、第 1 胸椎和第 12 胸椎椎体、髋关节中心稍后方，在膝关节的前方下行到跟骰。从人体后面观察脊柱时，存在着一条相似的重力铅垂线，穿过各椎体的中央部直到骶骨尖，并位于双侧髋关节和踝关节的中间。胸椎曲线在矢状面上变化很小，因此，主要的变化发生在下腰部（腰椎前凸）和颈椎（前凸）曲线上。

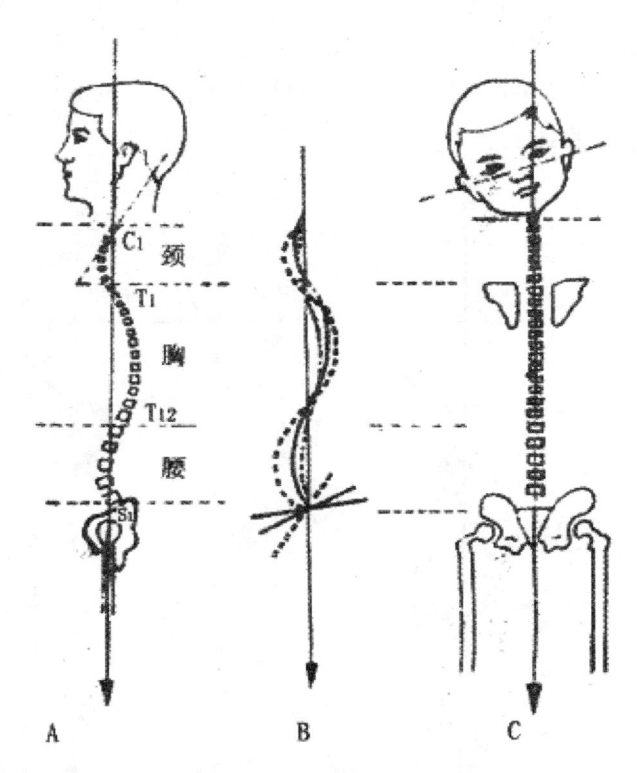

图3—3 生理曲线与重心铅垂线的关系
A 直立姿势的侧面观
B 骶角的改变影响其上部生理曲线的改变
C 头部稍斜向一侧时正面观察重心铅垂线

例如，当一个人腹部脂肪明显增加后，腹部向前膨隆，腰椎曲度明显加大，腰骶角也随之加大。腰段侧面观腰曲之加大向前凸，随之而来的是背曲亦向后凸呈圆形背，再向上引起颈曲也增大向前凸。又例如一腰椎失稳向前凸的女性，其腰骶角达 50°（正常 34°），当她改穿平跟鞋后，腰骶角随之减少，腰痛程度也随即减轻。根据"任何一条曲线其曲度的增加必须由另外两条曲线成比例地对称地增加或减少其曲度来代偿"的脊柱生物力学规律，在治疗腰凸加大的腰骶不稳时，除了用手法纠正过大之腰骶角外，还要注意纠正向后凸的胸椎，病程长者还得检查其颈曲有否改变，若颈曲加大时应一起治疗才能收到理想疗效。又例如，由于骨盆（骶髂关节）错位而引起月经不调者，其下肢一侧变短。从正面可见，随着骨盆底的自水平位的倾斜就出现曲线位移变化。如果一条腿缩短则同侧骨盆下垂，而脊柱随着骨盆的倾斜而移向对侧。重心垂线的移动也会影响这一部分脊柱的曲线，但当骨盆错位纠正，双下肢等长后，脊柱又可以恢复到原来与地面垂直的状态。

长期的不良姿势及习惯可引起脊柱变形，导致脊柱及脊柱相关疾病。身材高大的人每天面对电脑，由于现在使用的电脑桌是统一高度，高个子或近视而不戴眼镜者为看清屏幕，只好采用弓背颈前伸的姿势（图3-4）。从这个简单的杠杆系统中可得知支点G所承受的力等于作用于杠杆每一端的重量之和。为了维持平衡，支点两侧杠杆长度的任何改变必然引起两侧重量的代偿性改变。

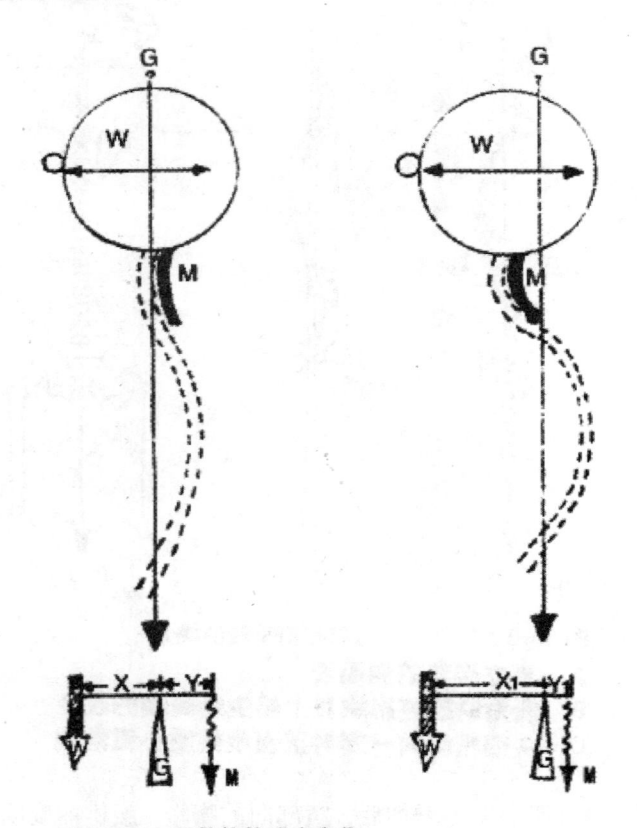

图3-4 颈前伸的受力变化
W= 头部重量　保持不变
X= 头部重量（W）到重力中心（G）的距离
Y= 脊椎的肌肉距重力中心（G）的距离
M= 为支持头部重量（W）肌肉所需产生的张力
W×X=M×Y

假设 W 为 5kg，距离 X 为 12cm，那么肌肉（M）作用的力臂 Y 为 8cm，而力则为 7.5g。如果力臂 X 增加至 16cm，头向前移 4cm，头部生理维持不变，而后面的力臂减少到 4cm，那么颈部肌肉的拉力必须增加至 20kg 才能保持头部平衡。这种肌肉拉力的增加不仅容易使颈背部劳损，也是施加于软组织以及颈椎间盘的一种压力，如果经常处于颈前伸的姿势，就会引致颈肌劳损、颈椎间盘变性甚至突出，或颈椎错位等病证，颈前凸还可引至胸后凸等连锁反应。

三、动态的脊柱

脊柱的运动形式有屈伸、侧屈和旋转。在颈椎屈伸时寰枢椎的活动幅度很小，主要是颈 2~7 椎骨间上一椎骨在下一椎骨之上"滑动"。脊柱在屈伸时，椎间盘在水平位上发生扭转变形。

前屈时椎间盘前部被压缩变窄，后部增宽，后伸时则与之相反。对于椎管而言，前屈时颈椎椎管增长，伸展时缩短；屈曲时椎管部长度的增长多于前部，在背伸则相反。颈屈曲时椎间孔亦随之变化，屈时椎间孔张大，伸时椎间孔变小。故在颈椎病引起手麻时，进行颈椎牵引应取头前伸 15°的角度较合适，为的是使颈椎椎间孔尽量扩大，减少对神经根的压迫或刺激。在头旋转、侧屈时，椎间孔的大小也会发生变化：头侧屈和转向的一侧椎间孔缩小，而对侧的椎间孔张大，故颈椎错位与颈椎间盘突出症患者，头习惯偏向健侧，为的是使病侧椎间隙和椎间孔张大，减少疼痛（图 3-5）。在乘车时突然急刹车或撞车等加速损伤时，颈部急剧先屈曲，继而因伸肌反射性收缩，以及头部惯性的逆转使头颈出现回弹，使颈部的软组织受损、椎间孔变形、神经根受压，甚至小关节半脱位。

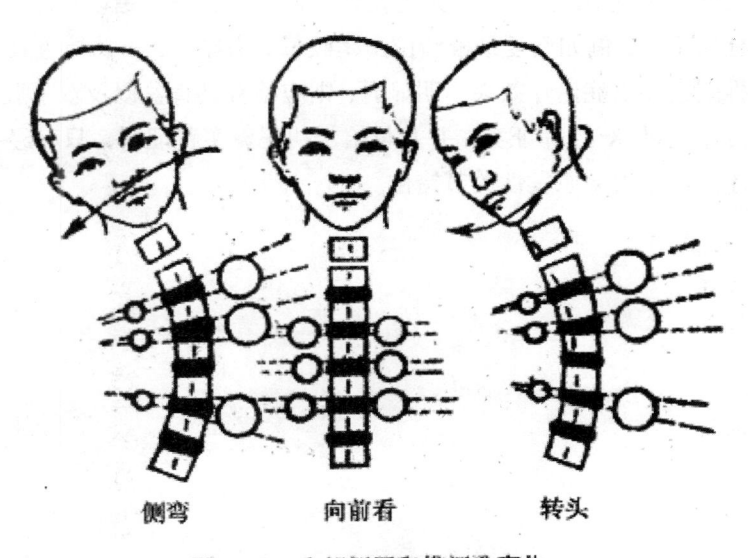

图 3—5 头部侧屈和椎间孔变化

四、颈椎病与脊柱力学改变

"上梁不正下梁歪",当颈椎错位后,由于脊柱力平衡的破坏,可使胸椎、腰椎甚至骨盆失稳产生延续性错位。在颈椎错位后,脊柱内源性平衡失调,就通过外源性的肌肉紧张来加强该关节的相对稳定。这种因与原发性脊椎错位形成力学稳定关系并对其复位造成阻力的,称为负性稳定关节。

脊柱的肌肉运动时以等张收缩为主,而肌肉痉挛则以等长收缩为主。等长收缩时肌肉两头同时向中间靠近,肌肉紧张易引致起止点劳损。例如寰枢关节错位后为保持该关节负性稳定,提肩胛肌痉挛,导致该肌的附着点(肩胛内上角处)劳损,触诊检查时可发现有摩擦音。有些肌肉,如骶棘肌是跨行 6~7 个椎节的,当上位椎体错位未能及时纠正,日久可导致下位相应的椎体错位。

例如,颈 4 错位后未经治疗,会引起颈背肌肉痉挛。其中颈半棘肌最粗大,跨五个椎节,颈 4 错位的同时可引起胸 2 错位。这时,胸椎错位就变成继发于颈椎错位的错位,并与错位的颈椎形成力学上的稳定——负性稳定关节。

当颈 4 和胸 2 错位后,如果不及时医治,就引起这两个错位关节附近的肌肉紧张。如果这些痉挛的肌肉仍不能维持该关节的平衡时,便要用上段的项枕肌肉或下段的胸腰肌肉做等长收缩来补偿。于是,又会继发上颈段错位或腰椎错位。同样道理,腰椎错位又可引起脊柱整体力平衡的失调,以后又可以导致骨盆移位来保持脊柱的相对平衡。

从上述变化可见颈 4 错位导致胸 2 错位,再引起腰椎错位,最后造成骨盆移位。这种由于颈 4 错位最后导致的骨盆错位,假如仅做颈椎复位,仅仅解决了颈胸椎错位的负性稳定,但上颈段移错位以及腰椎、骨盆的错位未纠正,脊柱的内外平衡尚未完全恢复,腰椎与骨盆仍属于负性稳定关节,其结果就是迫使颈 4 回复到原来的错位状态。在临床上治疗一些棘手的脊柱失稳者,例如反复颈椎错位产生眩晕、头痛者,不妨检查其胸腰椎棘突有否偏歪压痛腰椎间盘突出症治疗效果不明显时,则应检查其骨盆以及双下肢是否对称。若有异常时,则可以通过 X 线片证实,并及早给予纠正。实践证明,只有经手法整复负性稳定关节后,才能彻底治愈原发性关节错位。

第四章 中医对脊柱和脊柱病的认识

第一节 脊柱和脏腑经络的关系

人体是一个有机的整体。人体的脏腑经络、皮肉筋骨、气血精津等相互联结、相互贯通相互依存、相互制约，从而保持人体机能的相对协调平衡。脊柱作为人体的一个重要组织器官，与脏腑经络有极为密切的关系。

一、脊柱与脏腑的关系

脏腑包括心、肝、脾、肺、肾五脏和胆、胃、大肠、小肠、膀胱、三焦六腑。中医脏腑学说以五脏为中心，阐述脏腑的生理功能和病理变化。脏腑是化生气血，通调经络，濡养皮肉筋骨，维持人体生命活动的主要器官。脏腑与脊柱关系密切。脏腑功能正常，化生气血充足，经络调通，筋骨得以濡养而坚固滑利，人就身板正直，活动灵活，周身舒畅；若脏腑不和，则经络阻塞，气血凝滞，皮肉筋骨失却濡养，骨节屈伸不利，头倾身斜，肢体疼木，周身不适。

五脏中肾、肝两脏与脊柱关系最为密切。肾主藏精，生髓主骨；肝主藏血，主筋束骨利节。所以，肾肝两脏功能的盛衰与脊柱的生长发育和退化疾病有很大关系。《素问.上古天真论》认为：人在七、八岁时，肾气盛实，齿更发长；二十二、三岁时，肾气平均，筋骨强劲；三十七、八岁时，肾气衰，筋骨枯痿；五十五、六岁时，肝气衰，筋不能动；六十四、五岁时，肾脏衰，形体皆极，骨痿髓枯，筋骨解堕，身体困重，关节不利，行步不正。隋·巢元方《诸病源候论》更提出"肾主腰脚"。

除肾、肝外，五脏六腑之气均能通过经络输注入脊柱两旁（背俞穴），维持脊柱的结构和功能。脊柱对内脏有保护作用，脊柱的稳固和灵活能保证内脏器官功能的正常发挥，所以，汪昂《寿人经》说："五脏皆系于脊，骨节灵通，均获神益。"

二、脊柱与经络的关系

经络是人体运行气血、联络脏腑、沟通表里、贯串上下、调节躯体筋骨和人体各部功能的通路。经络畅通，则气血调和，肢体强健，骨节灵活，脏腑功能正常；经络阻塞，则气血失和，肢体受损，骨节不利，脏腑功能失常。脊柱位于人体后正中，贯通上下。五脏六腑、十二经脉、奇经八脉及络脉、经筋、皮部与大脑之连属，必须通过背俞，经冲脉联络，会于督脉，由督脉统帅，会于髓海——脑。然后，在大脑的指挥下，有条不紊地工作：

协调阴阳，稳定脏腑，保持机体的高度统一，使人适四时之变，应劳作之动。由于督行脊内，所以脊柱结构和功能的正常，是元神之府大脑与五脏六腑、十二经脉、奇经八脉、络脉、经筋、皮部相互沟通的根本保证。

脊柱与整个经络系统均有联系，而与督脉、冲脉、足少阴肾经、足厥阴肝经、足太阳膀胱经等经脉关系最为密切。

（一）督脉

督脉起于小腹内，下出于会阴部，向后行于脊柱内，上达项部（风府），进入脑内，上行巅顶，沿前额下行鼻柱，至上唇唇系带处。诸阳经都相互与督脉交会。所以，督脉有"阳脉之海"之称，具有调节诸阳经经气的作用。

由于督脉循行于脊柱内，上通于脑，所以其除了对脊柱的位置结构及生理功能有调整作用外，还统帅诸经，调整五脏六腑、十二经脉、奇经八脉的生理功能。临床上，脊柱病常损及督脉，引起肢体麻木不仁，活动丧失，脏腑功能失调，如二便异常等；而脊柱及相关内脏的疾病又可以通过整脊调督治疗，如对头项强痛、腰脊疼痛、角弓反张、心胸胁腹疼痛的整脊调督疗法。

有学者认为，"从肾贯脊"，上通于脑是督脉循行的主干，而并膀胱之脉起于目内眦，行于背而络肾为其另一支脉，其与脊旁组织和内脏器官有密切的联系，从而密切了脊柱与人体各组织器官的关系。督脉为一身阳脉的总汇，既可督率周身之阳气，又与肾相联络而统摄真阳。人身各部位阳气的盛衰变化均与督脉阳气的变化相关，督脉阳气的通达与充盈，是人类生命活动的根本保证。《内经》"阳气者，若天与日，失其所则折寿而不彰"。明·张介宾："人之所以通体能温，由于阳气；人之所以有活力，由于阳气；五官五脏之所以变化无穷，亦无不由于阳气"。"凡万物之生由乎阳，万物之死亦由乎阳，非阳能生物，阳来则生，阳去则死"。说明人身阳气对于人的生、老、病、死过程起着重要的，甚至是决定性的作用。由此可见，督脉作为阳气的统帅，决定着人体生命的全过程。所以《庄子·养生篇》直截了当地说："缘督以为经，可以保身，可以全生，可以养亲，可以尽年。"《素问·脉要精微论》则从病理角度谈论了督脉循行的脊柱发生病变对人体脏腑，尤其是先天之本——肾脏功能的影响："背曲肩随，府将坏矣；转摇不能，肾将惫矣；膝屈伸不能，行则偻俯，筋将惫矣。"可以认为，由于脊柱某一或某些部分（节段）偏离了正常位置，使督脉气血不得通畅，造成总督一身之阳的督脉正气不足，统摄无权，相应地使某些脏腑、经络、气血功能失调，产生各种各样的疾病。

在治疗上，《素问·骨空论》提出整脊治疗督脉功能失调及其引起的许多相关疾病："督脉生病，治在骨上，甚者脐下营。"这里的"骨上"应是棘突——脊椎位置结构正常与否的标志（唐·王冰："骨上，谓横骨上毛际中曲骨穴也"，有误）。"治在骨上"一是通过针灸按摩作用于棘突间的督脉腧穴；二是通过各种整脊方法使某些偏歪或凹凸的棘突复位，使督脉气血畅通，功能正常。"甚者脐下营"与老子"为腹不为胸"义同，乃养生之人，用导引行气之法聚精炼气储于脐下丹田。丹田乃生气之源，贮气之所。丹田气充，督脉之气必盈。阳气充盈，脊骨舒展，督脉通畅，气血调和，既可祛病，又能延年。

此外，由于督脉循行于脊柱内，又为"阳脉之海"，所以，临床上脊柱的病变还可以通过督脉影响其他阳经所属脏腑的功能活动，如脊柱病变合并手阳明大肠经损伤时，出现大便功能失调；合并足阳明胃经损伤时出现胃脘胀痛、纳呆呕恶等病证；合并手太阳小肠经损伤时出现头项强痛、耳鸣耳聋、咽喉食道不适等病证；合并手少阳三焦经、足少阳胆经损伤时出现偏头痛、胁肋痛、耳鸣耳聋、目胀痛、咽喉痛等病证；合并足太阳膀胱经损伤时，出现头面五官病证及各脏腑功能，尤其是泌尿功能失调。

（二）冲脉

冲脉起于小腹内，与足少阴肾经并行，上至目下，能涵蓄十二经脉的气血，为总领诸经气血的要冲，所以有"十二经脉之海"、"血海"之称。根据《内经》、《难经》、《针灸甲乙经》的记载，冲脉分为三支：一支沿腹腔后壁循脊柱上行与督脉相渗透，至第1颈椎处入脑；一支沿腹腔前壁挟脐上行，散布于胸中，再向上行，经喉，环绕口唇，渗诸五官及脑；一支下出会阴，沿股内侧下行至大腿远端，斜向后进入腘窝中，并转向前下方，沿胫骨内缘下行至内踝后面，跟骨上缘。至此又分为二支，一支向下沿足少阴肾经至足心，另一支向前别出，沿足背进入大趾间。学者阎崇德《经络中枢论》认为：冲脉起于胞中，上循脊里。其上循路线，相当于华佗夹脊穴一线，即沿脊旁五分上行，乃解剖学上椎间孔位置，神经伸出处。整脊刺激该穴区，内通督脉之气，外调脏腑背俞，直接将五脏六腑、十二经脉与督脉沟通，会于中枢。由此可见，冲脉与脊柱，尤其是腰段脊神经的分布区域有一致性。

（三）足少阴肾经

足少阴肾经起于足小趾下，经下肢内侧上行通向脊柱，属于肾脏，联络膀胱，还出于前（任脉的中极），沿腹中线旁开五分、胸中线旁开二寸到达锁骨下缘（俞府）。其内行经脉过肝脏入肺络心，与手厥阴心包经相接。由于足少阴肾经从下肢内侧上行，通过脊柱腰段，故与腰椎及其周围的组织和腰部神经支配区域有密切关系，所以中医认为"腰为肾之府"、"肾主腰脚"、"足少阴肾经属于腰脚而主于骨"。足少阴肾经所属肾脏，藏精主骨生髓通于脑，与脊柱的生长发育和功能活动密切相关。临床上，肾经肾脏病变可以引起腰段脊柱病证，如腰、臀及下肢放射形疼痛。

（四）足太阳膀胱经

足太阳膀胱经起于目内眦（睛明），上额交会于巅顶（百会，属督脉）。

巅顶部的支脉：从头顶到颞颥部。

巅顶部直行的脉：从头顶入里联络于脑，回出分开下行项后，沿着肩胛部内侧，挟着脊柱到达腰部，从脊旁肌肉进入体腔，联络肾脏，属于膀胱。

腰部的支脉：向下挟着脊柱，通过臀部，进入腘窝中。

项部的支脉：通过肩胛骨内缘直下，经过臀部（环跳，属胆经）下行，沿着大腿外后侧，与腰部下行的支脉会合于腘窝中，从此向下，通过腓肠肌，出于外踝的后面，沿着足外侧，经第5跖骨粗隆（京骨），至足小趾外侧端（至阴），与足少阴肾经相接。

由于足太阳膀胱经与整个脊柱有密切联系，其脊旁第1侧线上又分布着五脏六腑的俞穴，所以，临床上脊柱病变常合并足太阳膀胱经损伤，并出现泌尿系统及其他脏腑的功能障碍；而脊柱及其相关内脏疾病，又可以通过整脊调整脊柱和膀胱经治疗，如头痛、项强、鼻塞、目眩、腰背下肢疼痛及脊柱相关内脏病的整脊疗法。

（五）足厥阴肝经

足厥阴肝经起于足大趾上毫毛处（大敦），沿足背第1、2跖骨间上行，经内踝前一寸（中封），向上至内踝上八寸处，交出于足太阴脾经的后面，上经膝、股内侧，进入阴毛中，环绕阴器，上达小腹，挟胃旁，属于肝脏，联络胆腑，再向上通过横膈，分布于胁肋，沿着喉咙后面，向上进入鼻咽部，连接于"目系"（眼球与脑相联系的脉络），上出前额，与督脉会于巅顶。

目系的支脉：下行颊里，环绕口唇之内。

肝部的支脉：从肝分出，通过横膈，向上流注于肺，与手太阴经相接。

足厥阴肝经虽然与脊柱未直接相联系，但其上出前额与督脉会于巅顶，从而与脊柱形成间接联系。并且其起行于下肢内侧，与腰骶神经丛的功能活动有关。中医认为肝藏血主筋束骨利节，与筋骨的濡养和关节的功能活动密切相关。所以，肝及其经脉能影响脊柱的生理病理活动。《普济方》"夫足少阴肾之经也，属于腰脚而主于骨；足厥阴肝之经也，纳血而主于筋。若二脏俱虚，为风邪所乘，搏于经络，流注筋骨，故令腰脚疼痛，筋脉挛急，不得屈伸也。"《素问·上古天真论》亦有"肝气衰，筋不能动"的论述。可见肝及其经脉气血充足与否，对筋骨（包括脊柱）的生长荣衰有着极为重要的作用。

（六）十五络脉

十二经脉和督、任两脉各自别出一络，加上脾之大络，称为"十五络脉"，它们是所有络脉的主体，具有沟通各表里经脉，加强十二经脉循环流注的作用。其中督脉之络脉长强、足少阴肾经之络脉大钟、足太阳膀胱经之络脉飞扬与脊柱关系较为密切。

1. 督脉之络——长强起于尾骨端下，挟脊上项，散于头部，再下行至肩胛之间，别走太阳，深入贯穿膂内。其损伤，实证可见脊柱强直而难于俯仰；虚证则头重难支而振摇。

2. 足少阴肾经之络——大钟起于足内踝后，绕行足跟，其分支与经并行，上至心包下，向外贯穿腰背，别走太阳。其损伤易致气上逆而心烦胀闷，实证常伴小便闭癃；虚证常伴腰痛。

3. 足太阳膀胱经之络—飞扬起于外踝上七寸处，别走少阴。其损伤实证可见头背部疼痛，鼻塞流涕；虚证可见鼻衄，鼻流清涕。

（七）其他

1. 任脉循行于胸腹正中，下出会阴，上抵颏部，诸阴经都相与交会，有"阴脉之海"之称，具有调节诸阴经经气的作用。据《灵枢·五音五味》记载："冲脉、任脉皆起于胞中，上循脊里，为经络之海"。可见其与脊柱有一定联系。

2. 带脉起于胁下，绕腰一周，状如束带，约束诸经。据《灵枢·经别》记载："足少阴之正，至腘中，别走太阳而合，上至肾，当十四椎，出属带脉"。可见带脉有起于第 2 腰椎（十四椎），与肾、膀胱经脉相通之说，因而与脊柱功能活动有关：约束躯干、下肢的各条经脉，使经气通畅，肢体活动协调。

3. 阳跷脉、阴跷脉跷脉左右成对，起于踝下，内外相对。阴跷脉起于内踝照海穴处，沿内踝后直上下肢内侧，经前阴沿腹、胸过缺盆，出行于人迎穴之前，经鼻旁到目内眦，与手足太阳经、阳跷脉会合。阳跷脉起外踝下申脉穴处，沿外踝后上行，经腹沿胸后外侧达肩、颈外侧，上挟口角，到达目内眦，与手足太阳经、阴跷脉会合，再上行进入发际，向下到达耳后，与足少阳胆经会于项后。

跷脉从下肢内外侧分别上行头面，有调节肌肉运动、使下肢运动灵活跷健及交通一身阴阳之气的功能。此外，还有濡养眼目、司眼睑开合的作用。由此可见，其与脊柱神经功能，尤其是颈、腰段功能活动有密切关系。

4. 十二经别是从十二经脉别出的经脉。它们分别从肘、膝以上的正经别出后，经过躯干，深入内脏，上至头项。在头项处，其阴经经别合于阳经，阳经经别合于阴经而上抵头面。十二经别加强了十二经脉中互为表里的两经之间的联系。还由于它能通达某些正经未循行到的器官与形体部位，因而能补正经之不足。

5. 十二经筋是十二经脉与筋骨的连属部分。它们分别从四肢末端走向头身，行于体表，不入内脏，联结筋肉骨节，保持人体的运动功能。它们之间的相互联系，除在头面胸腹部分组织结合外，各循行于踝、腘、膝、股、髀、臀和腕、肘、腋、臂、肩、颈等颈与上肢、腰与下肢的关节部位或筋肉丰盛处，并与邻近的他经相联结。尤其是足厥阴肝经经筋，除结于阴器外，并能总络诸筋。正所谓"宗筋主束骨而利机关也"。可见，十二经筋对脊柱的联缀，关节的运动有重要作用。

第二节 传统中医对脊柱病病因的认识

中医认为脊柱病发生的原因多种多样，概括起来有六淫、七情、饮食劳逸、损伤及年老体弱、肝肾亏虚等方面。

一、六淫

六淫，即风、寒、暑、湿、燥、火六气太过成为致病邪气的总称。正常情况下，六气是自然界六种不同的气候变化，是万物生长的重要条件，人体通过自身调节而与六气相适应，六气不会使人致病。若气候出现异常变化，或机体抗病能力下降，不能适应气候的变化时，六气就成为致病因素，侵犯人体而发生疾病。这时的六气，便称为"六淫"。六淫可单独致病，亦可二三种相兼致病。六淫引起脊柱病变多与风寒湿邪有关。风为百疾之长，易伤太阳经脉，使营卫气血失和，脊柱及脊柱区运动功能失调；寒性收引凝滞，易使肌肉痉挛，筋骨失养而痿弱强急；湿邪重着粘腻，易阻碍气机使气血不通，引起脊痛项强，脊节不舒。所以，《内经》有"寒复内舍"、"八风伤人"，《诸病源候论》有"风冷所侵"等引起脊柱病的记载。

二、七情

七情即喜、怒、忧、思、悲、恐、惊七种情志变化，是人体对外界客观事物的不同反映。在一般情况下，这属于正常的精神活动范围，不会导致疾病，只有偶然或长期的情志刺激，超过了人体本身的生理调节范围，使人体气机紊乱、脏腑功能失调，才会导致疾病的发生。七情是导致内伤的主要因素之一，中医称之为"内伤七情"。在脊柱病的发生上，除了心因性弯腰驼背和侧弯外，主要是怒伤肝、恐伤肾，影响肾主骨生髓和肝主筋束骨利关节的功能，加速了脊柱的退化。另外，不良的情绪既可使病情加重，又影响了及时和彻底治疗，对脊柱病的康复不利。

三、饮食劳逸

1. 饮食是维持人体生命活动不可缺少的物质，饮食失宜是导致疾病发生的重要因素之一。在脊柱病发病过程，饮食不节造成超重肥胖，使脊柱负担过重，支撑力、稳定性和灵活性下降，引起脊柱侧凸、前凸、后凸等畸形和椎间隙变小、椎体骨质增生等病理变化。

2. 劳逸包括过度劳累和过度安逸两方面。正常的劳动、合理的休息，不仅不会致病，而且能够促进气血运行，增强体质，减少疾病。只有在过劳或过逸情况下，才能使人发病。就脊柱病来说，过度的低头、弯腰、坐式劳作，或强力举重、剧烈运动均能直接损伤脊柱和脊旁组织，造成脊柱位置结构异常和筋膜、韧带、肌腱损伤而发病。而过度安逸，坐卧无度，懒于活动，走路松垮散漫，站坐斜倚跷腿等均不利于保持脊柱位置结构的正常，容易发生脊柱病变。关于过度劳逸引起脊柱筋骨疾病，《素问·宣明五气论》概括为"五劳所伤：久视伤血，久卧伤气，久坐伤肉，久立伤骨，久行伤筋。是为五劳所伤。"劳逸过度不仅损伤脊柱筋骨，而且还影响到脏腑功能。如《灵枢·邪气藏腑病形》说："有所用力举重，若入房过度，汗出浴水，则伤肾"。《素问·生气通天论》说："因而强力，肾气乃伤，高骨乃坏"。《素问·经脉别论》说："持重远行，汗出于肾。疾走恐惧，汗出于肝。摇体劳苦，汗出于脾。"

四、外伤

跌打损伤等外伤能直接引起脊柱位置结构异常，筋骨折脱错缝，发生脊柱病。临床上，大多数年轻脊柱病患者，多有跌损等外伤史。

五、年老体弱，肝肾亏虚

脊柱的功能与肝肾有极为密切的关系。随着中老年期的到来，肝血肾精逐渐亏虚，筋骨机能减退，脊柱的支撑力、稳定性、灵活性均下降，容易发生脊柱病变，出现弯腰驼背、腰膝酸软或疼痛、颈肩臂肢麻木疼痛，头晕，目眩，耳鸣耳聋等脊柱及脊柱相关的疾病。

第三节 传统中医对脊柱病病机的认识

脊柱病发生、发展与变化，与患者体质的强弱和致病因素的性质密切相关。邪正抗争的过程中，阴阳的相对平衡破坏，脊柱畸形失稳，脏腑、经络、气血功能失调，从而产生错综复杂的临床表现。

一、脏腑病机

脏腑包括心、肝、脾、肺、肾五脏和胃、大肠、小肠、胆、膀胱、三焦六腑。五脏六腑各随其不同功能而各有所主。脊柱病的发生、发展与变化主要与肾、肝、脾三脏密切相关。

1. 肾主藏精，主骨生髓通与脑。骨（尤其是与脑相通的脊柱骨）的生长、发育、修复均依赖肾脏精气的濡养。少年期脊柱发育畸形，可认为是肾的先天精气不足所致。当人衰老时，肾精衰减，不足以养骨，则可发生骨质增生、疏松、萎缩等病理变化。《素问·上古天真论》所述肾气盛实，齿更发长（齿为骨之余）；肾气平均，筋骨劲强，肌肉满壮；肾气衰，发堕齿槁；肾脏衰，形体皆极，则齿发去，筋骨解堕，身体重，步行不正。说明了肾与骨的生长、发育及肾在骨关节疾病发生中的作用。《素问·脉要精微论》、《素问·痿论》更作了进一步的论述："腰者，肾之府，转摇不能，肾将惫矣。…骨者，髓之府，不能久立，行则振掉，髓将惫矣。"肾气热，则腰脊不举，骨枯而髓减，发为骨痿。…"肾者，水脏也。今水不胜火，则骨枯而髓虚，故足不任身，发为骨痿。"

2. 肝主藏血主筋，主束骨而利关节。《素问·上古天真论》曰："七八，肝气衰，筋不能动，"指出人到五六十岁时，因为肝气不足，而出现筋肉活动受限等衰老现象。人体的筋肉运动与肝有密切关系，若肝血不足，血不荣筋，则出现筋挛、肢体麻木、屈伸不利等脊柱及其他筋骨关节疾病。《素问·五脏生成论》说："故人卧，血归于肝，……足受血而能步，掌受血而能握。"指出肝具有贮藏血液、调节血量，主筋束骨利关节的功能。李东垣《医学发明》指出："血者，皆肝之所主。恶血必归于肝，不问何经之伤，必留于胁下，盖肝主血故也。"说明创伤、劳损等引起脊柱损伤，气滞血瘀，骨节疼痛、屈伸不利均与肝有关，且影响肝的生理功能。

3. 脾主肌肉、四肢。《素问·痿论》说:"脾主身之肌肉。"《灵枢·本神篇》说:"脾气虚则四肢不用。"脾的主要功能是运化水谷,输布营养精微,为气血生化之源,四肢百骸皆赖其濡养。如果脾失健运,化源不足,则肌肉消瘦,四肢疲惫,活动无力,脊柱的支撑力和稳定性、灵活性下降,伤病亦难以恢复。

二、经络病机

经络是运行气血、联络脏腑、沟通表里上下、调节各部功能的通路。《灵枢·海论》说:"夫十二经脉者,内属于脏腑,外络于肢节。"《灵枢·本脏》说:"经脉者,所以行血气而营阴阳,濡筋骨,利关节者也。故经络畅通,则气血和调,周身濡养,筋骨强健,关节通利。"若脊柱等筋骨疾病一旦累及经络,则影响其循行部位和属络器官的功能,出现相应部位和器官的病证,如脊柱病变刺激、压迫脊髓或周围神经,可引起支配区域的疼痛、麻木甚至瘫痪,出现支配器官的功能障碍。所以,《灵枢·经别》说:"夫十二经脉者,人之所以生,病之所以成;人之所以治,病之所以起。"

三、气血病机

气血是人体生命活动的物质基础,循行全身,周流不息,外而充养皮肉筋骨,内而灌溉五脏六腑。脊柱关节及筋肉疾患与气血关系密切。脊柱疾病多因损伤引起,以肿痛和关节、内脏功能障碍为主要表现。《素问·阴阳应象大论》说:"气伤痛,形伤肿。"吴'…注为:"气无形,病故痛;血有形,病故肿。"痛与肿是筋肉骨节伤及气血的两种重要病机表现。《阴阳应象大论》又进一步指出:"先痛而后肿者,气伤形也;先肿而后痛者,形伤气也。"临床上,脊柱病常见气血俱伤,但往往先后轻重不同。

此外,中老年脊柱病患者往往有气虚、血虚或气血两虚的病机。气虚者多腰膝酸困无力;血虚者多手足发麻、筋肉挛急、关节僵硬。气血两虚者则表现为病程迁延,缠绵反复。

四、六淫病机

六淫中风寒湿热是引起脊柱病骨节筋肉痿痹的主要致病因素。《素问·至真要大论》说:"寒复内舍,则腰尻痛,屈伸不利,股胫足膝中痛。"《素问·痿论》说:"肾气热,则腰脊不举,骨枯而髓减,发为骨痿。""肾者,水脏也。今水不胜火,则骨枯而髓虚,故足不任身,发为骨痿。"《灵枢·九针篇》也提出:"八风伤人,内舍于骨解腰脊节腠理之间,为深痹也。"

1. 风:风邪是一种变化多端的外邪,很多疾病由风邪引起。《素问·风论》曰:"风者,善行而多变,……风为百病之长也。"《素问·五脏生成论》说:"卧出而风吹之,血凝于肤者为痹。"因风邪善行,致病痛无定处。《杂病源流犀烛》说:"风胜者为行痹,游行上下,随其虚处,风邪与正气相搏,聚于关节,筋弛脉缓,痛无定处。"可见,风邪侵袭脊柱关节，常致筋肉弛缓，脊柱位置结构不稳，腰背四肢游走疼痛。

2. 寒：寒邪收引凝滞，使气血失于鼓动而气滞血瘀，不通则痛，痛则骨节难动。《素问·举痛论》说："寒气入经而稽迟，泣而不行。客于脉外则血少，客于脉中则气不通，故卒然而痛。"《素问·至真要大论》曰："诸寒收引"。说明脊柱关节疼痛拘紧与寒邪关系密切。

3. 湿：湿邪肿满不仁，损害皮肉筋脉，引起肌痹、肉痿等证，影响脊柱关节活动功能。《素问·至真要大论》曰："诸湿肿满"。《素问·痿论》说："有渐于湿，以水为事，若有所留，居处相湿，肌肉濡渍，痹而不仁，发为肉痿。"《医宗必读·痹》曰："肌痹，即着痹、湿痹也。留而不移，汗多，四肢缓弱，皮肤不仁，精神昏塞，今名麻木。"

4. 火：火热之邪伤阴劫血，导致筋脉骨肉失养而发生痹痿。《素问·痿论》说："肺热叶焦，则皮毛虚弱急薄，著则生痿躄也。"《宣明方论·卷二·热痹证》曰："阳气多，阴气少，阳热其阴寒故痹，脏腑热，燔然而闷也"。

综上所述，脊柱病的病机有寒热虚实之分。风寒湿邪侵为痹，初多为实证，以风寒之邪内侵，经络不通，气滞血瘀，不通则痛，痛则不动，出现强制被动体位，骨节活动不利。中老年人，肾、肝、脾虚，筋肉骨节失于濡养而退变，多为虚证。虚证患者，病证患者，病情缠绵反复，遇劳加重。劳伤之之人，营气不足，卫阳不固，气血不和，运行不畅，筋骨每易损伤，加之外邪乘虚入侵，搏于经络，流注关节，常见腰背四肢疼痛，筋脉挛急，不得屈伸。因热致病，常致肺肾阴虚血少，筋脉骨肉失养而发生痹痿。

肝、脾、肾虚容易引起筋肉骨节退变而发生脊柱病变。而脊柱一旦发生病理变化，常伴随人体内脏功能失调，引起许多内脏疾病的发生。《杂病源流犀烛》说："损伤之患，必由外及内，而经络脏腑并与俱伤，其为病有不可胜言，无从逆料者矣。"至于劳伤，多直接引起脊柱位置结构异常和筋肉骨节损伤，在临床亦属多见。

第五章 脊柱病的病因病理

脊柱病多见于老年人，中年次之，青年也不少。由于脊柱是人体的梁柱和中枢神经的保护组织，与人体各组织器官有密切联系，各种内外因素皆可以引起脊柱病变，所以其病理变化是非常复杂的，如脊柱位置结构的异常变化，脊旁软组织的损伤，脊神经和脊髓的受压、刺激等，均可以引起一系列综合征。

第一节 脊柱病的病因

导致脊柱病发生的原因是多种多样的，概括起来主要有以下几个方面。

一、姿势不良

长期姿势不良，如睡软床，枕过高、过低、过硬的枕头，坐不合适的桌椅，斜倚歪坐，长期低头伏案工作学习，弯腰工作过久等，均可引起脊柱位置结构发生异常变化或畸形，脊柱组织退化，支撑力、稳定性和灵活性降低，发生各种脊柱病。如长期伏案学习工作易患颈椎病，睡软床易致脊柱侧弯，久坐易患腰椎病等。

二、外伤

外伤是造成脊柱病的一个重要原因。这里所说的外伤，不仅是指跌扑闪挫的外来撞击直接引起的脊柱及脊旁软组织损伤，而且主要是指在生活劳动和运动中不当或持久的姿势动作造成的脊柱及脊旁软组织的急慢性损伤。人体的各种运动和劳动均有脊柱的活动，当活动或用力不当时，必然会损伤脊柱。如颈椎病患者，约有12%～20%有急性外伤史。腰部是人体的运动枢纽，绝大多数腰椎病变均与各种急慢性损伤有关。此外，不当的推拿按摩、过度牵引、暴力扳颈、踩背等，也容易引起脊柱医源性损伤。

三、炎症与畸形

各种脊旁软组织的急慢性炎症，均能使脊旁组织充血、渗出，引起肌肉等组织痉挛、钙化和韧带的松弛，使脊柱失稳变形，产生疾病。脊柱先天畸形，如颈肋、横突肥大、椎体发育不良或缺如、隐性椎裂、自发性椎体融合等，使患椎相邻的椎体产生应力变化，加速了椎体退化，而导致脊柱病的发生。

四、退行性变

中老年人的机体、内脏、形态、功能逐步出现衰老退化，而运动系统也随之而衰老退行性变。脊柱的退行性变尤为明显。除了在形态上出现椎体边缘退行性变、骨质增生、后小关节肥大、骨质疏松脆度增加、关节韧带弹性减退钙质沉着外，骨髓细胞也随之老化，造血功能减退，骨的生长发育出现负平衡，骨质逐渐萎缩。随着脊椎的形态、组织结构的退行性变，整个脊柱的位置结构和功能就发生了病理变化，各种脊柱病接踵发生。

五、心理因素

脊柱结构发生异常变化，有时也有心理上的因素。如一些怯生或过于腼腆，外出或遇到生人常低着头的人，日久会引起颈椎的病变。有些人事不顺心常垂头丧气，亦不利于脊柱正常位置结构的保持。许多身材高大的人，特别在青少年时期，心理上不自觉地寻求平衡，常不知不觉中弯腰驼背。在人群聚集的公共场所，身高的人亦会出于心理上和道义上的原因将脊柱侧弯或斜倚，以免妨碍别人。长此以往，容易造成脊柱畸形，引起脊柱病。

六、代偿性因素

人体全身的骨骼形成一个平衡的支架。在许多场合，由于不同体位姿势的需要，人的固有平衡状态被破坏，必须重新调整骨骼的角度等以维持平衡。例如，人向后仰时，会不自觉地抬起下颌；弯腰的时候，向前伸头等。如果长期从事此类动作，在不知不觉中，便会导致脊柱的位置变化。

七、诱发因素

当脊柱失稳时，一些不经意的，看似与脊柱病变无关的因素也可以导致脊柱病的发生。

1. 轻微扭挫伤如用力咳嗽，打喷嚏，上下床，睡眠翻身，叠被铺床，洗脸刷牙，坐矮凳，乘车打瞌睡等。

2. 过度疲劳如稍长时间的站、坐或行走等。

3. 内分泌失调更年期或其他原因引起内分泌失调，若合并自主神经功能紊乱时，常会剧脊柱失稳，导致多种脊柱病的发生。

4. 感受风寒湿感受风寒湿盾，易因局部肌肉痉挛、痛阈降低而诱发脊柱病。

5. 精神因素颈椎病患者常因情绪波动而发病或反复。

第二节　脊柱的病理变化

脊柱及其周围软组织，在各种内外因素的作用下，发生一系列的位置结构和生理病理变化，并影响相应组织器官引起不同类型的综合征。脊柱病的病理变化是一个非常复杂的病理解剖和病理生理变化过程。它以椎间盘的退变为主，涉及椎体、脊神经根、脊髓、椎间盘、韧带、肌肉等组织结构相应的病理改变，从而造成椎间隙、椎间孔、横突孔和椎管变窄，压迫或刺激脊神经根、脊髓、交感神经、椎动脉及椎周组织，引起头面、四肢、躯干、内脏及病变局部的许多病证。

脊柱的病理变化有先天性和后天性之分。先天性病理变化除部分可以整脊治疗外，大多数在临床上只能对症处理或手术矫形。而脊柱后天性病理变化，是整脊治疗的主要对象。按其病变部位，可以分为脊柱组织结构变化、脊神经及脊髓变化和脊旁软组织变化三类。其中椎体和脊柱位置结构的异常变化，如错缝（半脱位）、脱位、椎间盘突出、侧凸、前凸、后凸、侧转、扭转等非感染性、非折裂性病理变化，是整脊疗法的主要治疗范围。中医整脊学认为"骨错者筋必挪"。由于椎体及脊柱位置结构的异常变化，伴随或续发脊旁软组织、脊神经和脊髓等受压刺激而产生的病理变化，往往随着椎体及脊柱位置结构的整复而减轻或消失。当然，脊柱与脊旁软组织是相互依存、相互影响的。当脊旁软组织损伤时，也常常伴随或诱发椎体及脊柱位置的异常变化，所以，对于脊旁软组织的损伤，也要及时发现，并要检查是否影响到脊柱，尽早予以防治。

值得注意的是，临床上有相当一部分脊柱病理变化是微细的，以致用 X 线、CT 等难以确诊，而患者却出现明显的症候。这些微细变化，主要是由于脊柱支撑力退化引起椎体轻度扭转、侧转、错缝，从而造成椎间隙、椎间孔的微细变化，压迫和刺激脊神经、脊髓和脊柱周围的肌肉、韧带、筋膜、血管等软组织，引起许多肢体、内脏疾病的发生。临床上，脊柱退化引起的神经、肌肉、韧带、血管等损伤多呈单侧性。研究发现，脊柱生理性退行性变化一般从 25 岁以后便开始发生，其中以椎间盘退化最为明显，其次像肌肉、筋膜、韧带等软组织亦发生一定程度的退化。

第三节　脊柱位置结构变化的常见类型

一、脊柱半脱位（错缝）

脊柱半脱位中医称为脊柱关节错位。

自从 1685 年 Randle Holene 提出脊柱半脱位概念以来，一直没有形成统一的定义。多数学者认为，所谓脊柱半脱位是脊柱邻近关节很轻微的排列异常，所以又称为"错缝"。由于邻近关节排列异常，必然引起关节力学、解剖及生理关系的改变，出现局部或病变节段神经根分布区域的疼痛、肌肉痉挛、感觉应力异常及功能障碍等症状和体征。

（一）脊柱半脱位发生的病理因素

1. 椎间盘退变；
2. 脊柱后关节功能障碍；
3. 神经根、脊髓、血管或交感神经链受压或牵扯；
4. 异常的躯体、内脏反射。

以上因素引起病变部位的组织充血、淤血、水肿、小血肿、纤维化、局部缺血、萎缩等病理变化。久而久之，不仅在关节囊内，而且在肌肉、韧带、肌腱内形成强直或粘连，最终导致关节骨的变化、髓核的退行性变、神经周围粘连、神经根炎、关节突关节的半脱位、骨质增生等，使神经根在椎间孔内受压，影响神经传导功能。由此可见，脊柱半脱位包含着神经（功能）和生物力学（结构）的异常变化，是一种疼痛，保护性反射的过度活动。临床上，脊柱后关节的半脱位常常发生在椎间盘退变的节段，使相应椎间孔变窄。若发生在骨质增生的节段，则影响更大。

（二）脊柱半脱位的诊断

临床上诊断脊柱半脱位以触诊为重要依据。因为在X线片上有1~2mm的移位常不易看出。触诊检查包括：

1. 脊柱位置的异常，如棘突偏歪或移位；
2. 脊柱活动异常；
3. 软组织异常；
4. 肌肉痉挛或平衡失调。

此外，亦可用整脊手法进行诊断性治疗。当复位时，常有一弹响发生，患者随之感到病痛消失或减轻，约15~20分钟后关节活动范围增加。

二、颈椎段后凸

颈椎段后凸亦称之为颈椎生理曲度减小或消失、颈椎反曲或反向成角，多见于从事缝纫、编织、打字、雕刻等头颈部经常前倾或伏案工作的人，睡觉枕高枕的人。一些人虽没有以上情况，但由于睡床过软，人体躯干重量大于头颈部时，躯干下沉，头颈部相对抬高，发生颈椎段后凸。另外，还有一种人，走路、站坐经常低头弯腰，也常引起颈椎段后凸。颈椎段的后凸使颈椎的稳定性和灵活性下降，容易引起椎间孔变小、椎间盘变性和突出以及颈椎骨质增生，导致颈椎病的发生。

三、腰椎段过度前凸

正常腰椎段有生理性前曲。若长期穿高跟鞋或是腹部过胖的人，步行时上半身常后仰，腰部就会过度向前突出，形成腰椎段过度前凸，造成第 5 腰椎向前移位，或腰骶关节的角度超过 300 的正常角度，使腰段脊柱周围肌肉、韧带等支持固定组织负担增大，腰椎的支撑力和稳定性下降，出现腰部酸困、疼痛甚至椎体滑脱，压迫或刺激脊神经、脊髓，引起腰腿痛等病证。此外，腰椎段过度前凸，还会引起颈椎下部和胸椎上部位置发生异常变化，出现肩、胸、背部疼痛及胃和肝脏功能失调。

四、腰椎段后凸

正常腰椎段有生理性前曲，如果腰部过度或习惯性向前弯曲，就会使腰椎生理曲度减弱或消失，甚至反向成曲，形成后凸。腰椎后凸多见于长期向前弯腰工作的人以及工作、学习时喜欢将上半身过度倾向桌面的伏案工作人员和学生。另外，由于生活、工作条件的变化，现代人往往坐得较多，如吃饭、看电视、出门坐车骑车、坐位工作娱乐等，坐位时人们往往不自觉地上身前倾，腰部后突，造成腰椎生理屈度减小或消失，严重者便出现后凸畸形。

人的骶、尾骨与髋骨联结固定，不能活动，而腰骶关节的活动则很频繁。腰椎段活动的 70% 是依靠腰骶关节活动来完成的，加之腰骶关节又处于脊柱的下端，负担是很大的。如果上半身过度前倾，腰椎后凸，腰骶部的负担可增加 4~5 倍，极易引起椎间盘损伤。因此，在生活及工作中，应尽量保持脊柱正直，避免对脊椎的不自觉损伤。

五、胸椎段过度后凸

胸椎段有一向后的生理曲度。如果其后弯超过正常曲度，就会形成猫一样的圆背，亦称驼背。胸椎过度后凸多见于长期低头工作和瘦高体形的人。

人类的体形极易向前弯曲，如果任意习惯性地向前弯曲，则易形成胸椎段过度后凸而成驼背（猫背），并导致脊柱位置结构发生异常变化，出现肩、背、腰、胯不适及内脏器官功能失调。如第 2、3 胸椎之间过度后弯导致肩背部后驼，常影响支气管和心脏功能，出现喘息、心悸等症状；第 5~7 胸椎过度后弯导致背部后驼，出现胃、肝等消化器官病证；第 8~10 胸椎过度后弯导致近腰部后驼，易引起胃等内脏下垂。此外，临床观察发现，胸椎过度后凸的人，最易发生肩周炎、肋间神经痛。

六、脊柱侧凸畸形（不正偏斜的体形）

脊柱侧凸畸形多是由于脊柱长期向左或向右弯曲及骨盆不正造成的。一些患者还出现脊柱颈、胸、腰段分别向不同的方向侧弯，俯卧触诊或摄脊柱正侧位 X 线片时，显示脊柱正位呈"S"样左右侧弯，这一变化多是由于脊柱为保持其直立时的平衡而发生的生物力学改变。

脊柱侧凸畸形严重影响脊柱的支撑力、稳定性和灵活性，容易引起颈—腰椎病、椎间盘突出症和脊柱其他退行性病变。因此，在生活、工作中应注意自己的姿势，站如松、坐如钟，持脊柱正直。

七、椎间盘退变

正常椎间盘含水量很高，富于弹性。随着年龄的增长，水分逐渐减少，失去弹性和韧性，椎间关节由原来的饱满与稳定状态变成松动状态，脊椎间不稳。当脊柱受到劳损或外伤，椎间盘组织可发生退行性病变，如生理曲度异常变化、椎体错缝、椎间盘突出等。

八、椎体骨质增生

脊柱间盘受到压迫性外力，变性的椎间盘膨出，使附着于椎体缘的骨膜及韧带掀起、出血、血肿机化、骨化而形成骨质增生。反复多次即逐渐形成骨刺或唇样增生，X线显示典型骨赘。血肿若渗入韧带，可形成韧带骨化。

九、骨盆倾斜

正常骨盆两侧髂嵴始终保持对称，没有高低之别。倘若两侧不对称，即可见到一侧髂部及臀部向上翘，而另一侧则向下，骨盆一边高一边低，人站立时身体向低的一侧倾斜，称之为骨盆倾斜。

中老年人的骨盆都有或多或少的移位或倾斜，从而导致脊柱侧凸压迫或刺激神经，使脊柱、脊柱区肌肉、韧带关节和相关内脏器官功能障碍，引起腰背疼痛、颈肩酸困疼痛及相关脏器疾病的发生。引起骨盆倾斜的原因亦很多主要有先天性因素和后天性因素。先天性因素常见于生产时，胎儿通过患有骨盆倾斜移位母亲变形（呈"<"形）、肌肉痉挛、僵硬的产道时，非常柔软的骨盆骨骼和肌肉发生歪斜和损伤造成；后天性原因常见有三种：

1. 下肢病变凡是能够引起下肢短缩的疾病均可引起骨盆倾斜，包括髋关节先天性和损伤性脱位、髋部骨折后严重的畸形性骨关节炎、髋关节滑囊炎、膝关节附近的骨骺损伤、小儿麻痹后遗症一侧臀中肌瘫痪以及下肢某部畸形引起的下肢缩短等。

2. 脊柱侧凸畸形包括特发性、先天性、麻痹性、神经肌肉性脊柱侧凸畸形以及神经纤维瘤病等均可以引起骨盆代偿性倾斜。

3. 腰椎间盘突出症或腰椎管狭窄造成脊神经根刺激和压迫，为了缓解疼痛，改善肌肉痉挛，患者常常脊柱向一侧倾斜从而引起骨盆倾斜以维持人体平衡。

总之，骨盆畸形可引起代偿性脊柱侧凸畸形，而脊柱侧凸畸形和下肢一侧短缩也常引起骨盆代偿性倾斜，二者互为因果。

十、继发性病理变化

脊柱退行性病变及其他位置结构异常性变化，均可刺激或压迫邻近的神经和血管，继发一系列肢体和内脏器官的病理变化，引起许多脊柱相关疾病的发生。

十一、常见脊柱先天性疾病和畸形

1. 颈肋 颈肋是指第 7 颈椎一侧或两侧生有肋骨者。因为绝大多数人颈椎无助骨，所以，颈椎若长有肋骨，则称为先天性畸形。据有关资料统计，颈肋发生率低，女性多于男性，男女之比为 1:2.6~3，其中双侧同时生有者为 47.1% ~ 70%。颈肋一般无症状，仅有 5%的颈肋患者 30 岁后可产生臂丛神经受压症状，即"颈肋综合征"表现为肩胛部位及前臂酸痛，手部刺痛、麻木，以尺侧为主。因手内在肌营养障碍，表现出手软无力，不能做细微动作。锁骨下动脉受压，做颈肩分离试验时桡动脉搏动消失。颈部受累后，受累侧肩下垂，锁骨上窝可摸到肿块，有时有搏动及压痛。第 1 胸神经受压时，则手内在小肌萎缩，大小鱼际萎缩，手部有时发绀或出汗。X 线片示第 7 颈椎两侧或一侧有一细而短、可与横突融合、边缘不整齐的"肋骨"。双侧生有者其两侧颈肋长短、粗细常不对称，有时形如正常的第 1 肋骨。

2. 原发性颈斜 原发性颈斜又称肌性斜颈，见于婴幼儿，由胸锁乳突肌痉挛引起颈部倾斜畸形，表现为出生后 1 ~ 4 周在一侧胸锁乳突肌中下部可触及棱形包块，肿块可在数月内消散，但胸锁乳突肌变短挛缩，开始逐渐出现斜颈畸形：头颈向患侧倾斜并稍后仰，面部向健侧旋转。3 岁后表现出头面五官不对称，如双眼不在同一水平线上，甚至大小不等，患侧面部变小而且扁平。

3. 先天性短颈 是指颈椎出现先天性融合，表现出短颈畸形，或称之为 Klipel – Feil 综合征。其主要病理表现为颈椎椎间盘组织不发育或缺乏，使相邻椎体融合为一体。可以是两个椎体融合，也可有三个一起融合者，表现为颈短而粗，两侧斜方肌紧张，并向两侧方张开呈蹼状。后方发际降至颈根、两肩或上背部。常有斜颈、脊柱侧弯、后凸及高肩胛症等，有的伴有肢体畸形、腭裂或内脏畸形，有的面部表情呆板，智力低下。颈功能受限，各项活动度极小，特别是侧方和旋转运动受限最明显。部分患者有脊髓或脊神经根受压症状，表现为肢体疼痛、无力或感觉异常等。

X 线表现：可见部分或全部颈椎的椎体、椎弓或棘突融合在一起，颈椎变短，椎间孔狭小，常伴有脊椎裂、半椎体、脊柱侧弯、后凸、斜颈、寰枕融合、扁平颅底、颈肋、高肩胛等畸形。

4. 寰椎枕骨化 寰椎枕骨化是指寰椎与枕骨形成骨性连接。这种连接可为整体连接，也可为部分连接，属于二者发育过程分裂不完全之故。

寰椎枕骨化一般无症状，个别人影响点头动作，或出现枕下神经、椎动脉受挤的症状。主要为颈椎 X 线片异常，即在颈椎前屈和后伸的侧位片上显示寰椎与颅底连接。当棘突与枕骨联合时，见枕骨大孔与一发育较小的棘突相连；当寰椎前弓与枕骨联合时，侧位片显示枕大孔前缘与一圆形小骨块相连，齿状突的位置上移；当寰椎的两个侧块与枕骨完全融合时，体层正位片示枕骨髁状突与寰椎侧块连成一片；当侧块部分与枕骨联合时，体层正位片示髁状突与侧块间的关节间隙狭窄部分消失。有时椎弓也可与枕部联合，但椎枕骨之间常留有供枕下神经和椎动脉通过的间隙。

5. 枢椎齿状突畸形 枢椎齿状突畸形常见齿状突中央有纵形透光间隙或齿状突上端呈分叉畸形。若齿状突与椎体不融合，可形成齿状突骨。正、侧位 X 线片上均可见齿状突与椎体间有一数毫米宽的线状透亮区。此透亮区为软骨构成。

枢椎齿状突畸形为齿状突的两个原发骨化中心发育障碍。若两个骨化中心完全没有，即形成齿状突缺如。若发育障碍还可形成齿状突过小等畸形。

若齿状突尖部的继发骨化中心不与齿状突基底部联合，则形成齿状突上方终末韧带内的一块分离的骨组织——终末骨。由于终末骨位于枕大孔的前部，可引起枕大孔狭窄等畸形，严重时也可出现枕下神经和椎动脉受压的一些症状。

6. 枕椎 当枕骨基底部的三个骨化中心与形成颅底的其他骨不完全联合，而环绕枕大孔形成类似脊椎的骨块，即为枕椎。一般无临床意义。

7. 半椎体畸形 是指生后脊柱不发育或发育不良，乃胚胎期生骨节的间叶细胞发育或移动受到障碍所致。X 线特征为：刚发生时半椎体较正常椎体为小，呈圆或椭圆形，偏于中线一侧。随着逐渐发育与负重的影响，逐渐变成楔形。半椎体可以累及一个或数个椎体，常伴有不同程度的脊柱侧弯，压迫脊髓。但累及多个椎体的半椎体对称分节时，可不发生侧弯畸形，只有躯干缩短，而四肢的长度正常。当胸椎半椎体时，常有并肋畸形，甚至导致一侧肺脏发育障碍。

8. 脊椎裂 又称脊柱裂，指骨性椎弓缺如。最常见于下腰椎或上部骶骨。脊椎裂为先天性胚胎中叶发育不全所产生的脊柱畸形，主要病理改变为脊椎后弓发育不良，椎弓两侧未能融合连接，甚至椎后弓缺如。其不连接处可有软组织增生或囊性肿物向外膨出。囊性肿物中含有脊膜或脊髓脊膜组织等。按其椎板缺如及局部有无囊性肿物向外膨出，可分为隐性和囊性脊椎裂。

（1）隐性脊椎裂：多数无症状，仅有少数患者局部皮肤异常或有神经根压迫症状。前者局部皮肤可见稀疏的短毛或浓厚丛生的长毛，或有色素沉着斑、皮下脂肪瘤、皮肤凹陷、皮肤瘘管或合并有血管瘤等。当有神经压迫时，病变水平以下肢体的感觉和运动功能障碍，皮温低下，发绀，足或臀部溃疡，高弓足，爪形足，以及内、外翻足。若有括约肌功能失调者，出现遗尿症、尿失禁、尿潴留、大便困难或控制不良等。

（2）囊性脊柱裂：在出生后即见脊部中线上有一囊性肿物，随着年龄增长而增大，基底部可触及缺损。当哭或咳嗽用力时肿物增大。压迫肿物时前囟有波动。透光试验阳性。若脊髓脊膜膨出神经受压时，可出现肢体感觉、运动或括约肌功能障碍。有的患儿合并脑积水、唇裂、腭裂、手足畸形等。

X 线表现小儿可见椎弓根距离加宽；成人可见椎弓中央有裂隙和软组织块影，并常伴棘突畸形或缺陷。

9. 椎弓峡部裂及脊椎滑脱：椎弓峡部裂是指椎弓峡部缺损，是脊椎滑脱的先驱征象。由于椎弓峡部裂引起椎体向前移位称为脊椎真性滑脱；由于椎间小关节增生或炎症改变引起的椎体向后移位称为脊椎假性滑脱。

椎弓峡部裂有先天性和外伤性两种，主要病理表现为脊椎关节间软骨发育不良。多发于第5腰椎，其次为第4腰椎，其他椎体则少见。分裂的间隙中有纤维组织连接，椎体间松动不稳，易致椎间盘损伤变性或脱出压迫神经根；当椎体前移时，椎管折曲，也可压迫神经根和脊髓，从而产生腰腿疼痛，多出现间歇性跛行。外伤所致峡部缺损处，可发生水肿、出血，亦可压迫脊髓和神经而引起腰腿痛。

X线表现：

①前后位见环形的椎弓根阴影下有一密度减低的斜行裂隙，宽约2mm，多为两侧。

②侧位可见裂隙，并能确定滑脱的程度，但不能鉴别是单侧或双侧。将第1骶椎上缘纵分为四等份测定滑脱度（megerding法）。正常时第5腰椎与第1骶椎后上缘构成一连续弧线。滑脱时第5腰椎前移。根据第5腰椎后下缘在骶骨上的位置，分为Ⅰ度~Ⅳ度。此外，侧位片还可以区别真性与假性滑脱。真性者脊椎的前后径增大，假性不增大。真性者病椎棘突与其下部脊椎保留原位不动，仅椎体前移。此外，还可见到滑脱部之椎间隙变窄，关节面硬化，骨唇增生等变化。

③双斜位，为诊断峡部裂最好位置，一般采用35°~45°拍双斜位片。当椎弓崩裂时，椎弓峡部可见一带状裂隙。

10. 先天性脊柱侧弯脊柱侧弯是指脊柱向侧方偏斜，并常伴有旋转的脊柱畸形之一。由于病因不同，可将其分为原发性、麻痹性、姿势不良性、神经纤维瘤病性、胸廓症状性和先天性。

先天性脊柱侧弯，是由于脊柱与肋骨的先天性畸形所致，其中最常见的为半椎体，其次为楔或梯形椎体、椎体间盘间隙缺如、椎体与肋骨融合等。引起脊柱与肋骨畸形的常见原因为遗传与环境因素。

先天性脊柱侧弯表现为脊柱外观有侧弯畸形，棘突偏离中线，双肩高低不一，胸廓不对称，甚至驼背、剃刀背畸形。内脏移位或受挤压时出现相应的症状。如心肺受到挤压出现呼吸困难，心慌气短；腹部脏器受到挤压出现腹痛、腰痛，甚至消化不良、形体消瘦等。X线表现为脊柱不同节段椎体与肋骨的畸形和脊柱侧弯畸形。

11. 其他除脊柱先天性畸形外，四肢先天畸形中的先天性高肩胛症、先天性髋关节脱位等也可以引起脊柱的位置结构异常。

第六章 脊柱病诊断

脊柱和脊旁软组织病变的诊断要求辨病与辨病相结合，但重在辨病。辨病即通过各种检查方法（包括中医的四诊），充分收集临床资料，以便对疾病作出明确诊断。辨证则以中医传统方法，分析局部与整体的关系、脊柱与肢体内脏的关系以及病邪与人体抵抗力的消长，运用八纲、气血、脏腑、经络等辨证方法，判断疾病发生的部位、性质以及邪正关系，确定疾病的证型。临床上，对脊柱病的检查和诊断要求做到认真、全面、系统、准确、详细和及时，记录应清楚和完整。

第一节 辨 病

脊柱病的辨病是在"四诊合参"的过程中，结合现代医学的检查方法进行的。临床要综合四诊和检查获得的资料，作出正确的判断；弄清发病部位、原因，有无并发症等。

一、四诊

望、闻、问、切是诊察脊柱病的最基本方法。

（一）望诊

作为诊断脊柱病的第一步，要求医者有敏锐的观察能力。望诊应在充足的光线下进行，令病人裸露需要检查的部位。望诊的内容非常丰富，主要包括望全身情况和望局部情况两个方面。下面就与脊柱病有关的内容分述。

1. 全身望诊包括望神、色、形、态等情况。

神色：脊柱病多数发病突然，病变节段及其神经支配区域常有疼痛和异常感觉，患者呈痛苦病容。

体态：脊柱病多无明显体态特征，但临床观察发现肥胖者、身高者由于脊柱承受超常压力，容易发生位置结构异常变化及骨质增生、椎间隙变小、椎间盘突出及腰骶关节病变等；身高者由于脊柱节段长，稳定性差，还容易发生前后或左右病理性凸曲，继发椎间病变和骨质病变等。一旦发生侧凸畸形，身体就会偏斜，表现为双肩不在同一水平线上，脊旁肌肉不对称。腰段脊柱位置结构异常出现一侧腰、臀及下肢肌张力改变，甚至肌肉萎缩。腰部扭伤者，身体常向患侧伛偻，且站立、行走时用手支撑腰部。小儿肌性斜颈，头多向患侧歪斜，颜面转向健侧。

步态：腰段脊柱病变，刺激或压迫坐骨神经，患者会出现跛行、患侧迈步困难或拖步行走。行走时常双手撑腰，臀部偏向一侧。为避免坐骨神经受刺激，往往髋部和臀部同时活动，甚至需要搀扶，不能独立行走。

姿势：脊柱病患者常常表现出某种特殊姿势。如颈椎结核患者常用双手托住下颌；颈椎侧凸畸形患者，头颈常弯向一侧；颈椎后凸畸形患者，头项常向前伸等。

2. 脊柱局部望诊首先要注意脊柱的生理曲线是否改变，脊柱有无畸形。一般取站位、坐位和俯卧位检查。坐位和俯卧位检查可排除下肢畸形对脊柱曲线的影响。观察脊柱有无异常，如脊柱侧弯或倾斜、驼背、腰前凸增大或减小、骨盆歪斜等畸形，支配区肌力，局部色泽及脊柱活动度等。

畸形：前凸畸形多由姿势不良、椎体滑脱、先天性髋脱位后髋关节屈曲畸形、髋关节结核、妊娠、大量腹腔积液、腹腔内巨大肿瘤或小儿麻痹症引起。后凸畸形，多见于佝偻病和脊柱结核后期，表现为圆弧状背；姿势强直，多见于强直性脊柱炎；老年人多见胸椎段后凸畸形。侧凸畸形多由姿势不良、骨盆倾斜、下肢不等长、肩部畸形、小儿麻痹症、慢性胸腔或胸廓病变、特发性脊柱侧凸症所致。姿势不良引起的侧突畸形，可在平卧及弯腰时消失。腰椎间盘突出症站立位可见脊柱侧凸、骨盆和肩部倾斜、背部肌肉痉挛、腰椎生理前凸消失或成平腰。肌性斜颈可见肌肉痉挛缩短，甚至颜面和两肩不对称。脊柱侧凸常兼有纵轴旋转，有时外观棘突连线并无弯曲，仅表现为两侧肋骨、腰肌不对称，当患者向前弯腰时，可见两侧肩胛骨、腰肌的高度有明显差异。

肌力：背肌在脊旁隆起，脊柱因而在中央呈现一条沟状。经常弯腰工作或缺乏锻炼者背肌萎缩变平，棘突呈一条隆起。腰痛患者可见保护性腰肌痉挛。颈、腰椎病患者可出现一侧颈、肩，臂和腰、臀、下肢肌力减弱甚至肌肉萎缩。

肤色、汗毛等：背腰部不同形状的咖啡色斑点，反映了神经纤维瘤或纤维异样增殖综合征的存在；腰骶部汗毛过长、皮肤色浓，多有先天性骶椎裂；腰部中线软组织肿胀，多为硬脊膜膨出；一侧腰三角区肿胀，多为流注脓肿。颈腰椎病变，常引起一侧支配区肤色变浅。腰骶部出现痣点常有痔疮。

活动度：正常脊柱有前屈、后伸、左右侧屈及旋转的功能，可使患者在正常活动幅度内做前屈、后伸、侧弯、旋转等动作，以观察脊柱活动情况。活动受限见于颈肌肌纤维组织炎、颈腰肌韧带劳损、颈腰椎增生性关节炎、脊柱结核或肿瘤及脊椎骨折、脱位或椎间盘突出等。通常脊柱移位引起的活动受限表现在病变侧，当前屈不受影响后仰受限时，多是胸、腰椎后部移位。腰间盘突出症向患侧侧屈和前屈受限明显；脊柱结核、强直性脊柱炎各个方向运动均受限制，病变部脊柱僵硬。

颈部望诊时，注意在前面、后面和两侧面观察，了解头颈部有否偏斜（尤其是颈根部），颜面五官是否对称，有否过度前凸等。胸椎段望诊时，从前面观察两肩及男性两乳头是否水平，从后面观察两肩及两肩胛下角是否平齐。腰段望诊，可从前面观察胸骨下角部（即第10肋下端）是否平齐，以了解胸椎下部到腰椎的侧凸移位情况。观察两髂嵴、臀沟、腹股沟是否平齐及两下肢是否等长，以了解骨盆有无倾斜，判断腰骶椎及髋骨之间关节结构有无异常。

（二）闻诊

包括听声音和嗅气味两个方面。对于脊柱病，主要听脊柱活动或整脊时有无异常响声出现，如骨擦音常提示有骨折，入臼声是脱位整复成功的标志之一，筋响声是肌肉筋腱病变或骨性关节炎等。

（三）问诊

问诊是收集病情资料，对疾病的发生发展过程进行调查研究的重要手段。

1. 一般情况问诊除"十问"外，对脊柱病必须重点询问以下情况：

性别、年龄：脊柱退行性变与性别、年龄有关。如退行性脊柱滑脱症多见于老年女性；腰椎管狭窄症多见于35岁以上的男性；腰椎间盘突出症好发于30~50岁，男性多于女性；脊柱骨质增生多发于40岁以上的中老年人。

职业：长期伏案、低头工作者，容易发生颈椎退行性变；经常弯腰工作者，容易发生腰椎退行性变及增生。

2. 发病情况首先了解患者的主诉，然后收集现病史，按照症状出现的先后顺序，询问患者如何发病及病程经过。对诊断或鉴别诊断有决定意义的症状，如疼痛感觉障碍，活动受限等，要详细了解其性质、程度、时限等。此外，还应了解以前的治疗情况及效果。

（四）切诊

切诊包括切脉和触诊。脊柱病重在触诊，即医生用手触摸、挤压、叩击、旋转、屈伸病痛部位，诊察脊柱棘突、横突、关节突及其他骨性标志如髂嵴、髂后上棘、髂前上棘和脊柱附近的肌肉韧带有无偏歪、移位、畸形、摩擦音、压痛、肿块、硬结、冷热及其他异常变化，从而了解病变的部位、性质、轻重等情况，判断是否有脊柱或骨盆的内外平衡失调而错位，刺激或压迫神经、血管而导致脊柱及脊柱相关疾病。所谓"以手摸之，自悉其情"。

1. 脊柱触诊常见异常变化

（1）棘突偏歪：脊柱棘突偏歪是脊柱及其相关疾病的诊断要点之一。在触诊中发现了脊柱棘突偏歪，并不意味着必定有临床意义，需要结合临床症状、体征、X线片综合分析才能下诊断。在触诊过程中可发现下面几种类型的棘突偏歪。

①发育性棘突偏歪。这是人在生长发育过程中棘突受先天或后天因素影响，其骨性结构偏离中轴或移向一侧；或棘突呈分叉状，一边长一边短，触摸时往往只摸到长的一侧而忽视了另一侧，结果产生了棘突偏歪的感觉。此情况无临床意义，仅是生理变异，一般棘突分叉在颈2~5椎多见。

②代偿性棘突偏歪。即棘突的骨结构发育正常，在外力作用下偏离脊椎中轴线（在X线正位片显示该棘突偏离脊柱棘突的连线），棘突旁软组织有轻微的炎症反应，出现肌肉稍紧张，有轻压痛，一般没有明显的临床症状。这种代偿性棘突偏歪的出现，表示脊柱的其他部位已有移位，由于错位椎体的内外平衡失调，力学结构的改变，就使错位椎体的上

端或下端的一个或多个椎体发生继发性移位，这样可使脊柱在力学上保持相对平衡。由于这种平衡是相对而言，故叫"负平衡"。例如颈1左移位，病程较长时，在腰5的右侧可触到代偿性棘突偏移、轻压痛（病者大多数无腰痛主诉），如果治疗时除做颈1复位，再同时矫正轻微的腰5移位，上下同治，效果更好，因为这能使脊柱上下恢复"正平衡"。

③病理性棘突偏歪。发育正常的棘突和椎体在外力作用下偏离脊椎中轴线或相邻棘突的间距一宽一窄，或棘突后凸或前凹，棘突旁软组织有明显肌肉紧张和压痛，并且随着椎体的移位出现相应的神经或血管受刺激压迫的症状，运动功能受限。这种棘突偏歪，是脊柱及其相关疾病的诊断和手法复位的依据（在正位X线片上，颈椎棘突偏歪可明显反映出来，而胸椎的棘突偏歪，除脊柱侧弯外，一般在正侧位X线片上难以判断棘突有否前凹、后凸或偏斜，须凭触诊检查）。

（2）压痛、叩击痛：正常脊椎无压痛无叩击痛，旋转屈伸也无疼痛。压痛检查有两种方法：一是用右手拇指自上而下逐个按压脊椎棘突，局部有明显压痛时见于脊椎结核、骨折及椎间盘突出；二是用右手拇指紧贴棘突的左或右侧，先由第12胸椎向第1胸椎推压，再由骶椎向腰椎推压，最后推压肩胛部及两侧髂部，了解有无压痛、凹陷、组织紧张或松弛等异常。脊柱旁压痛常为急慢性腰背肌劳损、脊柱侧凸畸形等。

检查脊柱部压痛点，要分别浅、深压痛和间接压痛。浅压痛表示浅部病变，如棘上、棘间韧带等浅层组织病变。深压痛和间接压痛表示深部病变，如椎体、小关节和椎间盘等组织病变。腰背部的软组织劳损，大多能在病变部位找到压痛和肌痉挛。如棘间韧带劳损在棘突之间有压痛；棘上韧带劳损在棘上有压痛；腰筋膜劳损多在第3腰椎横突旁有压痛和肥厚感或肌痉挛，在该部肌肉的附丽区有压痛。颈、腰椎间盘突出症病变椎间盘的棘突间及两旁有深压痛和放射痛。如果腰部只有酸痛，压痛点不明确，或根本没有压痛点，用拳叩击腰部反觉舒服，往往是子宫后倾、肾下垂、神经衰弱等引起的症状性腰痛。背腰部的压痛点，亦应注意区别是否为内脏疾病在背腰部的反射性疼痛点。如心脏疾病有时可在右侧心俞穴，肝胆疾病在右侧肝俞、胆俞穴出现压痛。因此，临床上必须注意详细、全面地诊察。

叩击痛可采用两种方法检查直接叩击法和间接叩击法。前者以叩诊锤或手指直接叩击各个脊椎棘突，多用于胸、腰椎检查；后者让病人端坐，医生用左手掌面放在病人的头顶，右手半握拳以小鱼际肌部叩击左手，如脊椎结核、骨折及椎间盘脱出、颈椎病等在受损部位可产生叩击痛，即叩顶试验阳性。

（3）肿块、硬结：椎间盘突出症可触及突出部位硬结或肿块，局部肌胀力增高；小儿肌性斜颈可触及患侧胸锁乳突肌部肿块，底部稍可活动；第3腰椎横突综合征在骶棘肌外侧缘第3腰椎横突尖端部位可触及粗硬的条索状硬块。

（4）温度异常：当脊柱位置结构异常变化刺激或压迫血管，有时可引起四肢温度下降。

（5）畸形：通过揣摸，仔细检查脊柱的形态有无异常。临床上，望诊所见的畸形多可通过触诊进一步查证。如脊柱结核可触及后凸畸形；脊柱侧凸可触及侧凸畸形；颈肋在锁骨上方可触及；腰椎间盘退行性变可触及脊柱棘突偏歪等。

2. 脊柱触诊法

颈椎触诊

（1）横突、关节突触诊法：用于颈椎检查。病者取坐位，术者用两手拇指分别轻轻置于病者下颌角后方，先从乳突尖处触及第1颈椎横突，然后向下方移至第2~6颈椎横突处，用向上下滑动对比的方法，触摸清楚两侧横突是否对称。如有异常，应检查是否同时有压痛和病理阳性反应物——硬结、肌痉挛的索状物、摩擦音等；若有，即为颈椎错位体征。由于颈椎棘突多有分叉，且长短悬殊，故触诊容易有误差，所以触诊以检查横突较好。正常的颈椎有一弧形的生理弯曲，双手拇指触诊颈1~6横突（颈7横突大多数难以触摸），可感觉到指下有一连续的生理前凸。当有错位时，横突位置即出现变化。

①触诊颈椎横突的生理前凸曲度消失变直，甚至变为后凸，或颈椎生理曲度加大，同一平面横突左右两侧均隆起或凹陷压痛，此为颈椎前后滑脱或错位。

②触诊颈椎横突偏歪，凸起处压痛，上下两椎方向相反，此为左右旋转式错位。

③触诊颈椎横突时，一个或多个横突向一侧偏歪呈侧弯隆凸，而对侧呈凹陷，隆凸侧有压痛，而脊柱相关疾病的症状都出现在凹侧，此为侧弯侧摆式错位（一个椎体沿X轴水平移位，即左右移位为侧摆，而两个以上椎体同一方向侧摆即侧弯）。

④触诊颈椎横突兼有上述两型者为混合式错位。

用同样的方法进行颈椎后关节触诊检查，也能够发现颈椎错位的特征。

（2）棘突触诊法：用于下位颈椎及胸腰椎。术者右手食中二指并拢置于棘突两旁作上下滑动对比，遇棘突高低不平和偏歪者，亦按横突触诊法鉴别病态或畸形。颈1由于没有棘突，无法触摸；颈2棘突高大，易触及；颈3、4的棘突较短，颈肌发达或肥胖者较难触诊，可以横突触诊为主。在颈稍前屈的状态下触诊颈椎棘突位置改变时，要注意是生理性改变还是病理性错位，或是代偿性棘突偏歪。如果是后者，除触诊颈椎外，还应沿着脊柱从上至下触诊胸腰椎及骨盆，找出原发性胸、腰椎或骨盆错位。

①触诊颈椎棘突单个偏歪，是该颈椎旋转移位，如相邻两颈椎棘突偏歪，方向相反，为左右旋转式错位。如相邻两个以上颈椎棘突偏向同一侧，颈椎纵轴（即Y轴）偏斜，为颈椎侧弯。

②触诊颈椎棘突间距上宽下窄，为仰位错位，而上窄下宽，为倾位错位。如果合并有旋转式错位时，触诊错位的颈椎可出现一侧横突隆起而对侧凹陷。

（3）阳性反应物触诊法：术者用拇指在患椎棘突旁、横突、关节突上下揉按触摸，并检查与患椎相连的肌肉远端附着点有无摩擦音、压痛和硬结。若有，即为劳损点或损害的反应物（如无菌性炎症或肌痉挛）。颈椎错位后，该颈椎的棘突及横突旁有硬结、压痛，偏向侧的颈肌紧张甚至增粗。此外，枕寰、寰枢、颈2及3、4节错位在提肩胛肌（肩胛内上角处）有摩擦音。而颈3~7及胸1、2错位，则在斜角肌出现硬结、紧张，有压痛。

①触诊斜角肌紧张呈索状硬结，沿此索状硬结向上触诊至横突处，重症者可发现有绿豆大的粒状硬结，压痛明显，此为钩椎关节错位特征。

②落枕者起病突然，颈部因剧痛而引起反射性肌痉挛，颈部活动明显受限，并出现斜颈。触诊错位关节处有包块样隆起，按之剧痛，此为后关节滑膜嵌顿。

胸腰椎触诊

（1）棘突触诊法：病者体位常有以下三种，①坐位：两腿分开，两肘支膝的弯腰姿势；②深鞠躬位：病者站立向前弯腰，双手支膝的姿势；③俯卧位：病者俯卧诊床，双下肢伸直并拢姿势。触诊时，可用中、食指夹着棘突，从上往下滑行触诊，或用中、食、无名三指，中指在棘突尖，食指和无名指在棘突两旁自上而下滑行触诊。

①前后滑脱式错位：触诊胸腰椎棘突前凹或后凸，压痛。

②左右旋转式错位：上下两个椎体棘突偏歪，方向相反，压痛。

③侧弯侧摆式错位：单个棘突偏歪压痛为侧摆式错位，而2个以上相邻的棘突向同一侧偏歪压痛为侧弯式错位。

④倾位仰位式错位：相邻棘突间距发生改变并压痛，上宽下窄为仰位错位，而上窄下宽为倾位错位。

⑤混合式错位：兼有上述两种以上错位表现。

（2）阳性反应物触诊法：用拇指在棘突偏歪旁一侧或双侧按压有压痛，急性发作时疼痛明显，慢性者压痛较轻，压痛多数出现在偏歪一侧。棘突间两侧的短肌（多裂肌或棘肌）或背部肌肉（最长肌、菱形肌、背阔肌）、腰肌可紧张，形成条索状硬结，拨动时有痛感，或称"舒适的痛"。

急性者触诊其棘上韧带肿胀或剥离，压痛明显；慢性者，其棘上韧带呈多条僵硬的条索状，有摩擦音，可左右拨动，压痛较轻或无明显压痛。

骨盆的触诊

双侧下肢通过髋关节与骨盆相连，骶骨与第5腰椎组成腰骶关节，此外，骨盆内还有骶骨与两侧髂骨组成的骶髂关节，以及双侧耻骨组成的耻骨联合。上述的关节由于外伤或劳损，可引起骨盆移位，从而导致脊柱及其相关疾病。骨盆触诊除要检查上述关节外，还应注意双下肢由于骨盆移位所出现的长短等变化。

（1）髂后上棘触诊：病者俯卧位，双手拇指分别放于两侧髂后上棘对比。当一侧髂后上棘前上移并有压痛者，为该侧骶髂关节前错位。而一侧髂后上棘往后下移者，为骶髂关节后错位。

（2）髂嵴触诊：病者俯卧位，双手拇指分别放在两侧髂嵴，疼痛侧髂嵴高（或低）为骶髂关节前（或后）错位。

（3）双足跟触诊：病者俯卧位，双下肢自然伸直并拢足跟，疼痛侧足跟上移变短或下移变长的为骶髂关节后错位或前错位。

（4）臀部触诊：病者俯卧位，双手分别放在两侧臀部，疼痛侧臀部隆起者，为骶髂关节后错位。其同侧足跟亦上移变短。

（5）髂前上棘触诊：病者仰卧位，双手拇指分别放在两侧髂前上棘，疼痛侧髂前上棘上移或下移为骶髂关节后错位或前错位。

（6）耻骨联合触诊：病者仰卧，用右拇指触摸耻骨联合上缘及前面作对比，当骶髂关节错位时，耻骨联合上缘或前面可出现台阶样改变。

骶髂关节错位可发生在一侧，疼痛在病侧，其表现如上述，亦可出现在两侧。两侧的错位疼痛与压痛双侧都有，其表现可以是髂后上棘、髂前上棘、足跟等一高一低，一侧足外旋，对侧足内旋，或体征一侧重一侧轻，是混合式错位。

（7）腰骶触诊：病者俯卧位，当腰骶部生理前凸消失变直，甚至稍向后隆起，腰4、5棘突隆起压痛，为腰4或腰5假性滑脱（即腰椎向前后移位）。而腰骶部明显凹下，腰曲增大，腰4或腰5棘突压痛，为腰4或腰5真性滑脱（即腰椎向前移位）。

腰骶部错位、骶髂关节错位以及耻骨联合错位，可单独出现，亦可同时出现呈混合式错位，除触诊检查外，应结合X线片仔细分析才不致漏诊。

二、量法

量法是利用带尺及量角器对肢体长短、粗细以及关节活动角度大小等进行测量的一种诊断方法，其具体测量如下：

（一）测量方法

1. 上肢长度从肩峰至桡骨茎突或中指尖，其中：①上臂长度。肩峰至肱骨外上髁。②前臂长度。肱骨外上髁至桡骨茎突。

2. 下肢长度从髂前上棘至内踝下缘，或脐至内踝下缘，其中：①大腿长度。从髂前上棘至膝关节股骨内髁。②小腿长度。膝关节股骨内髁至内踝下缘。

3. 肢体周径两下肢取相对应的同一水平测量。①上肢周径。以肱骨外上髁向上或向下5~10cm处测量上臂或前臂周径。②下肢周径。从髌上缘向上10~15cm处测量大腿周径，或从胫骨结节向下10~15cm处测量小腿周径。

4. 关节活动范围测量可用特制的量角器来测量关节活动范围。

（二）注意事项

量法在使用时应注意：①有无先天性或后天畸形，以防止与病变相混淆。②肢体两侧须放在完全对称的位置上。③定点要准确、带尺要拉紧。④在起止点要做好标记，防止测量时移动或滑动。

三、特殊检查

（一）颈椎检查

1. 分离试验：医者一手托住患者颌下，拐一手托住枕部，然后逐渐向上牵引头部，如患者感到颈部和上肢的疼痛减轻，即为阳性。分离试验既可以拉开狭窄的椎间孔，又可以减少颈椎小关节周围关节囊的压力，缓解肌肉痉挛，减少神经根的挤压和刺激，因此能减轻疼痛。

2. 压顶试验（颈椎间孔挤压试验）：患者坐位，医者用双手重叠按压患者头顶，并控制颈部在不同角度下进行按压，如引起颈痛和放射痛者为阳性，提示颈神经根受压。

3. 叩顶试验：患者坐位，医者一手掌面置于患者头顶，另一手握拳叩击掌背，如引起颈部或上肢部疼痛或麻木，提示颈神经根受压；如引起患者腰腿痛者，提示腰神经根受压。

4. 屏气收腹试验：让患者屏住呼吸，收缩腹部肌肉以增加腹压，此时患者颈部出现疼痛，即为阳性。本试验的机制是增加椎管内压力。若颈椎椎管内有占位性病变，由于压力增加，颈神经根受刺激加重，颈部即产生疼痛。

5. 吞咽试验：患者坐位，嘱患者做吞咽动作，如出现吞咽困难或疼痛，即为阳性。常见于颈椎前血肿、咽后脓肿、颈椎骨折移位、颈椎脱位、颈椎肿瘤等。

6. 吸气转头试验：又称艾得松试验。患者取坐位，医者用手指摸到患者的桡动脉，同时将其上肢外展、后伸并外旋，然后嘱患者深吸气并把头部、下颌转向被检查的一侧，医生感到患者的桡动脉搏动明显减弱或消失即为阳性，提示有颈肋或前、中斜角肌挛缩等病变。

7. 臂丛神经牵拉试验　患者坐位，头微屈，医者立于被检查侧，一手推头部向对侧，另一手握该侧腕部作相反方向牵引，使臂丛神经受到牵拉，如患肢出现放射痛、麻木，提示臂丛神经受压。

8. 头颈伸屈旋转试验，患者端坐，令其做最大限度的屈曲或后伸头颈部或往一侧旋转，并维持1分钟，若出现肩臂麻痛或头昏、耳鸣、眼震及晃动或下肢无力者即为阳性，见于椎动脉型颈椎病。

（二）胸椎检查

1. 挺胸试验医者摸患肢桡动脉时，嘱患者尽量将肩部移向后下方，锁骨随之也向下移动，动静脉则被挤压于肋锁之间，使桡动脉搏动减弱或消失者为阳性。多见于胸廓出口综合征。

2. 过度外展试验医者摸患肢桡动脉时，将患肢被动过度外展，桡动脉搏动减弱或消失为阳性，提示桡动脉被胸小肌腱挤压在喙突下。

3. 上肢牵拉试验让患肢手提重物约10kg，或向下牵拉上臂，使肩部垂向后下方，患者感觉疼痛者为阳性，多见于胸廓出口综合征。

（三）腰骶椎检查.

1. 直腿抬高试验：患者仰卧，将患侧下肢伸直高举，测定高举时无痛的范围。正常可达90°。如神经根受压时，可出现直腿抬高明显受限，一般多在60°以下即出现受压神经根分布区的疼痛，为直腿抬高试验阳性。骶髂关节和腰骶关节有病时，直腿抬高试验也能出现阳性，但疼痛的部位不同，抬腿的高度也比坐骨神经痛时高，这是因为直腿抬高不仅能牵拉坐骨神经，而且使骶髂关节产生旋转扭力，如果抬高超过 90° 还能影响腰骶关节。此外，股后肌群的紧张也可引起直腿抬高试验假阳性。直腿抬高到出现腰腿痛的角度时，放低 5°～10°，然后背屈踝关节，又引起疼痛，此为直腿抬高加强试验阳性，可排除股后肌群紧张引起的假阳性，提示单纯坐骨神经受压。

2. 双膝双髋屈曲试验：患者仰卧，医者将患者屈曲的两下肢同时压向腹部，如脊柱某处活动受限、疼痛，提示该处的椎间关节有病变；如将一侧屈曲的下肢压向对侧腹部引起骶髂关节疼痛，说明有骶髂韧带损伤或关节病变。

3. "4"字试验：患者仰卧，健侧下肢伸直，患肢屈曲外旋，将足置于健侧膝上方，医者一手压住患侧的腺上方，另一手压住健侧髂前上棘，使患侧骶髂关节扭转，产生疼痛为阳性，提示髋关节或骶髂关节有病变。

4. 骨盆分离或挤压试验：患者仰卧，医者用两手各压于一侧髂骨翼上，并用力向外按压或向内挤压，有疼痛者为阳性，提示骶髂关节有病变。

5. 床边试验：患者仰卧，患侧臀部靠床边，健侧下肢屈膝屈髋，以固定骨盆，医者将其患肢移至床外并使之尽量后伸，使骶髂关节牵张和转动，若此侧骶髂关节有疼痛，则提示有骶髂关节病变。

6. 斜扳试验：患者侧卧，下面腿伸直，上面腿屈髋、屈膝 90°，医者一手将肩部推向背侧，另一手扶臀部将骨盆推向腹侧，并内收内旋该侧髋关节，若发生骶髂关节疼痛即为阳性，提示该侧骶髂关节或下腰部有病变。

7. 仰卧屈颈试验：患者仰卧，主动屈颈 1~2 分钟，引起腰腿痛为阳性，提示腰神经根受压。

8. 挺腹试验：患者仰卧，将腹部挺起，腰部离开床面，同时咳嗽一声，如引起腰腿痛为阳性，提示腰部神经根受压。

9. 跟臀试验：患者俯卧，两下肢伸直，使肌肉放松，医者握其足部屈膝使其足部接触到臀部，如腰椎或腰骶关节有病变，则引起腰痛，而且骨盆甚至腰部也随着抬起。

10 抬物试验：本试验主要用于检查小儿脊柱前屈功能有无障碍。先取一物置于地，让小儿拾起，注意观察其拾物的姿势，如直立弯腰拾物为正常。当脊椎有病变腰不能前屈时，患者屈髋、屈膝、腰部板直，一手扶住膝部下蹲，用另一手拾物，此为拾物试验阳性。

11. 俯卧背伸试验：本试验用于检查婴幼儿脊柱病变。检查时被检查者俯卧于床上，两下肢靠拢，医者提起其双足，出现腰部过伸，脊柱呈弧形后伸状态为正常。若提起双足时，脊柱里强直状态，大腿、骨盆和腹壁同时离开床面，此为俯卧背伸试验阳性。

12. 拇趾背伸试验：患者仰卧，两下肢自然伸直，医者两拇指同时下压患者拇趾，若患侧拇趾背伸无力，即为阳性，见于腰椎间盘突出刺激第 5 腰神经。

四、常用神经功能检查

神经功能的检查在脊柱及脊椎相关疾病的诊断上极其重要。

（一）神经反射检查

1. 生理反射

（1）深反射：刺激肌腱、骨膜等引起的反应，因系通过深感觉感受器（本体感觉）传导，故称深反射（本体反应），又称腱反射。深反射的检查最好用较软的橡皮叩诊锤叩击有关肌腱以引起反射。常检查的深反射有肱二头肌反射、肱三头肌反射、桡骨膜反射、膝腱反射和跟腱反射。深反射的记录方法常为消失（－），减退（＋），正常（＋＋），增强（＋＋＋），亢进甚至出现阵挛（＋＋＋＋）。深反射的减弱或消失，见于反射弧的抑制或中断。上运动神经元的损害亦可使反射增强或消失。

（2）浅反射：刺激皮肤或黏膜引起的反应称为浅反射。临床上常检查的浅反射有腹壁反射、提睾反射和肛门反射。腹壁反射可能因腹壁松弛、肥胖或腹胀而消失，提睾反射可因年老和阴囊、睾丸疾患而消失，正常情况下亦可两侧不对称。浅反射的记录方法为：消失（－），迟钝（＋），活跃（＋＋），亢进（＋＋＋）等。浅反射的减弱或消失表示反射弧的抑制或中断。上运动神经元损害时，浅反射亦表现为减弱或消失。

2. 病理反射：病理反射指在正常情况下不出现，仅在中枢神经系统损害时才发生的异常反射。脊髓性和脑性的各种病理反射主要是由椎体束受损后失去对脑干和脊髓的抑制所产生的。临床上常检查的病理反射有以下几项。

（1）划跖试验：又称巴彬斯基（Babinski's）征。患者平卧，全身放松，髋、膝关节伸直，足跟放于诊疗床上或坐位适当伸直膝关节，检查者用手握住踝关节，用火柴棒、棉签或大头针头等在足底外缘从跟部向前轻划皮肤至足趾根部转向内侧，直到拇趾附近。开始刺激宜轻，如无反应，则可逐渐增加刺激的强度，但要避免刺痛而引起逃避反应。典型的阳性反应为拇趾背伸，其余各趾呈扇形散开，其反应较跖反射缓慢，此乃椎体束损害的重要体征，可见于大脑皮质运动区及其向下投射的皮质脊髓束的损害，也见于各种原因引起的昏迷及深度麻醉、癫痫大发作后。

（2）压擦胫试验：又称奥本海姆（Oppenheim's）征。以拇指用力沿胫骨前嵴内侧面从上而下压擦，阳性反应同划跖试验。

（3）捏腓肠肌试验：又称戈登（Gordon's）。用手捏压腓肠肌，阳性反应同划跖试验。

（4）踝阵挛：医者一手托住患者腘窝，一手握其足部，用力使其踝关节突然背伸，然后放松，如产生踝关节连续的交替屈伸运动则为阳性。

（5）髌阵挛：患者仰卧，医者一手拇、食指抵住髌骨上极，用力向下急促推动髌骨，然后放松，如引起髌骨连续交替的上下移动即为阳性。

（6）弹手指征：又称霍夫曼（Hoffmann's）征。患者腕部略伸，手指自然微屈，医者速弹压被夹住的患者中指指甲，如引起其余手指的掌屈反应为阳性。

对患者神经反射的检查必须两侧对比进行。对称性神经反射的增强或减弱，不一定是神经损害的临床表现，不对称性的神经反射的增强、或减弱才更有临床意义。

3. 脑膜刺激征脑：膜刺激征多见于脑膜炎症、蛛网膜下腔出血或脑脊髓压力增高。重要的脑膜刺激征有以下几种：

（1）颈强直：表现为颈都屈曲有租力，下颌不能抵及胸部。其特点为颈部僵直而被动运动时有抵抗，试图活动时有疼痛和痉挛，在颈部的各种方向运动时都可能有阻力。颈强直还可见于颈椎关节炎、颈肌炎、颈淋巴腺病、咽后脓肿、外伤、颈椎脱位、颈椎结核等颈部其他疾病。

（2）屈髋伸膝试验：又称 Kenllg's 征。患者仰卧，下肢髋、膝关节屈曲 90°，然后伸其膝关节。由于屈服痉挛，伸膝受限，并有疼痛及阻力，即为屈髋膝试验阳性。

（3）抬颈试验：患者仰卧，将其头用力向胸部屈曲，阳性者可见两侧大腿及小腿屈曲。

（4）坐位低头试验：取坐位，双下肢伸直，上身前俯使下肢与躯干呈直角，嘱患者低头，如下颌不能触及前胸并产生疼痛即为阳性。

（二）神经感觉检查

神经感觉检查主要有浅感觉和深感觉检查。

1. 浅感觉浅感觉是指皮肤及黏膜的触觉、痛觉及温度觉

（1）痛觉：痛觉检查一般是用圆头针针尖以均匀的力量轻刺患者皮肤，嘱患者回答"尖的"、"钝的"、"痛"、"不痛"。为了避免患者主观的不实回答，间或用圆头针针帽钝端触之，或将针尖提起而用手指尖触之，以判断患者回答正确与否。痛觉障碍有痛觉减退、痛觉缺失和痛觉过敏等。检查时应把握刺激强度，可自无痛觉区向正常区检查，自上而，两侧对比。

（2）触觉：一般是用捻成细条的棉花轻触患者皮肤，嘱患者回答"有"、"无"或说出触到的次数。每次给予的刺激强度应一致，但刺激的速度不能有规律，避免患者未受刺激而顺口答复。触觉分为粗触觉和精细触觉，分别在脊髓内通过对侧脊髓丘脑束及两侧后索的薄束和楔束两条通路传导，故在脊髓病变时其他感觉明显障碍而触觉仍可存在。

（3）温度觉：包括温觉及冷觉。检查方法是用分别盛有冷水（5℃~l0℃）和热水（40℃~45℃）的试管两支，轮番接触皮肤，嘱患者回答"冷"或"热"的感觉。测定温度觉的试管温度过高或过低均会在刺激时引起痛觉反应。

2. 深感觉深感觉是指身体深部组织（肌肉、韧带、肌腱、骨骼及关节等）的感觉，包括震动觉、关节觉和深部痛觉 3 种。

（1）震动觉：检查方法是用震动着的音叉柄置于骨突起处（内外踝、髂嵴、棘突、锁骨、胸骨、腕关节等），正常即有震动的感觉。骨骼具有共鸣作用，在骨突起处相对容易测定，如放于提起皮肤的皱褶上亦可有震动觉，这是因为皮肤、皮下组织、肌肉、骨骼等均有深感觉感受器。脊髓后束损害时，下肢震动觉丧失往往较上肢早。下肢震动觉减退或上、下肢震动觉不同，可能具有临床意义。然而震动觉可随年老而出现进行性丧失，甚或完全丧失。

（2）关节觉：有被动运动觉和位置觉两种。测定被动运动觉时，嘱患者闭目，医者轻轻握住患者手指或足趾的两侧，做伸或屈的动作，由患者说出活动后与活动前静止位置的方向关系，如"向上"、"向下"等。幅度由小到大，以了解其感觉程度。如测定共济运动的指鼻试验、踝膝胫试验、站立或行走步态等。

（3）深部痛觉：深部痛觉是指机体深部组织所感到的疼痛。它不像浅感觉性疼痛那样局限，多表现为弥散性，其传导通路与深感觉不同，不是通过后索的薄束和楔束，而与浅感觉的痛觉一样经脊髓丘脑束传导。深部痛觉的检查一般是用挤捏肌肉或肌腱，或压迫睾丸、眼球等方法，用力宜逐渐增加。周围神经炎患者的肌肉、肌腱及周围神经的压痛增加，肌炎患者的肌肉压痛亦增加。

3. 复合感觉（皮质感觉）：复合感觉是指利用上述两种以上的感觉进行辨认的感觉，但不是以上感觉的混合，而需要大脑皮质（顶叶皮质）的综合、分析、统计和判断，因此又称为皮质感觉。如果单纯感觉正常，而复合感觉障碍，提示丘脑以上特别是顶叶有损害。常用的复合感觉有皮肤定位觉、两点辨别觉、实体觉、图形觉等。

（三）周围神经损伤的检查

周围神经可因挤压、打击牵拉和药物等原因造成损伤。神经损伤后即可发生感觉、运动和神经营养障碍，此种障碍症状同时出现两个或几个，亦可在相隔一定时间后出现第二个、第三个障碍症状。主要周围神经损伤的检查如下：

1. 正中神经损伤　临床表现为：①手握力减弱，拇指不能对指对掌。②拇、食指处于伸直位，不能屈曲，中指屈曲受限。③大鱼际肌及前臂屈肌萎缩，呈"猿手"畸形。④桡侧3个半指掌面及其背面的末2节皮肤感觉缺失。

2. 桡神经损伤　临床表册为：①腕下垂，腕关节不能背伸。②拇指不能外展，拇指间关节不能伸直或过伸。③掌指关节不能伸直。④手背桡侧皮肤感觉减退或缺失。⑤高位损伤时肘关节不能伸直。⑥前臂外侧及上臂后侧的伸肌群及肱桡肌萎缩。

3. 尺神经损伤　临床表现为：①拇指处于外展位，不能内收。②呈"爪状"畸形，环、小指最明显。③手尺侧（包括掌侧面的一个半手指和背侧面的两个半手指）皮肤感觉缺失。④骨间肌、小鱼际肌萎缩。⑤手指内收、外展受限，夹纸试验阳性。⑥Forment试验阳性，拇内收肌麻痹。

4. 股神经损伤　临床表现为：①大腿前侧、小腿内侧皮肤感觉缺失。②膝腱反射减弱或丧失。③膝关节不能伸直，股四头肌萎缩。

5. 坐骨神经损伤　临床表现为：①膝以下受伤见腓总神经或胫后神经症状。②膝关节屈曲受限，股二头肌、半腱肌、半膜肌无收缩功能。③髋关节后伸、外展受限。④小腿及臀部肌肉萎缩，臀皱襞下降。

6. 腓总神经损伤　临床表现为：①足下垂，走路呈"跨阈步态"。②踝关节不能背伸及外翻，足趾不能背伸。③小腿外侧及足背皮肤感觉减退或缺失。④胫前及小腿外侧肌肉萎缩。

7. 胫神经损伤　临床表现为：①踝关节不能跖屈和内翻。②足趾不能跖屈。③足底及足跖面皮肤感觉缺失。④小腿后侧肌肉萎缩。⑤跟腱反射丧失。

五、X线检查

1. X线检查应用原理　X线检查是骨伤科临床检查、诊断的重要手段之一。骨组织是人体的硬组织，含钙量多，密度高，X线不易穿透，与周围软组织形成良好的对比条件，使x线检查时能显出清晰的影像。通过X线检查，不仅可以了解骨与关节伤病的部位、类型、范围、性质、程度及与周围软组织的关系，进行一些疾病的鉴别诊断，为治疗提供参考，而且还可以知道治疗过程中骨折脱位的手法整复、牵引、固定等的效果，病变的发展以及预后的判断等。此外，还可以通过X线检查观察骨骼生长发育的情况以及某些营养和代谢性疾病对骨骼的影响。

2. X线检查的投照位置

（1）正位：分前后位和后前位。X线球管在患者前方，照相底片在体后是前后位；若球管从患者后方向前投照，则为后前位。

（2）侧位：X线球管置侧方，底片置另一侧，投照后获得侧位照片，和正位照片结合观察，即可获得被检查部位的完整影像。

（3）斜位：侧位片上重叠阴影太多时，可投照斜位片；为显示椎间孔或椎板病变，在检查脊柱时可投照斜位片。骶髂关节在解剖上是偏斜的，也只有斜位片能显示骶髂关节间隙。

（4）开口位：第1~2颈椎正位X线片与门齿和下颌重叠，无法看清。开口位X线片可以看到寰枢椎脱位、齿状突骨折、齿状突发育畸形等病变。

（5）脊椎运动检查：颈椎或腰椎，除常规X线检查外，为了解椎间盘退变、椎体间稳定情况等，可将x线球管由侧方投照，令患者过度伸展和屈曲颈椎或腰椎，拍摄x线侧位片。

（6）断层摄影检查：利用X线焦距的不同，使病变分层显示影像，减少组织重叠，可以观察到病变中心的情况，在肿瘤、椎体爆裂性骨折检查中常采用。

3. X线检查在脊柱病检查中的应用

（1）X线片的质量评价：首先要评价X线片的质量。质量不好的X线片常常会使一些病变显示不出，或无病变区看似有病变引起误判。高质量的X线片黑白对比清晰，骨小梁、软组织的纹理清楚。

（2）骨骼的形态及大小比例：因为X线检查对各部位检查的焦距和片距是一定的，所以X线片上的影像大体也一致，只要平时掌握了骨骼的正常状态，阅片时对异常情况很容易分辨出来；大小比例因年龄有所不同，但大致可以看出正常与否，必要时可与健侧对比。

（3）骨结构：骨膜在X线下不显影，若在骨质外有骨膜阴影，提示表面有骨过度生长。炎症、恶性肿瘤可有骨膜阴影；雅司病、青枝骨折或疲劳性骨折等骨膜下有血肿或骨膜下新骨形成时，也会出现阴影。骨膜阴影可见葱皮样、放射状改变及Codman三角样改变。骨皮质是致密骨，呈透亮白色，骨干中部厚，两端较薄，表面光滑，但肌肉韧带附着处可有局限性隆起或凹陷，是解剖上的凹沟或骨嵴，不要误认为是骨膜阴影。长管状骨的内层或两端，扁平骨如髂骨、椎体、跟骨等处均系松质骨，X线片上可以看到按力线排列的骨小梁；

若排列紊乱可能有炎症或新生物；若骨小梁透明、皮质变薄，可能是骨质疏松。有时在松质骨内可见局限的疏松区或致密区，可能是无临床意义的软骨岛或骨岛，但要注意随访。在干骺端看到有一条或数条横形的白色骨致密阴影，这是发育期发生疾病或营养不良等原因产生的发育障碍线，无明显的临床意义。

（4）关节及关节周围软组织：关节面透明软骨不显影，故X线片上可看到关节间隙。此间隙有一定宽度，过宽可能有积液，变窄提示关节软骨有退变或破坏。骨关节周围软组织如肌腱、肌肉、脂肪虽显影不明显，但它们的密度不一样，若X线片质量好，可以看到关节周围脂脂肪影，并可判断关节囊是否肿胀、腘窝淋巴结是否肿大等，对诊断关节内疾患有帮助。

（5）脊柱：上颈椎开口位要看齿突有无骨折线，侧块是否对称；颈椎侧位观察寰椎的位置，一般寰椎前弓和齿突前缘的距离，成人不超过3mm，幼儿不超过5mm，若超过可能有脱位。寰椎后弓结节前缘和第2颈椎棘突根前缘相平，否则可能是脱位。齿突后缘和第2颈椎椎体后缘成一直线，否则可能是齿状突骨折脱位。其他颈椎正位两侧稍突起为钩状突。若钩椎关节突起较尖而高，或呈鸡嘴样侧方突出，临床上可刺激或压迫神经根或椎动脉。侧位片先看椎体、小关节的排列，全颈椎生理弧度是否正常，有无中断现象，次看椎间隙有无狭窄，椎体缘有无增生，屈伸位动态照片上颈椎弧度有无异常，椎体间有无前后错位形成台阶状，侧位片还可测量椎管的前后径、椎弓根的横径。前后径过大可能是椎管内肿瘤，过小可能是椎管狭窄。颈椎前方为食道、气管，侧位片上椎体和气管间软组织阴影有一定厚度，若增厚应怀疑有血肿或炎症。

胸腰椎正位片要注意椎体形态、椎弓根的厚度和间距。若椎弓根变狭窄，根间距增大，可能椎管内有新生物。此外还要注意脊柱全长、椎体形态是否正常，有无异常的半椎体，并注意两侧软组织有无阴影。寒性脓疡常使椎旁出现阴影或腰大肌肿胀。下腰椎正位片还要注意有无先天异常，如隐形骶裂、钩棘、腰5横突不对称、腰椎骶化或骶椎腰化等。

侧位片观察胸腰椎体排列弧度和椎间隙有无狭窄。下腰椎有时会看到过度前凸。这可能是腰痛的原因之一，如有滑脱，可能是椎间盘退变的结果。下胸椎多个楔形或扁平椎可能是青年性骨软骨炎形成的椎体。单个的变形以外伤多见，但要注意排除转移病变。质量好的X线片，椎体骨小梁清晰可见。若看不见骨小梁或出现透明样变，可能有骨质疏松症。骶尾部侧位片应注意腰骶角是否正常，有无尾骨骨折及移位斜位片上可以看到胸腰椎小关节及其对合情况。如果小关节面致密或不整齐,可能是小关节创伤性关节炎或小关节综合征。腰椎侧位动态 X 线片可发现椎体间某一节段有过度运动或不稳情况。

六、其他检查

(一) CT 检查

1. 椎管:颈部椎管略呈三角形,从颈 1 到颈 2 逐渐缩小,其余椎管差别不大。正常颈 1 前后径为 16~27mm,颈 2 以下为 12~21mm,一般认为小于 12mm 为狭窄。颈段椎管内脂肪组织很少,普通 CT 对硬膜囊显示不清楚,但蛛网膜腔比较宽大。胸段椎管的外形大小比较一致,上胸段略呈椭圆形,下胸段略呈三角形,椎管内脂肪稍多于颈段,仅限于背侧及椎间孔部位。上腰段椎管呈圆形或卵圆形,下段为三角形,前后径 CT 测量正常范围为 15~25mm,椎弓间距离为 20~30mm,腰 4~5 段均大于腰 1~3 平面。由于腰椎段硬膜囊外的脂肪组织丰富,CT 扫描能够识别蛛网膜腔、神经、黄韧带,有时还可以显示出椎管内的马尾神经、圆椎、硬膜外静脉,而颈段和胸段椎管的正常解剖结构常常不能清楚显示出来,这与该段椎管的大小、形态不同,硬膜外脂肪组织较少有关。

2. 椎间盘:颈胸段椎间盘平均厚度为 3~5mm,腰段为 15 mm,而腰 5 骶 1 椎间盘厚度一般不超过 10mm。颈椎间盘横切面近乎圆形,胸椎及上 4 个腰椎椎间盘后缘呈长弧形凹陷,腰 4~5 椎间盘后缘弧形中部变浅,腰 5 骶 1 椎间盘后缘呈平直状或轻度隆凸。腰骶段与颈段不同,椎管内有丰富的脂肪组织分布在硬膜囊周围和侧隐窝内,厚度可达 3~4mm。由于脂肪的 CT 显示率稍低于椎间盘组织,所以普通 CT 扫描大都可以清楚看出椎间盘及硬膜囊的关系。

3. 脊髓:颈段脊髓横断面呈椭圆形,前缘稍平,在前正中可见浅凹陷为正中裂。后缘隆凸,后正中沟看不清楚。胸段脊髓横断面为圆形,大约相当于胸 9~12 段为脊髓膨大,其远侧很快缩小成为脊髓圆椎。

4. 侧隐窝(神经根管):侧隐窝由前、后、外侧壁构成,内侧向硬膜囊开放。椎体后上缘和椎间盘构成前壁,上下关节突、关节囊、黄韧带构成后壁外侧壁由椎弓根所构成。在椎弓根上缘处最窄,为神经根到达椎间孔的通道,正常前后径为 5~7mm,一般小于 5mm 考虑为狭窄。

5. 黄韧带正常厚度为 2~4mm,在椎管及腰神经孔部位稍变薄。

(二) 实验室检查

实验室检查主要是指血液与二便常规以及血沉、抗"O"和类风湿因子等项检查,必要时也可做生化检查和血液与二便的培养等。

1. 红细胞沉降率正常男性为 10mm/h 以下,女性为 15 mm/h 以下。超过正常值,可能为风湿或类风湿病所致。

2. 类风湿因子是抗变性 IgG 的抗体,其本身属于 IgM,可作胶乳凝集试验、致敏红细胞凝集试验和致敏胶凝集试验检测。检查类风湿因子对类风湿疾病和自身免疫性疾病的诊断有一定的参考价值，其阳性率在70%左右，而正常人的阳性率不超过5%。出现类风湿因子阳性，要结合临床症状，全面分析，在排除皮肌炎、硬皮病、恶性贫血、系统性红斑狼疮、慢性肝炎等以后方能作出类风湿病的诊断。

有时为了对一些疾病做进一步的明确诊断，还必须借助于眼底检查、肌电图、心电图、脑电图、脑血流图、超声波以及MRI等检查。

第二节 脊柱病诊断要点及四步定位诊断

一、诊断要点

1. 具有自觉症状如疼痛麻木（尤其是放射性的）、活动障碍，相关器官功能异常等中的一项或多项表现者；
2. 触诊见脊柱区色素改变，棘突凹陷、凸起或偏歪者；
3. 触诊见棘突增粗、压痛、偏歪及与脊柱有关的肌肉、韧带附着点有明显痉挛、增粗、条索状或沙粒状硬结、剥离、摩擦音（感）等阳性反应者；
4. X线片及其他检查有一项以上支持脊椎综合征诊断者；
5. 各科会诊排除骨折、脱位、肿瘤、结核、嗜伊红细胞肉芽肿及各专科器质性病变者；
6. 化验检查正常者（排除炎症病变）；
7. 早期错位或轻微错位，有时X线及辅助检查难以发现，根据望诊、触诊和自觉症状即可确诊；
8. 对于不能明确诊断，又排除了他科器质性病变，临床可行诊断性整脊，有效者即可确诊。

二、四步定位诊断法

1. 第一步 神经（临床症状）定位诊断法：问诊时，根据患者疼痛、麻木的部位，活动范围减小的关节，内脏器官病症对应的交感神经节段，脊周异常肌肉韧带附着的脊椎部位，椎动脉和脊髓有无受刺激或压迫等，第一次分析判断错位的脊椎或脊柱小关节。在进行神经定位诊断时，应注意：

①大多数脊柱及其相关疾病的脊柱受损部位在一至数个相邻椎体上。

②部分脊柱相关疾病可涉及多段脊椎，如排尿异常可由颈1、2错位引起（中枢性），又可由胸、腰椎及骨盆错位引起（低级排尿中枢）。所以，初步定位时应考虑多段脊椎异常。

③同一错位部位可引起两种以上脊柱相关疾病，如上段颈椎错位引起的不寐和过敏性鼻炎（异病同源）。但也有同时患两种以上病症，而脊椎损害不在同一节段的，则要分开逐个病症进行分析。

④对一些内科疾病检验报告异常而症状不明显或无症状者，可按异常项目产生的器官，寻找该器官的交感神经节段进行判断。如高血脂症和Ⅱ型糖尿病有时症状不明显或无症状，仅在体检时检验异常。二者与胰岛素分泌不足，造成糖、脂肪和蛋白代谢紊乱有关。而胰腺的交感神经发自胸6~8脊髓侧角，发病的神经节段可初步定为胸8~10错位。

2. 第二步　望诊（形态色泽）定位诊断法：望脊柱的形态，观察有无偏歪、凹陷、凸起；望形体，观察有无头偏颈歪、双肩不平、两胯一高一低及四肢长短、周径不一等；望脊柱区，观察有无肤色改变、色素斑及异生毫毛等。结合第一步神经定位诊断的结果.进行第二次定位诊断，进一步确定发病的脊椎、关节及错位的类型。

3. 第三步　触诊（检诊）定位诊断法：通过触诊，检查脊椎横突、棘突、关节突及骨盆有无偏歪，有无椎旁压痛及病理阳性反应物（条索硬结、环状肿块、摩擦音或摩擦感、弹响音、肌萎缩或代偿性肥大等）；通过特殊检查（如压顶试验等）、神经系统检查等，结合第一、第二步定位诊断，进行第三次定位确诊。

4. 第四步　脊椎影像定位诊断法：脊椎不同投照位的X线片及CT、MRI等影像检查，可以观察脊柱、骨盆的结构，椎间相对位置，骨关节的形态变化等，首先对排除骨折、脱位、结核、肿瘤、化脓性炎症、嗜伊红细胞性肉芽肿、风湿、痛风、脊柱先天畸形等整脊禁忌症有益，同时也是诊断脊柱病的重要手段。拍片后按以下顺序观片，再结合以上三步作出诊断：

（1）排除上述禁忌症；有骨科手术史者要注意手术部位骨切除情况或内固定、植骨、人工椎体情况。

（2）分析小关节、骨盆错位的部位、形式，判断有无椎间盘突出。椎小关节错位可见于颈、胸、腰椎及骨盆，错位形式有前后移位，仰倾式、侧弯侧摆式和混合式错位等。

（3）分析椎间盘变化程度、骨质增生部位及与发病的关系。

（4）观察关节炎症、骨质疏松、韧带钙化的部位、程度等作为选择治疗方案的参考。

脊柱四步定位诊断法重视运用"四诊"进行临床查体，强调第一、第二步定位作出发病范围的初步诊断，第三步触诊查体与第一、第二步判断相符者，证明判断准确，第四步与前三步吻合者，即可作出最后定位诊断。该方法尽可能的避免了通常诊病时以X线片等影像检查为依据，不进行四诊体查就下结论的诊断方法所造成的误诊或漏诊。

第三节　辨证方法

脊柱病的辨证对于整脊方法的选择、整脊的手法力度及整复后身体机能的调整有重要意义，尤其对脊柱相关疾病的药物辅助治疗有指导作用。脊柱病的辨证方法主要有以下几种：

一、八纲辨证

八纲包括阴、阳、表、里、寒、热、虚、实，八纲辨证就是从这八个方面将四诊所获得的临床资料进行分析、综合与归纳。

1. 阴阳：阴阳为辨八纲辨证之总纲，可用来概括表里、寒、热、虚实。表、热、实属阳，里、虚、寒属阴。

2. 表里：表里是指筋骨病患部位的内外深浅。皮肤、肌肉、筋骨的局部病变皆属于表，累及脏腑、经络、气血者属于里。表证病位浅而病情轻，里证病位深而病情重。从表证转为里证，说明病邪由表入里，病势发展；由里证转为表证，说明病邪由里出表，病势好转。

3. 寒热：寒热可概括人体生理机能的偏胜偏衰，阳胜则热，阴胜则寒。寒证多见于骨关节慢性劳损的患者，热证多见于伤后积瘀化热的患者。寒证或热证病势发展时，可能出现假象，如真热假寒或真寒假热等，应注意鉴别。

4. 虚实：虚实是指人体正气强弱和病邪盛衰。虚指人体正气不足，抵抗力减弱，见于久病年老体弱者。实指致病的邪气盛，但人体抵抗力强，正气尚充沛，正邪相争剧烈，见于筋骨病的初期。但临床中常有"虚中夹实"、"实中夹虚"等虚实夹杂现象。

由于筋骨疾病的病因较复杂，患者所表现的证候往往不是单纯的里证或表证、寒证或热证、虚证或实证，而是几种证候同时并见，有时还相互转化，形成错综复杂的现象。

二、气血辨证

筋骨疾患可引起人体内部气血功能紊乱。气为阳，血为阴，气血互相依存，循血脉行全身，濡养五脏六腑与四肢百骸。《素问·调经论》曰："五脏之道，皆出于经隧，以行血气。血气不和，百病乃变化而生。"筋骨疾患所引起的气血运行紊乱可表现为以下几种形式。

1. 气滞血瘀：筋骨发生损伤或疾患后，气机不利，血运障碍，局部疼痛、肿胀、功能障碍，或有瘀斑或皮肤青紫，面色晦暗，胸胁胀满疼痛，舌紫暗或有瘀斑。

2. 气血不足：由于久病不愈，气血耗伤，或气虚不能生血，或血虚无以化生气所致。证见局部肿痛缠绵不休，关节活动受限，或有骨关节畸形，形羸消瘦，面色苍白或萎黄，头晕目眩，少气懒言，乏力自汗，心悸失眠，舌淡而嫩，脉细弱。

三、脏腑辨证

脏腑辨证是根据脏腑的生理功能和病理表现，对病变的部位、性质及正邪盛衰状况进行判断。藏象学说认为：肝主筋，肾主骨，脾主肌肉。骨关节及其筋肉的疾患，必然累及肝、肾及脾脏功能，并出现相应的症状。临床常见有肾阴虚、肾阳虚、肝气郁结、肝火上炎、肝风内动、肝血虚、脾气虚弱等证型。

1. 肾阴虚：骨病经久伤肾，或失血耗液，暗劫肾阴所致。临床表现为眩晕耳鸣、健忘失眠、腰膝酸软、咽干舌燥、形体消瘦、颧红盗汗、五心烦热，或午后潮热、男子遗精、女子经少或崩漏。常见于颈腰部与脊柱骨关节疾患的后期。

2. 肾阳虚：多因素体阳虚，年老肾亏或久病伤肾所致，证见形寒肢冷、腰膝酸软、阳痿早泄、尿少浮肿、面白无华、食少便溏、五更泄泻、舌质淡嫩、有齿痕、苔白滑、脉沉细。多见于年老体衰、久病卧床的脊柱病患者。

3. 肝气郁结：多因情志不舒，郁怒伤肝，肝失疏泄所致。证见精神抑郁或急躁，胸胁窜痛或胀痛、胸闷不舒、少腹胀痛、妇女则乳房胀痛、痛经，舌苔薄白或黄腻，脉弦。多见于脊柱病、骨痨、骨肿瘤等症。

4. 肝火上炎：多因气郁化火所致。证见情绪急躁、胸胁灼痛、目赤肿痛、耳鸣头痛、口苦口干、小便黄赤、大便秘结、舌质红、苔黄糙、脉弦数、间有鼻衄。多见于脊柱病初期。

5. 肝风内动：多因热极火盛，消耗肝阴，热动肝火所致。表现为头目眩晕，手足痉挛、抽搐或麻木，颈项牵强，角弓反张，舌质红或苔黄，脉多弦或弦数。多见于颈椎病、腰椎病。

6. 肝血虚　因出血或久病消耗肝脏阴血。证见两目干涩、视物昏暗、耳鸣、眩晕欲仆、肌肉震颤、四肢麻木、爪甲不荣、妇女经少或经闭、舌红少津、脉细数。多见于颈椎病、腰椎病、恶性骨肿瘤患者。

7. 脾气虚弱：多因慢性筋肉疾患损伤脾阳，或病后饮食失调所致。证见食欲不振、胃脘满闷、胃痛喜按、腹胀便溏、面色萎黄、四肢不温、倦怠无力、舌淡白、脉濡弱。多见于脊柱病、痿证。

四、经络辨证

脊柱病经络辨证以督脉（包括其并于膀胱经而行于背络于肾的支脉）分布于脊柱及脊旁（并于膀胱经）不同节段的穴区为基础，以《灵枢·邪客篇》"肺心有邪，其气留于两肘；肝有邪，其气留于两腋；脾有邪，其气留于两髀；肾有邪，其气留于两腘"为指导，分析督脉不同穴区受脊柱错位影响后引起的肢体和内脏器官疾病。如颈、上肢病痛及心肺病证，多由督脉神道穴及其分支的心俞、神堂以上脊柱及脊旁软组织病变引起；腰、下肢病痛及脾胃肾膀病证，多由督脉脊中穴及其分支的脾俞、意舍穴以下脊柱及脊旁软组织病变引起；腋下胸胁疼痛及肝胆病变，多与督脉的筋缩、中枢穴及其分支的肝俞、魂门、胆俞、阳纲穴区的脊柱及脊旁软组织有关。脊柱病的经络辨证常需结合现代医学的解剖生理知识，以中医经络学说为基础，以脊髓、脊神经节段理论为依据，对脊柱及脊柱相关疾病进行辨病与辨证相结合的分析、判断，作出正确诊断和合理治疗。

第二篇　技能篇

第一章　推拿整脊

中国推拿整脊有悠久的历史、完整的理论、丰富的方法和成熟的经验。

第一节　推拿整脊的作用及原理

推拿整脊不仅可以整复调理脊柱结构位置的异常，而且可以调整脊柱的营养循环结构，影响脊髓、脊神经支配的全身各组织器官，改善人体的机能状态，达到治病防病，强身健体的目的。推拿整脊的作用可归纳为以下几个方面：

一、整复脊柱位置结构异常

推拿整脊法通过拔伸牵引、推按扳摇、拿捏踩跷等手法，能迅速使脊椎关节错缝、滑脱、突出等恢复原位，使脊柱畸形得到矫正，使神经根受压、椎动脉管腔狭窄和扭曲得以解除，脊椎序列恢复正常，从而达到消肿止痛、恢复功能的目的，消除或减轻脊柱病变引起的肿胀、疼痛、姿势异常和功能障碍。

二、调整血管神经，行气活血止痛

脊柱位置结构变化常刺激或压迫神经、血管，产生局部疼痛及支配区的放射性疼痛。推拿整脊中通过较强的刺激手法，如点、按、推、拿、搓、揉、拨、拔伸等，在病变椎体或

椎旁压痛点操作，施力时可以使局部动脉血流暂时隔绝；去力时局部动脉血管迅速充盈，流速加快，并产生较大冲击力流向远端。研究证明，推拿整脊时病变脊柱节段及其支配区域微循环改善，神经根继发性炎症减轻或消除，神经介质儿茶酚胺释放减少、分解代谢加速，代谢产物在尿中排出量增多，使外周儿茶酚胺水平回降，加强了镇痛效果。

三、宣通散结，剥离粘连

脊柱及脊旁筋肉韧带损伤和病变，往往造成局部气血凝滞，软组织粘连、硬结、变性，

脊柱活动失灵，引发神经症状。推拿整脊可以消瘀散结，疏通狭窄，松解剥离粘连，恢复脊柱的灵活性，增强脊柱的稳定性，消除姿势异常和疼痛等神经症状。

四、解除嵌顿，缓解痉挛

脊椎小关节间的滑膜嵌入是造成脊柱活动受限和疼痛的主要原因之一。脊柱推板或旋转手法可使嵌入的滑膜或滑膜皱襞得到解除，达到治疗的目的。

受脊椎位置结构异常的影响，椎周骨骼肌出现非协调性异常收缩，肌张力异常升高以及肌肉痉挛，局部僵硬无弹性快速推板和旋转脊柱手法可突然松解肌肉的高张力，使肌肉张力恢复正常。

五、促进消化吸收，增强新陈代谢

推拿整脊通过调整脊椎位置结构，刺激脊旁腧穴，可直接加速血液和淋巴循环，调节和增强内脏器官的功能活动，尤其对胃肠运动、胃的分泌等消化器官功能具有双向调整作用，使小肠吸收功能加强，组织器官的营养增加。所以，整脊法常用于小儿疳积、腹泻、消化不良、厌食症等及成人胃肠神经官能症、术后肠粘连、过敏性结肠炎、非特异性结肠炎等消化系统疾病的治疗和预防。研究发现，整脊中的捏脊法作用于腰骶段神经节，直接刺激和调整交感神经和副交感神经，调节胃肠等内脏器官的功能活动。

六、健肾壮骨，滑利关节

足少阴肾经通脊属肾络膀胱。肾为先天之本，藏精主骨生髓通于脑。腰为肾之府。整脊，尤其是整理腰段脊柱，可以增强肾脏功能，使人髓充骨壮、关节滑利，既延缓了腰腿关节的衰老，又保证了髓海的充足。研究发现，腰骶段脊髓与人的生殖、生长、发育有密切关系。对腰骶段脊柱的整理，既可以增强生殖发育功能，又可以延缓衰老。

七、调整内脏，平衡阴阳

整脊调理内脏、平衡阴阳是通过经络、气血实现的，经络沟通和联络人体所有的脏腑组织器官，再通过气血在经络中的运行，组成了整体的联系。整脊在背俞穴的操作，能通经络，行气血，濡筋骨，间接影响到内脏组织器官，改善和调整脏腑功能，使脏腑乃至人体阴阳得到平衡，现代医学研究认为，推拿整脊以脊髓神经区为施术中心，通过躯体—内脏反射通路实现对整体的调节。临床观察发现，整理胸1~5可调整心肺功能；胸5~8可调整胃、十二指肠功能；胸8~10可调整肝、胆、胰功能；胸10~12可调整胃肠功能；胸12~腰1可调整肾、膀胱功能；骶椎可调整子宫及二阴功能。

八、振奋阳气，健身延年

中医认为阳气在人体具有重要的作用："阳气者，若天与日，失其所则折寿而不彰。"人体背侧为阳，腹侧为阴，阳经经气的枢纽督脉循行脊里。所以，整脊能调整和增强人体的阳气，维持和促进阴阳平衡，使人"阴平阳密"，健康无疾，而终其天年。临床上，许多畏寒怕冷或肢体局部冰冷的患者，通过整脊能很快改善和消除症状，恢复健康，正是整脊振奋阳气的作用。

此外，人体的衰老是从脊柱开始的，其柔韧性的减弱是人体衰老的最早征兆，，其退行性变引起许多疾病形成人体衰老的病理基础，"人老腿先老"正是脊柱退行性变引起下肢功能障碍的写照。整脊既能防治脊柱及其相关疾病，又能增强脊柱功能，因而具有健身延年的作用。

九、健脑醒神，益智挖潜

脊柱的位置结构正常与否，直接影响脑供血，进而影响大脑的功能活动。整脊理论认为，大脑是人体的智能指挥中心，脊柱是脑体的控制调节枢纽。脊柱位置结构正常，灵活稳定，不仅保证大脑的正常供血，而且使脑—体间的神经传导通路畅通，提高人体的智能，增强人体的潜能；反之，脊柱位置结构异常，不仅使脑供血减少，而且使脑—体间的神经传导障碍，影响人的智力和体能。如颈椎病引起的头晕、记忆力下降、烦躁不宁、乏困无力、老年性痴呆等。整脊纠正了脊柱位置结构异常，改善了脑血流和脑—体协调功能，产生健脑醒神、益智挖潜的作用。研究证明，颈部整脊手法可以改善椎动脉的通畅性，增加脑部血流量 10%~20%。随着社会的发展和科技的进步，致病因素和途径也发生了很大的变化，"病由脑人"等心因性疾病越来越多，整脊健脑对心身疾病的预防和治疗有重要作用。

第二节　推拿整脊手法的基本技术要求

当脊柱的位置结构异常变化确诊后，就要运用推拿整脊手法整复调理。手法的运用要正确、合理，并有一定的技术要求，以保证手法的准确性、安全性和有效性。

一、松解类手法的基本技术要求

松解类手法是用一定作用力施于软组织，以缓解痉挛、松解粘连，便于脊柱关节整复的一类手法。松解类手法种类较多，除运动关节类手法以外的绝大部分手法，皆属于松解类手法。其中每一种手法都有特定的技术要求，但一般认为，均必须符合持久、有力、均匀、柔和的基本技术要求，从而达到深透的作用效果。

1. 持久：是指手法能够严格按照规定的技术要求和操作规范，持续操作足够时间而不变形或变频、变力，保持动作的连贯性。

2. 有力：是指手法必须具备.定力量、功力和技巧力。力量是基础，功力和技巧力必须通过功法训练和手法练习才能获得。运力须因人、因病、因施治部位灵活掌握，遵循既保证治疗效果，又避免发生不良反应的基本原则。

3. 均匀：一是指手法的操作必须具有节律性，不可时快时慢；二是指手法的作用力在一般情况下保持相对稳定，不可忽轻忽重。当然，操作时根据治疗对象、部位、疾病性质的不同，手法的轻重应有所不同，手法操作也有先轻后重的，如拿法等。

4. 柔和：是指手法操作应做到轻而不浮，重而不滞，刚中有柔，刚柔相济。动作轻柔灵活，用力和缓，讲究技巧性，变换动作自然流畅，毫无涩滞。

5. 深透：是指手法作用的最终效果不能局限于体表，而要达到组织深处的筋脉、骨肉，功力达于脏腑，使手法的效应能传之于内。要做到深透，必须保持上述四个方面技术要求的协调统一。首先，手法操作应具有一定的力量、功力和技巧力，不能失于柔和，一般多采用逐渐加力的施力方式，同时富于节律性的变化，即符合均匀的要求。然后通过一定时间的积累，最终达到深透的效果。所以，松解类手法是一种技巧性高、技术难度大的操作技能，只有通过长期的刻苦训练，细心体会，才能逐步掌握，娴熟运用。

二、整复类手法的基本技术要求

整复类手法是指以一定的技巧力作用于骨关节，并起到矫正关节错缝作用的一类手法。它是推拿者徒手或借用机械装置，或直接将力作用于骨性杠杆或通过骨性结构和软组织构成的体内固有杠杆的间接作用，使患者脊柱关节的移动超过其正常活动。运动关节类手法和部分挤压类手法皆属于整复类手法。

脊柱内部有重要的脊髓神经中枢，周围有脊神经和丰富的血管、淋巴管及筋肉等组织。脊柱位置结构异常时，局部软组织呈现紧张状态，神经、血管等受刺激和压迫。为了保证整脊手法的准确性、安全性和有效性，整复类手法的操作应符合稳、准、巧、快的基本技术要求。

1. 稳　是对整复类手法安全性方面的要求。强调在施行手法整复时，首先要考虑到安全问题，它包括排除整复手法的禁忌症和手法的选择应用两个方面。就手法操作本身而言，应做到平稳自然、因势利导，避免生硬粗暴。一般来说，某一个脊椎关节可以通过多种手法来实现整复目的，可根据具体病情、患者适宜的体位以及手法的特异性作用而选择安全性相对高的手法，不能过分单一的用扳法。此外，也不可一味追求整复时关节弹响声的出现，它并不是判断整复成败的唯一标准。

2. 准　是对整复类手法准确性、有效性方面的要求。强调进行脊柱关节整复时，一定要有针对性。首先必须具有明确的手法应用指征，即明确诊断，做到有是证方用是法。

其次，在手法操作过程中定位要准确，如拔伸时，通过变换拔伸力的方向和作用点，可以使应力更好地集中于所要整复的关节部位；而在施行脊柱旋转扳法时，则可以通过改变脊椎屈伸和旋转的角度以及手指的支点位置，使应力集中于需要整复的关节部位。

3. 巧　是对整复类手法施力方面的要求。强调运用巧力，以柔克刚，以巧制胜，即所谓"四两拨千斤"，不可使蛮力、暴力。从力学角度分析，大多数整复类手法是运用了杠杆原理，因此，在施行脊椎关节整复时，力的支点选择和力的组合运用十分重要，同时还要考虑到不同体位下的灵活变化，要尽可能地借患者自身之力来完成手法的操作。只有这样，才能符合"巧"的技术要求。正如《医宗金鉴·正骨心法要旨》所说："一旦临证，机触手外，巧生于内，手随心转，法从手出。"

4. 快　是对整复类手法发力方面的要求。强调发力时要疾发疾收，时间不超过1秒钟。首先需要对发力时机作出判断，这主要依靠手下的感觉。一般是在关节活动到极限位而又没有明显阻力的时候发力；其次，术者无论采用哪一个部位发力，一般都是运用自身肌肉的等长收缩方式进行，即所谓的"寸劲"，极少有形体和关节大幅度的运动；再次，需要对发力时间和力的大小进行控制，不能过长过大。

以上四个方面的技术要求应贯穿于每一个整复手法操作的全过程中，只有这样，才能确保手法的安全性和有效性。

第三节　影响推拿整脊的因素和注意事项

一、影响推拿整脊疗效的常见因素

1. 辨病与辨证的正确与否。其与施术部位的确定有非常密切的关系，是影响疗效的首要因素。

2. 治疗时机的选择。推拿整脊最佳疗效是在病变的初期和早期2~6周内。3~12个月后，疗效减至最小。

3. 整脊原则、手法的选择。

4. 施术者的功力、手法技巧的纯熟程度及手法的刺激量（力量、时间、间隔、疗程等）和施力方向。

5. 患者能否密切配合。推拿整脊时，首先要给患者选择一个最佳体位，以利于手法治疗。选择体位时，应以患者感到舒适、安全，被操作部位又尽可能得到放松，施术者在施行各种手法时感到发力自如、操作方便为原则。其次，要把握好患者的放松状态。对精神紧张、肌肉收缩强硬者，要采取方法诱导其身心放松。若仍然不能放松，不能配合整复手法操作者，可暂缓或在下次治疗时整复。

二、推拿整脊的注意事项

正确运用推拿整脊疗法安全、有效。但对于初学者或随意运用本疗法，而不考虑各种注意事项的人来说，有时确实会给患者造成意外损伤，如脊椎骨折、脱臼、脊周软组织扭挫伤，甚至休克、死亡。所以，推拿整脊时，应注意以下事项：

1. 熟练掌握和运用推拿整脊的原理、治则、手法，弄清局部解剖生理和病变局部的立体形象，提高手法的准确性、有效性和安全性。

2. 掌握推拿禁忌症和慎用症。

3. 注意患者的放松状态、排除心理上的恐惧感。

4. 以脊椎位置结构异常变化部位为中心施术，在施术前后对周围软组织放松调整。

5. 施术过程中不应追求弹响声韵出现。弹响声是关节突然受到牵拉或扭转时，瞬间拉力超过关节腔内中心的负压力，关节腔内周围的气体迅速向中心扩散所致。弹响实际是关节腔内气体扩散液的震动声，既可在正常关节运动时出现，亦可在错位脊椎复位时发出。因此，弹响声并不一定代表错位关节已复正。在复位过程中切忌强求响声的出现，以免损伤脊椎及脊周组织。

6. 不宜用暴力、蛮力，而要用巧力寸劲，并且在施术过程中应密切观察患者的表情和身体反应，以推测手法恰当与否。术后应以患者感到舒适为宜。就一个完整的手法操作过程而言，一般应遵循"轻→重→轻的原则，即前、后 1/4 的时间刺激量轻一些，中间一段时间刺激量相对重一些。

7. 施术应有一定的时间和频次，不能在同一部位反复施用整复手法。操作时间要根据手法和疾病的性质以及操作范围的大小而定。一般放松类手法 5~30 分钟，整复类手法不超过 1 秒钟，每日治疗 1 次，急重症每日可 2 次或更多，10~15 天为一疗程。

8. 施术应细心认真，全神贯注，意到手到，意先于手，顺次调整脊椎、神经、肌肉及器官功能。对脊椎的整复调理主要根据病位、症状施术，并没有固定的节段顺序。一般在整复之前，先用放松类手法松动患椎上下六个椎体附近的软组织，以利手法复位。对于错位部位紧张痉挛的软组织，除用手法松动外，还可酌情使用红外线、场效应治疗仪、频谱、神灯、电脑中频、超短波、低周波、拔火罐、刮痧、中药外敷熏洗等方法。

9. 注意手法的变换与衔接。一个完整的手法操作过程往往由数种手法组合而成，操作时需要经常变换手法的种类，并要求术者的步法要根据手法的需要而变化，使手法变换自然、连续而不间断。

第四节　整脊疗法的适应症和禁忌症

整脊是一种非药物自然疗法，是一种物理疗法，属于中医的外治法之一。它不仅对脊柱本身及脊旁软组织的病变有较好的治疗作用，而且对脊椎位置结构异常引起的脊神经、内脏组织器官的病理变化有显著疗效，更具有防病治病、保健强身、延年益寿的作用。同时，整脊还无服药之不便、针刺之痛苦，故易为患者接受。尽管如此，为了杜绝意外事故的发生，临床上要严格地掌握整脊的适应症和禁忌症。

一、整脊的适应症

（一）脊椎位置结构异常引起的各种病症，如脊柱侧凸、前凸、后凸畸形，脊柱扭转、侧转、棘突偏斜，椎体错缝、半脱位、脱位，单纯性颈腰椎间盘突出症，腰椎小关节滑膜嵌顿等。

（二）脊旁软组织病变：急慢性脊旁软组织损伤，如落枕、胸胁岔气、肩关节周围炎、急性腰扭伤、慢性腰肌劳损等。

（三）脊髓轻度受压迫或刺激，如早期脊髓型颈椎痛，影像学检查（MR 为主要客观依据，无明显脊髓受压现象，或虽然压迫较严重，但不宜手术或病人不愿意手术者；腰椎管狭窄症等。

（四）脊椎骨折后遗症、脊髓损伤后遗症可酌情运用。

（五）脊椎退行性病变。脊柱退行性变化引起椎间隙、椎间孔狭窄性病证，如各型颈椎病、腰椎病、腰 3 横突综合征等；脊柱稳定性、灵活性下降引起的脊柱强直，活动受限，如强直性脊柱炎脊椎骨质增生引起的局部或，和支配区域的疼痛、麻木、关节晨僵等。

（六）健康或亚健康人群的保健。古人云："人不能一日无损伤，亦不能一日无修补。"健康、亚健康人群，尤其是工作紧张的人、中老年人、运动员，脊柱位置结构也会出现轻微的变化，即使没有异常，通过整脊调整脊柱位置结构，增强脊柱的稳定性和灵活性，改善脊神经、内分秘和内脏组织器官的机能状态，消除工作、生活产生的疲劳和机能退化，增强体质，提高生活质量，以便精力充沛地工作和生活。

二、整脊的禁忌症

（一）脊柱感染性疾病，如脊椎结核、椎骨骨髓炎及其他化脓性感染。

（二）脊柱区外伤出血，脊椎骨折早期，椎骨骨质疏松症等骨质有明显病理性改变。

（三）脊椎恶性肿瘤部位。

（四）脊柱外伤引起气闭昏迷，吐、衄、便血，骨折断端压迫或刺伤脏器，开放性损伤等。

（五）局部皮肤破损，水火烫伤，感染性病灶的皮肤病。

（六）妇女妊娠、经期，剧烈运动后，极度劳累、饥饿、虚弱及酒后神志不清蓊，一般不宜立即做整脊治疗。

（七）对疼痛高度敏感者，传染病传染期者。

第五节　推拿整脊手法

严格地讲，推拿整脊手法是指对脊椎关节位置异常有整复作用的一类手法。然而，要使脊椎位置异常得到纠正，不放松、松解和调整因脊椎位置异常引起的椎周软组织的痉挛、粘连或其他病理变化，很难达到理想的效果。甚至有时暂时复位成功，但随后又会旧疾复发。更何况脊柱病治疗的最终目的是恢复脊柱及脊柱区软组织乃至其所相关的组织器官的正常功能和解剖位置，所以，完整的整脊手法应包括脊柱区的松解类手法、脊椎关节的整复类手法和脊柱保健手法。

一、脊柱及脊柱区的松解类基本手法

（一）一指禅推法

1. 操作方法　以拇指指端、偏峰、罗纹面着力于一定部位或穴位，通过指间关节的屈伸和腕关节的摆动，使产生力持续地作用在治疗部位上。

2. 动作要领　沉肩、垂肘、悬腕、掌虚、指实、紧推（约140次/分钟）、慢移，从而使手法蓄力于掌，处力于指，着力于拇指指端或偏峰或罗纹面。

3. 作用及应用　本法可缓解肌肉痉挛，消除疲劳，是放松肌肉的有效方法，可用于颈、肩、背、腰及四肢等部位。

（二）滚法

1. 操作方法：以第5掌指关节背侧吸附于体表施术部位，通过腕关节的屈伸和前臂的旋转，使小鱼际与手背在施术部位上做持续不断的滚动。手法频率每分钟120~160次。

此外，还可以以小指、无名指、中指、食指背侧及掌指关节吸附于施术部位操作，称为掌指关节滚法；以拳顶吸附于施术部位操作，称为拳滚法；以手掌尺侧及小鱼际吸附于施术部位操作，称小鱼际滚法。

2. 动作要领：沉肩、屈肘（约40°）、松腕，手指自然弯曲。操作过程中腕关节屈伸幅度应在120°左右（即前滚屈腕约80°，回滚伸腕约40°），使掌背部分依次接触治疗部位。前滚和回滚时着力轻重之比为3∶1，即"滚三回一"，对体表产生轻重交替的刺激。

3. 作用及应用：作用与一指禅推法同，主要用于颈、肩、腰背及四肢肌肉较丰厚处。

（三）揉法

1. 操作方法：以手掌、掌根、大小鱼际、中指或食、中、无名三指罗纹面，前臂尺侧、尺骨鹰嘴（肘尖）吸定于体表施术部位做轻柔和缓的上下、左右或环旋动作。

2. 动作要领：

①以肢体的近端带动远端做小幅度的揉动；
②着力吸定并带动皮下组织；
③压力均匀，灵活协调，富有节律，每分钟 120~160 次。

3. 作用及应用：作用同一指禅推法，且有缓解疼痛作用，主要用于头面、颈项、胸胁、脘腹、腰背、四肢等部位和穴位。

（四）摩法

1. 操作方法：以食、中、无名指和小指指面、手掌掌面附着在治疗部位上，以肘关节为支点，腕关节为中心，连同掌指做环形而有节律的抚摩。

2. 动作要领

①上肢及腕掌放松，轻放于治疗部位。
②前臂带动腕及着力部位做环旋活动。
③动作要缓和协调。
④用力宜轻不宜重，速度宜缓不宜急；一般指摩法宜稍轻快，掌摩法稍重缓。
⑤顺摩（顺时针方向）为补，宜于虚证；逆摩（逆时针方向）为泻，宜于实证。

3. 作用及应用：摩法主要用于胸腹部，具有宽胸理气，宣肺止咳，和中理气，消积导滞，调节肠胃蠕动和温宫调经，补益肝肾等作用。腰骶、背部、四肢常与揉法配合以活血散瘀，治疗外伤瘀肿后期及脊柱四肢痹痛。

（五）擦法

1. 操作方法：以食、中、无名和小指指面或手掌掌面、大小鱼际、手掌尺侧着力于施术部位做直线往返而较快的擦动，使之摩擦生热。

2. 动作要领：

①着力部位要紧贴皮肤，压力要适中；
②须直线往返，不可歪斜，往返距离尽量拉长（指擦法宜小），动作要连续不断，有如拉锯，速度均匀且快。

3. 作用及应用：温通经络，透热肌筋，主要用于颈项、肩背、腰骶及四肢的寒证。

（六）推法

1. 操作方法　以拇指指端，拇指罗纹面，食、中、无名指指端并拢，手掌、掌根、拳、尺骨鹰嘴突起部着力于施术部位做单向的直线推动。若两手拇指着力交替推翳风至缺盆的连线（桥弓）约 1 分钟，称推桥弓或扫桥弓。

2. 动作要领

①着力部位要紧贴皮肤，压力适中；
②推进速度宜缓慢均匀，手指在前，掌根在后，做到轻而不浮，重而不滞，用力平稳；
③指、掌推法应循经络走向及血流方向推动，拳、肘推法宜顺肌纤维走向推动；
④指推法距离宜短，其他推法距离宜长。

3. 作用及应：用通经活络，化瘀消肿，调畅气机，主要用于头面、颈项、腰背、手足及胸腹部，推桥弓能降压，用于高血压病的治疗。

（七）搓法

1. 操作方法

①挟搓法：以双手掌面夹住施术部位，以肘、肩关节为支点，前臂与上臂部主动施力，做相反方向的较快速搓动，同时做上下往返移动。

②推搓法：以单手或双手掌面或虎口着力于施术部位，以肘关节为支点，前臂部主动施力，做较快速推去拉回搓动。

2. 动作要领

①用力要对称，动作要协调、连贯；

②搓动要快，移动要慢。

3. 作用及应用　疏松肌筋，调和气血，解痉止痛，疏肝理气，主要用于四肢、关节、颈肩、腰背、胸肋部，尤以上肢为主。

（八）抹法

1. 操作方法：以单手或双手拇指罗纹面、单手或双手掌面置于施术部位，做上下或左右或弧形抹动。

2. 动作要领

①用力要适中，动作要和缓灵活；

②双手操作时，双手速度要一致。

3. 作用及应用：镇静安神，提神醒脑，舒筋活血，行气止痛，主要用于头面、腰背、四肢、手足部。

（九）点法

1. 操作方法：以拇指或屈曲的拇指、食指指间关节着力于施术部位或穴位，持续地进行点压或瞬间用力点按。若在穴位施术，称为点穴。

2. 动作要领

①手指应用力保持一定姿势，避免过伸或过曲造成损伤；

②用力由轻到重，稳而持续或瞬间用力，以患者能忍受为度；

③用力方向宜与受力面相垂直。

3. 作用及应用：通经活络止痛，调理脏腑气机，主要用于颈项、腰腿及头、牙、胃脘疼痛性病证，适用于肌肉薄弱的骨缝处、阿是穴及阳经穴位。

（十）捏法

1. 操作方法

①捏头颈四肢法：用拇指和食、中指指面，或拇指和其余四指指面挟住肢体或肌肤，反复相对用力挤压、放松，并循序移动。

②捏脊法：分拇指前位捏脊法和拇指后位捏脊法。

③拇指前位捏脊法：两手握空拳，腕关节略背伸，食指中节桡侧横抵于脊旁皮肤，拇

指置于食指前方的皮肤处，以拇、食指捏拿起皮肤并两手交替进行提捻，向前推行移动。

④拇指后位捏脊法：两手拇指横抵于脊旁皮肤，食、中指置于拇指前方的皮肤处，以拇、食、中三指捏拿起皮肤，两手交替提捻并向前推行移动。

2. 动作要领

①捏头项四肢时，拇指与其余手指要以指面着力，对称、均匀、柔和用力，动作连贯而有节奏；

②捏脊时沿脊旁从龟尾穴直线捏至大椎穴，不要歪斜，提拿肌肤松紧适宜，连续操作3~5遍，以皮肤微红为度。为加强疗效，可采用"捏三提一"，即在第2、4遍操作时，每左右各捏三下，两手用力向上提拉一次。

3. 作用及应用：捏头项四肢法具有松肌舒筋，通络止痛，行气活血的作用，主要用于疲劳性四肢酸痛、颈椎病等；捏脊法有调整阴阳，消食导滞，健脾和胃，温官调经，增强免疫等作用，可用于内、妇、儿科许多疾病及脊柱相关疾病。

（十一）拿法

1. 操作方法：以拇指和其余手指的指面相对用力，捏住施术部位肌肤并逐渐收紧、提起。腕关节放松，以拇指同其他手指的对合力进行轻重交替、连续不断的提捏揉动。有拇指与食中指、拇指与其余四指操作的不同，分别称为三指拿、五指拿。

2. 动作要领

①前臂、一手腕放松，手掌空虚，指面着力；

②捏拿方向与肌腹垂直；

③用力由轻到重，不可突然用力；

④动作柔和连贯，连绵不断，富有节奏。

3. 作用与应用：松肌舒筋，止痛除酸，疏经通络，滑利关节，行气活血，消除疲劳，主要用于颈项、肩、腰、四肢和头面等。

（十二）捻法

1. 操作方法：用拇指罗纹面与食指桡侧缘夹住治疗部位做上下快速揉搓捻动。

2. 动作要领

①捻动时揉劲宜多，搓动宜少；

②捻动要快，移动要慢；

③动作要灵活连贯、柔和有力。

3. 作用与应用：理筋通络，散瘀消肿，疏通皮部，滑利关节，主要用于四肢小关节。用于耳时，能调养神志。

（十三）拨法

1. 操作方法：以拇指罗纹面深按于治疗部位，或另一手手掌置于该拇指上以掌发力，或以尺骨鹰嘴突起着力于治疗部位，待有酸胀感时，再做与肌纤维、肌腱、韧带、经络成垂直方向的单向或来回拨动。

2. 动作要领

①先按后拨，按压力与拨动力方向互相垂直；

②用力由轻而重，实而不浮；

③着力部位不能在皮肤表面有摩擦移动，应带动肌纤维、肌腱、韧带一起拨动；

④以痛为腧，不痛用力，即拇指先按住压痛点，再转动患部肢体，寻找拇指下痛点变为不痛的新体位，而后施术。

3. 作用及应用：解痉止痛，分解粘连，主要用于颈项、肩背、腰臀、四肢部位及脊旁软组织。

（十四）拧法（又称扯法、揪法）

1. 操作方法：用屈曲的食、中指或拇指与屈曲的食指张开如钳形，挟住施术部位皮肤向外拉扯，将近极限时将皮肤从挟持的两指间滑出，一拉一放，反复连续，可闻及"哒哒"声响。

2. 动作要领

①挟持力量适度，既不可过大，也不可过小；

②着力手指可蘸清水或润滑剂，随蘸随拧，以保持皮肤湿润；

③以皮肤出现红紫色斑痕为度，即"痧痕透露"。

3. 作用及应用：清暑解郁，清心利咽，行气止痛，主要用于颈项、前额、胸腹、夹脊、跟腱等部位，治疗中暑、头痛、腹痛、音哑等病证。

（十五）拍法

1. 操作方法：腕关节放松，前臂主动运动，上下挥臂，平稳而有节奏地用虚掌拍击施术部位。可单手操作，亦可双手交替操作。

2. 动作要领

①动作平稳，全掌及指周边同时接触体表，拍声清脆而无疼痛；

②腕、肘放松，自由屈伸摆动，使拍击力量由刚劲化为柔和；

③直接接触皮肤拍打时，以皮肤轻度充血发红为度。

3. 作用及应用：舒筋活络，行气活血，常用于肩背部、腰骶部和下肢后侧，治疗腰背筋膜劳损，腰椎间盘突出症和保健。

（十六）击法

1. 操作方法：用拳背、掌根、掌侧小鱼际、指尖或桑枝棒击打体表一定部位，分别称为拳击、掌击、侧击、指尖击法和棒击法。

2. 动作要领

①拳击法手握空拳，掌击、侧击法手指伸直，指尖击法手指半屈；

②腕关节放松，并以肘关节的屈伸带动腕关节自由摆动，一触及受术部位即迅速弹起，不要停顿或拖拉；

③用力要稳，含力蓄劲，收发自如；

④动作连续而有节奏，快慢适中；
⑤击力适中，因人因病而异。

3. 作用及应用：拳击法疏筋通络，宣通气血，适用于大椎、腰骶部；掌击、侧击法调和气血，祛风除湿，缓解痉挛，消除疲劳，适用于腰臀及下肢肌肉丰厚处和肩背、四肢部；指尖击法开窍醒脑，改善头皮血液循环，适于头部；棒击法活血通络，生肌起痿，适于萎缩的肢体。

（十七）叩法（轻击法）

1. 操作方法：手指自然分开，腕关节略背伸，前臂主动运动，用小指侧节律性叩击施术部位，发出"哒哒"声响；或手握空拳，以拳的小鱼际和小指部按上述要求节律性击打施术部位，发出"空空"声响。

2. 动作要领

①叩击时节奏感要强，力量要适中；
②两手同时操作，左右交替如击鼓状。

3. 作用及应用：行气活血，舒筋松肌，通脉消疲，常用于肩背、腰及四肢部，治疗颈、腰椎病局部酸痛，疲劳倦怠。四肢疲劳酸痛，从四肢近端反复叩击向远端。

（十八）其他松解手法简介

1. 操作简便，起辅助和保健作用的一些手法，亦可用于脊柱相关内脏疾病的治疗。

①掐法：用拇指指端或指甲掐按人体穴位，以疏通经络，治疗昏迷、疼痛、麻木、腱鞘囊肿。

②理法：用手对肢体进行稍快的节律性握捏，起理顺调整，缓解其他手法的过重刺激。

③梳法：用手指在头、胁肋部做梳理动作，有安神健脑、疏肝理气的作用，治疗失眠健忘、胸胁胀满等证。

④拂法：用食、中、无名、小指罗纹面在体表做轻快的擦掠，状如拂尘。用于背腰部能安神催眠治疗失眠；用于胸腹、下肢内侧及臀部可保健。

⑤掩法：以手掌劳宫穴对准并轻轻遮盖在施术部位或穴位上不动，意注掌部，施术时间长短因病而定，用于心窝、胃脘和脐等部位，能温经散寒，益气止痛，降逆止呃，适用于虚寒性胃脘痛、腹痛和呃逆等病证。

⑥插法：以手指插入肩胛骨与胸壁间，以治疗胃下垂的一种特殊手法。插入2~3寸，持续1分钟左右，重复2~3次，两侧交替。

⑦托法：用双手或单手的食、中、无名及小指的罗纹面和小鱼际着力于胃底部并深按，随患者深呼气向上徐徐赶动，循逆时针方向波浪式用力上托，治疗胃下垂。

⑧搔法：五指略分开，指间关节自然屈曲，以指端或罗纹面轻轻地抓抚摩擦移动，适用于头及全身各部，用于神经衰弱和保健，具有安神健脑、诱导入眠及兴奋外周、抑制中枢、微痒舒适的效应。

⑨捩法：以两手分别握住肢体远端，相反方向用力使关节扭转，左右各数遍，能滑利

关节，用于四肢关节伤筋，腰部僵硬、板滞等病证。

2. 复合手法：由两种或两种以上手法有机结合到一起，进而构成一种新的手法。

①按揉法：由按法和揉法复合而成，是用单手拇指或掌根、双手拇指或掌根对施术部位进行节律性按压揉动，主要用于颈椎病、腰椎病、肩周炎、头痛、腰背筋膜劳损、腰肌劳损、腰椎间盘突出症等病证。

②弹拨法：是在拨法的基础上施以弹动之力，拨而弹之，弹而拨之，有如拨弦弹琴，"哒哒"作响有声，多施术于肌间隙、肌肉韧带的起止点处或结节状、条索状物等阳性反应物，配合颈椎病、肩周炎、腰背筋膜劳损等证的治疗。

③推摩法是一指禅偏峰推与其余四指的摩动同时操作。用于项背、胁肋、胸腹部，治疗颈、胸椎病变及消化不良、月经不调等病证。

④勾点法：由勾法和点法复合而成，用中指端勾住治疗部位做点压，适于天突、廉泉等穴位。治疗舌强语蹇，口噤失语和喘、咳、喉痹等病证。

⑤扫散法：是以拇指偏峰及其余四指端在颞、枕部进行轻快的擦动，属于特定部位指擦法，可辅助高血压、偏头痛、神经衰弱、外感等的治疗。

⑥揉捏法：由揉法和捏法复合组成，可单手或双手操作，适于颈项、肩背、胸和四肢部，治疗颈椎病、落枕、运动性疲劳及胸闷、胸痛等病证。

二、脊椎整复类基本手法

（一）颈椎整复手法

1. 颈项部摇法

受术者坐位，颈项部放松。术者立于其背后或侧后方，以一手按其头顶后部，另一手托扶于下颌部，两手臂协调运动，反方向施力，使头颈部按顺或逆时针方向环行摇转，反复数次。

2. 颈项部扳法

①颈部斜扳法：受术者坐位，颈项部放松，头略前倾或中立位。术者立于其侧后方，一手扶按头顶后部，一手扶托其下颌部，两手协同动作，使其头部向侧方旋转，当转至有阻力时，略停顿片刻，即用"巧力寸劲"做一突发性的有控制的快速扳动，常可听到"喀"的弹响声。随后可如法向另一侧扳动。斜扳法亦可仰卧位操作。

②颈椎旋转定位扳法：受术者、术者体位同上，术者一手拇指顶按住病变颈椎棘突旁，一手托住对侧下颌部，令受术者低头屈颈至拇指下感到棘突活动、关节间隙张开时，即保持这一前屈幅度，再使其向患侧屈至最大限度。然后将其头部慢慢旋转，当旋转至有阻力时略微停顿，即用"巧力寸劲"做一有控制的快速扳动，常可听到"喀"的弹响声，同时拇指下亦有棘突弹跳感。

③环枢关节旋转扳法：受术者坐低凳，颈微屈，术者立于其侧后方，一手拇指顶按第

2颈椎棘突，一手肘弯部托住其下颏部。肘臂协调用力，缓慢地将颈椎向上拔伸，同时使颈椎向患侧旋转，当有阻力时，即用"巧力寸劲"做一突然的稍大幅度的快速扳动，顶棘突的拇指亦同时施力拨动，此时可闻及关节弹响声，拇指下亦有棘突跳动感，表明复位成功。

④颈部侧扳法：以头右侧屈受限为例。受术者坐位，术者立于其左侧，右肘压其右肩，右手从其头后钩住颈部，左手置于左耳上方。先使其头左侧屈至最大限度，然后瞬间用力，加大侧屈5°~10°，随即松手。

3. 颈椎拔伸法

①掌托拔伸法：受术者坐位，术者立于其后，以双手拇指端和罗纹面分别顶按住其枕骨下方风池穴处，两掌分置于两侧下颌部以托挟助力。然后掌指及臂部同时协调用力，拇指上顶，双掌上托，缓慢向上拔伸1~2分钟，使颈椎在较短时间内得到持续牵引。

②肘托拔伸法：受术者坐位，术者立于其后方，一手扶于其枕后部以固定助力，另一侧上肢屈肘托住其下颏部，手掌扶住对侧面部以加强固定，肘与枕后扶按之手协调用力，向上缓慢拔伸1~2分钟。

③仰卧位拔伸法：受术者仰卧，术者坐于其头端凳上，一手托扶其枕后部，一手扶托下颏部。双手臂协调施力，缓慢拔伸颈项，使颈椎得到持续的水平位牵引。

（二）胸椎整复手法

1. 扩胸牵引扳法：受术者坐位，双手十指交叉抱于枕后部，术者立于其后方，以一侧膝关节抵住其背部病变处，两手分别握扶住两肘部，嘱其前俯后仰。前俯时呼气，后仰时吸气。如此活动数遍，待受术者后仰至最大限度时，术者随即用"巧力寸劲"将其两肘部向后方突然拉动，同时膝部向前顶抵，常可听到"喀"的弹响声。

2. 胸椎对抗复位法：受术者坐位，双手交叉扣抱后枕部。术者立于其后方，两手臂自其两腋下伸入，并握住其两前臂下段，一侧膝部顶压住病变胸椎处。然后两手握住前臂用力下压，膝部向前向下用力，与术者前臂的上抬形成对抗牵引。持续片刻后，两手、两臂与膝部协同用力，以"巧力寸劲"做一突发性的、有控制的快速扳动，常可听到"喀"的弹响声。

3. 扳肩式胸椎扳法：受术者俯卧，全身放松，术者立于其健侧，一手拉住对侧肩前上部，另一手用掌根部着力，按压在病变胸椎的棘突旁。拉肩向后上方，缓缓按推胸椎向健侧，当遇到阻力时，略停片刻，随即以"巧力寸劲"做一快速的、有控制的扳动，常可听到"喀"的弹响声。

4. 仰卧压肘胸椎整复法：受术者仰卧，两臂交叉于胸前，两手抱肩，全身放松。术者一手握拳，拳心朝上，将拳垫在病变胸椎处，另一手按压其两肘部。嘱患者深呼吸，当呼气时，按肘一手随势下压，待呼气将尽未尽时，以"巧力寸劲"做一快速的、有控制的向下按压，常可闻及"喀喀"的弹响声。

5. 胸部提抖法：受术者坐位，两手交叉扣抱颈后，术者立于其后，胸部顶住其背，两手臂从其腋下伸入，从其上臂前绕至颈后扣按颈后。先环旋摇动受术者，待其放松后，两手臂迅速向上方提拉，胸部同时前顶其背，听到弹响即表明复位。

6. 胸椎按法：受术者俯卧，术者以两掌重叠置于背部正中，先嘱患者用力吸气，再嘱患者用力呼气，术者双手随之向下按压，至呼气末瞬间用力，听到弹响即表明复位。

7. 胸椎交叉分压法：以胸椎棘突右偏为例。患者俯卧，术者立于其右侧，右掌根置于其脊柱右侧靠近偏歪处，左掌根置于其脊柱左侧略远离偏歪处，两手交叉，待患者呼气末分别向外下方瞬间用力（左手用力大于右手），常可听到弹响声，表明复位。

（三）腰椎整复手法

1. 腰部摇法：包括仰卧位、俯卧位、站立位和滚床摇腰法。

①仰卧位摇腰法：受术者仰卧位，两下肢并拢，屈髋屈膝。术者双手分按其两膝部或一手按膝，一手扶足踝部，协调用力，做顺或逆时针方向摇转运动。

②俯卧位摇腰法：受术者俯卧位，两下肢伸直。术者一手按压其腰部，一手臂托抱住双膝关节上部，做顺或逆时针方向的摇转。摇转时按手可酌情加压，以决定摇转幅度。

③站立位摇腰法：受术者站立，双手扶墙。术者半蹲于侧，一手扶按其腰部，一手扶按其脐部，两手臂协调施力，使其腰部做顺或逆时针方向摇转运动。

④滚床摇腰法：受术者坐于床上，助手扶按双膝以固定。术者立于其后方，双手臂环抱胸部并两手锁定，按顺或逆时针方向缓慢摇转。

⑤坐位摇法：受术者端坐，术者站于其前侧，两膝挟住其两大腿部，两手臂挟住其两肩部，按顺或逆时针方向缓慢摇转。亦可一手按其患侧腰部，一手扶住对侧肩部前推后位，缓慢左右摇转。

2. 腰部背法

①反背法：受术者、术者背靠背站立，术者两足分开，与肩同宽，两肘勾套住其两肘弯部，然后屈膝、弯腰、挺臀，将其背起来，使其双足离地，短暂持续一段时间，利用其自身重量以牵伸其腰椎。接着术者臀部施力，做小幅度的左右晃动或上下抖动，以使其腰部放松。待其腰部完全放松时，做一突发的、快速的伸膝屈髋挺臀动作，以使其腰脊突然加大后伸幅度。可以反复三次，并于后伸间歇辅以臀部轻度颤抖。主要用于腰椎后关节紊乱、腰椎间盘突出症、急性腰扭伤等病证。

②正背法：术者两足分开，与肩同宽，站于患者前面如上背之。主要用于腰椎前凸畸形、椎体滑脱等病证。

③侧背法：以腰部右侧屈受限为例。患者站立，术者立于其右侧。患者右上肢置于术者头后，术者左髋顶住其右髋，左手扶住其腰部，右手握住其右手，右脚向右跨出一步并带动患者做右侧屈，至最大限度时，术者以左髋向左顶其右髋，以加大其腰部右侧屈的角度。主要用于腰椎侧凸畸形、侧屈受限等病证。

3. 腰部扳法：主要用于腰椎间盘突出症、腰椎小关节紊乱等病症。

①腰部斜扳法：患者侧卧，健侧下肢在下自然伸直，患侧下肢在上屈膝屈髋。术者以

两肘或两手分别抵住患者肩前及臀部，抵于臀部的右手拇指按于偏歪棘突凸起处，协调用力，小幅度扭转腰部数次。待腰部完全放松后，再使腰部扭转至有明显阻力时，略停片刻，然后施以"巧力寸劲"做一个突然的、增大幅度的快速扳动，常可听到"喀"的弹响声，右手拇指下有弹跳感。此法亦可双人操作，让助手双手拇指按压偏歪棘突处，术者做斜扳。

②腰椎旋转复位法：患者坐位，腰部放松，两臂自然下垂。以右侧病变向右侧旋转扳动为例。助手位于患者左前方，用两腿挟住其左小腿部，双手按压于左下肢股上部以固定其下半身。术者位于其右后方，以左手拇指端或罗纹面顶按于腰椎偏歪的棘突侧方，右手臂从其右腋下穿过并以右掌按于右颈肩之后（不要搭在颈项，以免操作过程损伤颈椎）。右掌缓慢下压，并嘱患者做腰部前屈，至术者左拇指下感到棘突活动，棘突间隙张开时保持这一前屈幅度，右侧手臂缓慢施力，左手拇指顶按住偏歪棘突，使其腰部向右屈至一定幅度后再向右旋转至最大限度。略停片刻后，右掌下压其颈肩部，右肘部上抬，左拇指同时用力向对侧顶推偏歪的棘突，两手协调用力，以"巧力寸劲"做一增大幅度的快速扳动，常可听到"喀"的弹响声。

③直腰旋转扳法：患者坐位，两下肢分开，与肩同宽，腰部放松。以向右侧旋转扳动为例。术者以两下肢夹住患者左小腿及股部以固定，左手抵住其左肩后部，右臂从其后腋下伸入并以右手抵住肩前部。两手协调用力，以左手前推其左肩后部，右手向后拉其右肩，且右臂部同时施以上提之力，如此使其腰部向右旋转。至有阻力时，以"巧力寸劲"做一突然的、增大幅度的快速扳动，常可听到"喀"的弹响声。

另法：患者坐位，两下肢并拢。术者立其对面，以双下肢挟住其两小腿及股部。一手抵其肩前'，一手抵其肩后，协调用力，一拉一推，使其腰椎小幅度旋转数次，待腰部充分放松后，使其腰椎旋转至有阻力肘，略停片刻，以"巧力寸劲"做一增大幅度的快速扳动；常可听到"喀"的弹响声。

④腰部后伸扳法：患者俯卧位，两下肢并拢。术者一手按压于腰部，一手臂托抱住其两下肢膝关节上方并缓缓上抬，使其腰部后伸。当后伸至最大限度时，两手协调用力，以"巧力寸劲"做一增大幅度韵下按腰部与上抬下肢的相反方向的用力扳动。

另三法：一是患眷俯卧，术者骑坐于其腰部，两手托抱住其两下肢或单侧下肢。先做数次小幅度下肢上抬动作使其腰部放松。待其充分放松后，臀部着力下坐，同时上抬下肢至最大限度，以"巧力寸劲"做一增大幅度的快速扳动。二是如按腰托膝手法仅做患侧下肢上抬扳法。三是侧卧，患侧下肢屈膝在上。术者一手抵其腰骶部，一手握其足踝部。两手同时施力，如上法扳动。

⑤直腿抬高扳法：患者仰卧放松，双下肢伸直。助手以双手按于其健侧膝关节上下部以固定。术者立于患侧，将患侧下肢缓缓抬起，小腿部置于术者近患侧肩上，两手扶按膝关节上下部。肩、手协调用力，将患肢慢慢扛起，使其在

膝关节伸直位的状态下屈髋。当遇到阻力时，略停片刻，以"巧力寸劲"做一稍增大幅度的快速扳动。为加强腰部神经的牵拉幅度，可在其上肢抬到最大阻力位时，以一手握

住足掌前部，突然向下扳拉，尽量背伸踝关节，重复扳拉3~5次。对患肢抬高受限较轻者，可持续扳拉足前掌，并进行增大幅度的上抬扛扳下肢，重复3~5次。

4. 腰部拔伸法：主要用于腰椎间盘突出症、退行性脊柱炎、腰椎后关节紊乱、急性腰扭伤等病证。患者俯卧双手用力抓住床头。术者立于其足端，两手分别握住其两踝部，向下逐渐用力牵引，同时术者上半身顺势后仰，以加强牵引拔伸的力量。

5. 腰部抖法：主要用于腰椎间关节紊乱症、腰椎间盘突出症。患者俯卧，一助手固定患者腋下，术者两手分别握住患者两踝关节，两臂伸直，身体后仰，与助手相对用力：牵引患者腰部，待患者腰部放松后，术者身体先向前，然后后仰，瞬间用力，上下大幅度抖动3~5次。

6. 腰部屈伸法：主要用于腰部屈伸受限。以急性腰部软组织损伤致腰部后伸受限为例。患者腰部前屈，手扶床边。术者一手扶按其腹部，一手扶按其腰部。先使患者腰部极度前屈，身体放松，术者按扶腹部之手改放在其胸部，另一手向前推按其腰部，两手协调用力，使患者腰部迅速后伸。

若腰部前屈受限，患者站立，术者立其身后，用身体右侧顶住患者身后，右手置于其腹部，左手置于其肩部，待患者放松后，右手虚掌叩打患者小腹部，右肩撞击患者背部，同时左手推按患者背部正中。以上三个动作同时进行，使患者腰部迅速前屈。

7. 踩跷法：患者俯卧，胸及大腿部各垫软枕3~4只，使其腹部悬空，离床面5~10cm。术者两手攀住预先固定好的扶手以调节踩踏的力量，双脚顺脊柱踩踏患者腰部，并做适当弹跳晃动，使受术部位受到较重的压力刺激。注意弹晃时足尖不得离开施术部位；嘱患者张口呼吸，随踩踏压力呼气；踩踏力量要根据受术者体质、年龄适度掌握，一般年老体弱者禁用。适于腰椎间盘突出症、功能性脊柱后凸或侧凸畸形等。

（四）骶髂部整复手法

1. 髋关节摇法：可用于髋部伤筋、骨盆移位等。患者仰卧，一侧屈髋屈膝90°。术者一手扶按其膝部，另一手握其足踝部或足跟部，两手协调用力，使髋关节做顺或逆时针方向的摇转。

2. 骶髂关节拔伸法：主要用于骶髂关节半脱位。患者仰卧，患膝略屈，会阴部垫一软枕。术者立于其足端，一手扶按其膝部，一手臂穿过其腘后，握住扶膝一手的前臂下段，并用腋部夹住其小腿下段，再以一足跟部抵住其会阴部软枕处。手足协同用力，将其下肢向下方逐渐拔伸，身体同时随之后仰，以增强拔伸之力。

3. 髋部抖法：主要用于髋关节功能受限。患者侧卧，术者双手握住其踝关节，在牵引的情况下做上下快速的抖动。

4. 髋关节屈伸法：适用于髋关节酸痛，活动受限，同时也作为腰椎间盘突出症、坐骨神经炎的辅助手法。受术者仰卧，术者立于患侧，一手按扶其膝部，一手握其小腿下端，将小腿向髋部推动，按扶膝部的手下压，尽量使髋部屈曲。然后将下肢拉直，使膝髋伸展，如此推、压、拉反复数次。

（五）脊柱周围肌肉及神经根牵拉法

主要用于放松肌肉，分解神经根处的粘连。

1. 使颈部极度屈曲牵拉颈肩部肌肉、神经。
2. 使膝髋关节极度屈曲对腰背肌进行牵拉。
3. 肩关节上举、肘关节伸直、腕关节背伸可牵拉臂丛，分解颈神经根与周围组织的粘连。
4. 踝关节极度背伸、膝关节伸直、髋关节屈曲，可牵拉坐骨神经，分解腰神经与椎间盘的粘连。
5. 患者仰卧，将其膝关节极度屈曲，以牵拉股神经及股四头肌。

三、临床常用整脊手法

（一）颈椎整复调理手法

1. 掌揉颈项法：患者坐位，术者一手扶其头部，一手掌根部着力于一侧颈部，自风府穴而下，缓慢有节律地揉至颈根部，反复操作 2~3 分钟。再对压痛明显处做重点揉动。适应症：颈椎病、高血压、头痛等。

2. 按揉风池法：患者坐位，术者一手扶定其前额部，一手拇指端或罗纹面置于一侧风池穴处，由轻而重按揉 2~3 分钟。两侧交替。适应症：头项强痛、风寒感冒等。

3. 揉大椎法：患者坐位，术者一手握实拳，以拳面四指的第 1 节指背或掌根、拇指罗纹面着力于大椎穴处，缓慢揉动 2~3 分钟。适应症：颈椎病、背肌劳损、形寒肢冷等。

4. 按揉颈项法：患者坐位，术者以单手或双手拇指端或罗纹面着力于颈肌外侧缘，自风池穴而下，有节律地按揉至颈根部，反复操作 2—3 分钟。痛点明显部位可重点按揉。适应症：颈椎病、落枕、头痛、高血压、风寒感冒等。

5. 按揉天鼎法：患者坐位，术者一手扶按其对侧头顶部，一手拇指端或罗纹面着力于一侧天鼎穴处，由轻而重地按揉 1~2 分钟。此穴恰好位于胸锁乳突肌中点的后缘，肌下为颈丛神经的发出点，为治疗颈椎病、偏头痛等的要穴之一。适应症：颈椎病、偏头痛、落枕等。

6. 一指禅推颈中法：患者坐位，术者立于其后方，一手固定其头侧部，一手拇指端或罗纹面吸定于风府穴处，用均匀柔和的一指禅推法向下推至大椎穴处，反复操作 5~7 分钟。适应症：颈椎病、落枕、头痛、失眠、眩晕等。

7. 蝴蝶双飞法：患者坐位，术者立于其后，双手拇指端分别着力于颈项部两侧，其余四指自然伸开，两手同时用一指禅推法操作 1—3 分钟，形似蝴蝶翻飞。适应症：同上法。

8. 滚颈项法：患者坐位，术者立其后方，自一侧肩井滚至颈根部，沿颈肌上行至风池穴处改用掌指关节滚法，反复操作 3~5 分钟。左侧颈部用右手操作，右侧颈部用左手操作。适应症：颈椎病、落枕等。

9. 滚大椎法：患者坐位，术者立于其后，一手扶住其前顶部，一手用拳滚法在大椎穴处操作1~2分钟。适应症：颈椎病、落枕、感冒等。

10. 拿风池法：患者坐位，术者立于其侧后方，一手轻扶其前额部，一手拇指和食、中指罗纹面分按于两侧风池穴上，逐渐用力提拿半分钟。适应症：颈椎病、落枕、眩晕、失眠、头痛、感冒等。

11. 拿颈项法：患者坐位，术者立于其侧后方，一手轻扶前额，一手拇、食、中指指面分置于两侧风池穴上，沿颈椎两侧提拿并自上而下慢慢移动，反复操作5~7遍。适应症：同拿风池法。

12. 捏颈肌法：患者坐位，术者两手拇指和其余手指相配合，将颈椎一侧斜方肌捏起，自风池穴开始，由上而下边捏拿边移动，至肩中俞穴止，反复操作3~5遍，两侧交替。适应症：颈椎病、落枕、头昏头痛、高血压病、感冒等。

13. 捏颈项法：患者坐位，术者立于其后侧，两手拇指与余指分置项部两侧，自风池穴始，有节律地捏至颈根部，反复操作5~7遍。适应症：同捏颈肌法。

14. 点按颈中法：患者坐位，术者一手拇指端或罗纹面着力于哑门穴处，自上而下，点按每一棘突间隙，至大椎穴处止，反复操作5~7遍。适应症：颈项痛、头痛头晕、心悸失眠等。

15. 点按颈脊法：患者坐位，术者一手拇指端置于第2颈椎棘突下旁开半寸处，沿颈椎各棘突旁开半寸处下行，至第7颈椎棘突下旁开半寸止，有节律地自上而下进行点按，反复操作5~7遍。适应症：颈椎病、颈椎小关节紊乱等。

16. 按完骨法：患者俯卧位或颈前屈坐位。术者两手拇指端或罗纹面着力于枕后完骨穴处，有节律地按压1~2分钟，然后以拇指分推法自完骨穴起推向耳后翳风穴处，反复推5~7遍。适应症：头枕部疼痛、耳鸣、耳聋、风寒感冒等。

17. 按风府法：患者坐位，术者立于其后方。一手固定其头侧部，一手以拇指端或罗纹面置于风府穴，有节律地按压0.5分钟。适应症：颈椎病、落枕、头痛、失眠、眩晕等。

18. 拨颈项法：患者坐位，术者立于其侧后方。一手轻扶其前额部，一手以拇指端按于一侧颈韧带旁，自上而下缓慢拨动，反复操作5~7遍。两侧交替操作。适应症：颈椎病、落枕、心悸、呃逆、头痛、眩晕、高血压病、失眠、感冒等。

19. 拨颈侧法：患者坐位，术者立于其侧后方。一手轻扶其前额，一手拇指端置于一侧颈肌外缘上部，由上而下进行拨动，反复操作5~7遍。两侧交替操作。适应症：颈椎病、落枕、心悸、呃逆、头痛、眩晕、高血压病、失眠、感冒等。

20. 颈椎拔伸推按法：患者坐位。以右侧为例。术者立于其右前方，右手扶其头部，左手握住患者右手2—5指，肘后部顶住其肘窝部。令患者屈肘，术者右手推按患者头部，左手同时向相反方向用力，以劈法和散法放松软组织。适应症：软组织损伤后的僵硬、沉重疼痛者，可起到缓解痉挛，松解粘连，通络止痛的作用。

21. 颈椎牵引揉捻法：患者坐位，术者立于其身后，双手拇指置于枕骨乳突处，四指托住下颌。双前臂压住其双肩，双手腕立起，牵引颈椎。保持牵引力，环转摇晃头部数次，做头部前屈后伸。术者左手改为托住下颌，同时用肩及面颊部顶在患者右侧颞枕部以固定头部，保持牵引力，用右手拇指按在右侧胸锁乳突肌起点处（或痉挛的颈部肌肉处），右拇指沿胸锁乳突肌自上而下做快速揉捻，同时将患者头部缓缓向左侧旋转，以颈部散法和劈法结束治疗。

22. 颈椎前屈位牵引归挤法

适应症：颈椎间盘突出症、颈脊髓压迫症、动力性颈椎管狭窄症及颈椎节段性失稳。

①患者仰卧，颈项头部垫枕，病变在上颈段时高度约10°，中颈段20°，下颈段30°。以左侧患病为例，向左微侧屈旋转，术者在其头上方，右手从其颈项部插入，掌心朝上，中指抵压在患病节段的后小关节或横突部（兼治水平位移和前后位移），大鱼际和拇指分别夹拢颈部（病变阶段横突部），小鱼际及手的尺侧卡在其头部枕后粗隆，左手腕部屈侧对准其下颌处，嘱病人放松。助手双手紧握患者左踝部，上下同时对抗牵引，术者指下可感觉关节松动并闻及弹响，表明复位。5次为一疗程。

②患者端坐紧靠椅背，先用两条布带将双肩固定于椅背，手法放松颈肩背部肌肉，然后调整颈椎前屈角度（病变在上颈段前屈的10°~15°，中颈段15°~30°，下颈段大于30°）助手立于一侧，二手托下颌，一手放置枕后粗隆部，双手沿着调整好的前屈角度用力将头向上托起。术者立于患者身后，双手握空拳分别放在颈部两侧。以右侧为例，左手罗纹面按病变节段后小关节处，右手拇指向左顶在下一节段颈椎棘突的端侧，在助手向上托起的瞬间，术者随之左拇指向前顶推，右拇指向左速顶重推。治疗左侧时，左右手拇指交换位置，以同样手法实施。术者指下可感觉关节松动并闻及弹响，表明复位。每一病变节段实施治疗一次，适用于颈2~7前后水平位置异常。

23. 颈椎牵引定点旋转整复松解法

适应症：颈椎间盘突出症。患者坐位，牵引颈椎20~30分钟，角度依据上、中、下颈椎病变节段分别取前屈10°、20°、30°，重量8~10kg。以右侧为例，助手立于其背后固定双肩部，患者在牵引状态下充分侧屈，术者右手托起患者下颌，其拇指置于其右面部颧弓处，余四指放置其左面颊。左手拇指按压棘突右偏的小关节下方隆起处，余四指放于左肩。头颈向右旋转至弹性限制位，瞬间快速旋转，左拇指同时向前内方施压。闻及小关节弹响声与指下跳动感，将头部复正，继续维持5分钟牵引，治疗结束。该法适用于颈2~7前后水平位置异常。

24. 颈椎侧向扳按整复法

适应症：颈椎节段性失稳症。患者仰卧，术者立于床头，一手托其后颈部并以拇指按住患椎横突侧向隆起处（侧摆者只按一点，侧弯者由下而上逐步按压），另一手托起下颌并用前臂贴其颊部，两手协调用力先将患者头牵引并渐屈向健侧，后屈向患侧。当向患侧搬至最大角度时，拇指"定点"不放松，与"动点"手同时做一扳、按、牵联合"闪动"，可闻及关节弹响声,拇指可触及关节复位的弹跳感,表明复位。该法适用于颈 3~7 水平位置异常。

25. 颈椎仰头摇正整复法

适应症:枕寰、寰枢关节错位。患者仰卧低枕,术者一手托其下颌,一手托其枕部,将其头上仰(可使颈 2~7 椎后关节紧闭成"定点"),侧转,缓慢摇动 2~3 下,嘱患者放松头部后,将头旋转至弹性限制位,稍加有限度的"闪动力",多可闻及"喀"的弹响声,表明复位。此法亦可坐位下进行。

26. 颈椎侧方牵引归挤法

适应症:颈椎小关节错位、颈椎间盘突出症。患者仰卧,头部呈水平位。以右侧颈 2 为例(齿突与侧块间隙变窄),术者弯腰立于其右侧头部,脸朝向患者。左掌置于其左面颊,右手指掌关节推开颈 2 关节突附近的软组织后,顶在颈 2 的关节突上,手掌微向无名指方向侧屈,前臂尽量与床面水平,手肘贴近身体。术者左手食、中指扣住下颌,微向患者头顶方向牵引,并拉开颈 2 健侧的关节,右手在患者吐气将尽之时由右向左瞬间发力,手法结束。

27. 压痛点强刺激法

适应症:颈项、肩背部急慢性软组织损伤引起粘连或瘢痕化,刺激或压迫感觉神经末梢和营养血管,造成局部代谢障碍,化学物质堆积,出现疼痛、肌紧张、痉挛等。术者拇指末节微屈,食指远端指间关节桡侧紧抵拇指末节近侧掌面,用拇指尖深压下述痛点:颈椎棘突斜方肌中上部附着处及附着的伸肌群压痛点;颈椎横突压痛点;提肩胛肌肩胛骨附着处压痛点;肩胛骨脊柱缘菱形肌压痛点;大小圆肌在肩胛骨外缘附着处压痛点;冈上、冈下肌肩胛骨附着处压痛点;斜方肌肩胛骨附着处压痛点;肩胛骨喙突压痛点;胸锁乳突肌下端压痛点;前斜角肌压痛点,并实施点压、点拨、点揉、点顺等强刺激手法。

28. 侧头摇正法

适用于颈 2~6 钩椎关节旋转式错位。患者侧卧低枕,头前屈 10°~30° 术者一手托其头部,一手拇指"定点"于患椎关节下方,将头抬起做侧屈并转动摇正。

29. 侧卧摇肩法

适用于第 5 颈椎至第 2 胸椎旋转式错位。患者侧卧平枕,术者一手拇、食二指夹置于其横突隆起处的前、后方作为"定点",另一手扶其肩部做向前推向后拉的摇动"定点"。要配合用阻力,使关节在摇动中复正。

30. 挎角扳按法

适用于颈 2~4 后关节滑膜嵌顿并错位者。患者健侧卧位,低枕,将其头偏向健侧屈位,充分展现患椎关节,术者双手拇指轻弹其下位颈都紧张之肌肉,做滑膜嵌顿的诱导松解(提肩胛肌或夹肌),使嵌顿之滑膜推出。揉捏颈肌使其放松后,术者一拇指"定点"与患椎关节隆起之下方,另一手扶其头顶或额部,先将头扳向健侧前外侧 45° 方位,后斜向后外侧 450 方位,如此斜向扳动按压关节面。

31. 俯卧冲压法

适用于颈胸交界处前后滑脱式或合并左右旋转式错位，也常用于胸椎错位。以颈 7 棘突偏左、胸 1 棘突偏右为例。患者俯卧于软枕上，头面转向左侧（使颈 7 棘突转向右方或正中），双手自然分开放于床两侧，术者立于床头，右掌根按于颈 7 棘突左方，左掌根按于胸 1~3 棘突右方，令患者深呼吸，当其呼气时，双手同时用一冲击压力下按。由于术者左右手作用力方向不同，对错位椎体棘突有旋转推压作用，达到使后突和旋转错位关节推正的目的。

32. 俯卧高垫胸摇正法

适用于环寰、寰枢及颈 2~7 关节旋转式错位。患者俯卧，头项伸出床外并前屈，胸下垫枕。术者坐于其头端，面对其头部。以颈 2 棘突左偏为例，术者左手扶按其枕部，拇指按于偏歪的颈 2 棘突左侧，右手扶托患者下颌，将其头稍拉向前并向左旋转，至最大限度时，稍用"闪动力"，同时拇指将偏歪棘突向右侧推拨，可闻"喀"的弹响声。

33. 俯卧高垫胸扳按法

适用于颈胸交界处或胸 1—2 左右旋转式错位。患者俯卧，头颈伸出床外并前屈，胸下垫枕。术者面对其头部而坐，以胸 1 棘突左偏为例，术者左手扶托其头部，将其面向左转，右手拇指按于胸 1 棘突左侧。当术者左手把患者头向左扳的同时，右拇指将患椎棘突向右推。可重复 2~3 次。

34. 仰头推正法

适用于各颈椎前后滑脱式错位，尤其对颈轴反张者有效。患者仰卧平枕，术者用拇食二指夹持其向后突起的棘突两旁椎板处作为"定点"，另一手托其下颌，将其头做前屈后仰活动。当仰头时，"定点"之手稍加力向前推动，使之在运动中推正。有滑脱错位者，推正时双手加力将头向上牵引，复位效果更好。

35. 仰头牵抖法

适用于颈椎前后滑脱式错位，尤其是颈椎后滑脱者，患者仰卧平枕，术者一手托其下颌，一手托枕部向头顶方向牵引，同时两手托其头部做上下抖动。边牵引边抖动，最后将患者从仰卧位向上牵抖至坐位。

36. 牵引下正骨法

适用于颈椎椎间盘突出、椎间盘变性并发椎体滑脱式错位、颈椎倾位仰位式错位和混合式错位。牵引下正骨与徒手正骨手法原理相同。根据治疗需要，"动点"用动头或动肩，"定点"选棘突或横突。患者坐于牵引椅上，套上牵引颈托并固定好，头前倾 15°。身轻、颈肌较好者以 14~18kg 牵引 5~10 分钟；颈肌较强壮且身体结实者以 18~24kg 牵引 5~15 分钟。术者立于其后，双手扶其双肩缓慢向后拉至一定角度，再向前推至垂直位，嘱患者双上肢随身体摆动而前后摆动，颈肌放松，约 1~2 分钟后进行整复。

（1）推正法：用于前后滑脱式及左右旋转式错位。术者双手拇指按于其后突的棘突旁，或两手拇指分别置于左、右偏向不同的 2 个棘突旁，向前推动时双拇指加力推正之。

（2）摇正法：用于中、下段颈椎左右旋转式错位。手法与低头摇正法及摇肩法同。先将患者向后拉至某一角度，嘱患者双手抓住牵引椅后脚上，以保持颈椎前屈角度，选好"定点"，进行摇头或摇肩手法复位。以颈4、5椎间关节旋转错位为例，触诊颈4横突偏右，颈5横突偏左，取30°牵引角度，术者左手拇指按其颈4右侧隆起之横突，右手推其右肩向后，重复2~3次。亦可转动头部达一定角度，用一"闪动力"使其复正。

（3）扳按法：用于侧弯侧摆式错位。术者一手虎口扶于其错位颈椎旁隆起处作为"定点"，另一手握其对侧手腕，徐徐用力向下推（拉）使其头部侧屈约20°左右，然后轻轻还原。重复上述动作2~3次。一般先做健侧，使交锁的关节易于松解，然后做患侧，较易复位。

（4）扳肩膝顶法：用于颈胸交界，以胸椎上段后凸为主的滑脱式错位。术者用一膝顶靠后凸患椎，双手扳其双肩，待患者放松时，术者手足协调，膝向前上顶，双手后扳，可闻及"喀"的响声。

37. 仰卧后伸牵引法

适用于颈椎变直或反向弯曲者。患者仰卧，头伸出床外，在颈部置一直径8~10cm圆柱形枕，下颌套一条2~2.5cm的布带，额部放一与下颌套带固定的横带，悬牵1.5kg重沙袋。首次牵引2~5分钟。若出现头痛、上肢痛、眩晕等不适，应停止牵引。若无不适，可循序渐增牵引时间，最长可达20分钟，牵引重量不变。但对于颈肌强直、僵硬及颈肌发达者，可增至3kg。

38. 反向运动法

适用于颈肌痉挛和肌性牵涉痛。

①术者右手食、中指按于患者右锁骨上窝的斜角肌紧张肌腱处（索状硬结），让患者头向右转，术者加力按压的同时嘱其用力将头转向左，重复上述动做2~3次。

②头手对抗法：术者右手位置不变，患者用力将头向左侧屈，或头不动而用力耸高右肩（肩手对抗法），重复2~3次。

③旋转对拉法：术者用力按压痛点，嘱其向活动受限侧转颈，然后转正；稍息再向受限侧转。如此反复，每次转动角度都较上一次大，直至活动正常。

④屈伸对拉法：如上整复仍感颈、背有一处牵涉痛者，让患者取坐位，术者立于其背后，嘱其头略仰，术者一手扶其肩，另一手拇指或屈肘按于其背部痛点，加力按压同时嘱其用力屈颈低头，重复2~3次即可。

（二）胸椎整复调理手法

1. 提拿夹脊法：患者俯卧，术者单或双手拇指及掌根与余四指对挤，自上而下，将夹脊提而拿之，反复3~5分钟。适用于腰背酸痛及脊柱相关疾病。

2. 滚肩背法：患者坐位，术者先从外向内至颈根部滚肩部，沿肩胛内缘和脊柱间下行至肩胛下角，由上而下，往返操作3~5分钟。然后上起大椎穴，下至肩胛下角，由上而下，反复横向在两肩胛内缘间滚动3~5分钟。适用于颈椎病、胸椎病、肩周炎、背肌劳损、慢性支气管炎等。

3. 肩背部侧掌击法：3~5分钟，适用于颈椎病、胸椎病、背肌劳损等。

4. 肩背部双掌合十击法：3~5分钟，适用于颈椎病、胸椎病、背肌劳损、慢性支气管炎等。

5. 肩背部掌根击法：3~5分钟，适用于颈椎病、胸椎病、背肌劳损等。

6. 肩背部空拳竖击法：3~5分钟，适用于颈椎病、胸椎病、背肌劳损等。

7. 缓冲叩肩背法：患者坐位，术者两手指自然屈曲，以掌背部或小指、无名指背及第5掌指关节背侧处击打肩背3~5分钟。适用于颈椎病、胸椎病、背肌劳损等。

8. 掌揉肩背法：患者坐位，术者以一手掌根部由一侧颈根部经肩井穴揉至肩峰端，再返回肩井穴，向下顺揉脊旁膀胱经第一、二侧线至肩胛下角处，两侧交替，反复3~5分钟。适用于颈一胸椎病、背肌劳损、心悸怔忡、失眠健忘、骨蒸潮热、咳嗽吐血、食少纳呆、脘腹疼痛等。

9. 拇指双揉1、2线法：患者坐位，术者以双手拇指端或罗纹面分别自大杼穴至膈俞穴、附分穴至膈关穴揉背部两侧膀胱经第一、二侧线各3~5分钟。适用于颈、胸椎病颈项疼痛、肩背拘急、心悸气短、咳嗽气喘、潮热盗汗、脘腹疼痛、饮食不下、呕吐、吐血、嗳气等。

10. 揉天宗法：患者坐位或俯卧位，术者以拇指罗纹面或食、中指罗纹面及掌根部等着力于一侧天宗穴处持续揉3~5分钟，亦可按揉。适用于颈椎病、胸椎病、肩胛、肘臂痛、肩部沉重、肩周炎等。

11. 拳揉背部法：患者俯卧，术者一手握实拳，以拳面四指的第1指节背着力一侧大杼穴处，沿脊旁自上而下揉至胃俞穴处，反复操作3~5分钟。适用于颈椎病、胸椎病、背肌劳损等。

12. 背部分推法：患者俯卧，术者两手拇指罗纹面分置于脊旁大杼穴平高处，余四指置其两侧助力，自内向外下方沿肋间隙分推至腋中线，由上而下，至胃俞穴水平止，反复操作3~5分钟。适用于颈椎病、胸椎病、肋间神经痛、背肌劳损、风寒表证等。

13. 掌推肩胛法：患者坐位，患侧手叉腰，术者一手固定患侧肩部，一手掌根自肩中俞穴始，沿肩胛脊柱缘，经膏肓穴向外下方斜推至腋中线止，反复操作1~3分钟。适用于胸椎病、肩胛背痛、咳逆上气、胸闷气短、头晕目昏眩、四肢乏力、胃下垂等。

14. 双指推背法：患者俯卧，术者立于其头端，双手拇指罗纹面对置于两侧大杼穴平高处，自上而下沿脊柱两侧推至胃俞穴平高处，反复5~7遍。适用于颈椎病、胸椎病项背拘急酸痛、胸肋胀闷、头昏头痛等。

15. 推膀胱经法：患者俯卧，术者一手掌根或肘部自一侧大杼穴下推至膀胱俞穴处止，反复操作5~7遍。适用于颈、胸椎病颈项强痛、腰背酸痛、尿黄及各脏腑所属诸证。

16. 背部挤推法：患者俯卧，术者两手拇指罗纹面分置于脊柱两侧大杼穴平高处，余四指置于两肋部助力，由上而下，有节律地挤推两侧竖脊肌，至膈俞穴平高处止，反复挤推 5~7 分钟。适用于颈椎病、胸椎病、胸闷气喘、胃脘痛、腹胀、呃逆、背肌劳损及腰痛等。

17. 按肩胛内缘法：患者俯卧，患侧肩关节极度旋内，术者一手拇指端自患侧肩胛内缘上角始，沿肩胛内缘逐渐下移，有节律地向肩胛骨与胸壁间隙中按压，至肩胛下角止，反复操作 3~5 分钟。适用于颈椎病、胸椎病、肩胛痛、心悸气短、胸闷胸痛、胃下垂等。

18. 按胸椎法：患者俯卧，术者叠掌置于第 1 胸椎处，自上而下，有节律地逐节按压至第 7 胸椎，反复按压 1~3 分钟。适用于胸椎病，颈项肩背痛，背部软组织劳损、粘连，胸闷气短等。

19. 按肩胛法：患者侧卧，术者单手掌根在肩胛骨内缘上、下角间反复有节律地按压 1~3 分钟。适用于颈椎病、胸椎病、肩胛背痛等。

20. 点背肋法：患者俯卧，术者两手食、中、无名和小指分置于脊旁肋间隙处，自肺俞穴平高处始，沿肋间隙逐步下降，沿膏肓俞至胃仓穴处止，反复点压 5~7 分钟。适用于颈椎病、胸椎病、背肌劳损、肋间神经痛、胸闷气短、心悸、咳嗽无力、脘腹疼痛等。

21. 点脊中法：患者俯卧，术者一手拇指端或罗纹面自上而下在大椎穴至腰阳关穴间每一棘突间隙点压 5~7 次，反复操作 5~7 分钟。适用于颈、胸、腰椎病颈项痛、头痛头晕、心悸失眠、背腰痛等。

22. 点夹脊法：患者坐位或俯卧，术者两手拇指端分置于第 1 胸椎棘突下旁开半寸处，自上而下有节律地点压各夹脊处，反复操作 3~5 分钟。适用于胸、腰椎病背腰疼痛、脊柱屈伸不利及各脏腑所属诸症等。

23. 背部横擦法：患者俯卧，暴露背部，术者一手掌或掌根、大鱼际、小鱼际部着力于背部上界，横向擦动，透热后下移，至肩胛下角平齐处止。擦后除拍法外禁用他法。适用于颈、胸椎病项背强痛及风寒感冒等。

24. 一指禅推膀胱经法：患者俯卧，术者分别自上而下用一指禅推法循经推膀胱经第一侧线至膀胱俞穴，反复操作 5~7 遍，两侧交替。适用于脊柱相关疾病，如冠心病及各脏腑所属诸证。

25. 背部直摩法：患者俯卧，术者两手除拇指外余四指掌侧并置于两侧大杼穴平高处，沿第一侧线反复直摩至膈俞穴平齐处 5~7 分钟。适用于颈、胸椎病心悸气短、咳嗽气喘，潮热盗汗，骨蒸劳热，肩胛痛，背腰酸痛等。

26. 梳摩背肋法：患者俯卧，术者两手食、中、无名和小指屈曲，指间关节突起部分置于脊柱两侧，自风门穴至膈俞穴依次沿背部肋间隙由内向外下方梳摩至腋后线，反复操作 3~5 分钟。适用于颈、胸椎病胸闷胸痛、心悸气短、胸肋胀痛及肋间神经痛等。

27. 拍背法：患者俯卧，术者单掌自大椎至胃俞平高处，反复拍击背部脊柱正中 1~3 分钟。或双掌在脊旁自上而下交替拍打。适用于颈、胸椎病胸闷喘急、胸胁胀满、背腰酸痛、头胀痛等。

28. 搓夹脊法：患者俯卧，术者单掌或叠掌，以掌根着力，自上而下搓动夹脊，至施术部位红软微汗为止。适用于脊柱相关疾病胸胁胀闷、烦躁不安、背腰酸痛及风寒感冒等。

29. 单向冲压法：患者俯卧，胸前平放于薄枕上，术者单手或叠掌，掌根置于后凸棘突上（如侧弯侧摆式错位，术者立于患侧，双手用力方向偏向健侧），或右手拇指屈于掌中，无名指紧握拇指，食、中指屈曲成钳状，指端顶着拇指，用食、中指近端关节顶着偏歪棘突，左手压于右手背，嘱其作深呼吸，呼气末有限度地冲压，反复2~4次。适用于单椎后凸滑脱式和侧弯侧摆式错位。

30. 俯卧双向分压法（间接冲压法）：患者俯卧，胸前垫高枕使成驼背状，术者立于左侧，双手交叉以掌根部分置凹陷椎上下二椎棘突处，配合呼气由轻渐重地多次适度冲压。利用双手交叉施力和胸前高枕的后顶力，常可将凹陷的胸椎撬起。适用于某椎向前滑脱或倾位仰位式错位。

31. 俯卧旋转分压法：以胸6棘突偏左胸7棘突偏右为例。患者俯卧，胸前垫薄枕，双手放于体侧，背部放松。术者立于其右，右掌根置于胸7棘突右旁，左掌根置于胸6棘突左旁，配合呼吸，当呼气末术者双手用适度的冲压力，使胸6、7受到旋转力而复位。术者随即转体将左手下移定点于胸7棘突右旁，右手移至胸客棘突左旁，重复上述操作，将各椎间调整到全部复位为止。适用于胸椎左右旋转式错位。

32. 俯卧侧向冲压法：以胸7左侧弯侧摆为例。患者俯卧，头部前屈，胸部垫枕并全身放松。术者两脚分立于其左侧，右掌尺侧成掌刀状贴压于胸7左侧横突上或隆起的肋椎关节处，肘微弯。左手交叉于右手虎口．当患者呼气末，术者双肘瞬间伸直向前上方冲压，可闻及弹响声，完成复位。适用于胸8以上节段胸椎后关节错位及肋椎关节错位。

33. 拉肩冲压法：患者俯卧，胸前垫薄枕，术者单掌或叠掌，掌根置于后凸棘突上（如向右侧弯侧摆者，术者立于其右侧，双掌向左前方施力）。助手2人，一人固定患者双踝使其勿上移，一人向上拉偏歪对侧上肢。呼气末，拉手的助手骤然用闪动力将患者上肢向上拉以扩大健侧椎间隙，术者同时用有限度的冲压力，重复2~4次。适用于单椎后凸滑脱式错位和侧弯侧摆式错位。

34. 按背扳肩（颈）法：适用于胸8以上节段胸椎后关节错位及肋椎关节错位。

①患者俯卧，术者立于偏凸侧，以靠近患者头端之手掌后豌豆骨抵住偏凸的棘突，另一手抓住对侧肩部向后扳，使胸椎后伸扭转至极限位，然后两手协调，做一突发有控制的扳动，扩大扭转幅度3°~5°，并向患者前上方推压棘突，可闻及弹响声。

②患者侧卧，偏凸侧向上，术者立于其腹侧，一手托住颈根部使胸椎侧屈，一手掌根豌豆骨按压偏凸棘突并向其前上方用力，术者胸部紧邻患者肩部使之稳定。当脊柱侧屈至极限后，作一突发有控制的扳动，扩大侧屈幅度3°~5°，并推压胸椎棘突，使之复位。

③患者俯卧，两手前伸，右手握于左肘上，左手握于右肘上，前额置于两前臂处，全身放松。以胸8棘突后凸为例，术者立于其右侧靠近胸部的地方，面向患者，右手从其头部伸进两前臂下，将其两前臂向其背部方向拉抬；左手掌根压在胸8棘突。反复几次后，再加轻微的顿力下压。

35. 胸肋椎关节对抗整复法

①扳肩膝顶复位法：患者端坐，双手交叉抱枕后，术者立于其后，一腿屈膝足尖踩在凳子后端，膝部顶在患处（肋椎骨后部），两手扳其肩，嘱其低头挺胸，于呼气末膝顶并向后扳肩，可闻及"咔嚓"轻响，觉胸、肋椎骨移动即可，然后按揉痛处片刻。适用于胸4~10节段胸椎后凸滑脱式和侧弯侧摆式错位及肋椎关节错位。

②仰卧垫压复位法（推肘式）：患者仰卧，背部垫一弹性垫子，使其身体略向前上倾斜，双臂交叉于胸前抱肩，使胸廓组成一个整体而更趋稳定。或屈肘，掌背靠于颈部两侧，双肘向胸段靠拢。术者立于患侧，一手握拳或拇指伸直，余四指握拳，以大鱼际垫于错位胸椎后关节或肋椎关节下缘，一手推压其手臂或肘部，使脊柱后伸至极限位；随后于呼气末适时做一突发性有控制的推压，扩大脊柱后伸幅度3°~5°，即可复位。适用于孕妇、年老体弱者胸椎后凸滑脱式和侧弯侧摆式错位及肋椎关节错位，并且没有俯卧冲压时偶然带来的胸闷感。对于体格健壮患者，可两人操作，助手将手置于患椎棘突下，术者双手推压其肘臂冲压。

36. 旋转定位扳法：患者端坐，两腿分开，术者立其患侧，一腿置于其两腿之间，卡住患侧大腿下方，一手拇指按压棘突偏歪侧椎旁压痛点，一手将其健侧肩部向后推，嘱其挺胸，两手同时施力，使胸部向健侧回旋，拇指下感觉跳动即可复位。适用于胸8以下节段胸椎角度位置异常。

37. 按背扳髋法：患者侧卧，术者以靠近患者头端之手掌后豌豆骨抵住偏凸之棘突，另一手抓住对侧髂前上棘部向后扳，使脊柱后伸扭转至极限位，然后两手协调用力，做一突发的有限度的扳动，扩大扭转幅度3°~5°，并向其前上方推压棘突，即可整复。适用于胸6以下节段胸椎关节及肋椎关节错位。

38. 顿拉法

①患者仰卧，术者双手拇指指腹分别按压于凸起胸骨（肋骨切迹）的上下缘，助手两手握拿其伤侧前臂腕部，在深吸气末用力向前外上方顿拉上臂，术者觉指下有跳动感，见患处胸肋复平即可。否则再做。最后嘱病人深呼吸，胸痛消失或减轻。

②患者侧卧，下肢屈曲，术者立于其背后面向其头侧（以下后锯肌损伤为例），双手拇指按于隆起之肌腹的内下方并扣紧，助手握拿患侧腕部，朝病人头部颞侧方向迅速顿位，反复两遍，指下感觉浮肋跳动即可。适用于胸壁扭挫伤、胸肋小关节错位（又称岔气）。

39. 提端法：患者坐位，助手蹲于其前按其双腿，术者立于其后双手从腋下抱住患者，并轻轻上提，按顺时针方向环转摇晃数次。在上提的同时，嘱患者吸气使胸廓隆起，同时身体前屈，此时术者用胸压挤其背，双手戳按肋骨切迹。这时指下感觉跳动，随即疼痛消失或减轻。适用于胸壁扭挫伤、胸肋小关节错位（岔气）。

40. 立位垫压复位法（推肘式）：患者靠墙站立，术者手背垫一叠毛巾，大鱼际贴于患椎棘突上，②仰卧垫压复位法（推肘式）"同，适应症亦同。

41. 仰卧垫压复位法（压肘式）：患者端坐于床上，左手在下，右手在上，双臂交叉于胸前，握着对侧肩膀。术者立于其右侧，右手拇指伸直，余四指成握拳状，置于患椎下方，嘱其仰卧，在其双肘肩部置一小软枕，用自己的上腹部轻压于其上。术者左手臂抱紧患者头及后枕，并使其头及上身呈向前屈曲姿势。术者将上身体重通过腹部快速下压，左手同时迅速将其上身向前屈，可闻及复位声。适用于胸3~12单椎后凸滑脱式和侧弯侧摆式错位。

42. 跪姿冲压复位法：患者双手撑床呈跪姿，面朝下置于有凹槽的凳面上，术者立于胸椎偏歪一侧，叠掌用掌根着力于后凸的棘突上，或右手食、中指成钳状，用近端关节顶着偏歪棘突，左手压于右手臂，遇其呼气末用有限冲压力，可闻及"喀"的弹响声。如胸椎偏右歪，术者立于右侧，冲压力偏向前方。适用于单椎后凸滑脱式错位和侧弯侧摆式错位。

43. 搭肩头手对抗法：患者坐位，以胸2、3左偏歪为例，术者立于其后，右足置于患者所坐凳子上，让患者右上臂放在自己右大腿上，前臂自然下垂。术者左手拇指放在胸2左侧向右侧方向推；右肘置于患者右颈根部，前臂紧贴其右侧面颊，手腕抱紧其头，并将头轻推向左侧，呈左侧弯状。同时嘱其头部用力右弯，对抗自己右手臂形成阻力，坚持3~5秒后放松稍息，反复3~5次。适用于胸1~5侧弯侧摆式错位。

44. 侧向扳压对抗法：患者端坐。以胸下段右侧弯为例，术者立于其左侧，双手环抱患者右肋。患者左手搭于术者右肩，术者右肩向前上推患者左上身，双手用力将其向自己身体方向拉。患者深吸气后屏息，用力把身体左侧弯以对抗术者，坚持3~5秒后放松稍息，反复3~5次。

45. 悬吊摇正复位法：患者坐矮凳，双手环抱胸前，术者立于其后，躬腰屈膝，两手分别抱患者双肘，然后伸膝挺腰把患者向上拉起，使其臀部离凳，再将其摇摆。若为侧弯侧摆式错位，以左右摇摆为主；前后滑脱式错位，则以前后摇晃为好。适用于体弱、年迈或年幼，或伴骨质疏松症的胸椎关节紊乱、胸腰椎前后滑脱式错位、侧弯侧摆式错位。

46. 俯卧推压复位法：患者仰卧，胸下垫软枕，术者立于健侧，叠掌掌根置于错位肋椎关节相应的胸椎棘突旁，手掌下压紧贴皮肤，慢慢顺肋骨方向朝外下方推3~4cm，即术者手掌已移至错位肋椎关节上方，使错位处皮肤绷紧。嘱其深呼气，于呼气末手掌沿肋骨方向用闪动力推压，可闻及"喀"的弹响声，反复2~3次。

（三）腰椎整复调理手法

1. 侧拿腰法：患者坐位或站位，术者两手拇指分置于两季肋下章门穴处，余四指置于腰部京门穴处，反复提拿腰部两侧肌肉1~3分钟。适用于腰腿痛、胁肋胀痛、腹胀痛、腹泻等。

2. 揉拿腰肌法：患者俯卧，术者单或双手拇指罗纹面着力于腰部竖脊肌一侧，余四指掌部着力于另一侧，对合揉拿腰肌，一松一紧，拿中寓揉，揉中寓拿，操作5~7分钟。适用于腰扭伤、腰背肌劳损、腰椎间盘突出症等。

3. 理腰三击掌法：患者俯卧，术者滚、揉、按、点腰部后，一手掌根置于4、5腰椎处,做连续快速按揉,并突然中止,连续扬掌拍击3次,"叭叭"有声,然后再揉再击,反复3~5遍。适用于腰扭伤、腰肌劳损、腰椎间盘突出症、腰骶部酸痛等。

4. 揉命门法：患者俯卧,术者一手拇指或拳背关节处置于命门穴揉1~3分钟。适于腰痛,腰骶部酸痛,腰腹相引而痛,腹胀肠鸣,脐周痛等。

5. 揉腰眼法：患者坐或俯卧,术者以拳面关节突起部或拇指罗纹面揉腰眼3~5分钟。适用于腰冷痛,腰肌劳损,遗尿,阳痿,遗精,早泄,月经不调,痛经,闭经,盆腔炎,耳鸣耳聋,水肿等。

6. 腰部双指按揉法：患者俯卧,术者双手拇指并拢或相叠,以指腹自一侧志室穴沿腰部竖脊肌外侧缘有节律地按揉至大肠俞平高处,反复操作3~5分钟。按揉时,使患者腰身左右摆动,着力沉实。适用于腰肌劳损,腰椎间盘突出症,肾虚腰痛,腰痛引腹,腹胀泄泻,肠鸣,阳痿,早泄,遗精,月经不调等。

7. 腰部双掌按揉法：患者俯卧,术者以两掌或掌缘、掌根、掌心置于腰部,一掌着力于腰眼,一掌着力于腰骶部,双手协调节律性按揉1~3分钟,然后叠掌以腰4或腰5为中心节律性按揉腰骶部3~5分钟。此法亦可施于整个腰骶和臀部。适用于腰肌劳损,腰椎间盘突出症,类风湿性脊柱炎,腰扭伤,肾虚腰痛等。

8. 拇指分腰法：患者俯卧,术者两手拇指指腹分置于两肾俞穴,余四指分置于腰部,由内向外下方分推至带脉穴3~5分钟。适用于腰背酸痛,倦怠乏力,食少纳呆等。

9. 双掌分腰法：除用双掌根着力外,余同"拇指分腰法",适应症亦同,且可用于腰椎间盘突出症。

10. 叠掌按腰法：患者俯卧,术者叠掌有节律地垂直按压腰阳关穴处3~5分钟。适用于腰以下冷痛,腰椎间盘突出症,腰肌劳损,阳痿,早泄,遗精,月经不调,痛经,闭经,盆腔炎,附件炎等。

11. 按环跳法：患者俯卧,术者两手拇指端由轻到重,有节律地按压两环跳穴3~5分钟。适用于腰椎间盘突出症,梨状肌损伤综合征,脑血栓后遗症等。

12. 双点肾俞法：患者俯卧,术者双拇指端斜向内上方着力对点两肾俞1~3分钟。适用于腰肌劳损,腰椎间盘突出症等。

13. 肘压腰眼法：患者俯卧,术者以肘尖由轻而重压京门穴下方的腰眼1~3分钟。适用于腰肌劳损,腰椎间盘突出症等。

14. 肘压环跳法：如上法分别点压环跳穴1~3分钟。适用于腰椎间盘突出症,梨状肌损伤综合征,偏瘫等。

15. 擦腰温肾法：患者俯卧,术者搓热双掌,以一侧肾俞穴为中心纵向擦腰,透热为度。适用于腰肌劳损,腰椎间盘突出症,腰痛引腹,腹冷痛,泄泻,阳痿,遗精,早泄,月经不调等。

16. 横擦腰骶法：患者俯卧,术者一手掌侧横向擦动腰骶部,透热为度。适用于腰痛,腰骶部酸痛,阳痿,遗精,早泄,盆腔炎,附件炎等。

17. 腰部横摩法：患者俯卧，术者一掌置一侧肾俞、气海俞及大肠俞，横摩至带脉穴处3~5分钟，两侧交替。适用于腰腿酸痛，腰骶病，腰扭伤，腰肌劳损，腰椎间盘突出症，腹胀痛，泄泻，遗精，阳痿，早泄，盆腔炎，附件炎等。

18. 腰部直摩法：除一手或两手掌指由胃俞平高处向下直摩至小肠俞平高处外，余同上法。适用于腰椎间盘突出症、腰肌劳损等。

19. 骶部横摩法：除施术由．侧胞肓穴经八髎至对侧胞肓穴处横擦5~7分钟外，余与腰部横摩法同。适用于腰骶部酸痛，骶髂关节炎，月经不调，盆腔炎，附件炎，阳痿，早泄，遗精等。

20. 拍腰骶法：患者俯卧，术者单或双掌拍打腰骶部1~3分钟。适用于腰骶、腰腿痛等。

21. 搓八髎法：患者俯卧，术者一手掌持续搓其骶尾八髎穴处1~3分钟。适用于腰骶酸痛，肠风下血，痔疮，睾丸炎，带下黄稠等。

22. 滚臀部法：患者俯卧，术者自其关元俞至承扶穴反复滚动臀部3~5分钟，两侧交替。适用于腰椎间盘突出症，梨状肌损伤综合征，臀上皮神经炎，腰椎轻度滑脱，骶椎裂等。

23. 推臀部法：患者侧卧，患侧向上，屈髋屈膝，术者拇指自小肠向下经胞肓斜推至环跳处，并按压环跳。两手交替，反复操作3~5分钟。适用于腰椎间盘突出症，梨状肌损伤综合征，骶髂关节炎等。

24. 臀部直摩法：患者侧卧同上，术者两手食、中、无名、小指自关元俞经胞肓至环跳穴反复摩动3~5分钟。适于腰椎间盘突出症，梨状肌损伤综合征等。

25. 俯卧摇腿揉腰法：患者俯卧，助手双手握其踝部，抬起小腿约150°，将其双足左右向"∞"字往返摆动，使其腰、臀、小腿呈波浪式左右弧形摇摆。术者同时用右掌根按压患椎"定点"（方向以错位形式定），左手做腰部掌推揉法，两人协调用力。如无助手，术者可左手握住患者腰带做推拉摇动，使其臀部左右摇动，右手按于偏歪棘突做"定点"阻力。每次摇动按揉5~8分钟。适用于腰椎综合征各骨关节损害、腰椎后关节左右旋转式错位。

26. 牵抖冲压法：患者俯卧，双手抓扶床沿，第二助手抓扶其双腋下固定患者，第一助手双手紧握其踝部（若双下肢不等长，先握略长一侧），术者右掌根按于其后凸的棘突下方定点，左手叠于右掌上（若倾位、仰位错位，定点于错位椎体上一节棘突处），嘱患者腰部放松，术者口令"1、2、3"。喊"1、2"时，第一助手将其下肢牵拉并抖动1~2次。当口令"3"发出的瞬间，三人同时暴发用力，术者双手向前上方冲压，第一助手向下用力牵抖，第二助手拉住患者。先做健侧（略长一侧），后做患侧（略短一侧）。健侧牵抖力稍轻，做1~2次；患侧力重，作2~4次。适用于前后滑脱式错位、倾位仰位式错位及腰椎间盘突出症等。若腰椎前滑脱者可仰卧操作，中央型腰椎间盘突出者可双下肢同时牵抖。

27. 牵抖双手间接分压法：除在腰椎棘突凹陷处的腹部垫一5~10cm的稍硬枕头，术者两掌根交叉分置于凹陷棘突之上方和下方稍隆起的棘突上外,余与"牵抖冲压法"同。由于交叉分压,加之垫枕上顶,可间接使前凸的椎关节向上还纳复位。适于腰椎前滑脱或倾位仰位错位。

28. 侧卧扳肩压腿推腰法:同"斜扳法",但术者左掌根压于偏歪横突处定点,并向下推压;右膝下压患侧腘窝下,使小腿及腰部极度旋转失稳,又与坐位旋转复位法近似。术者右手向左上方扳拉患者左肩,有轻微牵引作用。在患椎失稳状态下旋转,术者将错位椎体向反方向推,较易成功。适用于腰椎左右旋转式后关节错位。

29. 侧卧扳肩压腿按腰法:体位、扳肩和压腿同上,只是左掌根贴压于患椎偏歪侧横突上瞬间由后向前向下按压,并使患者髋部尽量旋前,这是复位成功的关键。适用于腰椎左右旋转式关节错位。

30. 俯卧牵引兜肚法:患者俯卧,腹及骨盆垫一薄软枕,二助手上下相向牵引。术者跨站于臀部两侧床上,弯腰将两手从其腹侧伸向前方,十指交叉扣紧抱住患椎腹部,当口令"3"发出的瞬间,二助手用最大力向两头牵拉,患者同时用力咳嗽一声,术者突然将患者下腹部兜抱起抖动一下。若手法后症状改善,可重复3~5次。

31. 仰卧推膝压腹法:患者仰卧,臀部垫 5cm 厚薄枕,屈髋屈膝,术者立于一侧,一手握其双膝向颈胸方向推,一掌根压于其脐下部。推膝使患者腰前屈,椎间隙变为后宽前窄,加之手压脐部(腰3、4椎间隙水平),有助于向前滑脱的腰椎复位。适用于腰3、4椎Ⅰ度滑脱而身体瘦弱者。

32. 俯卧扳腿侧摆法:患者俯卧,术者及助手立于患侧,术者叠掌按于侧摆椎体棘突,助手握其双踝抬起双小腿,先扳向健侧摇松错位关节,再扳向患侧。当扳至最大角度时,术者双手用闪动力向前下方推,助手同时将小腿向患侧扳,可闻及弹响声。适用于腰椎侧弯侧摆式错位。

33. 侧卧推髋压腰法:患者健侧卧位。以腰3、4右侧弯为例,患者左侧卧,左下肢伸直,右小腿屈曲,右足背钩在左小腿上,右手置胸前。术者面向其而立,左掌置其右臀,向其左肩方向(即患者左上方)上推,右掌根压于腰3、4侧弯的棘突上。当术者把右髋上推带动腰椎向左侧移动时,右掌根即下压偏歪之棘突,可感觉腰椎向健侧移动或闻及弹响声。适用于腰椎侧弯侧摆式错位,腰椎间盘突出症,腰椎小关节紊乱,急性腰扭伤等。

34. 反斜扳法:除一手肘推髋向背后,一手肘压肩向前旋与"斜扳法"相反外,余同。适用于腰椎侧弯式错位。

35. 侧卧压腿矫正法:患者健侧(即凹侧)卧。以腰2、3、4左侧弯为例。患者右侧卧,右手放在左肩,左手放在腰旁,双髋屈曲,骨盆移至床边。术者面对患者,右手将其双脚抬起,左手压其左肩,右膝压其左腿外侧靠腘窝处,左腿支撑身体。将其两小腿上抬,左肩外推,嘱患者双膝上顶,用固定的力持续抗衡30~60秒,使侧凸一侧肌肉紧张,错位两侧肌力在新的基础上建立平衡,达到矫正侧弯的目的。适用于腰椎侧弯式错位。

36. 牵引肘推法:患者俯卧,下腹垫一高枕,两助手分别固定两腋下及持握两踝。术者立于棘突偏歪一侧，以右肘尖部（或左拇指指腹，上叠右掌根）抵住偏歪棘突旁边。两助手平行牵引，术者嘱患者咳嗽，三人同时用力，加大牵引力，快速向对侧推动棘突，反复1~3遍。适用于腰椎棘突偏歪较难整复者。若腰臀部肿胀，肌肉痉挛，腰部活动受限较甚者，慎用。若棘突偏歪较轻浅者，亦可在不牵引下肘推。

37. 牵扳法

①患者俯卧，固定胸部，助手持握患侧踝上部做对抗牵引，术者一手拇指按压患椎间隙后小关节处（即椎旁压痛点、侧弯凸起点），一手扳提健侧下肢膝上部使髋部过伸，嘱助手逐渐牵引患肢，待术者指下有关节牵开感时，用力向患侧斜扳健肢使腰部过伸并扭转，此时拇指下可有骨性跳动感或弹响声及软组织松解的弹响声与粘连分离声。速将健肢放平于原位，让患者俯卧片刻，翻身后仰卧4小时，卧硬板3~5天。下床室内活动时，用腰围保护。此手法每个椎间盘突出节段做一次，不必重复。

②患者俯卧，腹部垫枕，两助手分别持握健侧腕踝牵引，第三助手双手挤压固定患侧髋部。术者一手拇指按压于病变节段的后小关节处，一手臂从患者肩前腋下掏入，后置其患侧胸背部，在上下牵引力加大的瞬间，术者将患侧肩背向健侧斜扳，可闻及关节弹响声。牵扳法适用于侧旁型腰椎间盘突出症。

38. 牵压法：适用于中央型椎间盘突出症，腰椎滑脱症。

①患者俯卧，常规牵引患肢，术者立于患侧，双手拇指指腹按压病变节段的后小关节处（如腰4滑移按压腰5），嘱助手逐渐牵引患肢。待术者指下有关节牵开感时，嘱助手顿拉，双手瞬间下压，可闻及关节弹响，复位完成。

②患者健侧卧，健侧髋膝屈曲。术者立于其背部，双手拇指相对按压病变节段的后小关节处，嘱助手逐渐牵拉患侧上下肢，待术者指下有关节牵开感时，嘱助手顿拉，双指瞬间同时向腹侧用力顶压，可闻及关节弹响声，复位完成。

39. 胸腰椎关节活动双上肢伸展法：适用于增加脊柱活动度，整复松解脊周肌肉紧张、痉挛，达到以松治痛。患者俯卧，全身放松，两手上举头顶，床头部垫高，髂骨上缘部与床以缚带表面固定以防滑脱。术者立于头上方，弓箭步站立，右手抓住其右手腕上方，左手抓住其左手腕上方，将双腕拉紧后，缓慢地左右交替牵引两手臂，让患者身体松弛后，再将其双臂牵引至极限，并瞬间发出轻微顿力，完成关节伸展运动。

40. 腰背部软组织松解法

①适用于腰背部软组织损害及腰椎手术后期被动的功能训练。患者仰卧，全身放松，两手交叉置颈后。术者立于其骨盆附近，面朝其头部。在患者腰腹部系一宽布带，术者双手抓住布带两侧，让患者缓慢呼吸，呼气时术者双手将其腰部缓慢向上拉；吸气时缓慢放下，反复数次。

②适用于腰背肌紧张痉挛。患者俯卧，两臂放于体侧，一助手固定胸背，一助手拔伸踝部牵引。术者双手拇指指腹或拳背顺棘突旁自胸腰向骶部推压，可重复两遍。推压路径宜涂液体石蜡，每周两次。

41. 屈髋屈膝摆臀拉腰法：适用于腰椎多关节多形式错位、腰椎间盘突出症、老年性肥大性脊柱炎及腰骶部慢性软组织损伤。

①患者仰卧，双手交叉置枕后，全身放松，屈髋屈膝，双膝间距约 10cm。术者嘱其左右有节奏地摆动至弹性限制位，达到摆臀拉腰，解除肌痉挛及滑膜嵌损，使腰椎小关节动中求正，以松解减压的目的。每遍 20~30 次，一日 2 遍。

②患者俯卧，双臂放于体侧，腹部垫枕并屈膝 90°，大腿放松平置床上，小腿柔和地左右摆动或屈膝约 150° 顺、逆时针转动至弹性限制位，达到摆臀拉腰，解除肌痉挛及滑膜嵌损，使腰椎小关节动中求正，以松解减压的目的。活动量同上。

42. 骨盆旋转复位法：适用于腰椎小关节紊乱、腰椎间盘突出症。患者仰卧，术者立于床边，左旋或右旋盆骨。左旋时，使其左腿屈曲外旋，左足底朝右膝部，右腿外展，小腿垂于床外。术者一手按住其右肩以固定躯干，一手扶其右膝，让患者尽量抬举右腿，膝关节伸直，甩向左侧，右膝落于左膝以上，两大腿交叉。术者顺势向下压一下右腿，以加大旋转幅度，常可闻及腰椎解锁的"咯哒"声。然后在术者辅助下，让其把右腿沿相同轨迹甩到原来的外展位，反复数次。右旋与上相反。

43. 抱膝滚动复位法：适用于腰椎滑脱，腰弓过深，腰椎部成角错位。患者仰卧，头部垫枕，双手叉握紧抱双膝（屈髋屈膝），术者立于右侧，左手托其颈部，右手抱其双膝（腰骶成角变形者，改用左前臂按其双膝下部，右手托其臀部），使患者做仰卧起坐动作。每卧下术者加力将其臀部抬起，而且一次比一次抬得高，以使过伸的腰轴或错位的关节在运动中渐次得以矫正。

44. 髋部侧摆整复法：适用于腰椎侧弯侧凸式小关节错位。患者仰卧，屈髋屈膝各 90°，术者右上臂从其腘窝下掏入后放置左前臂并用腋窝夹紧其小腿，左手放在其膝部作为支点，以腰椎左侧凸为例，术者右膝跪在床面顶住其左髂部，向左侧闪动摆髋至弹性限制位后瞬间侧摆 3°~5°。此时可闻及弹响声，整复完毕。

（四）腰骶椎（骨盆）整复调理手法

1. 俯卧按臀扳腿法：适用于骶髂关节后上错位。以右侧为例。患者俯卧，下肢伸直，术者立其左侧，左掌压在向后上移位的右髂后上棘处，右手将其右膝及大腿托起后伸，并逐渐扳向左后方。术者两手同时徐徐用力，抬起放下，往返 2~4 次，待其适应，腰部放松后，将其右下肢扳至左后方最大角度时，左掌加大压力，右手加闪动力将右下肢再加大而有限制地扳动一下，复位完成。

2. 俯卧拉腿推臀法：适用于骶髂关节后上错位而体格健壮者。以左侧为例。患者俯卧，双手扶抓床沿，第二助手固定其胸腋，第一助手牵拉患侧下肢，术者立于患侧，叠掌置于错位处的髂后上棘部，嘱患者腰肌放松，术者口令"1、2、3"。喊"1、2"时第一助手牵抖患肢 1~2 次；喊"3"的瞬间，3 人同时发力，术者向下前方冲压，两助手上下牵拉，可闻及弹响声。

3. 侧卧扳肩压腿推髂法：适用于骶髂关节后移位。以左侧为例，患者右侧卧，右掌置左肩关节处，左肘弯曲，放于左腰部，右脚微弯，平置床上，左脚背钩在右腘窝处，全身放松。术者面对患者而立，右掌根压于其左髂后上棘处，右膝压在患者左小腿近膝部，尽量向下压，左手抓其左肩往左上方推，当术者感到右掌下髂后上棘皮肤紧绷时，右掌即向患者前下方推压可闻及弹响声。

4. 侧卧扳肩压腿推坐骨法：适用于骶髂关节后错位。以左侧后错位为例。患者如"3"体位，术者体位及左手、右腿姿势同"3"，唯右手掌置于左侧坐骨结节处，在压左小腿、向左上推左肩，臀部皮肤绷紧时，右掌向患者后上方推坐骨，可闻及弹响声。该手法复位的力点不是放在错位而隆起的部位，而是在另一侧（即坐骨结节）。当术者将坐骨结节向后上方推时（升高），通过耳状关节面的中轴作用，另一端（即向后错位的髂后上棘）就会因坐骨结节的"升高"而"降低"（跷跷板原理），达到复位的目的。

5. 按臀扳髂法：适用于骶髂关节后错位。以左侧为例。患者右侧卧，右下肢屈髋屈膝，左下肢伸直，术者立于其后，一手抓扶其髂前上棘部，一手掌根按于其骶椎中部，嘱患者放松腰臀，术者暴发用力，双手同时一推一拉扳按，反复2~4次。若为双侧骶髂关节错位，另一侧同样手法换体位治疗。此法亦可俯卧位操作。

6. 屈膝屈髋压髂法：适用于骶髂关节前脱位。以右侧为例。患者仰卧，术者立于右侧，面对患者，将其右下肢屈髋屈膝，右掌扶按患者右膝部，右肩胸侧抵紧自己右手掌背，左掌根压在患者髂前上棘（可垫软枕或毛巾）。术者弓背弯腰把患者右膝髋屈曲到最大角度时，双手同时下压。经查若两侧髂前上棘仍不对称，可重复操作。

7. 屈膝屈髋拉臀压髂法：适用于骶髂关节前脱位而体壮肥胖者。以右侧为例。患者仰卧，术者立于其右侧，将其右下肢屈髋屈膝，以自己右肩近胸侧抵紧其右膝部，右手掌置于患侧坐骨结节，余与"6"同。术者弓背弯腰将患者右膝髋屈曲到最大角度时，右手骤然将其坐骨结节向上拉，左掌下压右髂前上棘。若不成功，可重复2~3次。本法与"6"复位原理相同，都是通过屈髋屈膝至最大角度时，利用腘绳肌牵拉坐骨结节向前，通过耳状关节面的跷跷板轴心作用，使向前错位的骶髂关节往后移。上法两点用力，本法三点用力，效果更好。

8. 拉腿压腘推骶法：适用于腰骶角过大（即腰椎前凸）及腰5前滑脱。患者俯卧床边，下腹部垫软枕，术者立于其左侧，面对患者，左掌根置其腰骶部，手指朝其足根方向，伸肘；右手握其小腿远端屈膝，将自己右膝屈曲置患者左腘窝部。术者向上拉其左小腿，右膝向下压其左腘窝，当下压至最大角度时，术者左手骤然由后向前，兼带由上向下推患者腰骶部，重复2~3次。

9. 内旋腿矫正法：适用于骶髂关节前错位造成同侧下肢内旋者。以右侧为例，患者仰卧，术者立于其右，面对患者，右手握其右小腿下方，左手扶按右膝，将右膝髋关节屈曲、内旋，再使髋关节外展外旋，尽量靠近床面，最后用力把右下肢拉直，反复2~3次。

10. 外旋腿矫正法：适用于骶髂关节后错位造成同时下肢外旋者。以右侧为例，患者仰卧，医患体位姿势同"9"，先屈曲右膝髋外旋右下肢，再使髋关节内收内旋，尽量使右膝靠近左下肢，最后用力拉直右下肢，反复2~3次。

11. 压腿对抗复位法：适用于耻骨内上移错位者。以左侧为例，患者仰卧，左髋移至床边，左大腿外展并滑下床沿，左手紧握右肩以保持躯干平衡，术者立于左侧面对患者，左手置于右髂前上棘附近，右手置左侧髌骨上面。术者双手下压的同时，嘱患者把左膝向上用力抬起，坚持3~5秒，放松后再重复3~5次。

12. 摇按骨盆法：适用于骶椎和腰椎下段错位者，但局部疼痛、肿胀明显时不宜采用。患者仰卧，双下肢并拢对齐屈髋屈膝或是双膝并拢双踝交叉。若术者立于其右侧，则以左前臂、手掌横压于患者膝下小腿部，并固定其双膝，右手掌、臂持握、稳定住双踝，尽力屈髋屈膝，使臀部抬起，反复3~5次。然后使屈曲的髋膝沿顺、逆时针旋转、摇动，当旋转至两侧时，尽力使臀部抬高。如此反复顺、逆时针旋转5~8次，活动幅度适中为宜。

13. 屈髋屈膝冲压法：适用于骶髂关节前错位。

①患者仰卧，双腿伸直。术者一手握持患侧踝部，一手扶按膝部，做患肢屈髋屈膝动作。当屈髋至最大角度时，术者将扶膝之手改为前臂屈肘向腹部对侧按压其小腿，再向上、向外各按压1~2次。每按压一次，术者双手紧握踝部向下用力牵抖一次。

②患者仰卧，术者立于患侧，一手大鱼际远侧按压于患侧髂骨前，虎口朝下，四指轻放于腹股沟处，拇指置于髂外侧；一手扶持膝下部，屈膝屈髋900。两手用稳力垂直向髂后方冲击推压，继而扶膝之手使髋关节充分屈曲，按髂之手同时向后用力推压，可闻及弹响声或感觉髂骨移动。按髂之手改为掌心朝健侧，虎口贴近髂骨前侧，于髂外翻位向内上方间断推压髂骨数次。

14. 推髂拉腿法：适用于髂骨后错位者。患者侧卧或俯卧，术者一手掌根向前托住患侧髂后上棘处，一手握持足踝部，渐渐伸髋至最大限度，然后托髂骨之手用力向前下方速推，使髋后伸，觉髂骨移动，整复结束。

15. 骶髂关节前后同时错位整复法：适用于双侧髂骨向前后错位者。患者仰卧，以右侧髂骨向前移位，左侧向后移位为例。床头垫高，固定患者腰部（腰4附近）在治疗床上，患者右手放在腹部，左手抓扶床沿稳定身体，两腿屈曲，尽量靠近腹部。术者立于左侧骨盆下方，面向患者，右掌按压其右膝外侧方，将双膝向其左侧压下。左掌置其右臀下方，向上扳抬右坐骨，同时右掌将其双膝向左侧外方下压，持续30~60秒，可反复几次，直到矫正为止。

第二章　导引整脊

　　导引是中国古代的一种早于推拿，以后又与推拿相结合的医疗、保健方法。原始的导引主要是舞蹈式、体操式的特定肢体锻炼方法（摇筋骨、动肢节），用于肢体筋骨肌肉病变，是早期整脊的主要疗法之一。到了春秋战国时期，导引中加入了呼吸锻炼内容，增强了其防治疾病和保健的效果，扩大了治疗范围，成为医疗和养生延年的重要方法而广泛流行。魏晋隋唐时期，导引与推拿的结合达到鼎盛时期，并在其中融入了意念调控内容，使导引更加完善、科学。导引法也被医家广泛用于疾病（尤其是脊柱病）的预防和治疗。宋代，人们对导引与推拿的认识更加深入，二者逐渐演变为两种各有侧重的防病、治病和保键方法。推拿以手法调整人体的组织结构和生理功能，导引则逐渐发展为有规律的身体活动、呼吸运动和意念活动，用于预防和治疗身心疾病，尤其在预防保健方面得到长足的发展，形成了五禽戏、易筋经、八段锦、太极拳等系统完整的导引方法和调息运气意守等静功方法。近现代人们又将导引中呼吸、意念、动作相结合的动功与静态调息运气意守的静功统称为气功。尽管如此，在医疗保健中，常常需要把导引与推拿结合运用，以提高和巩固医疗保键效果。而推拿医生又必须习练导引来增强体质，提高手法的效果。由此可见，导引与推拿均是古代的医疗保健方法，现代虽然发展成不同的学科，但在医疗保健工作中，应把二者结合运用，提高疗效，这已为大量的临床实践所证实。

　　导引（包括其分支——气功），强调肢体筋骨肌肉及内脏功能的调理提高。因此，对脊柱位置结构异常（错位、畸形等）、退行性病变、畸形性损伤和脊柱局部病变引起的四肢关节、内脏等相关疾病有整复调理作用，是整脊的有效方法之一。尤为重要的是，导引整脊，通过患者的主动运动，即可松动、扳动和矫正脊柱的骨性结构，又可修复和增强骨及其周围软组织的功能，增强脊柱的稳定性和灵活性，从而减轻或消除脊柱及脊柱相关疾病，恢复脊柱的正常功能和解剖位置。

第一节　导引整脊的作用及原理

一、理顺筋骨，整复脊柱

　　导引强调采用合乎人体组织结构，使人体保持坐如钟、站如松、卧如弓的正确姿势，加上柔和轻缓的动作、特定的呼吸和意念活动，从而使脊柱保持在正常的功能位置上合理运动，使筋骨顺畅，骨正筋柔，既可防止脊柱病的发生，又可整复调理脊柱位置结构异常。临床观察发现，导引的这一作用是通过改善和增强脊周肌肉、筋膜、韧带的活力，部分地增进和纠正脊椎关节功能紊乱而产生的。

二、强健筋骨，稳定脊柱

导引有"内练一口气，外练筋骨皮"的作用，尤其侧重于强筋健骨，从而增强了脊柱的稳定性，对脊柱病的预防和脊柱病愈后的疗效巩固有重要作用。

三、平衡阴阳，灵活脊柱

导引强调平衡人体内外阴阳，不仅能使人身心内外俱健，而且重视锻炼中的肢体上下、前后内外、左右的动作协调平衡，从而使骨关节及其周围的软组织功能平衡协调，起到滑利关节，灵活肢体的作用，增强了脊柱的灵活性与稳定性的统一，有利于脊柱病的预防和治疗。

四、疏通经络，调和气血

经络遍布全身，既是人体气血津液运行的通道，又是联络五脏六腑、四肢百骸的网络。导引通过肢体的特定活动、以意领气、循经导引、自我循经按摩、意守相关部位等方法，引导疏通经络，调理脏腑，推动气血，消除脊柱筋骨病变引起的气血失和状态，达到营养滋润、修复病灶局部，治愈疾病的目的。

五、调理脏腑，强身健体

导引以腰部为运动轴心，把命门和丹田作为意守重点，增强了先后天之本乃至五脏六腑之气，从而为脏腑经络、四肢百骸的正常活动提供了物质基础，全面增强了体质，使人筋骨强健，肢体健美，身手敏捷，精力充沛。

六、增智挖潜，益寿延年

导引能激发人体潜能，使人耐饥，能食，耐寒，耐暑，耐劳，能睡，从而在工作、学习时精力旺盛，思维敏捷，记忆增强。由于人体各方面能力增强，既提高了工作学习效率，又增进了健康，延长了寿命。所以，导引为"彭祖寿考者之所好也"（《庄子》）。

综上所述，导引是一种综合锻炼，包含了合理运动，精神调养，科学饮食，规律生活，劳逸结合等方面。其本身既是一种医疗保健方法，又是各种保健强身措施的纽带，其对脊柱的保健和脊柱病的治疗有重要作用。

第二节　导引整脊的原则、要领和注意事项

一、导引整脊的原则

1. 辨明病情，估计预后，医患结合，正确选择导引整脊方法。
2. 导引整脊一定要以自主活动为主，身体力行，不可急于求成。

二、导引整脊要领

（一）基本要领

导引种类很多，方法千变万化，但入门及取效的关键是调身、调息、调心，从而达到形松、气平、心定。

1. 形松——调身的关键。要求练习者形体自然放松。每一种导引法，对姿势均有一定要求，如静坐、站桩、躺卧、行步等。尽管姿势动作各异，但都要求做到自然放松，不能用劲。这里讲的"松"是指松而不懈，柔和不僵，绝不是松松垮垮，弛而不张。

2. 气平——调息的关键。要求练习者呼吸自然平和，并在此基础上做到深、长、匀、细。深，指呼吸之气深达下焦（丹田）；长，指一呼一吸的时间较长；匀，指呼吸之气出入均匀，无忽快忽慢现象；细，指呼吸之气出入细微。这些要求并不是每一个练习者一开始均能达到的，而是在练习过程中，在情绪安宁、意念集中的基础上慢慢产生的。所以，练习者不要强求在短时间内即形成完整的深长呼吸，否则易使胸肌、腹肌紧张，阻遏气机下降，出现气短、胸闷、胃胀、胁痛等症状。因此，要顺其自然，就像日常生活中根本不注意呼吸一样。这样才能逐步通过呼吸练习，使之由浅入深，由快至慢。练到一定程度后，方可达到呼吸自然平和。

3. 心定——调心的关键。即练习者把注意力（意念）集中到身体的某一特定的部位，或者把意念集中到某一事物上，再通过特定的呼吸，逐步使外驰的心神集中起来，杂念不断地得到排除，渐至杂念平息，进入入静状态（介于醒觉与睡眠之间的中间时相）。这样就容易使各个脏腑器官都得到自然放松，使气血运行通畅。

形松、气平、心定三者之间是密切相关不可分割的。姿势的松舒与否，直接影响到呼吸的匀细深长；若呼吸自然平和，深长细匀，以至若存若忘，绵绵不断，则杂念定会逐渐减少，外驰的心神就容易得到收敛。心神收敛，就易入静。入定可促使心定而不动或少动，五脏六腑及四肢百骸易于放松，练习者就容易进入练功状态，使气血充和。

（二）特殊要领

1. 松静自然　松是指练习时不但肢体放松，还要做到精神放松。人在觉醒状态下，精神与形体都处于比较紧张的状态。机体活动虽然也有松有紧，但总是紧多松少。所以，

导引练习时,就特别强调"松"。静是指练习时精神的宁静。人在清醒状态下,大脑总是在比较紧张的工作,所以大脑需要在一定的时间内有一个消除疲劳的安静状态。因此,练习时要不断地排除杂念,使精神宁静。自然是指导引练习时姿势、呼吸和意念活动都应该在自然的前提下进行,而不能勉强,所谓"贵乎自然"。

2. 圆、软、远：圆是指练习时躯干和肢体活动都要保持圆弧形,肢体各关节都不要僵直,以利于气血流通；软是指肢体关节、肌肉韧带都要放松而不僵硬,在运动中保持一定的松软度；远是指心意境界要远,双目虽轻闭,但意视远方,有将自己融入天地自然之中的感觉。

3. 意、气、行：意是导引时的意念活动,包括思想、感情、意识、思维等；气是指内气；形是指形体的动作,即导引架势。导引练习必须通过架势(子)关、意念关、调息关,三者缺一不可。其中意念活动起着主导作用,而姿势和呼吸又可反作用于意念。轻松柔软的肢体活动和悠长匀细的呼吸既有利于意念的放松,又有利于大脑入静。只有意、气、行三者协调统一,才能疏通经络,调整阴阳,补益气血,增强脊柱关节灵活性、稳定性,提高人体组织器官的功能,达到强筋健骨、防病治病的目的。

4. 树立"三心"：练习者要从思想上、生活上、时间安排上及场地选择上等各方面为长期坚持导引练习做好充分准备,只要真正树立了信心、决心和恒心,就能做好导引。如果犹豫不决,举棋不定,三天打鱼,两天晒网,是不会产生效果的。

5. 循序渐进：导引练习要真正取得成效,必须循序渐进,持之以恒。尤其是脊柱退行性病变和慢性脊周软组织劳损等病的患者,恢复脊柱的正常功能活动绝非一朝一夕之功,所谓"功到自然成"、"欲速则不达"是'很有道理的。所谓循序渐进,即是在导引练习中,动作上要由简单到复杂,时间上要由少到多,要求上要由浅入深,运动量上要逐渐增加。简而言之,循序渐进实质上就是指掌握好运动量的问题。合理掌握好运动量是循序渐进的关键。首先要做到"因人制宜",由于每个人的体质不同、基础不同、病情不同,故对每个人的要求及运动量大小也应该有所不同。如青年人,病情轻,可练得剧烈些,运动量可大些,而中老年人,病理变化复杂,运动量就要适当减少；体质好的人运动量可大些,而体弱多病者就应酌情减轻。同时,还应根据各人的爱好和具体的情况,采取不同锻炼方法,这样才会提高导引整脊效果而不损伤身体。

三、导引整脊的注意事项

为了取得好的整脊效果,进行导引练习时应注意以下事项：

(一) 四要

1. 场所要温暖：导引练习要在室内外温暖避风的环境进行。锻炼的目的在于整复错位畸形、调利筋骨、培育真气,所以必须依靠阳气的温煦。再则,人在导引练习时全神贯注,经穴开放,易受风寒侵袭,势必影响入静和锻炼效果。

2. 空气要新鲜：练习导引时要调节呼吸，如果空气污浊，势必有害身体，失去了导引健身强体的本意。

3. 全身要放松：练习时神经放松，肢体动作柔和自然。如果心存杂念，喜怒不宁，思绪烦乱，就不要勉强练习。

4. 练习要定时：饮食起居有常，生活有规律，尽可能按时作息，养成良好习惯。

（二）六忌

1. 忌汗出当风：导引之后身微出汗，不可当风而立。因为出汗时，人体腠理疏松，毛孔开放，外邪容易入侵致病。

2. 忌强忍溲便：导引练习前应解净大小便，不能强忍溲便进行练习，以免影响形体和思想的放松。即使在平时，也不宜久忍溲便，以防伤肾。

3. 忌饥饱练习：导引宜在不饥不饱状态下进行。过饥过饱练习，既影响消化功能，又影响气血运行。

4. 忌纵欲耗精：精能养骨生髓化气，保持入骨正筋柔，精力充沛，气机旺盛。因此，节欲保精，对导引练习者来说尤为重要。保养精、气、神是导引练习的宗旨。

5. 忌纵口暴饮：人以胃气为本。整脊健身应注意保养胃气，不能"纵口图快于一时"伤胃损身。"好酒腻肉，湿面细汁，烧炙烩炒，辛辣甜滑，皆在所忌"（朱丹溪《养老论》）。

6. 忌劳逸失度：生命在于运动，但要注意劳逸适度。过度劳累也会给身体带来损伤，"久视伤血，久卧伤气，久坐伤肉，久立伤骨，久行伤筋"（《素问·宣明五气论篇》）。"久听伤神，多恐伤肾，多笑伤腰，多交伤髓"（《寿世传真》）。

第三节 导引整脊的方法

导引整脊的方法丰富多彩。本书将传统导引整脊方法和现代脊柱功能锻炼的方法相结合，按脊柱的不同节段及其所支配的肢体部位分为颈肩臂头面部导引法、胸腰椎部导引法、骶髂臀腿部导引法、四肢关节导引法和脊柱整体导引法。

一、颈肩臂头面部导引法

适用于颈段脊柱位置结构异常引起的局部及肩臂面部病证。

1. 颈项增力：两脚分立与肩同宽，或坐位，双手叉腰，颈部挺直，下颌内收，两目平视或微闭，呼吸自然匀长。头尽量吸气后仰→还原→呼气前屈→还原。重复12~36次。

2. 左顾右盼：预备姿势同"颈项增力"。先吸气-呼气头颈尽量向右后转，目视右后方→吸气还原→呼气头颈尽量向左后转，目视左后方→吸气还原。重复12~36次。

3. 交替侧屈：预备姿势同"颈项增力"。先吸气→呼气头颈尽量向右侧屈→吸气还原

→呼气头尽量向左侧屈→吸气还原。重复 12~36 次。

4. 摩掌按抹：预备姿势同"颈项增力"。先深吸气并闭气→两掌迅速摩擦生热→自然呼吸，两手小鱼际自风池穴沿颈部两侧缓缓按抹至肩部。重复 12~36 次。

5. 后伸牵拔：两脚开立与肩同宽，两手交叉扶按颈后。先做强力后伸：头颈前屈，在双手适当用力向前按压颈部的同时，头颈部尽量后伸，反复屈伸 5~8 次。次做牵拔：如上姿势，吸气双手适当用力向前按压的同时向上强力牵拔，头部强力后伸足跟抬起，足尖点地；呼气头颈双手放松，足跟迅速踏地产生振动。反复 5~8 次。

6. 仰卧抬头：仰卧薄枕上或去枕，上肢平放体侧。吸气头颈甚至胸背尽力抬起并持续片刻；呼气缓慢还原。反复 1~2 次。

7. 寿龟旱泳：两足分立，略比肩宽，身体稍微前倾。吸气，两手如游泳般前伸，做分水下压动作，同时抬头伸颈；呼气两手收回，低头缩颈。反复 12~36 次。

8. 望月：运气两足开立，与肩同宽，两手自然下垂。吸气，扭头颈向左上方"望月"，左手向左上方，右臂屈肘使手伸至颌下→呼气还原→吸气如法向右上，"望月"，反复 6~12 次。

9. 左右开弓：两足开立，与肩同宽，两手掌相对成圆形，抬至胸前４两手握拳缓慢左右分开至体侧，头向左转，眼随手走，肩胛骨尽量靠拢→还原→如上头向右转→还原。反复 12~36 次。适用于颈椎病、肩周炎、背部筋伤等。

10. 双手伸展：两足开立，与肩同宽，屈肘于体侧，手轻握拳，拳高于肩，拳心向前；两拳松开同时两臂上举，掌心向前，抬头看患侧手指→还原。反复 12~36 次。适用于颈、肩、背及腰部酸痛，肩关节功能障碍等。

11. 开阔胸怀：两足开立，与肩同宽，两手腹前交叉，手背向前→双臂从体前向上举至头顶，然后经体侧划弧下落与肩平。翻掌朝下并缓缓下落在体前交叉，眼睛始终跟手走→还原。反复 12~36 次。适用于肩周炎，颈、肩、腰部筋伤等。

12. 展翅飞翔：两足开立，与肩同宽，两臂经体后侧成"展翅"样，肘高于肩，手下垂，手背相对，眼看肘，随之向前→两手成立掌置于面前，掌心相对→两臂下落，手掌下按还原。反复 12~36 次。适用于肩周炎及颈椎病肩、臂僵硬、功能障碍等。

13. 铁臂单提：两足开立，与肩同宽，左臂经体侧上举成托掌，眼视手背，同时右臂后伸，内收屈肘，手背紧贴腰骶部→左臂经体侧下落，目视手臂，后伸、内收、屈肘，手背紧贴腰部高于右手处－右臂单提，动作同左→左手贴回腰骶部。左右交替，反复 12~36 次。适用于颈、肩、腰痛，胃脘胀满，肩周炎等。

14. 抱顶行气（《万育仙书》治头昏法）：盘膝端坐，凝神静气将养片刻，将两手相对搓热，叠掌按抱于顶门上，闭目凝神，深缓吸气，再徐徐向外吹呵呼气，同时运气上头顶，反复行功呼吸 17 次。适用于头昏、椎动脉型颈椎病等。

15. 扳颈按颊（《诸病源候论》理喉法）：一手臂向体侧平伸，高与肩平，掌心向上；另一手托握下颌向外挽拉，两手相向用力做 14 次，左右交替→两手保持原姿不动，身体向左右两侧尽量摇转 14 次→两掌按两颊不动→吸气肘部发力向内压同时收腹→呼气松手松腹→两肘平抬，肘尖向外，以意引气散向肘、肩、腰、臀，反复做 7 次。适用于颈性头风脑眩、喉痹等证。

16. 拔颈治目（《保生秘要》治目疾法）：盘膝静坐，两手收抱脑后，仰面缓缓嘘、呵吐气，吐完再吸，反复 17 次→两腿上下左右反复转动，同时反复睁闭眼睛→意想双瞳藏于双肾，运肾水至眼中，清洗眼部内外，以双目观想二肾。适用于肝肾有热，目赤肿痛，视物昏花，能清热明目；对颈性目疾亦效。

17. 转颈后瞧（《修龄要旨》治目赤涩法）：两足开立与肩同宽，面向暗处墙壁，先以左手绕头后，从上紧攀右眼，然后用力向右扭转头颈，回视身后亮处片刻→还原→右手如上攀左眼，头颈左转，回视身后亮处片刻→还原。左右反复各 9 次。适用于双目赤涩、颈性目疾等。

18. 摇撼天柱：端坐，两手按膝或叠掌按置心下，向左扭头项及背，运气一口；复向右扭头项及背；亦运气一口。左右交替，各 12 次，复调息运气 24 口，呵气 24 口，吹气 24 口。适用于颈椎病头痛，诸风，血脉不通及头面肩背各种疮疾。

19. 整修昆仑：先叩大牙 36 次→叩门牙 36 次→舌在口腔内牙齿外左右搅海各 10 次→漱口 10 余次→咽津 3 口→两掌合十，置于胸前，吸气闭之，迅速搓热两掌，浴面 36 次→梳头 36 次→鸣鼓（两掌掩耳抱头，第 2 指叠在中指上，作力滑下，重弹脑后如击鼓）36 次。适用于头部昏晕，眼花，口眼歪斜，头痒多屑，头痛经久不愈时作时止。

20. 健肾聪耳：静坐手置膝上，闭目养神。两手中指分别轻按两耳窍中，一按一放，反复多次→手指按定，轻轻摇动，以引寻内气，通畅耳窍。适用于耳鸣、耳聋等。

21. 纯阳行气：两足开立，平心定气，左手平舒前伸，右手自左腕上捏至左肩下，同时运气 24 口→如上左手捏右臂，亦运气 24 口。适用于肩臂痛。

22. 伯阳谈道：静坐调息，不喘不急，右腿放松，舒展置地，左腿弯曲悬空，搭于凳上，左手朝外平举，五指朝天，右手按摩腹部，凝神运气 12 口。适用于肩背疼痛。

23. 开胸摇肩：两手立掌交叉于胸前，作两臂外展与肩平→两肩内收至起势，反复 20 次。两掌分置同侧肩部，先向前后环绕 20 次，再向内外环绕 20 次。适用于颈椎病，肩背上肢疼痛麻木。

二、胸腰椎部导引法

1. 双手托天：两足分立，与肩同宽，两手交叉，置于上腹，掌心向上→两臂上提至下颌，反掌上托，抬头挺胸，掌心翻转向→两臂带动上身左、右各侧屈一次→两臂经体侧下落→还原→如上操作，经另一侧下落还原。本法能正骨理筋，适用于颈腰僵硬，肩、肘关节及脊柱活动不便，脊柱侧弯等。

2. 转腰推掌：两足平行站立与肩同宽，双手握拳抱于腰间→右手变掌前推，掌心朝前,同时上身左转,左肘向左侧方顶,左上臂与右臂水平,目视左后方→还原→推右手,目视右后方→还原。反复12~24次。本法能增强腰肌力量,提高腰椎的旋转能力和稳定性,有助于矫正腰椎侧弯,适用于颈腰痛伴有手臂麻木、肌肉萎缩等。

3. 转腰正脊:分腿直立,稍宽于肩。右掌上举抱住颈项,右臂内旋,手背贴腰,同时身体向左旋转,目视左后方→还原→左掌抱颈,右掌背贴腰,身体右旋,目视右后方→还原。反复12~24次。本法疏通督脉、膀胱经,整复调理脊柱,促进气血运行,适用于颈、腰椎病引起的头晕、头痛、失眠、心悸、腰痛等。

4. 叉腰旋转:双腿平行站立与肩同宽,两手叉腰,依次用力推动骨盆向左、前、右、后、左做顺时针方向环绕运动12~14圈→如上逆时针方向环绕12~14圈。该法主要滑利4、5腰椎关节,特别是使腰伸,增强骶棘肌力量,有利于保持或矫正腰椎生理弧度,适用于腰部急、慢性损伤,腰椎病等。

5. 展臂弯腰:分腿平行站立,与肩同宽,两手臂腹前交叉→两臂由前上举至头顶,抬头挺胸收腹→两臂经体侧下落与肩平,掌心向下,同时上身挺腰前屈抬头→两臂前交叉→站立起身。反复12~14次。本法锻炼脊周软组织,增强椎体活动功能,适用于颈、背、腰部筋伤的酸胀疼痛。

6. 弓步插掌:左弓箭步,双手抱拳置于腰部→右拳变掌前插,拇指向上,余指向前,左肘后顶,做到腰直、腿直、臂直→右弓箭步插左掌→还原。反复12~14次。本法主要锻炼腰、臂、腿部肌肉韧带及脊柱旋转功能,有利于矫正脊柱小关节紊乱、滑膜嵌顿等。

7. 双手攀足:双足靠拢立正,两腿伸直,十指交叉于上腹前,掌心向上,经面部翻掌上托至头顶,目视手背→弯腰前屈,掌心朝下按住足背起身直立→还原。反复12~14次。本法亦可坐于床上,两腿伸直,两手向前,弯腰攀足,一弯一伸,徐缓往来。弯时吸气,伸时吐气,反复19次。本法主要锻炼、牵伸腰部和下肢的韧带、肌肉,适用于腰、腿部软组织损伤,转腰不便。脊椎侧凸,腿部酸痛麻木及屈伸不便等。

8. 转腰俯仰:两手翻掌上托,虎口张开相对,目视手背→
两臂经体侧下落叉腰(拇指向前)。上身做顺、逆时针方向各转12~14圈。转至前方时上身前俯,转至后方时后仰。该法锻炼腰腹肌肉,固肾强腰,调理脾胃,适用于肾气虚弱,腰膝酸软,乏困无力,头晕、眼花、耳聋等。

9. 按摩腰眼:端坐或两足开立,两掌擦热,紧按两侧腰眼片刻→两手同时或一上一下擦腰骶部3~5分钟。适用于各种腰痛。

10. 飞燕点水:俯卧,头转向一侧,两腿交替做过伸动作→两腿同时做过伸动作→两腿不动→上身做背伸动作→上身与两腿同时做背伸运动→还原。反复12~36次。本法能滑利关节,增强腰肌力量,适用于各种腰痛的预防。

11. 抬臀提腿:仰卧,双手置颈后或体侧,肘臂支撑,双膝屈曲,抬起臀部持续片刻后放下或双腿伸直并拢,抬起两侧或一侧下肢30°~40°持续片刻后放下。反复12次。该法可增强腰骶、腹部肌肉力量,适用于腰腿痛基本恢复后的疗效巩固。

12. 抱膝滚腰：仰卧，尽力屈膝屈髋，双手交叉抱膝下→抬臀后仰→反弹坐起。如此一起一落如滚动状，做 12 次。本法锻炼腰臀腹肌及背部肌肉。适用于腰背疾病、腰椎前凸畸形等。

13. 抱球扭腰：两足开立，与肩同宽，两手臂成抱球状置于胸前→上身左转，腰向右扭转→还原→上身右转，腰向左扭转。左右交替 12~14 次。本法增强腰部的灵活性和腰背肌肉的力量，适用于腰背疼痛，活动不便等。

14. 整脊治腰：俯卧，两手向后握两足，仰头，足趾用力外张。手脚一松一紧拉动 7 次→两手向前舒展，两脚向左右摇动 14 次→两手摇动 14 次→两腿伸直，安定身心，内视引气沿脊柱循督脉及膀胱经向下→两手扶床，用力下推，身体略起，意引气沿脊背向下散布→复原。反复 14 次。适用于肩、背、胁、腰冷痛胀闷等。

15. 玄武神剑：屈膝下蹲弯腰，两手做剑指，左手后扬过头，右手前展微低，口鼻微出浊气三、四口→左脚向前，右脚尖顶住左脚跟，调息 10 次。适用于腰腿疼痛等。

16. 乌龙探爪：就地坐定，两手前探攀扳双足，调息 19 次。适用于腰腿疼痛等。

17. 接舆狂歌（《赤凤髓卷二》）：面墙站立，右手扶墙，左手自然下垂，足脚踏墙，力量适中而舒缓，同时调息 18 次，左右交替。适用于腰痛。

18. 乌龙摆尾（《赤凤髓·卷二》）：两足开立，与肩同宽。左脚向前半步，右足跟提起，弯腰低头如鞠躬状，两手与左足尖齐，调息运气 24 次，左右交替。适用于腰痛。

19. 篯铿观井（《赤凤髓卷二》）：正身立定，伸腰挺胸，平视前方，调息定气，两手握拳，手臂平端，弯腰到地如鞠躬状缓缓起身，两臂高举，伸展腰身，闭口，用鼻缓缓放气。反复 3~5 次。适用于腰腿痛，行动不便。

20. 钟离摩肾：站立或端坐，两掌互相攘热后握拳，双拳按置两肾俞穴，调息运气 24 口。适用于腰腿疼痛，肾堂虚冷等。

21. 神龙绞柱（《洗髓金经》）：吸气，以腰为轴向左转身，右臂向左划弧，小鱼际置左肩上，手心向上斜向里，左臂向后划弧，手背贴于秉风、曲恒两穴间→呼气向右转身，肢动作相同，唯方向、左右相反，反复 8~12 次。扭转时身体起立，定势时微下蹲，头颈双目随转，视身后同一目标。适用于腰腿痛。

三. 臀腿及下肢导引法

1. 白鹤转膝：两膝并拢微屈，两手轻按膝上，身体前倾，目视前下方→两膝同时顺时针、逆时针、向内、向外各回旋转动 12~14 次。适用于膝关节病痛及腰腿疼痛，下肢酸困乏力等。

2. 仆步转体：直立分腿一大步，双手叉腰拇指向后→右腿弯曲，左腿成仆步，上身左转 45°→右仆步上身右转 45°。适用于腰、臀、腿痛，髋、膝、踝关节活动不利等。

3. 俯蹲伸腿：立正，上身前屈，两手扶膝，腿伸直→屈膝全蹲，两手扶膝，指尖相对—两手掌贴脚背，两腿伸直→立正还原，两手放回体侧。反复12~24次。适用于腰腿疼痛，髋、膝活动不便，下肢肌萎缩等。

4. 扶膝托掌：两足开立宽于肩，上身前屈，右手扶左膝→上身挺直，马步站立，左臂经体前上举成托掌，目视手背→上身前屈，两腿伸直，左手扶右膝与右手交叉→上托右手。左右交替，各做8~12次。适用于颈、肩、腰、腿酸胀疼痛及下肢肌肉萎缩等。

5. 胸前抱膝：立正，左脚向前一步，重心前移左腿→右脚跟提起，同时两臂前上举，手心向前，抬头挺胸→两臂经体侧下落，同时提右膝，双手紧抱右膝于胸前，左腿伸直→还原→右脚向前一步，重心转至右腿，如上抱左膝。反复12~24次。适用于髋关节酸痛、屈伸不便及下肢肌肉萎缩无力。

6. 左右蹬腿：两足开立，稍宽于肩，两手叉腰，拇指向后，左腿屈膝上提，向右前方踹腿→还原→换做右腿。反复12~24次，适用于髌下脂肪垫劳损、膝关节酸痛、下肢活动不利及肌肉萎缩无力等。

7. 仰卧举腿：仰卧，两腿伸直，两手放于体侧—单侧下肢直腿抬举，角度逐渐增大，后期还可在小腿远端绑上沙袋练习。两腿交替，各做50~100次。适用于下肢肌肉萎缩无力。

8. 蹬空增力：仰卧，两腿伸直，两手放于体侧→一侧下肢屈髋屈膝，踝关节极度背伸—向斜上方蹬踏，同时踝关节尽量屈曲。反复12~36次。适用于腰、臀及下肢疼痛，活动不便及下肢肌肉萎缩等。

9. 罗汉伏虎：两足开立，略宽于肩，两手叉腰，四指在前→右腿屈膝下蹲，左腿自然伸直→还原→左腿下蹲，右腿伸直→还原。上体宜直，两眼平视，呼吸自然。重复50~100次。适用于腰髋及下肢酸痛，股内收肌麻木、萎缩等。

10. 搓滚舒筋：坐于椅上．患足踏在竹筒或木棒上做前后滚动，使踝、膝关节做屈、伸运动。每次5~10分钟。适用于下肢酸困无力、瘫痪及膝、踝关节活动不利等。

11. 其他方法：如仰卧蹬车法，太极步，踢毽子等。

四、四肢关节导引法

1. 马步推掌：马步站立，两手握拳置腰部→两臂内旋向前，拳渐变掌向前推掌，掌心向前，指尖相对→还原。反复练习12~36次。适用于颈、腰椎病及四肢关节酸痛、麻木、乏困无力等。

2. 歇步推掌：两足开立，稍宽于肩，两手抱拳于腰部→上身左右转，右足内旋45°，左足外旋180°，下蹲成歇步→右手向右侧推掌，左肘向左侧顶，目视左侧→还原→向相反方向如上操作。反复12~36次。适用于颈、肩、腰及四肢关节酸痛、麻术、乏力等。

3. 上下疏通：直立，两手抱拳腰部，拳心向上→右手上托，掌心向上，目视手背，上身左转90°→上身前屈，同时右手从髋部向下摸左脚外侧→上身右转，同时右手摸两足背至右脚外侧→还原；反方向换手操作。反复12~36次。适用于肩、背、腰、腿酸痛。

4. 转体回头：直立分腿一大步，两手抱拳置腰部→上身向左后转，右足内旋45°，左足外旋150°，屈左膝成弓步→右臂向前方推掌，与右腿成直线，左肘后顶，向左转体回头→还原→相反方向换手再作。反复12~36次。适用于四肢关节及颈、肩、腰、背酸痛。

5. 双转辘轳：两足开立，稍宽于肩，两手抱拳于腰部→身体左转成左弓箭步，两臂内旋变掌伸向左上方，如转辘轳样→两臂前伸时右足跟抬起，两肘后顶时左脚尖翘起，反复12~36次→身体右转成右弓箭步，如上摇转上肢，步法同上，反复12~26次。适用于颈、肩、腰、背及四肢关节疼痛、麻木、乏力等。

五、脊柱整体导引法

脊柱整体导引法方法很多，如传统的太极拳、八段锦、五禽戏、练功十八法等，现代的颈、肩操，腰腿操等，本书选择几套练法简单、效果显著的方法。其他方法可根据爱好、条件和身体情况酌情选用，并参考有关资料练习。

1. 太极拳

包括二十四式（简化）太极拳、四十二式（国际比赛规定套路）太极拳及各套传统太极拳。其以脊柱为中轴，以腰为枢纽，以髋关节为躯干与下肢的桥梁，发力于足，运力于腰，用力于肢；动作缓慢，以柔统刚；呼吸匀长，以意领气；手随心转，目随手动。形气神协调统一，精气神全面锻炼，对预防和治疗脊柱病及其相关肢体、内脏器官疾病有良好作用。

2. 龟蛇导引术：是一套模仿长寿动物龟、蛇的习性和动作进行养生保健的导引方法。该法动作轻柔、舒展、缓慢、匀稳，以腰为枢纽，经腿、胯、背、肩、肘而达于手。如蛇之行气，节节贯通；如龟之吐纳，注重呼吸。加之思想集中，神态安详，内心无我无为，增强了其养生保健作用和对脊柱功能的增强，对防治脊柱及脊柱相关疾病有重要的作用。

龟蛇导引术分站式、坐式和卧式。

（1）站式

①龟蛇合气：两足平行开立，与肩同宽，重心大部分落于两足跟和两膝、髋，保持直而不僵，两臂自然下垂于体侧，手指并拢微曲，自然放松，目视前方一固定目标片刻后垂帘轻闭。心平气定，神态安详，自然缓慢呼吸，分别自身体的前、后、左、右及中轴从上向下依次放松。每放松一个部位，同时要内观体会舒松、温润、通畅的感觉和意气下行的快感。

前面：头顶→前额→两眼→口→前颈→胸→上腹→小腹→两大腿前面→两膝盖→两小腿前面→两脚→意守大脚趾1~2分钟。

后面：头顶→后枕部→后颈→背→臀→两大腿后面→两腘窝→两小腿后面→两脚掌→意守两脚心（涌泉穴）1~2分钟。

左右两面：头顶→头两侧→颈两侧→两肩→两上臂→两肘→两小臂→两手十指→意守两中指 1~2 分钟。再由头顶–头两侧→颈两侧→两肩→两腋下→两胁肋→腰两侧→两胯部。两大腿外侧→两膝外侧→两小腿外侧→两脚→十个脚趾→意守小脚趾 1~2 分钟。

正中线（轴）：泥丸（脑正中）→喉→心→胃→脐后腰脊前→会阴→两下肢→涌泉→意守涌泉 1~2 分钟。

②二龙戏珠：全身（尤其是肩背腰腹）放松，右手按脐，左手按于右手背，顺时针揉腹 36 次，同时耳内听、目内视、意念轻轻关注按揉之处，觉手掌带动内脏随之运转，由小动渐至大动，又由大动渐至小动、微动、内动→如上逆时针运转并内听、内视、意守。

③左右浪动：两手沿带脉向后分抹至腰肾→身体左右摆动：左侧弯时左手下擦右手上擦；右侧弯时右手下擦左手上擦。先用掌擦，次用拳眼擦，再以手背擦，最后仍用掌擦，各 12~36 次（一上一下为一次）。

④摇头摆尾：a. 吊腰旋臀。两足平行开立，与肩同宽，拇指向前叉腰（或两臂自然下垂），膝胯微屈，腰部尽量放松，先顺时针回旋转动腰胯 12~36 次，再逆时针旋转 12~36 次。b. 风摆荷叶。如上大幅度顺、逆时针回转 12~36 次。C. 摇头掉尾。头、颈、腰、背等同时作顺、逆时针回转 12~36 次。

⑤前后浪动：两足平行开立，与肩同宽，全身放松，口似闭未闭，似张未张，舌抵上颚，下颌微前伸，上身呈鞠躬样前俯，腿似直非直，身体微下蹲，收下颌，依次屈伸踝、膝、髋、腰、胸、颈各关节，全身节节贯串浪动，其根在脚，发于腿，主宰于腰，达于头颈。下颌的一伸一收，带动头部进行划圈式周期运动，引动脊柱浪动，形成梢节领，根节催，上下一气贯通的协调活动。前俯时两臂同时自然前摆，仰面时两臂同时自然后摆。

⑥玄蛇盘树：a. 左手后背，掌心朝外，置于右侧腰部→右手从体侧上举过头→屈肘贴枕部抱头，手指压拉左耳，右腋张开，头、颈、腰背向左后方拧转，意视右脚跟，舌抵上颚，稍停片刻。b. 身体转正，侧头上观九天之上，身直气静，舌抵上颚，右手从头后过头顶经面前徐徐下按，气血随之下沉丹田→再做对侧，动作相同，方向相反。

⑦白蛇吐信：a. 左脚向前迈半步，右膝微屈，上身后坐于右腿上呈左虚步，左手自下向体前弧形前探，高于肩平，掌心朝下，同时右手自下沿右胸上提至乳上方，掌心斜朝外，五指朝下。b. 右手沿胸下落小腹过毛际，虎口朝向小腹，五指向下，同时左手落至右手背上，掌心朝外，五指斜向下—右手前探，左手上提_，左手沿胸下落至毛际，右手落于左手背。如此左右交替，反复 5~8 次。

⑧金蛇缠绕：a. 平圈。两脚平行开立，略宽于肩呈马步，仰掌至于两腿侧→拧腰向右呈右侧弓步，同时左手仰掌向右侧平探—拧腰向右呈左侧弓步，左手在身前平划半圈呈左侧平举，掌心朝上。b. 直圈。左掌经左上至右上，同时右侧弓步—左掌继续向右下划弧同时右腿屈膝成仆步，左掌继续沿左腿经左下方平探，掌心向上，呈左侧弓步。C. 斜圈。顺时针旋腰 1.5 圈，同时左手仰掌亦随之旋转 1.5 圈，呈左侧弓步及右侧弓步时，掌心皆向上。上体前俯时手臂运转稍低，约与膝平；后仰时手臂运转略高于头。d. 肘圈后

探。腰向左拧转，同时屈肘，手与脐平，沿腰向左后探出，掌心仍朝上。e. 螺旋圈。拧腰向右，左手经左下向右上划弧至右额前上方，肘微屈，小臂在头上方旋转一小圈至左额前，展肘仰掌旋向右胸前，最后呈叉腰状或仰掌置于左腰侧。然后由平圈起，做另一侧动作。

⑨灵龟戏水：两脚平行开立，略宽于肩，膝微屈，两手交替做划水状圆圈。左手划时腰胯向右微拧，右手划时腰胯向左微拧；手臂在上时屈曲膝胯，身体下缩，在下方时，身体上升，使肢体呈扭转对拔状态。

⑩神龟吸气：a. 马步相距约三脚宽，两掌重叠或分别按抚在小腹处或分按于两腹股沟，全身放松，自然缓慢呼吸 3~5 次，犹如龟鳖憋息。末次呼气将尽时，上体深深前低，头部低于两膝，将肺中余气呼尽。b. 头像小勺舀水似的引颈前伸，同时缓缓吸气，上体徐徐抬起还原并微微后仰舒胸，吸满气。撅嘴如猪嘴状使鼻孔变窄，缓长呼气，反复 9~36 次。

⑪腾蛇陆起：两脚平行开立，与肩同宽，两臂自体侧缓缓向头上高举，两臂在头上方徐徐左右摆动，腰身随之微摆，有扶摇腾空的意境→仰面，掌心朝上，两臂同时外旋，掌心斜向内，继之向下，缓缓自身前下落至胯前，意气随之上引泥丸，下透涌泉，缓缓下蹲，两手亦随之下按至两脚外侧→握拳如"旱地拔葱"状，身体缓缓站起，如此反复若干次。

⑫娇蛇甩尾：两脚平行开立，与肩同宽，意静心清，呼吸自然。以脚发力，拧转腰身，两臂放松。在腰身左转时，以右拳或前臂击腹，左拳击腰；右转时左拳或前臂击腹，右拳击腰。亦可如法交互击打腰、肩。

⑬龟蛇伏气：如龟蛇合气站立，初学者宜重复龟蛇合气练习，渐觉美之于中，畅于四肢百骸，进入大通境界：先觉身体中脉空空洞洞，百脉冲和，关窍齐开；进而毛孔齐开，似觉有气出入，内外混元一气，往来无阻，引伸上下，通于无际。突感平常所有的知觉和感觉忘却无遗。如此有感觉就观窍或体验冲和之气感，没有感觉就忘却一切，所谓"有欲观其窍，无欲观其妙"。

（2）坐式

①龟蛇合气：端坐床椅，两脚平行，相距约三脚长，脊柱竖直，腰部松沉，臀部微敛，头颈松弛端正，两臂自然下垂，肘微屈，两掌轻按小腹两侧，两小指分置腹股沟处，虚腋，两目平视一固定目标，继之放松，垂帘轻闭，余与龟蛇合气站式同。

②二龙戏珠：端坐，余与站式同。

③左右浪动：端坐，余与站式同。

③摇头摆尾：端坐，头颈松软，先顺时针回旋转动 5~8 次，逐渐带动整个脊柱随之以腰为轴做大幅度旋转 5~8 次；然后逆时针如上做。

⑤玄蛇盘树：端坐，余同站式，唯拧腰向后时目视后下方。

⑥怪蟒翻身：a. 两臂展直，自体侧高举过头，仰面观天。b. 头颈正直，目视前方，两手抱后脑，掌心掩耳，两肘张开与肩平行。e. 拧腰向左，身前俯，右肘尖朝下，左肘

尖朝上。d. 拧腰向右，右肘上挑，左肘下压呈右肘在上左肘在下。e. 还原。反复 12~36 次。

⑦神龟服气：端坐，余同站式，较站式效佳。高血压患者初练时前俯角度小些，逐渐加深。最好先练习点穴降压龟息法：两手合掌，两拇指端触及喉结，向两侧分开按于喉旁动脉，两手余指分按颈后。拇指紧按动脉后俯身练习。身躯抬起后放松。一般练习 2~8 次后血压即有所下降，然后按常规练习。

⑧灵龟戏水：端坐，余同站式。

⑨龟蛇伏气：端坐，余同站式。

（3）卧式

①仰卧龟息：仰卧，枕高适宜，轻闭口眼，两腿自然伸直，两手放于体侧或叠放于小腹，想像如灵龟深沉渊底，全身极度放松、放软，以舌在齿外颊内徐徐搅动 10 余次后再漱口 10 余次，将口内唾液聚在一起，徐徐吸气，缓缓呼出大部分，闭目咬牙提肛将唾液吞下，咕咚有声，随即轻轻吸气一口似随津液下降入丹田→缓缓深长呼气，全身随呼气极度放松。如此咽津 3 口后，宁心静听呼吸出入，以听息之一念代万念，渐入静定：闻似未闻，恍恍惚惚，不知不觉进入"冬眠"状态。

②二龙戏珠：仰卧，余同站式。

③蛇行气：a. 两手十指同时效仿蛇之屈伸，缓缓呈抓挠状屈伸 12~36 次；b. 十个脚趾同 a 法屈伸抓挠 12~36 次；c. 两臂和两腿分别向内外转 12~36 次。

④浪动：仰卧，腰身左右摆动 12~36 次→俯卧，左右缓缓摆动 12~36 次。

⑤神龟出水：俯卧，面枕床上，两腿自然伸直，两脚与肩同宽或略宽，两手轻按肩旁。缓缓鼻吸抬头引颈前伸，渐引上身抬起，先用腰脊力，后用手臂力支撑，两目极力向上远眺→头微低，肩颈放松，先缓缓呼气，随即吞律或咽气一口，再轻轻吸气一口，气随津降至丹田→缓缓深呼气尽，恢复俯卧，全身放松如酥，保持自然舒适，缓慢呼吸 3~5 次。如此反复 3~5 遍。

⑥俯卧蛰藏：俯卧屈肘，两手俯掌置耳旁，两肩放松，两腿自然伸直，余如仰卧龟息。

⑦侧俯卧息：左（右）侧俯卧式，枕高 3~4 寸，头微前俯于枕上，躯干微后弯呈含胸拨背，气沉丹田。左（右）腿微屈在下，右（左）腿蜷曲膝部触床，右（左）腿背钩贴左（右）委中或承山穴上或置左（右）腿前，以舒适为度。左（右）肘屈曲成直角，左手掌心向上置于耳前枕上。右臂自然置于右大腿上（龟息眠），手足曲而心息定，呼吸细细绵绵，若有若无，如仰卧龟息练法。

⑧龟塔式：俯卧，胸部贴床，头向一侧，两腿跪起，两脚稍分开，两大腿与床面垂直，保持 5~20 分钟。年老体弱不能做者可做膝肘着床练习。适用于子宫后倾、子宫脱垂和盆腔瘀血症。

3. 道家强肾固精长寿术

该术动静结合、内外双修，内涵导引、按摩和胎息等功夫，着重锻炼腰背及下丹田，具有强肾固精，壮骨柔筋，增强脊柱的稳定性、灵活性，防治脊柱及脊柱相关疾病的作用和保健强身、延缓衰老的功能。

这套长寿术包括立、坐、蹲、跪、爬、滚、卧七种功法，每法又分十三势。每势之间既有密切联系，又可单独分开练习。所以，为整脊疗疾练习的人，可酌情选练几势，循序渐进，便可收到预期的效果。本书根据整脊的需要，介绍站功十三势。

预备式：各势相同。两脚开立，与肩同宽，两手臂自然下垂放于体侧，全身放松，心平气静。

一势：回春功（服气养肾悠功）。①起势：先吸气提起脚跟，胸部舒展，小腹鼓起→呼气小腹微缩，微屈膝，脚跟落地。反复8息。②抖动：深呼吸后屏息约1分钟→两膝微屈，全身放松做上下弹性颤动。此时男子肾囊前后摆动，女子玉门微开，全身无处没有振动感。如此抖动1分钟。③转肩：抖动后身体重心放手前掌，双膝微屈，全身放松，两臂松垂，口微张，交替转动两肩，左肩沿前→上→后→下划一圆圈，同时右肩沿后→下→前→上划一圆圈。两肩交替协调运转16次。动作以背带肩，以肩带臂，使脊柱肩胯连续扭动，挤压按摩内脏。

二势：上元功（麻姑上寿功）。起势：左手缓慢沿前正中线上提至胸，手心朝上，五指略分。左手继续向左前方运展，同时右手跟行，目随左手到顶点后翻掌或海底捞月势下行；在左手上行的同时，左脚尖沿地运经右脚内侧，虚步向左划弧，落地屈膝，前后两脚相距约60cm，躯干随之向左转动，重心左移，右腿随身左转，右脚跟微提，成左弓步、右半弓步，双腿根部内侧相应紧扣→躯干转向右，右手顺势向右前方运展，左手从下向上跟行，右手运至顶点后翻掌成海底捞月势下行，同时两脚从左转向右成右弓步、左半弓步，双腿根部内侧紧扣→左右交替，各做8次。

三势：八卦形功（日月地回功）。起势：双手自下而上抬起抱球与肩等高，双膝稍屈→左手向上运行至头顶上方，右手臂向右下运行至身后成半月形，身体左转45°成左弓步、右半弓步，上身正直—右手在右体侧坿八卦，从体侧右下方向前向上向后划一圆为太阳，再据圆的垂直直径从下而上划"s"形，至顶端时翻掌从后向下向前划一圆为地球，右脚顺势向前迈出右成弓步、左半弓步，当右手剖圆至头顶上方时，左手向左下方运行，在左饲划八卦，划法同右，但方向相反，当左手划完八卦运至头顶上方时，右手从头顶上方向右下方运行，右脚顺势后退一步，左腿弓步，右腿半弓，右手开始第二洗划八卦。两手交替，各做8次，约1分钟。

四势：鹃翔功（平环功）。起势：双手形同抱球抬至胸口，左手在下右手在上，相距约30cm身体左转，由左至右来回呈"*"形转动，两手心相对，顺势在体前运转划"∞"形。在左侧划圆时左手领先在上，右手在下跟行。运至胸前时相对翻车，右手梗先在上，左手在下跟行。两侧变替，各做"s"状。

五势：龟缩功（万寿功、复环功）。厢手向前平抬做屈肘→左手向下划半圆至小噎，手心向上，与右手呈抱球势→重心右移，上身前倾，徽向左转，左脚向左方迈出半步戚弓步，右腿后伸，脚不离地，同时左手前伸屈腕，手指呈水平，右手按向右下方，拇指触胯成奔马式。左手向外翻掌，抽臂后拉，左肩相应由上向后向下转动→左臂屈于胸前→右肩带动右手，从右下方向前划半圆，屈臂于右胸前，上身后仰，收腹、弓腰、缩颈，形如龟缩→向后转肩落肩，双手向下向前向后划大圆至胸前。向后转肩落肩→双手再向上向前向后划大圆。双手运至腹前时向后转肩落肩双手重复向下向前向上划大圆至胸前，再向上向前向后做划大圆动作。当双手回至腹前做转肩落肩动作后，身体右转，两手抱球，重心左移，右腿虚步前迈半步成奔马式，开始做右侧动作，与左侧方向相反。左右各做8遍。

六势：龙游动（龙凤呈祥功、三环功）。两腿脚靠拢，上臂夹紧屈肘合掌于胸前→双掌合十左倒于左肩，左掌在下→右肘抬起，头、上身左倾，臀部右摆→合十双掌伸向左上方，经头顶向右划圆至颈前，成左手在上，手指向前；在双手划圆的同时臀部由右向左摆动，再摆回正中并微屈膝髋，重心下降。此时划完第一个半圆→双手向左侧下方划半圆至胸前正中，左手在下，十指向前，同时臀部右摆，再由右摆回正中，并继续屈曲膝髋，使重心较前再降，完成第二个向下划的半圆→双手向右下方划半圆至腹前正中，左手在上，手指向前，同时臀部左摆，再从左摆回正中，重心再下降，屈膝半蹲，完成向下划的第3个半圆。接着由下向上划三个半圆：两手合掌向左侧上方划半圆至胸前，左手在上，重心稍升→向右侧上划半圆至颈前，右手在上，重心再稍升，整个过程臀部如上摆动。由上至下。再由下而上共划了3个连接的圆，臀部左右来回摆动6次，整个脊柱随之扭转。收势：划完第三个圆回至左胸前→继续向左上方划半圆至头顶，手指向上→双手垂直下落至胸前→双手自然放下。

七势：蟾游功（小环功），腿脚并立，双臂沿体侧屈肘提起，五指并拢，紧贴乳旁，屈膝、收腹、缩颈，下蹲提踵，重心落于两脚前部（涌泉穴处）→两手前伸，分别向胸前左右两侧从里向外划一整圆，复归原位，如同蛙游，同时直腿、挺胸腹、伸颈、提踵。双手由前向后划圆8次→双手在胸前由后向前划圆8次，同时直腿、挺胸腹、伸颈、提踵。两手前后共划圆16次。

八势：天环功（上阳功）。两臂前平举，手心向下，抬至头顶脑后时自然翻掌向上，十指向后，上身后仰→双手在头上方从后向左向前向右向后划圆4圈→反方向划圆4圈。

九势：地环功（地阴功）。双臂屈肘抬至胸前，手心向下→身体左斜，双手伸向左前方，同时左腿向左前方迈出半步，双腿尽量前伸成左弓步→双手从左至右在胸前划水平圆，腿由前弓变为后侧弓步，身体由偏左偏前变为向右向后倾。如此划圆8圈→收左腿换右腿，双手同前反方向划圆8圈。

十势：人环功（猫虎功）。双手手心相对，由前举至头顶，虎口相对，左右分开，手心向上→重心右移，左脚向左侧迈半步，右脚跟微抬向左转45°，顺势转体，面向左方→双手向左右两侧下落划圆，与此同时，弯腰屈体，当双手十指运行至左膝上时，合掌上行，身体向上引伸，重心右移，当合掌运至胸口时，转肩一圈，顺势合拢十指向上，两肘弯成三角如礼拜状→开掌向前上方划弧，身体顺势前倾，重心左移，完成左方动作→重心右移，右转90°，收左脚向左前方迈出一步→双手由上向两侧下落划圆，同时弯腰屈体，重心左落，当双手运至左膝上时，合掌上行，身体向上引伸，重心右移，当合掌运至胸口时，转肩一圈，合掌顺势向上，两肘弯成三角如礼拜状→开掌向前上方划弧，身体前倾，重心左落如猫扑，完成前方划圆。身体重心右移，收左脚向左移步如预备站式。两手从上方分开，向两侧落下到圆，同时弯腰屈体，当两手至两膝内侧时合掌上行，身体向上引伸。当合掌行至胸口时，转肩1圈，台掌十指顺势向上，两肘弯成三角如礼拜状，然后开掌向前上方划弧如猫扑势，完成在中间划圆→左脚跟微提，左转45°，重心左落，顺势右转90°，收右脚向右前方迈半步，左脚跟向左转45°，双手从上向左右两侧下落划圆，同时弯腰屈体，当两手至右膝上时，合掌上行，身体向上引伸，重心左移，当合掌行至胸口时，转肩一圈，合掌十指向上，两肘弯成三角如礼拜状→开掌向前上方划弧，身体前倾，重心右落，完成右方划圆→左脚跟微提，左转45°，重心左移，收右脚向右迈一步，随之转体90°，左脚跟左转45°，双手从上分开向左右两侧下落划圆，同时弯腰屈体，顺势前倾，重心右落，当双手十指下行至右膝上时，合掌上行，身体上引，重心左移，当合掌行至胸口时，转肩一圈，合掌十指顺势向上，两肘弯成三角如礼拜状，开掌向前上方划弧，身体前倾，重心右落如猫扑势，完成后方划圆→左脚跟微提向右转45°，收左脚向左迈一步，左转身90°，左脚跟继续右转45°，身体再左转90°，双手从两侧下落，自然收势。

十一势：八仙庆寿功（礼拜修仙功）。两手向小腹运行，虎口交合抱拳成八卦形，沿前正中线从下向上运行至印堂穴处，从眉际划弧下至咽喉处，手心向下→继续下行，过脐时变平搭掌，行至裆部时又抱拳弯腰45°成礼拜状→抱拳沿前正中线由下而上至鼻下又返回裆部，屈身弯腰做第二次礼拜状→抱拳上行至心口向外翻掌，劳富向上叠掌，下至脐下→提臂、转肩、翻掌→下至裆部屈身弯腰做第三次礼拜状，完成正面三拜。抱拳上至心口，开拳翻掌，手心向上，左手向左前弧形伸出，右手向下弧形伸出，掌心向上意想吸天之阳气，同时左脚向左前迈出一步，屈膝收腹挺胸，重心左移，目随左手，右腿屈膝虚步，拇趾点地成左弓步、右半弓步→抽身向后，右脚跟着地，右腿屈膝成弓步，左腿虚步半弓，拇趾点地，重心右移，同时左手沿原伸出路线回至胸前，与左手相台抱拳→向左后转体扭身，目向后瞧，举拳停于左腮，同时左腿屈膝成弓步，右腿半弓，重心左移成礼拜势→右脚虚步划弧向右前迈出一步，屈膝成弓步，左腿半弓，重心右移，同时转身回拳至胸口，开拳阴掌，右手向右前方弧形伸出，左手向左下弧形伸出，掌心向下，意想吸地之阴气→右手返回胸前，左手从左下划弧经头上方回至胸前，与右手相合抱拳→向右后方转身，目后瞧，举拳停于右腮侧，同时右腿弓，左腿半弓，重心右移成礼拜势，完成向右后方礼拜势→左脚从后向左前虚步划弧迈出一步，成左弓右半弓步，重心左移，同时转身回拳至胸口，开拳阳掌左手向左前上方，右手向右下方弧形伸出，意想吸天之阳气→左手沿原出路线返回胸前，右手从右下向上经头上划弧至胸前，两手抱拳，举向左腮侧停住，同时左腿弓、右腿半弓，重心左移成礼拜势，完成向左前方礼拜动作→右脚从后向右前虚步划弧迈出一步成右弓左半弓步，重心右移，同时回拳至胸口，开拳阴掌右手向右前上方，左手向左下方弧形伸出，意吸地阴→右手返回胸前，左手从左下向下划弧经头上回至胸前，两手抱拳，举至右腮侧停住，同时右腿弓、左腿半弓，重心右移成礼拜势，完成向右前方礼拜动作。

最后回拳胸前，同时收右脚，与左脚跟并立成"八"字，直腿-两手向两侧划弧落下。

十二势：凤凰展翅功（大顺功）。两臂前抬成抱球势（右上左下）→手背相对，左手向左上伸展，手心由向上变为向下，右手伸向右下，手心由下转向上，同时左脚向左横开半步，转体成弓步，重心左移，回首俯视成凤凰展翅势→两手收回，手背相对，右手向右上，左手向左下伸展，右手心变向下，左手心变向上，同时转体成弓步，重心右移，回首俯视，成另侧展翅势，左右交替，各做4次。

十三势：还童颜功（润肤功）。共14节，本书仅介绍第1节 "三星高照"。两腿并拢站立，双手手心向下，慢慢前平举并继续举过头顶，手心向上，虎口相对，同时展胸收腹深吸浅呼，吸气尽翻掌，两手返回还原，呼尽浊气。反复上势3次（道家称一举为福星，二举为禄星，三举为寿星，故称此势为三星高照）。

4. 颈肩导引法

①舒展背肌：两脚开立，两掌按摩两臀部50次→两手背按摩下腰部50次_食指尖按摩肩背部100次，越向上端越好。

②仰首环天：两脚开立，头身略后仰，一手支撑腰后方→头及躯干转向一侧，远眺天际，另手手指与视线同时指向远眺处，逐渐转腰仰首，与手指一起环视天空，直至对侧，换手同法操作10~20次。

③双手托顶：两脚开立，两手交叉，手心向下，上臂平肩。尽力将掌心向下压，同时两肘上抬，形成对抗，肩下有牵拉感觉→翻转掌心向上，两臂顶举头后仰，直视手背。反复10~20次。

④单手托顶：两脚并立，两手背伸，一手向上挺举，另手向下牵压，两上肢形成上下对抗伸展，同时头颈转向牵压一侧。左右交替10~20次。

⑤侧腰伸肩：立正，左足持重，右足屈曲尽力提起，同时躯干向左侧曲，右上肢微屈向左上方举过头顶，左上肢微屈向下方绕过腰背部叶重心慢慢右移。如上交替做10~20次。

⑥颈胸旋后：两脚并立，右足向后与左腿交叉，上身转向左后方，两肘微屈，亦乘势旋转，双目后视。如是来回摆动数次后，右足收回呈站立位一左足后撤，上身右转，如上操作。交替做10~20次。

⑦鹰飞马跃：两下肢外展半蹲，两臂伸直外展高举，两腕尽力掌屈，同时足尖跷起，微抬大腿平面，躯干不动→两上肢下压，两腕由掌屈立即变为背伸，同时足跟落地，躯干不动，两脚保持外展半蹲，目平视。反复30~50次。

⑧屈髋伸臂：两足开立，左足持重，右腿髋、膝尽力屈曲上提，踝关节跖屈，同时左

上肢伸直上举，右上肢伸直后伸，头右转—还原重心右移，右腿上提如上操作。交替做10-20次。

⑨扩胸松肩：两足略分开立，两肩向后扩胸，头略后伸→双肩上下提降30-50次。

⑩托天轻摇：马步微蹲，两臂微屈，肘上举，前臂尽量旋前，掌心托向天空，头后仰看远方，轻轻摇摆躯干30~50次，收势成站立势。

5 腰背导引法

胸腰椎位置结构的正常，主要依靠腰背部伸肌、臀肌、腹肌及其他有关配套的肌肉，如腘绳肌、股伸肌、腓肠肌和平衡运动来完成。所以对以上三方面的肌力锻炼和各关节的平衡运动是锻炼的要点。

（1）腰背肌及臀肌导引法

①俯卧法：a. 两下肢交替做后伸上举；b. 腹部垫软枕，两臂外展，手握床边，两腿同时或交替后伸上举。亦可于踝部悬物做抗阻力性后伸上举。c. 姿势同上，两腿不动，上身逐渐背伸。亦可于前臂悬物做抗阻力性背伸。d. 两臂后伸，两腿及上胸部同时离床背伸，持续数秒，还原休息，反复多次。

②仰卧法：a. 头和四肢支撑过伸法。以头、双肘、双足跟为着力点，用力将躯干和下肢离床做过伸。b. 头和双足支撑过伸法。两臂置胸前，头和双足跟着力如上操作。c. 双手和双足支撑过伸法。两掌、两足跟着力，头、胸、大腿均离床面做过伸。

（2）腹肌导引法。

仰卧起坐练习，方法从略。

（3）腘绳肌导引法

①仰卧，两掌抱头后，两腿交替直腿90°，小腿再屈至90°

②俯卧，用力屈曲膝关节，亦可于踝部捆重物同法操作。

（4）股伸肌、股收肌等导引法。

①仰卧，两腿伸直，用力收缩四头肌作肌肉等长收缩运动。

②仰卧，两腿屈曲，小腿平举，做两大腿分、合动作→两髋、膝尽量屈曲，再用力前伸踢出。

（5）平衡导引。

①两掌、膝着地呈爬行位→一侧上肢及对侧下肢同时平举，持续数秒→交替操作另侧。

②站立，上身逐渐前屈，同时一侧上肢及对侧下肢平举，持续数秒→交替操作另侧。

第三章 其他整脊法

长期慢性的软组织损伤,是导致脊柱位置结构异常的重要病因之一。在手法等整脊后,如不及时治疗原有劳损,除了其本身的病理反应(如纤维变性、机化、钙化等)外,还会对邻近脏器和组织产生刺激及影响,其中机械性刺激、无菌性炎症、循环障碍等,均可引起邻近脏器与组织的功能损害而出现新的临床症状或遗留部分症状。如肌肉痉挛,可导致椎体在复位后再次移位,使血管、神经重新受到刺激或／和压迫,病情反复缠绵。倘若对失稳的椎体反复整复,又会使椎周软组织松弛,肌张力下降,进一步加重了椎体失稳,形成恶性循环,越复位反而越容易错位。此外,若错位的脊椎骨质增生较明显、椎周软组织粘连较明显时,单纯用手法、导引有时也难以奏效。所以,在适当的手法、导引整复后,可以选用水针、针刺、刮痧、拔罐等疗法,修复软组织损伤,提高脊柱的稳定性、灵活性和平衡功能,巩固和增强整脊效果。

第一节 水针疗法

水针整脊疗法是用 10%葡萄糖和复合维生素 B 液注射到失稳的椎间或椎旁,起到人为水肿固定区,即在注射区起到一时性的内固定作用,有利于损伤组织恢复和椎体稳定。

一、适应症

关节突关节退行性变、嵌顿或半脱位,椎间盘变性早期椎间隙变窄,脊椎失稳错位,椎旁或肩胛内上角软组织劳损等。

二、注射体位

颈段及上胸段坐位,在桌或床上置软枕,双手屈曲放在枕上,低头将前额枕在前臂上胸下段、腰骶部选用俯卧位。

三、注射点

1. 棘突间注射:在错位椎体棘突下缘进针,对俯仰式错位的椎体在复位后起辅助复位作用。

2. 棘突旁分层注射法:在错位椎体棘突旁进针,对椎体旋转式或侧弯侧摆式错位在复位后起人工水肿固定作用,防止椎体再度错位。

3. 半环形注射法:在错位椎体棘突下缘进针,先注射 1/3 药液,再把针退至皮下,向一侧以 45°进针，再注射 1/3 药液后，针又退至皮下，再向另一侧以 45°进针，把剩余药液全部推完。对椎间盘变性早期椎间隙变窄，经牵引增宽后，能保持牵引效果。

4. 劳损点注射法：拇指与肌纤维垂直触诊有摩擦者，筋节滑动感处为劳损点。常见于病椎上下棘上韧带，椎旁一至二寸（第1侧线）的多裂肌、夹肌、半棘肌、大小菱形肌附着点，椎旁三至五寸（第二侧线）的最长肌及颈椎后缘各肌附着点。在劳损点注射能补给受伤处营养及热量，有利于创伤的重新修复。

5. 与脊椎相连的中深层肌肉的远端附着点注射法肩胛提肌在肩胛内角处，大小菱形肌在肩胛内缘处，腰方肌在腰 1~4 横突处，背阔肌在胸 7 以下至骶骨髂嵴与股骨小结节下方。

四、疗程

在手法或牵引治疗 3 次以后开始配合水针治疗，隔日一次或每周两次为宜。若疗效较佳，则可每日一次，但应更换注射点。根据劳损范围大小，10~20 次为一疗程。劳损点以摩擦音消除为愈；硬结以软化为愈。

五、药物及针具

用 10~20ml 注射器，配 5 号×38mm 针头。颈背劳损点用 10%葡萄糖注射液 l0ml（腰部用 20 ml）加复合维生素 B 注射液 2 ml，分别注射椎旁两侧劳损点。软组织粘连、硬结点用 10%葡萄糖 10 ml 加 30%胎盘注射液 2ml，每点注射 6~12 ml。半环形注射用 10%葡萄糖 20 ml 加复合维生素 B 注射液 2 ml，分三点注射。

六、注意事项

1. 急性期间局部尚有无菌性炎症，注射后局部疼痛加重，故在整脊三次后症状减轻时始可注射。若注射后局部酸胀，可用神灯、频谱仪、场效应仪等，以助缓解。

2. 必须熟悉注射部位解剖结构，避免刺伤脑、肺、肾、脊髓、大血管等重要脏器。

3. 注意防止晕针和过敏。事先应给患者解释清楚该疗法，操作时避免粗暴及疼痛。若发生晕针或过敏反应，立即停止注射，按晕针或过敏反应进行紧急处理。

4. 同一注射点，尽量不做连续注射，避免局部注射过多而吸收不良。人为水肿固定最多连续注射三次。

第二节　针刺疗法

针刺是以中医基础理论为基础，以经络学说为指导，使用针具并通过一定的手法刺激机体的一定部位，激发经络血气，调理脏腑功能，增强整体功能，治疗和预防疾病的一种方法。

人体的五脏六腑、四肢百骸、五官九窍、皮肉筋骨等组织器官之所以能保持相对协调统一，完成正常的生理活动，是通过经络系统的联络、沟通作用实现的。"夫十二经脉者，内属于脏腑，外活络于肢节。"（《灵枢·海论》）此外，经络还有运行血气、濡养周身、抗御外邪、保卫机体的作用。

脊柱及其相关疾病的针刺治疗是以中医阴阳、五行、脏腑、经络学说为基础，运用"四诊"诊察疾病以获取病情资料，进行八纲、脏腑、经络辨证，结合辨病（脊椎错位畸形），分析归纳证候，明确病因病机病位病性及病情标本缓急，选穴处方，使用针刺治疗，以通经脉、行气血、和脏腑，使人体阴阳归于平衡，从而达到治愈脊柱及其相关疾病的目的。

当人体脊柱内外平衡失调移位时，错位处及局部的充血、渗出、水肿等炎症刺激和压迫神经、血管，产生局部和内脏器官疾病，在经络就会有所反应。如胸8~10椎后关节紊乱时，可见右胁胀满疼痛，连及右肩，胸闷善太息，嗳气频作，嗳腐吞酸，苔白脉弦等肝胆气郁、经气不舒的症候。触诊脊旁肝俞、胆俞压痛明显。采用整脊纠正胸椎后关节紊乱后，症状随之消失。而使用针刺治疗时可针刺肝俞、胆俞（即胸9、10椎棘突下旁开一寸半，亦即错位的椎旁。其针刺的层次有背阔肌、竖脊肌和9~11胸神经后支的皮支、肌支）和胆经之合穴阳陵泉、肝经之原穴太冲等。从该病的手法等复位和针刺治疗比较可见，两者治疗部位和定位相同，方法各异，二者配合，自然相得益彰。类似的病证很多，如针治哮喘取脊旁的定喘、肺俞穴，胃十二指肠溃疡取脾俞穴，肩周炎取大椎穴，面神经麻痹和耳鸣耳聋取翳风穴，都与脊椎错位处很接近。虽然两种方法对疾病的认识、治法不同，但都有异曲同工之妙。

近年来通过大量的临床观察和实验研究证实经络是客观存在的。对经络实质的研究有多种假说，其中神经说认为经络与神经系统相关。尸解发现十二经脉循行线路与肌皮神经外侧束和前臂外侧皮神经的走行几乎一致。其中手少阴心经的循行线路与尺神经及前臂内侧皮神经、手厥阴心包经与正中神经的走行基本一致。临床上，颈椎错位引起的肩周炎、肱骨内或外上髁炎及颈椎间盘突出引起的肩臂疼痛综合征，其疼痛麻木的分布，都在相应的经络上。针疗时除针刺病变区的穴位和阿是穴之外，酌加大椎、大杼、风门、肺俞、肩中俞、肩外俞等错位椎体附近的穴位，效果大为提高。有报道认为任脉、足阳明胃经的循行部位与肋间神经及腰神经有一定联系，足太阳膀胱经第一侧线与交感神经干在体表的投影有一定关系，经络与神经节段分布有相关性。针刺四肢肘膝以下的66个特定穴能治疗全身疾患，与神经节段分布有关。

凡治病必求予本。针刺辅助整脊也要辨明标本，合理配穴。脊柱失稳后，可使相应的神经根受刺激或压迫，导致其所支配的一条或数条肌肉紧张、痉挛而产生疼痛。若不及时治疗，局部肌肉的不协调又可引起四肢关节的内外平衡失调，产生该关节的肿胀、疼痛及功能障碍，中医称之为筋骨错缝。其中脊柱失稳是病本，四肢关节失衡是病标。如下段颈椎错位引起的网球肘，颈椎错位是本，而肘关节周围肌肉痉挛、疼痛是标。当肘部肌肉痉挛，又可引起肱桡、肱尺及桡尺关节功能紊乱，又称为错缝，使前臂伸腕肌痉挛，加重了肘部疼痛。此时，对肘关节用推拉手法复位，肘部疼痛可立即缓解。对于伸腕肌来讲，肘错缝是本，而肌肉痛则是标。但对整个病程来讲，颈椎错位是本，肘错缝只是标。针疗时除选颈部穴位外，还要取肘附近的阿是穴。但临床上针刺局部的阿是穴有时并不能很快奏效。这与只考虑颈、肘的标本关系而未考虑肘、伸腕肌的标本关系有关。研究发现，对经筋病除选阿是穴外，还应配"反阿是穴"，疗效会显著提高。阿是穴按压时疼痛加重或被诱发出来，而反阿是穴则相反，按压时疼痛立即消失或明显减轻。在穴位分布上，若阿是穴位于肌肉止点，则反阿是穴必在该肌的肌腹或起点。若阿是穴在肌腹，则反阿是穴必在肌的起点或止点。如网球肘的反阿是穴常位于肱三头肌外侧头肌腹点或止点之上。因此，在针疗辅助整脊时，除整体辨证取穴外，尚需在脊柱相关病的标部位取反阿是穴配合。

第三节　拔罐疗法

拔罐疗法是以玻璃罐为工具，借助热力排除罐中空气造成负压，使之吸附于腧穴或应拔部位的体表而产生刺激，使局部皮肤充血、瘀血，以达防治疾病的目的。拔罐疗法常用的有留罐和走罐。

1. 留罐适用于手法整复后躯干或四肢仍有酸麻痛等感觉者。拔罐后将罐子吸拔留置于施术部位 10~15 分钟。

2. 走罐适用于脊柱侧弯或脊柱多关节错位而引起的附着在脊柱两侧的肌肉拉力不等，可以缓解肌肉痉挛，有利于手法复位，并能防止其他椎体错位。

第四节　刮痧疗法

刮痧疗法是中医最悠久的民间疗法之一，是运用水牛角板或碗、杯、勺的边缘，在喷涂有润滑或兼有疗效的介质的颈、肩、背、腰等部位进行刮拭、按揉、弹拨，使皮肤充血发红，出现青瘀斑或瘀点（出痧）的一种治疗疾病的方法。刮痧疗法具有调气行血、舒筋通络、活血化瘀、祛瘀排毒、通调营卫、和谐脏腑的作用。对于脊柱及脊柱相关疾病，在错位脊椎周围组织进行刮痧，能改善病变局部的营养代谢，促进损伤组织的修复，分离松解粘连，纠正轻微错位，解除肌肉痉挛，促进炎症介质分解及稀释，促进水肿、血肿吸收，加强镇痛作用，起到配合和加强手法治疗的效果。此外，根据痧斑的部位、大小及颜色，还能判断和反映棘突侧弯的程度、脊旁肌肉痉挛和松弛的状态。

一、刮痧手法

1. 面刮法：手持刮具，取向刮拭方向倾斜45°角接触已喷涂介质的皮肤，用腕力向同一方向（不能往返）多次刮拭，直至出痧。适用于颈背腰部肌肉较平坦或肩臂部肌肉较丰厚部位以及脊椎棘突部位。错位椎体棘突初刮有痛感，继而在隆起处或偏歪处出现红色、紫色或紫黑斑点。斑点颜色越深，面积越大，表明该处损伤较重。正常部位一般刮后无痧。

2. 角刮法：用牛角刮板的板角对体表较狭窄的部位刮拭。适用于颈项部。如神经根性颈椎病，可沿病侧胸锁乳突肌或顺着颈4~6横突刮拭。背部从内向外角刮；上臂主要刮外、后侧。

3. 按揉法：把牛角板倾斜20°角，用板角压在穴位或治疗部位上由轻到重做柔和的按压、旋转、交替、持续进行刺激。适用于背、腰骶等肌肉丰厚部位。

4. 弹拨法：双手持板，把刮板边缘垂直压在腰背部竖脊肌的肌腹上对肌肉进行左右弹拨，可以明显地松弛痉挛的肌肉。对顽固性腰骶关节痛者，在其痉挛部位弹拨，可以起到按得深、剥离粘连好的效果。对脊旁条索状硬结压痛明显者亦常用。

二、注意事项

1. 室温适宜，谨防暴露部位受凉及患者感冒。
2. 注意刮板清洁。
3. 刮拭力度要轻而不浮，重而不滞，由轻至重，以患者能忍受为度。
4. 每一部位刮20~30次，在骨凸处用力不宜太重。
5. 刮痧间隔为3~7日，以痧退为标准。
6. 刮痧部位的斑点是由于微血管和毛细血管扩张等原因造成的，因此刮后应隔4小时以上才能洗澡，且不宜用冷水洗，最好用生姜煮水来洗出痧部位。为促进痧斑吸收，可配合食疗：田七6g，瘦猪肉250g煎汤喝。
7. 刮痧法是辅助手法复位的方法，一般适用于脊椎错位时间长，难以复位或局部肌肉硬结难以用手法松解的中青年患者。

第五节　四级感应整脊法

四级感应整脊法是运用手法、夏天无注射液注射和小磁石粘贴作用于四肢远端的落枕、京骨及脊柱上下端的风池、长强，以通条督脉，治疗脊柱疾病的方法。

一、适应症

各型颈椎病，急慢性腰腿痛，脊柱相关性疾病，脊髓炎，脊椎结核，中风瘫痪，肌萎缩症，偏头痛，三叉神经痛，关节炎，肩周炎，多发性神经炎。

二、禁忌症

心衰，有出血倾向者及所用穴位有病理性变化者。

三、方法

1. 点穴法：术者拇指端分别点按、平揉、压放双侧落枕、京骨各100次（正揉、倒揉各50次）；点按双侧风池、长强各50次，平揉各100次。
2. 穴位注射：双侧落枕、京骨、风池及长强穴分别注射夏天无注射液0.5ml，隔日一次，10次为一疗程，隔4天注射第二个疗程。
3. 小磁石粘贴：将800高斯小磁石粘贴在上述穴位（点穴和注射时暂时取下）。

第六节　生物全息诊疗法

生物全息诊疗法是生物全息律在医学上的运用。生物全息律认为人体的某一特定部分，能完整地反映整体机能状态的信息，犹如一面镜子能反映人的全像，而这块镜子破碎后的一段碎片，仍能反映人的全像。人体某一器官组织有病，必定在特定的穴位上有反映，如痛觉敏感、皮肤颜色变化或出现斑疹、结节及皮肤电阻降低等，而在这些特定部位（穴位）加以针刺、艾灸、按摩、贴敷等刺激，就会在相对应的组织器官产生调整性反应，起到治疗作用。

一、人体各全息区反映脊柱的穴区简介

1. 头面全息区有12个穴位群。前额正中上三穴位依次为头、颈、上肢反映穴；鼻旁为肾、腰反映穴；人中为腿、颐部为足反映穴。
2. 前臂全息区有12个穴位群，分布于前臂桡侧腕横纹至肘横纹。
3. 上臂全息区有12个穴位群，均匀分布于上臂桡侧肘横纹至腋前皱襞。
4. 胸腹全息区有12个穴位群，沿任脉循行部位从天突至曲骨均匀分布。
5. 大腿全息区有12个穴位群，沿大腿内侧前缘从腹股沟下至腘横纹端均匀分布。
6. 小腿全息区有12个穴位群，沿小腿内侧前缘从腘横纹端至内踝高点均匀分布。
7. 脚掌全息区有12个穴位群，沿脚内侧赤白肉际从足跟至拇趾内侧端均匀分布。
8. 第2掌骨侧全息区有12个穴位群，沿第2掌骨桡侧缘从掌指关节至掌骨根均匀分布。

以上8个全息区，上三穴和下五穴分别为头、颈、上肢、肾、腰、下腹、腿、足反映穴。

9. 耳部全息区有80余个穴位群，全面反映人体各个部位及组织器官。其中颈、胸、腰骶椎依次由下向上分布于对耳轮；锁骨、肩、肘、腕、指依次由下向上分布于耳周；髋、膝、踝、足（足跟、足趾）依次由下向上分布于对耳轮上脚；臀、坐骨神经依次由下向上分布于对耳轮下脚；头面五官分布于耳垂。

10. 足部全息区有70余个反映穴区，其中头面五官、肩、肘、胸椎、内外尾骨、股关节、膝和臀、骨盆、大腿等穴区可用于脊柱及其相关疾病的诊断和治疗。

11. 手部全息区分布于整个手掌和手背，有30多处有序反射区，其中的头面五官、肩、手肘、脊椎、腰、膝、左右脚等穴区可用于脊柱及脊柱相关疾病的治疗。

二、脊柱全息反射区

在脊柱及其两侧的督脉、足太阳膀胱经第1侧线上分布着反映和调整人体组织器官的穴区，称之为脊柱全息反射区。推拿、针灸、贴敷等作用于这些穴区，有显著的治疗和预防相关组织器官疾病的作用。当脊椎某一节段发生错位、畸形等病理变化，也会相应地影响到该节段所关联的组织器官，使之产生病证，而及时地采用适宜的方法整脊，又可迅速地治愈这些病证。如按压至阳穴能迅速缓解心绞痛等。

脊柱全息反射区分以下区段：

1. 寰椎~颈4：头部反射区；
2. 颈5~7. 颈部反射区；
3. 颈7~胸1：上肢反射区；
4. 胸2、3：心肺反射区；
5. 胸4、5：肝胆反射区；
6. 胸6：胃反射区；
7. 胸7、8：十二指肠、脾和胰反射区；
8. 胸9~11:肾（腰）反射区；
9. 腰5~骶椎：腿反射区；
10. 尾椎：足反射区。

第七节　牵引疗法

牵引疗法是治疗骨伤科疾病的常用方法之一。将其用于整脊，主要适用于除脊髓型外的颈椎病，胸腰椎错位、畸形及椎间盘突出症等。牵引疗法运用力学的作用力与反作用力原理，通过人体重量与牵引重量（砝码等）的拮抗作用，使软组织的紧张和回缩得到缓解、椎间隙椎间孔增大、错位椎体复位、畸形归正、椎间盘内髓核还纳，起到整脊矫形效果。

一、牵引方法

（一）手法牵引

详见推拿整脊法。

（二）器械牵引

1. 枕颌布带牵引法患者坐位或仰卧位，选择适宜型号的牵引带系好。一般牵引重量3～6kg，每次30～60分钟，每日1～3次，10～15次为一疗程。临床可根据患者的性别、年龄、体质、病情及牵引后反应调整牵引重量和时间。有疗效者可连续牵引1~2个疗程。适用于颈椎病（脊髓型慎用或禁用），颈椎间盘突出症，寰枢椎半脱位，寰枕关节错位，痉挛性斜颈等。

2. 骨盆牵引法分单纯骨盆牵引法和腋下骨盆对抗牵引法。为增强牵引力，患者取头低足高位俯卧或仰卧（床尾垫高10～15 cm），每侧牵引重量8～12 kg，每次牵引30~60分钟，每日1~2次。适用于腰椎间盘突出症，腰椎滑脱，腰椎管狭窄症等。

二、注意事项

1. 颈部牵引前术者可用颈部拔伸手法试牵引，若患者感觉症状减轻或有舒适感，则适应颈部牵引；若不适或出现头晕、恶心、心慌、颈肩臂麻木疼痛则禁忌牵引。
2. 牵引器械应科学、实用、简便、牢固。
3. 牵引期间应密切观察患者的反应，随时调整牵引力线和重量，及时处理不良反应。
4. 严重高血压、心脏病及眩晕者慎用。
5. 病程较长的脊髓型颈椎病，牵引后可能症状加重，要慎用。

第八节 小针刀疗法

小针刀疗法是在中医"九针"基础上结合经络学说而创立的治疗骨与软组织疾病的新疗法，是针刺与手术疗法的有机结合，具有剥离粘连、疏通阻滞、流畅气血、刮除瘢痕、松解肌肉、镇静止痛的作用。

一、小针刀的规格

小针刀是兼有针和刀两种性能的一种新型治疗器械，它的模式和质量要求是依据治疗需要而确定的。根据临床治疗的不同需要，小针刀可做成Ⅰ型、Ⅱ型、Ⅲ型等各种大小、长短不同的型号规格，但常用的是Ⅰ型小针刀，使用于各种软组织松解术、小骨刺铲削术、瘢痕刮除术等。Ⅰ型又分为长短不同的四种，分别记作：I-1，I-2，I-3，I-4。其形状如下：

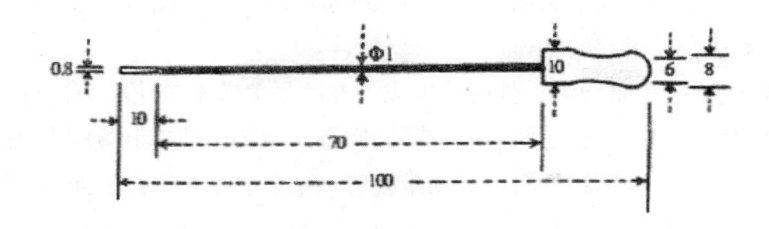

图9—1 1—3号小针刀模式图（单位：mm）
Ⅰ—1号小针刀，全长 15cm，针柄长 2cm，针身长 12cm，

I-1号小针刀，全长15cm，针柄长2cm，针身长12cm，针头长1cm，针柄为一扁平葫芦形，针身为圆柱形，直径为1毫米，针头为楔形，末端扁平带刃，刀口线为0.8mm，刀口分齐平

口和斜口两种，以适应临床不同需要，同时要使刀口线和刀柄在同一平面，以使刀锋刺入肌肉后，能从刀柄的方向辨别刀口线在体内的方向。四种Ⅰ型小针刀，结构模型全部一样，只是针身长度不同。1-2针身长度为9cm，I-3针身长度为7cm，I-4针身长度为4cm（图9-1）。

Ⅱ型小针刀全针长12.5cm，针柄长2.5cm，针身长9cm，针头长1cm，针柄为一梯形葫芦状，针身为圆柱形，直径3mm，针头为楔形，末端扁平带刃，刀口线为0.8mm，刀口线和刀柄在同一平面内，刀口为齐平口（图9-2）。Ⅱ型小针刀适用于较小骨折畸形愈合凿开折骨术。

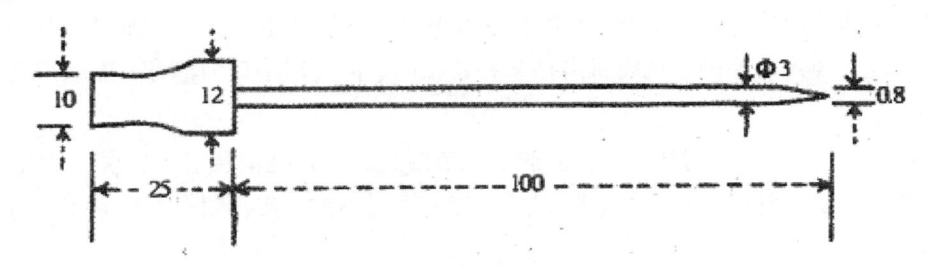

图9—2 Ⅱ型小针刀模式图（单位：mm）

Ⅲ型小针刀全长15cm，针柄长3cm，针身长11cm，针头长1cm，结构模型和Ⅱ型小针刀同，Ⅲ型小钟刀适用于较大骨折畸形愈合凿开折骨术。

二、小针刀疗法的适应症和禁忌症

（一）小针刀疗法的适应症

1. 各种因软组织粘连、挛缩、结疤而引起四肢躯干的一些顽固性痛点软组织粘连包括外伤性软组织粘连和病理性软组织粘连。外伤性软组织粘连，包括暴力外伤、积累性损伤和隐蔽性外伤所引起的软组织粘连。病理性软组织粘连，指风湿和疽、痈、疖切开排脓及其他切开手术愈合后引起的粘连。

2. 部分骨刺（或骨质增生）骨刺的生成，有的是关节本身压应力过高引起，有的是软组织拉应力过高引起，大都是肌肉和韧带的问题。主要是肌肉和韧带紧张、挛缩引起，应用小针刀可以将紧张和挛缩的肌肉和韧带松解。在所有骨关节附近的肌肉和韧带附着点处的骨质增生（或骨刺）大多数是软组织的原因，小针刀治疗有很好的疗效。

3. 滑囊炎滑液囊受到急、慢性损伤之后，引起滑液囊闭锁，而使囊内的滑液排泄障碍，造成滑囊膨胀，而出现酸胀、疼痛、运动障碍等症状或由于过度膨胀而挤压周围的神经、血管，出现麻木、肌肉萎缩等症状。应用小针刀闭合性将滑囊切开数孔，往往可立见成效。

4. 四肢躯干因损伤而引起的后遗症损伤后遗症，包括四肢、躯干伤，经治疗急性症状已解除，超过3个月以上，尚残留功能障碍或肌肉萎缩，无其他骨断筋伤并发症者，均可用小针刀疗法来治疗，但有时要配合其他方法。

5. 骨化性肌炎初期（包括肌肉韧带钙化）适应在骨化还没有完全僵硬之前，即肌肉还有弹性的情况下，应用小针刀治疗，但疗程较长，一般要60天左右。

6. 各种腱鞘炎尤其对狭窄性腱鞘炎、跖管综合征、腕管综合征有特殊的疗效，但有时必须配合一些药物。

7. 肌肉和韧带积累性损伤小针刀治疗肌肉和韧带积累性损伤，对病损较久的疗效显著，对病损时间较短的疗效较差。

8. 外伤性肌痉挛和肌紧张（非脑源性的）外伤性肌痉挛和肌紧张，在临床上表现极为复杂。有的单独构成一种疾病，有的夹杂在其他疾病当中表现为一种症状，有的表现比较隐蔽。但只要辨清原因，凡属肌肉痉挛和紧张的，都可用小针刀治疗，能取得立竿见影的效果。

9. 手术损伤后遗症切开手术在四肢、关节附近，造成腱鞘狭窄，筋膜、肌肉、韧带、关节囊挛缩、结疤粘连，导致功能障碍后遗症的，用小针刀实行闭合性松解术，有很理想的疗效。

10.病理性损伤后遗症　由于某种疾病导致软组织变性挛缩、结疤、粘连者，小针刀有很好的疗效。

11.骨干骨折畸形愈合畸形愈合的陈旧性骨折后遗症，可应用小针刀松解剥离、截骨，把陈旧骨折变为接近新鲜的骨折而重新复位治疗。

小针刀疗法对以上骨伤科疾病有很好的疗效，对其中大部分疾病则有独特的疗效。在颈椎病治疗方面，小针刀疗法亦有很好的疗效。许多长期顽症，用小针刀治疗可很快治愈。但颈项部血管神经极为丰富，且为生命中枢，必须细心从事，严防事故发生。

（二）小针刀疗法的禁忌症

①凡一切有发热症状，体内、外有细菌感染病灶患者。②一切严重内脏病的发作期，

或患有血友病者。③对小针刀疗法不了解或有恐惧者。④施术部位有皮肤感染、肌肉坏死者。⑤施术部位有红肿、灼热，或在深部有脓肿者。⑥施术部位有重要神经血管，或重要脏器，而施术时无法避开者。⑦体质极度虚弱或有高血压病的患者，也宜慎用小针刀治疗。

三、小针刀疗法要点

1. 寻找准确的压痛点（伤灶）根据损伤病灶部位在肌肉、腱膜、肌腱、腱鞘和韧带等组织中的起始点、抵止点与软组织的体表投影，寻找一个或多个压痛点，作为针刀进针部位（或称进针点）。

2. 掌握伤灶与进针的深浅度掌握伤灶与进针的深浅度与临床诊断的正确与否关系密切。如肩项部组织、皮下脂肪丰厚处，以及身体肥胖者进针可相应深些；椎体附近、寰枢椎、枕后、寰枕关节、筋膜韧带、肌腱与腱鞘组织进针时要表浅。掌握进针深浅程度，准确到达伤灶对治疗效果有着重要作用。

3. 根据针刀刃口线与组织走行方向进针针刀刺入皮肤时要依据损伤组织纤维的不同走行方向和病理改变而进针。一般来说，针刀刃口线要平行于损伤组织纤维走行方向，而后垂直于纤维做横向弹拨，以达到松解目的。纤维腱鞘肥厚，压迫肌腱需要减压时，则应在针刀刃口线转，与肌腱平行做腱鞘的纵行切割。筋膜阀的粘连应将其针刀刃口线垂直，沿肌筋膜间顺行剥离松解粘连。骨膜与肌肉或筋膜的附着处损伤，软组织增生肥厚时，针刀刃口线要垂直于肌肉或筋膜的走行方向对骨膜进行小剥离，范围不宜超过压痛点范围。其深度应不要超过棘突或横突根部，肋骨部位不超过肋骨面，不可侵犯骨质，避免内出血较多而机化形成更大的瘢痕。根据损伤组织的不同，采取各种不同方向、深度和不同的内手法加以辨证施法，以改善组织内的正常解剖关系和病理改变，促进内在平衡达到治疗目的。

4. 避免发生重要神经与血管的损伤颈部神经血管极为丰富，治疗时应特别细心，以避免损伤重要的神经、血管与脊髓。故术者应熟练掌握局部皮肤、皮下筋膜组织、肌肉或肌筋间隙走行的神经与血管，以及其体表投影及深浅位置。

5. 行针刀内手法时要稳准轻柔在施行针刀内手法时，要求术者对伤灶定位准确无误，手法稳准轻柔，而且不过多地损害正常组织。利用小针刀对损伤组织弹拨、切割、剥离、松解的范围一般在压痛点的面积或范围之内进行，压痛范围广泛或成条索状者，可分段给予治疗。进针多沿肌肉筋膜间隙或表层深入，严禁在肌肉筋膜处纵行大面积切割，以防肌疝发生。治疗中一般不出血或只有微量出血，伤灶较深者，通过肌层或达骨膜时可有少量出血（进针时刺伤皮下组织层的小血管所致），为了避免出血太多，要进针准确，不可反复粗暴地在伤灶周围正常组织间寻找伤灶。即使寻找到伤灶也应当轻柔地进行内手法治疗，这样才能取得满意效果，防止不必要的医源性损伤。

四、小针刀操作技术

小针刀在临床上有它独特的使用和操作方法,要严格实行无菌操作规程,术前要将指甲剪齐,充分将全手洗刷干净,后用1‰洁尔灭液浸泡15分钟,再用大酒精棉球洗擦全手。小针刀具要高压或煮沸消毒,每做一点,用一只小针刀,术时均按无菌操作,勿使器械污染。施术时先在进针部位用紫药水做一标记,局部的皮肤用碘酒消毒,再用酒精脱碘,再铺上消毒小孔洞巾。术毕,针孔盖以无菌纱布,胶布固定,嘱患者在施术后3天内不可洗澡、污染,常规服抗生素3天以防感染。每周复查一次,根据病情可继续治疗,7天一次,3次为一疗程,一疗程结束症状尚未完全消失者,可休息1~2周后继续第二疗程。

(一)进针四步规程

定点、定向、加压分离、刺入这四步规程是小针刀手术在刺入时必遵循的四个步骤,也是治疗骨伤科疾病普遍使用的方法。当定好点将刀口线定向放好以后(刀口线和施术部位的神经血管走行方向平行,无神经血管处和肌肉纤维的走行方向平行),进行加压分离,即刀锋加一适当压力,不使刺破皮肤,使体表形成一长行凹陷,这时刀锋下的神经、血管都被推挤在刀刃两侧,再刺入皮肤进入体内。这一操作方法可有效地避开神经、血管和避免损伤健康组织,将针体刺入体内。

(二)小针刀手术操作方法

小针刀在临床上的应用操作方法较为复杂,经不断实践,总结如下:

1. 纵行疏通剥离法:粘连结疤发生于肌腱韧带附着点时,将刀口线和肌肉韧带走行方向平行刺入患处,当刀口接触骨面时,按刀口线方向疏剥,按附着点的宽窄,分几条线疏剥,不可横行剥离。

2. 横行剥离法:当肌肉与韧带和骨发生粘连时,将刀口线和肌肉或韧带走行方向平行刺入患处,当刀口接触骨面时,做和肌肉或韧带走行方向垂直的铲剥,将肌肉或韧带从骨面上铲起,当觉得针刀有松动感时即出针。

3. 切开剥离法:当几种软组织互相粘连结疤,如肌肉与韧带、韧带与韧带互相结疤粘连时,将刀口线和肌肉或韧带走行方向平行刺入患处,切开互相间的粘连或瘢痕。

4. 铲磨削平法:当骨刺长于关节边缘或骨干,并且骨刺较大时,将切口线和骨刺竖轴线垂直刺入,刀口线接触骨刺后,将骨刺尖部或锐边削去磨平。

以上是常用的几种操作方法,主要是用于慢性软组织损伤疾病,治疗颈椎病时可根据不同病变进行运用。用于骨伤科其他部位某种病变的手术方法尚有很多,如瘢痕刮除法、骨痂凿开法、通透剥离法、切割肌纤维法等,不在此介绍。

(三)小针刀手术时的针感

小针刀为一种闭合性手术,在手术操作时,为了安全和准确地进行手术,除搞清该处的解剖结构,掌握上述要点外,掌握手术的针感对手术的准确性和安全性极为重要。小针刀按四步规程进针刀后,若病变在浅表部位,或肌肉肥厚,进针后还要继续向深部刺入,此时要摸索进针，以针感来判断。刀口所碰到的若为组织间隙，病人可诉没有任何感觉；若碰到血管，刺到正常肌肉，病人可诉疼痛；碰到神经，患者诉麻木放射、触电感，这时应及时轻提刀锋，转移刀锋再进针，直至到达所需病变部位，再行小针刀各种手术方法的治疗。

也就是说，患者有酸、胀、酥酥感是小针刀的正常针感。疼痛、麻木、触电感都是异常感觉，如遇异常感觉，不能进针，更不能进行手术。没有感觉说明小针刀在组织间隙，没有到达病变部位，一般也不要进行松解、剥离、切开等手术，但也有少数病例病变组织变性严重，已失去知觉，进针和手术时都没有感觉，这种手术效果一般不理想。

所以做小针刀手术不注射局部麻醉药的原因有两个，一是局麻后，无法判断刀口碰到的或切割的是什么组织，进针和手术时均难保证绝对安全；二是小针刀手术并无多大痛苦，病人一般都能耐受，只要熟练掌握手术技巧，达到酸、胀感觉高峰，30秒钟手术即告结束。

五、应用小针刀注意事项

1. 严格熟悉解剖位置，特别注意不可损伤较大神经、血管、脊髓及内脏器官。颈部神经血管极为丰富，且为生命之枢，如背部、第7颈椎处不可刺入太深。术中密切注意针感反应情况。

2. 防止晕针休克，特别是对思想紧张和体弱病人。因此手术过程中应随时了解病情，观察反应和进行解释工作。

3. 严格掌握适应症和禁忌症；

4. 严格无菌操作规则，以防出现手术感染。

5. 防止针体折断和卷刃，用前必须认真检查刀具。

6. 术后以无菌纱布敷皮肤针孔，3天内保持清洁干燥，不要着水或洗澡，以保证伤口愈合、无感染。

第九节　药物疗法

药物对脊柱位置结构异常引起的软组织痉挛、变性、机化、钙化等病理变化和疼痛、麻木、功能障碍等症状有消除和改善作用，是整脊的辅助方法之一。临床常用的有中药和西药两大类。

一、中药疗法

（一）内服药

1. 补肝益肾药

①壮骨通髓汤（经验方）

组成：杜仲、龟板（酥炙）、地鳖虫、续断、黄精、枸杞子、黄柏（盐酒炒）、牛膝、知母（盐酒炒）、锁阳（酒浸）、当归、五味子各12克，何首乌30克，黄芪60克，秦艽、党参各15克，制马钱子0.3克（研末冲服），炙甘草5克，黄牛胫骨（酥炙）100克，白芍20克。

功效：补益肝肾，强壮筋骨，养血通髓。

主治：肝肾亏损引起的脊柱病，筋骨痿软、腰膝酸软、肢体肌肉萎缩、步态不稳、手足颤动，中风后半身不遂，慢性颈腰腿痛等。

用法：每日1剂，水煎2次，分早、中、晚服。

②右归丸（《景岳全书》）

组成：熟地黄4份，淮山药2份，山茱萸2份，枸杞子2份，菟丝子2份，杜仲2份，鹿角胶2份，当归1份半，熟附子1份，肉桂1份，蜜糖适量。

功效：补益肾阳。

主治：骨与软组织伤患后期，肝肾不足，精血虚损而致的神疲气怯，或肢冷痿软无力。

用法：共研细末，炼蜜为小丸，每服10克，每天1—2次。

③左归丸（《景岳全书》）

组成：熟地黄4份，淮山药2份，山萸肉2份，枸杞子2份，菟丝子2份，鹿胶2份，龟板2份，川牛膝1份半，蜜糖适量。

功效：补益肝肾。

主治：老年颈椎病，或损伤日久，或脊柱病后，肾水不足，精髓内亏，腰膝腿软，头昏眼花，虚热，自汗，盗汗等证。

用法：共研细末，炼蜜为丸如豆大，每服10克，每日1—2次。

④虎潜丸（《丹溪心法》，现今临床称壮骨丸）

组成：狗骨（酒炙）30克，陈皮（盐水润）60克，干姜（冬季用）30克，牛膝（酒蒸）60克，白芍（炒）60克，熟地黄60克，知母（盐酒炒）90克，黄柏（盐酒炒）90克，锁阳（酒润）45克，当归（酒浸）45克，龟板（酥炙）120克。

功效：润补肝肾。

主治：肝肾阴虚、精血不足所致的筋骨痿软，腰膝酸楚，脚腿瘦弱，步行无力等证。亦可用于脊髓型颈椎病、腰椎病等。

用法：上药共研细末，做水丸或炼蜜为丸，每丸重4克，每次4~8克，每日服2~3次，饭前淡盐汤送服。

⑤补肾壮筋汤（《伤科补要》）

组成：续断12克，杜仲10克，五加皮10克，山萸肉12克，牛膝10克，熟地黄12克，当归12克，茯苓12克，白芍10克，青皮5克。

功效：补益肝肾，强壮筋骨。

主治：肾气虚损性颈椎病、腰椎病，老年骨伤后期筋骨酸痛无力，习惯性关节脱位等。

用法：水煎分早晚服，每日1剂。

⑥狗脊寄生汤（《千金要方》）

组成：金毛狗脊30克，桑寄生30克，钻地风30克，菟丝子12克，续断12克，牛膝9克，补骨脂9克，威灵仙9克，地鳖虫6克，木香5克（后下）。

功效：补肝肾，强筋骨，破瘀行气活络。

主治：肝肾亏损，风寒湿邪入侵的颈椎病及慢性腰腿痛，老年骨伤病，老年骨折病，脊椎骨折后期等。

用法：每日1剂，水煎分早晚服。

⑦强筋壮骨汤（经验方）

组成：川断、杜仲、牛膝、刺五加、仙灵脾、地鳖虫、山萸肉、菟丝子、秦艽、白芍、当归、川木瓜、熟地黄各12克，黄芪30克，鸡血藤30克，炙甘草5克。

功效：补益肝肾，养血壮骨。

主治：肝肾亏虚性脊椎病，筋骨痿软，肢体肌肉萎缩，步态不稳，半身不遂，腰膝痿软，手足颤动，气血亏虚，头晕目眩等。

用法：每日1剂，水煎分早、晚服。

⑧补血通髓汤（经验方）

组成：黄芪100克，当归10克，鸡血藤、何首乌各30克，鹿角胶（烊化）、龟板、杞子、山萸肉、地龙、五味子各12克，秦艽、仙灵脾、鹿含草、白术、党参各15克，炙甘草5克，制马钱子0.3克（研末冲服）。

功效：补益气血，养精通髓。

主治：气血肝肾亏损性脊椎病，腰膝酸软，肢体肌肉痿软，半身不遂，步态不稳等。

用法：每日1剂，水煎分早、晚服。

2. 健脾补血方剂

①白术四物汤（经验方）

组成：白术15克，当归10克，川芎8克，白芍15克，熟地黄12克。

功效：健脾养血补血。

主治：老年颈腰椎病脾虚纳少者。

用法：每日1剂，水煎服。

②八珍汤（《正体类要》）

组成：当归10克，川芎5克，白芍8克，熟地黄15克，人参3克，白术10克，茯苓8克，炙甘草5克。

功效：补益气血。

主治：老年颈腰椎病，气血两亏，形体消瘦，面色萎黄，病久不愈者。

用法：每日1剂，水煎分早、晚服。

③跌打养营汤（《林如高正骨经验》）

组成：西洋参3克（或党参15克），黄芪9克，当归6克，川芎4.5克，熟地黄15克，白芍9克，枸杞15克，淮山药15克，续断9克，砂仁3克，三七4.5克（冲服），补骨脂9克，骨碎补9克，木瓜9克，甘草3克。

功效：补气血，养肝肾，壮筋骨。

主治：骨折中后期，老年骨折疾病，气血亏虚，肝肾不足，骨伤愈合迟缓者。

用法：每日1剂，水煎分早、晚服。

3. 活血化瘀方剂

①活血止痛汤（经验方）

组成：三七4克（研末冲服），延胡索4克（研末冲服），红花10克，川芎8克，丹参15克，当归12克，白芷8克，黄芪30克，玄参20克，生地15克，鸡血藤30克。

功效：活血祛瘀，通络止痛。

主治：颈腰椎病（瘀血型）疼痛，瘀血疼痛，骨折、关节脱位肿痛等。

用法：每日1剂，水煎分早、晚服。

②老肢伤痛汤（经验方）

组成：三七4克（研末冲服），丹参15克，当归12克，红花10克，鸡血藤30克，延胡索4克（研末冲服），地鳖虫12克，川杜仲12克，秦艽15克，防己15克，黄芪30克，党参15克，制川乌5克，制草乌5克，制马钱子0.3克（研末冲服），桂枝6克，白芍20克，炙甘草6克。

功效：活血祛瘀，通络定痛，强筋壮骨。

主治：老年人劳损或外伤引起的颈项痛，肢体关节疼痛，风湿痹痛，肝肾亏虚，腰膝酸痛，气血瘀滞，中风后半身不遂等。

用法：每日1剂，水煎分早、晚服。

③颈椎痹痛方（经验方）

组成：川芎10克，当归12克，红花10克，丹参15克，延胡索5克，虎杖30克，姜黄15克，桂枝8克，葛根30克，鸡血藤30克，黄芪30克，地鳖虫12克、仙灵脾15克，鹿含草12克，何首乌25克，鹿角胶12克（烊化），制草乌10克，制川乌10克，秦艽15克，白芍20克，炙甘草5克。

功效：活血祛瘀，除湿定痛，调补肝肾。

主治：肝肾不足，风寒湿邪入侵所致的项背肢体痹痛，关节不利，腰腿痿软无力，下肢浮肿，气血虚弱，头晕目眩，半身不遂，肢体颤动，步态不稳等。

用法：每日1剂，水煎2、次，分早、中、晚服。

④通窍活血汤；（经验方）

组成：赤芍15克，川芎10克，桃仁10克，红花10克，菖蒲10克，红枣10克，麝香0.06

克（冲服或制丸服），黄酒适量。

功效：活血化瘀，开窍通闭。

主治：伤后头晕、头痛、昏迷等证。

用法：每日1剂，水煎分早、晚服。

加减：如伤及头颈部有瘀血者，加三七、蒲黄、茜根、地榆；头痛、头晕特别明显者，加全蝎、蜈蚣、地龙等；气血虚弱者，加当归、黄芪、党参、阿胶等；伤后瘀血较重者，加甲珠、丹参、地鳖虫等；醒后再度昏厥，恶心呕吐，昏不识人者，先用苏合香丸灌服，后用通窍活血汤，症状不缓解者，急需配合手术治疗。

⑤黄芪桃仁四物汤（经验方）

组成：黄芪30克，桃仁10克，川芎10克，熟地12克，赤芍15克，当归12克。

功效：活血祛瘀，养血和营。

主治：外伤后局部血瘀疼痛，并有气血不足之证者。

用法：每日1剂，水煎分早、晚服。

⑥血府逐瘀汤（《医林改错》）

组成：桃仁12克，红花9克，当归9克，生地黄9克，川芎5克，赤芍6克，牛膝9克，桔梗5克，柴胡3克，枳壳6克，甘草3克。

功效：活血祛瘀，行气止痛。

主治：胸中瘀血，血行不畅，胸痛，头痛，日久不愈，痛如针刺而有定处；或呃逆日久不止，引水即呛，干呕，或内热瞀闷，心悸怔忡，夜不能睡，卧寐不安，急躁善怒，入暮潮热；或舌质黯红，舌边有瘀斑，舌面有瘀点，唇紫目黑，脉涩或弦紧。现常用于颈性心绞痛、头痛。

用法：每日1剂，水煎分早、晚服。

⑦复元活血汤（《医学发明》）

组成：柴胡15克，苦蒌根、当归各9克，红花、甘草、穿山甲（炮）各6克，大黄（酒浸）30克，桃仁（酒浸去尖）9克。

功效：活血祛瘀，舒肝通络。

主治：跌打损伤，瘀留胁下，痛不可忍。现常用于颈性心绞痛。

用法每日1剂，水煎分早、晚服。

⑧补阳还五汤（《医林改错》）

组成：黄芪120克，当归6克，赤芍6克，地龙3克，川芎3克，红花3克，桃仁3克。

功效：补气，活血，通络。

主治中风后遗症，半身不遂，口眼歪斜，语言謇涩，口角流涎，下肢痿废，小便频数或遗尿不禁，苔白，脉缓。现常用于脊髓型颈椎病。

用法：每日1剂，水煎分早、晚服。

⑨失笑散（《太平惠民和剂局方》）

组成：五灵脂（淘去沙土，酒研）、蒲黄（炒香）各等份。

功效：括血祛瘀，散瘀止痛。

主治：瘀血停滞，心腹剧痛，或产后恶露不行，或月经不调，少腹急痛等。现常用失笑散加丹参20克治疗颈性心绞痛。

用法：共为细末，每服6克，用黄酒或醋冲服，或水煎服，用量按患者病情酌定。

⑩活血通髓汤（经验方）

组成：丹参15克，川芎、当归、红花、牛膝、五味子、刺五加、灵仙各10克，仙灵脾、秦艽、党参、地鳖虫各12克，龟板（酥炙）15克，川杜仲9克，黄芪30克，马钱子0.3克，炙甘草6克。

功效：活血补肾，通髓除痹。

主治：血瘀气滞，肝肾不足导致的颈腰椎病，颈肩痹痛，关节不利，半身不遂，肢体麻木，步态不稳，腰膝痹痛等。

用法：每日1剂，水煎服。

⑪化瘀导滞汤（经验方）

组成：丹参、姜黄各15克，竹茹、川芎、当归、白芷、郁金、半夏、砂仁、桔梗各10克，田七粉5克（冲服），陈皮5克，秦艽15克，菖蒲10克，白术15克，甘草5克，细辛3克。

功效：活血化瘀，化痰降逆。

主治：头痛，经久不愈，固定不移，痛如锥刺，头痛昏蒙，胸脘满闷，呕吐痰涎。颈椎胸椎病引起的头痛、头晕、颈项、肩背、胸胁胀痛等。

用法：每日1剂，水煎服。

4. 祛风胜湿方剂

①羌活胜湿汤（《内外伤辨惑论》）

组成：羌活、独活各6克，藁本、防风、炙甘草、川芎各3克，蔓荆子2克。

功效：祛风胜湿。

主治：风湿在表，肩背疼痛，不可回顾，头痛身重，或腰脊疼痛，难以转侧，苔白脉浮。

用法每日1剂，水煎分早、晚服。

②独活寄生汤（《备急千金要方》）

组成：独活9克，寄生、杜仲、牛膝、细辛、秦艽、茯苓、肉桂心、防风、川芎、人参、甘草、当归、芍药、干地黄各6克。

功效：祛风湿，止痹痛，益肝肾，补气血。

主治：痹证日久，肝肾两亏，气血不足，腰膝疼痛，肢节屈伸不利，或麻木不仁，畏寒喜温，心悸气短，舌淡苔白，脉象细弱。

用法：每日1剂，水煎分早、晚服。

③三痹汤（《妇人良方》）

组成：续断、杜仲、防风、桂心、细辛、人参、白茯苓、当归、白芍药、黄芪、牛膝、甘草各5克，秦艽、生地黄、川芎、独活各3克，另加生姜5克。

功效：益气养血，祛风胜湿。

主治：血气凝滞，手足拘挛，风痹等。

用法每日1剂，水煎分早、晚服。

5. 燥湿化痰方剂

①二陈汤（《太平惠民和剂局方》）

组成：半夏、橘红各15克，白茯苓9克，炙甘草5克，生姜3克，乌梅1个。

功效：燥湿化痰，理气和中。

主治：湿痰咳嗽，痰多色白易咯，胸膈痞闷，恶心呕吐，肢体困倦，头眩心悸，舌苔白润，脉滑。现常用于颈性眩晕。

用法：每日1剂，水煎分早、晚2次服。

②导痰汤（《妇人良方》）

组成：半夏6克，南星、枳实（麸炒）、茯苓、橘红各3克，甘草2克，生姜3克。

功效：燥湿祛痰，行气开郁。

主治：痰涎壅盛，胸膈痞塞，或咳嗽恶心，饮食少思，以及肝风挟痰，呕不能食，头痛眩晕，甚者痰厥。现常用于颈性头痛眩晕。

用法：每日1剂，水煎分早、t晚服。

6. 温经散寒方剂

①当归四逆汤（《伤寒论》）

组成：当归12克，桂枝9克，芍药9克，细辛1.5克，炙甘草5克，通草3克，大枣8枚。

功效：温经散寒，养血通脉。

主治：阳虚血亏，外受寒邪，手足厥寒，舌淡苔白，脉细欲绝或沉细；或寒入经络之颈、腰、股、腿、足疼痛。

用法：每日1剂，水煎分早、晚服。

②黄芪桂枝五物汤（《金匮要略》）

组成：黄芪12克，芍药9克，桂枝9克，生姜12克，大枣4枚。

功效：益气温经，和络通痹

主治：血痹证，肌肤麻木不仁，脉微涩而紧。

用法：每日1剂，水煎分早、晚服。

7. 辛温解表方剂

①麻黄汤（《伤寒论》）

组成：麻黄6克，桂枝4克，杏仁9克，甘草3克。

功效：发汗解表，宣肺平喘。

主治：外感风寒，恶寒发热，头痛身疼，无汗而喘，舌苔薄白，脉浮紧。

用法：每日1剂，水煎分早、晚服。

②桂枝加葛根汤（《伤寒论》）

组成：葛根12克，桂枝6克，芍药6克，甘草5克，生姜9克，大枣12枚。

功效：解肌舒筋。

主治：太阳病，项背强几几，汗出恶风。

用法：每日1剂，水煎2次，分早、晚服。

8. 常用中成药

①骨刺片

主要成分：（略）

功用：补精壮髓，强筋健骨，通络止痛。用于脊柱病等各种骨质增生症。

用法：每次5片，日服3次。感冒发热时忌服。

②蠲痹丸

主要成分生草乌72克，广地龙60克，黑豆18克，麝香3克。

功用：舒筋活络，驱风定痛。

用法：每次1丸，每日3次，黄酒送服。

③天麻丸（胶囊）

主要成分：天麻、牛膝、杜仲、当归、羌活、独活、生地。

功用：祛风胜湿，舒筋活络，活血止痛。用于肢体拘挛、手足麻木、颈肩腰腿酸痛等。

用法：每次5粒，每日2~3次。孕妇慎服。

④虎骨木瓜丸

主要成分：当归、人参、清风藤、牛膝、海风藤、狗骨、木瓜、白芷、威灵仙、川芎、制川乌、制草乌。

功用：舒筋活络，散风止痛。用于感受风寒引起的颈肩腰腿痛，手足麻木，腿脚拘挛，筋骨无力，行步艰难。

用法：每次1~2丸，日服2次。忌生冷寒凉，孕妇忌服。

⑤骨仙片

主要成分：（略）

功用：填精益髓，壮腰健肾，强筋壮骨，舒筋活络，养血止痛。用于颈椎病及各种骨质增生症。

用法：每次4~6片，日服3次。感冒发热勿服。

⑥骨刺消痛液

主要成分：川乌、木瓜、威灵仙、乌梅、牛膝、桂枝。

功用：祛风通络，活血止痛。用于颈椎、腰椎、四肢关节骨质增生引起的酸胀、麻木、疼痛，活动受限，对类风湿也有效。

用法：每次10~15毫升，每日2次，加水稀释后服。

⑦骨折挫伤散

主要成分：猪下颌骨、黄瓜子、红花、大黄、当归、血竭急性发作期，肿痛明显者亦有良效。

用法：每次10粒，日服2~3次。孕妇忌服。

⑧睦步壮骨丸

主要成分：狗骨、木瓜、杞子、牛膝、人参、龟板、当归、杜仲、附子、羌活、补骨脂。

功用：祛风散寒，除湿通络。用于四肢疼痛，筋骨痿软，腰酸腿痛，肾寒湿重等。对于脊髓性颈椎病效果较好。

用法：每服1丸，日2次。

⑨养血荣筋丸

主要成分：（略）

功用：养血荣筋，活血散风。用于外伤或风湿日久引起的筋骨疼痛，肢体麻木，肌肉萎缩，关节肿胀不利等。

用法：每服1–2丸，日服2次。孕妇忌服。

⑩疏风定痛丸

主要成分：麻黄、乳香、没药、千年健、钻地风、桂枝、牛膝、木瓜、自然铜、杜仲、防风、羌活、独活、炙马钱子、甘草。

功用：祛风散寒，活血止痛。用于风寒麻术，四肢作痛，腰腿寒痛，足膝无力，跌打损伤，血瘀作痛。

用法：每服1丸，日服2次。孕妇忌服。

⑪抗骨增生片

主要成分：熟地、苁蓉、骨碎补、鸡血藤、淫羊藿、莱菔子。

功用：补肝肾，强筋骨，活血利气止痛。用于颈腰椎病、增生性脊椎炎等骨质增生症。

用法：每服2片，日服2次。孕妇忌服。

⑫跌打丸

主要成分：当归、土鳖虫、川芎、没药、乳香、自然铜。

功用：活血化瘀，消肿止痛。用于跌打损伤、骨折等瘀血作痛，亦用于颈腰部急性扭伤、落枕及颈腰椎病急性发作期。

用法：每服1—2丸，日服2~3次。

⑬骨刺丸

主要成分：制川乌、制草乌、细辛、白芷、当归、萆薢、红花、秦艽、苡仁、制南星、穿山龙、牛膝、甘草。

功用：祛风散寒，除湿，活血止痛。适用于损伤后期及各种骨质增生症。

用法：每服1丸，日服2次。

⑭金匮肾气丸

主要成分：熟地、淮山药、山萸肉、丹皮、茯苓、泽泻、附子、桂枝。

功用：温补肾阳，健筋壮骨。用于脊髓型颈椎病晚期。

用法：每服1丸，日服2~3次。

⑮小活络丹

主要成分：天南星、川乌、草乌、地龙、乳香、没药。

功用：补肾水，强筋骨。可用于脊椎增生性病证及脊髓型、神经根性颈椎病。

用法：每服1丸，日服2次。

⑯颈椎2号

主要成分：白芍、甘草、葛根、川断、牛膝、乳香、没药、伸筋草、桃仁、红花、生地、狗脊。

功用：用于颈椎间盘突出症、神经根型及混合型颈椎病伴有明显麻木疼痛者。

用法：每服5片，日服3次。

⑰六味地黄丸

主要成分：熟地、淮山药、山萸肉、丹皮、泽泻、茯苓。

功用：滋补肝肾。用于腰痛足酸，虚热咳嗽，头晕耳鸣，憔悴消瘦。

用法：每次服1丸，每日2次，温开水送服。

（二）外用药

1. 外贴药

（1）软膏：将药物碾成细末，用凡士林、豚脂、羊脂、饴糖、油蜡等做基质，混合调料，煎熬后制成。也可用水、蜜、酒或醋等将药末调拌成糊状，摊于纱布或桑皮纸上贴患处。根据药物的作用可分以下几类：

①祛瘀消肿止痛类：适用于颈腰部及四肢损伤初期肿胀疼痛者。可选用消肿散、双柏膏、定痛膏。

②舒筋活血类：适用于颈腰部及四肢损伤中后期患者。可选用舒筋活络药膏、活血散等。

③温经通络，祛风除湿类：适用于颈腰部损伤日久，复感风寒湿邪的颈椎病或腰腿痛患者。可用温经通络膏。

（2）膏药：将药物碾成细末，配入香油或麻油、黄丹、蜂蜡等基质炼成。这是中医外用药物中的一种特有剂型。南北朝时代《肘后备急方》中就有关于膏药制法的记载。由于膏

药遇温则软化而具有粘性，能粘贴于患处，使用方便，药效持久，经济价廉，所以一直沿用至今。膏药治疗脊柱病等慢性疾病的种类如下：

①活血止痛类：适用于损伤后局部瘀血，结聚肿痛，各型颈椎病，腰腿疼痛剧烈，痛

有定处者。或软组织劳损日久，隐隐作痛者。常用的有镇江膏药。

②温经散寒类：适用于局部寒湿停聚，气血凝滞的各型颈椎病和腰腿痛患者。常用的有狗皮膏、万灵膏、万应膏、伤湿宝珍膏。

2. 外搽药

外搽法始见于《素问·血气形志》，如说："经络不通，病生于不仁，治之于按摩醪药。"醪药就是用来配合按摩而涂搽的药酒。外搽药可直接涂搽于伤处、麻痹痛处，或在施行理筋手法时配合外用，一般可分为：

①酒剂：指外用药酒或外用伤药水，是用药与白酒、醋浸制而成，一般酒醋之比例为8∶2，也可单用酒或乙醇溶液泡浸。常用的有活血酒、舒筋药水、舒筋止痛水等，具有活血止痛、舒筋活络、追风祛寒作用。

②油膏与油剂：用香油把药物熬煎去渣制成油剂，也可加黄蜡收膏而成油膏。具有温经通络、消散瘀血的作用，适用于关节筋络寒湿冷痛等证，可在手法及练功前后作局部搽擦。常用的有伤油膏、跌打万花油、活络油膏、黑鬼油、依马打正红花油、狮子油等，都有很好的效果。

3. 热敷法

热敷法是将一发热物体敷于人体某一部位而进行治疗的方法。具有解毒消肿，驱散寒邪、湿邪，减轻疼痛，消除疲劳的功效。该疗法是借助于热力或药力，通过皮肤作用于肌体，以祛邪扶正，调和经脉，流畅气血，从而治疗疾病。

（1）药物热敷法。

①药包热敷：将选好的药物在沙锅内或锅内煮热，用布包裹，敷于患病部位或穴位。每次热敷时间不宜超过30分钟，每日2次。

②药饼热敷：将药物研极细末，加入适量面粉做成饼状，或蒸或烙，或者是用面粉蒸饼，将药物细末散于热饼上，再将药饼敷于患病部位或穴位，凉后即换。

③药末热敷：将选定的药物共研细末，或将所选用的药物捣烂，用布包好蒸热，直接敷在患病的部位或穴位上。

④药液热敷：将药物煎熬后，用纱布蘸取药液，直接敷于患病部位。

⑤药渣热敷：将选好的药物煎煮，去汁存渣，用其药渣热敷于患部，并施盖纱布等物或用热药汁淋洒，以防散热太快。

⑥药酒热敷：将所用的药酒蒸热，用纱布或棉花蘸取药酒，直接敷于患病部位。

（2）物理热敷。

①热水袋敷：将热水倾入热水袋（亦可用橡皮袋、高温瓶等代替）内，水量不要超过热水袋容积的2/3，然后排除热水袋里上部多余的空气，将盖拧紧，直接贴敷于患部。

②水湿热敷：将水烧热，先在皮肤上涂一层凡士林油，然后把敷布放在热水中浸透，捞出，拧去多余的水分，直接敷于患处，上面用油纸或塑料薄膜敷盖，再用棉被包好保温，每3~5分钟更换一次敷布，一般治疗时间为20~30分钟，每日1次。

③沙热敷：取适量沙粒，放入铁锅内炒热至人体能耐受程度，直接热敷于患处或用布等物包裹，热敷于患处。

④铁末敷：取适量干净铁末，倒入铁锅内炒红，取出降温，装入布袋，并在铁末中洒适量陈醋，双手揉搓，使铁末与醋充分搅拌均匀，待铁末有热感，再继续揉搓10分钟，敷于患处。

⑤砖瓦热敷：取适宜青砖或瓦片，置炭火或煤火中烘热，用布包裹，轮流敷患处。

（3）其他热敷法。

①盐热敷：选取颗粒大小均匀、没有杂质的盐适量，倒入铁锅中，用小火慢慢加热，边加热边搅拌，待温度达55℃~60℃时，倒入布袋内，将口扎好，敷于患部。治疗时间一般为20~30分钟，每日或隔日一次，15次为一疗程。

②葱热敷：取适量新鲜葱白，捣烂后置于铁锅内炒热，趁热出锅，用布包裹，置于患处贴敷。

③姜热敷：同葱热敷法。

④醋热敷：取适量盐放入铁锅内爆炒，取适量陈醋洒入盐内，边洒边搅拌均匀，醋洒完再略炒后，迅速倒在布上包好，趁热贴敷患处。

4. 热熨法

选用温经、祛寒、行气、止痛的药物加热后，借助其热力作用于局部，按其剂型及使用情况不同分以下几方面：

①临时加热：选择具有温经祛寒、行气止痛作用的现成粗粉状散剂或颗粒状的种子药物如吴茱萸等，放于锅里炒热，或用布袋包好蒸热后使用。可用治风寒湿邪所致的颈腰椎病。

②备用制剂：把药物制成一定剂型，如用来治腰腿痛、风湿关节痛的成药——坎离砂。用时加适量的醋，使其自然发热即可应用。

③电热熨：把药物做成细屑，加上适量的酒或醋，敷贴在患处，接上低压电谪加热，以对患处发挥治疗作用。

5. 熏洗法

熏洗法是将药物煎煮后，先用蒸气熏疗，再用药液洗身或洗局部患处的治疗方法。它是借助于蒸气与药液的作用，以疏通腠理，散风除湿，透达筋骨，活血理气。熏洗法分为全身熏洗法及局部熏洗法。

①全身熏洗法：选择密闭而光线充足的房间，将所需药物放入锅内煮沸，待蒸气弥漫，室内气温达40℃左右再进行治疗。一般熏蒸15~20分钟，室温降低后，再用温热的药液洗浴，每日1次，10~15次为一疗程。

②局部熏洗法：将煮沸的中药液倾入盆内或桶内，把患处放在药液上熏蒸；若患部面积很小，可在盆上或桶上盖一块有孔的布，使患部对准小孔熏之，待药液降温后，再进行洗浴。

6. 熏蒸法

用药物熏蒸的蒸气作用于机体以治疗疾病的方法,称为药物熏蒸疗法。这种方法具有物理和药物的双重作用,药物由皮肤吸收到达病灶,渗透作用较强,故对颈肩背腰腿痛、类风湿性关节炎、慢性腰肌劳损、软组织损伤等,隐隐作痛,日久不愈者,或各种风寒湿痹痛,痛无定处者,都有很好的治疗效果。

方法是用适当的药物加水煮沸后产生的蒸气(40℃~50℃),熏蒸全身或患部。可用药蒸浴,或用药蒸自动调控箱浴、药淋浴,或先用药蒸气熏蒸患部,待药水温度稍低后,再用药水熏洗、浸泡治疗。每次20—30分钟,每日2次。

常用方剂有:除痹外洗方、骨外洗一方及肢痛外洗方等。主要用于多发性关节炎、类风湿性关节炎、慢性肌炎、多发性神经炎、颈肩腰腿痛、骨折后期局部瘀滞肿胀疼痛,

主要用于多发性关节炎、类风湿性关节炎、慢性肌炎、多发性神经炎、颈肩腰腿痛、骨折后期局部淤滞肿胀疼痛,功能未完全康复者。心血管疾病,营养不良,全身消瘦,孕妇,高热,肿痛,结核,骨髓炎,有出血倾向或皮肤大面积破溃者禁用。

二、西药疗法

治疗脊柱病常对症,配合适当西药,以加速疗效。

除以上介绍的方法外,药物离子导入、坎离砂、药线点灸、许多物理疗法、封闭、器械牵引整复、手术等疗法,也酌情用于脊柱病的治疗,临床可参考有关资料选用。

第三篇 临床治疗篇

第一章 颈段脊柱病治疗

近几十年来，随着知识经济时代的到来，坐姿劳动和伏案工作、学习的人越来越多，时间也越来越长；再则人们也因生活和工作条件的改善，身高体重明显增加而又运动相对不足，以及卧具等享受条件不符合脊柱生理要求的情况增多，因而就造成了颈段脊柱疾病的发病率在不断攀升，而且有不断年轻化的趋势。因此，此类疾病对人们健康和生活质量的危害性在不断加剧，那么颈段脊柱疾病到底是什么样的疾病呢？颈段脊柱疾病，就是泛指发生于颈椎及其周围组织和结构的病变而致的诸多病症和体征。目前，临床上对颈段脊柱病可以说有两种认识：一是从广义上来说，颈段脊柱病是由于人类在生活与劳动过程中，或因姿势不良、或因外伤、或因劳损、或因颈部关节软骨和椎间盘退变、或因颈部运动的力与度超越了颈部脊柱的有效负荷，导致维系颈部脊柱平衡协调的肌力失衡及颈椎骨关节结构紊乱（如错缝、脱位、侧弯、旋转等），以致直接或间接刺激、压迫、损害了颈部神经、臂丛神经、相邻的交感神经、椎动脉、颈段脊髓，从而引起的一系列症候群的统称。二是从狭义上来说，颈段脊柱疾病仅指颈椎间盘退变与突出病变、颈椎生理曲度紊乱综合征等。总体来说，颈段脊柱疾病包括了与颈椎等有关的 20 多种病症。

颈段脊柱病发病率的不断上升为医疗工作者提出了新的要求和希望，势必要求医疗工作者对颈段脊柱疾病展开科学和临床研究，并寻求一种损伤小、疗效高、且能避免药物毒副作用的治疗方法与手段。实际上，在诸多的非手术类治疗方法中，颈椎整脊疗法就是治疗此类疾病的最佳疗法之一。

第一节 治疗总论

颈椎整脊疗法具有历史悠久，方法简便，适应证广，疗效显著等特点，是中医学的一个重要组成部分。它是以中医基础理论和现代医学知识为指导，以脊柱的生物力学、运动力学等生物物理学为基础，通过按摩推拿手法、正骨手法、导引、牵引、针灸等整脊方法对脊柱位置结构异常及脊柱周围组织病理改变进行整复调理，治疗和预防脊柱及脊柱相关疾病。它是一种无创疗法和物理疗法，是在不损伤躯体结构的条件下，以消除病痛、恢复功能为目的的一种治疗方法。

一、治疗目的

颈椎整脊疗法对颈段脊柱疾病治疗的主要目的，一方面是整复调理脊柱结构位置等异常，以恢复脊柱正常生理曲度或代偿性曲度，消除因脊柱结构位置异常对脊髓、神经、交感神经和颈椎椎动脉的刺激压迫而产生的症状体征。另一方面是调整脊柱及其周围组织结构的血供及营养循环，影响脊髓、脊神经支配的全身各组织器官，改善人体的机能状态，达到防病治病、强身健体的目的。根据颈椎整脊对颈段脊柱疾病的治疗特点，治疗目的归纳为以下几个方面。

（一）整复脊柱，正骨调曲

颈段脊柱疾病往往多由于暴力或持续性不平衡力的作用，以及由于颈部脊柱骨关节及椎间盘等组织的退变等，使颈段脊柱解剖位置及结构发生异常。其中，细小的关节移位称骨错缝；较大的关节移位或关节完全脱离正常的解剖位置则称为脱位、滑脱，或颈椎椎间盘突出等症。整脊治疗通过拔伸牵引、拿捏扳摇、按捺推挤等推拿、正骨整脊手法的治疗后，能迅速使颈段脊椎关节的错位、脱位、滑脱、侧弯、后凸、旋转、畸形等脊柱解剖位置及结构的异常复位以正骨；使颈段脊椎关节增生的骨刺、突出的椎间盘与神经根、椎动脉及脊髓等的位置关系改变，以解除机械性压迫及刺激；使颈段脊柱周围肌肉痉挛、软组织粘连得以解除；从而能进一步使神经根受压、椎动脉及椎管狭窄、扭曲得以解除，使脊柱曲度逐步改善和恢复，脊柱各关节滑利，功用自然，达到整复脊柱、正骨调曲、消肿止痛、恢复功能之目的。另外，颈段脊柱疾病几乎所有的病理改变均可致脊椎生理曲度的改变，脊椎生理曲度的改变会影响椎间孔及椎管的形态和空间大小，也会改变脊神经、椎动脉及脊髓等的位置和关系，影响大脑血供、功能及脊神经和脊髓的正常功能，所以整脊治疗以调整和恢复椎曲为主要治疗目的之一。导引整脊则采用合乎人体组织结构的姿势，施以柔和轻缓的动作，配合以特定的呼吸活动和调摄心神意念，从而使脊柱保持在正常的功能位置上合理运动，使骨正而筋肉柔顺，因此既可防止脊柱疾病的发生，又可整复调理脊柱位置结构异常。总之，整复脊柱异常，有助于正骨调曲；调整脊柱曲度有助于加强和稳定整复脊柱的治疗效果。

（二）解除粘连，滑利关节

颈段脊柱及其附着的韧带、脊旁筋肉的急慢性损伤和退行性病变，往往使局部气血凝滞，软组织粘连、硬结、变性，从而使脊柱活动失灵、关节僵硬，引发神经刺激的诸多症状与体征。整脊治疗通过运用运动关节类手法、弹拨法、拔伸法及导引整脊法等对颈段脊柱疾病可起到松解剥除粘连，滑利脊柱关节，解痉止痛，疏通狭窄等作用，使脊柱的曲度与灵活性得以恢复，脊柱的稳定性得以改善增强，使脊柱的灵活性与稳定性得到统一，从而消除疼痛等神经症状和姿势异常等畸形，有利于脊柱及其相关疾病的预防和治疗。具体来说，松解剥除局部组织粘连可通过解除神经根、椎动脉、脊髓的卡压而消除症状与体征，可通过扩大颈椎的椎体间及颈椎各小关节的关节囊容积而滑利关节，可通过延长挛缩组织缓解痉挛等发挥治疗作用和达到治疗目的。也就是说，局部组织粘连的解除既有利于缓解痉挛，消除疼痛，疏通狭窄，往往也更有利于脊柱各关节的滑利，活动自如。另外，脊柱关节的滑利除了有利于脊柱的曲度与灵活性恢复和消除脊柱畸形及姿势异常外，也往往更有利于解除粘连，还可起到防止和预防粘连的发生和发展。

（三）消肿止痛，舒肌解痉

颈段脊柱疾病无论是急性期或缓解期，疼痛往往是主要症状，还可引起肿胀、肌肉痉挛以及软组织粘连等症。疼痛这一临床症状，是一种较为特殊的感觉，往往因人因病而异，千差万别。疼痛的发生和影响因素，既有生理、病理方面的因素，也存在着心理方面的因素。疼痛的病理机制有两个方面：一方面是伤害性、病理性刺激因素的量的高低；另一方面是机体对刺激的敏感程度。整脊治疗能消除颈部等处的循环障碍，也能解除颈部病理改变对神经根、椎动脉、脊髓等机械性压迫、牵拉，更能减少、消除局部的炎症介质刺激或降低局部的炎症介质刺激量，从而使诸多病理性致痛因素减少降低；整脊治疗还能降低人体对疼痛的敏感程度或提高机体的痛阈达到镇痛，也能促使内啡肽等强效镇痛物质的分泌、含量的提高及与相应受体的结合发挥镇痛作用，更能安抚患者的情绪发挥镇静止痛的作用。颈部局部软组织、神经根等的肿胀其实质可能是炎症渗出所致，或是局部的机械性压迫等使微循环障碍所致，也可能是局部突出或膨出的椎间盘及局部的炎症介质所致的化学、免疫反应而致。整脊治疗能消除炎症介质或促进炎症介质的破坏、稀释和移除，故能消肿，也能促进晶体、胶体物质吸收、回流而降低局部组织渗透压使肿胀消除，更能加速静脉、淋巴回流而消除肿胀。实际在临床上，对于疼痛及肿胀的整脊治疗机理和效果的产生是诸多过程和因素互相影响，互相促进的结果，而且它们之间是不可分割的。

颈段脊椎疾病引起的脊柱位置结构的异常往往致使脊柱不稳定，为了加强其稳定性多会有颈部肌肉的保护性、代偿性痉挛；颈段脊椎疾病引起的脊柱附属组织及椎旁组织的退变、粘连等多会导致颈部畸形、活动不灵，颈部肌肉会因此而长久的非协调性异常收缩而致痉挛，或者颈部肌肉会因局部组织粘连、退变使神经受异常性刺激或压迫而出现反射性痉挛；还有就是颈部肌肉、筋膜、韧带、关节囊等受到急性损伤后组织产生疼痛引起肌肉痉挛。颈部肌肉痉挛虽说是人体的一种保护性反应，有助于加强颈部关节的稳定和预防再损伤及引起疼痛，但颈部肌肉痉挛也有不利的一面，短暂急剧的肌肉痉挛可引起头颈部肌性疼痛，长期不能自行缓解的肌肉痉挛除引起肌性疼痛外，一方面可引起肌肉、肌腱、韧带等组织的慢性缺血缺氧、组织变性，使组织粘连或结缔组织增生而丧失弹性及硬化、钙化；另一方面可引起颈部肌肉骨骼附着处和结合部出现慢性劳损而使骨质增生发生、骨刺形成，还可使颈部关节的力学平衡遭到破坏，导致颈部关节产生错位、脱位等。所以说，颈部脊柱位置结构的异常、组织的粘连、退变既是引起肌肉痉挛的原因，又是加重或引起这些病理改变的原因。疼痛既是头颈部肌肉痉挛的反应，又是肌肉痉挛的结果。整脊治疗时运用的推拿整脊手法具有良好的镇痛、止痛作用，疼痛减轻使引起肌肉痉挛的诱因消除，自然而然地使肌肉舒缓、痉挛解除。推拿整脊通过推扳、旋转等手法能使突出物、骨刺与神经根、椎动脉、脊髓脱离接触，由于神经根的运动支不受刺激压迫，停止发放冲动，痉挛消除。推拿、正骨整脊手法使颈椎错位、脱位等异常脊柱结构整复，去除了椎窦神经的刺激，也可使肌肉间接放松，痉挛解除。整脊治疗后能消除炎性肿胀、活血化瘀、剥离粘连等，通过间接途径缓解肌肉痉挛。导引整脊方法则能使颈部肌肉、韧带、关节协调运动，滑利关节，柔筋缓急等来发挥舒肌解痉的作用。

（四）通经活络，行气活血

经络遍布于人体全身，既是人体气血津液运行的通路，又是联系人体五脏六腑、四肢百骸、五官九窍、皮肉筋骨的网络式结构。颈段脊柱疾病脊柱位置结构变化、退变等所引起的局部及肢体疼痛麻木、头目眩晕、昏蒙等症状除和神经、血管、脊髓受压迫刺激因素有关外，更重要的是与脊柱关节的病灶及其周围软组织的继发病变直接或间接使人体经络受阻，经筋受损，气血不通有关。临床中，常会发现某些患者客观检查显示病灶轻微却症状体征明显而痛苦，某些患者客观检查显示病灶严重却症状体征轻微，甚至有些患者颈段脊柱疾病术后效果不显甚至一段时间后加重，这是为何呢？究其原委，最重要的还是与患者的经络受阻，经筋受损，气血不通有关，这是主要原因。患者的经络受阻，经筋受损，气血不通的状况和程度不同，临床表现和治疗效果就不同。整脊治疗通过点、按、推、拿、搓、揉、拨、拔伸、顶等推拿及正骨手法的操作，不但能使病变脊柱节段及其支配区域微循环改善，神经根的炎症、水肿减轻或消除，致痛性物质的释放减少，分解及灭活加速，其代谢产物从尿中排出增多，从而加强了镇痛止痛效果；而且整脊手法其行气活血的作用也是十分明显的，在整脊手法的作用下能使局部组织间压力得到调整，能使局部微循环得到改善，能使局部水肿渗出及化学刺激消除，能使瘀积的组织液和代谢产物得以排除，从而起到良好的行气助气、推运血行之作用，所以整脊更重要的是可使人体受阻的经络疏通，气血畅运，自然通则不痛且病部功用恢复。导引整脊则通过肢体的特定活动，以意领气，循经导引，或自我循经按摩，可疏通经络，推动气血运行，调理脏腑，消除脊柱疾病引起的气血失和，有助于病灶修复，达到治愈疾病的目的。

（五）协调阴阳，调理脏腑

颈段脊柱疾病除了能引起局部疼痛及支配区的肢体放射性疼痛外，往往还可引起人体阴阳的失调和脏腑功能的紊乱。临床主要以人体阳气不足与脑及五脏六腑功能的失调多见，这主要是因为：一方面颈段脊柱疾病的病变阻碍了督脉与人体诸阳经的联系，使阴阳不能和合而失调；另一方面颈段脊柱疾病的病变阻碍了督脉、膀胱经与脑及五脏六腑的联系有关，使经络脏腑的气血运行及功能障碍。整脊治疗能达到协调阴阳、调理脏腑的目的，是通过疏通经络、调和气血来实现的。对于颈段脊柱疾病通过头颈部等处的整脊治疗与操作，能通经络，行气血，濡筋骨，间接影响到内脏组织器官，改善和调整脏腑功能，使脏腑乃至人体阴阳达到协调与平衡。经研究，整脊就是以脊髓神经区域为中心，通过躯体—内脏反射通路实现了对整体的调节。临床发现，整理颈1~3段可调整脑和头面五官功能，整理颈4~7段可调整膈、心肺、上肢功能。

（六）振奋阳气，强筋壮骨

颈段脊柱疾病由于影响了人体督脉与诸阳经的联系，势必会影响督脉阳气及人体元气、元阳的输布。中医认为阳气在人体具有重要作用，对于人体性命安危及寿命长短、对于人体筋肉的强壮柔养、对于骨骼及脊柱的健壮和衰老等有重要关系。所以，整脊治疗能振奋阳气，维持和促进阴阳平衡，使人阴平阳秘、筋强骨壮，健康无疾。临床上，许多颈部及腰部疾病患者有畏寒怕冷或肢体局部冰冷发凉的症状，通过推拿、正骨整脊能很快改善和消除这些症状，这正是整脊振奋阳气的作用体现。导引整脊则通过合理运动，能通经活络，强筋柔筋，健骨正骨，从而增强脊柱的稳定性和灵活性，达到对颈段脊柱疾病的预防和愈后疗效的巩固之作用和目的。

（七）健脑益智，健身延年

颈段脊柱的位置结构正常与否，直接影响脑部的血氧和营养等供应，进而影响大脑的功能活动，直接或间接地影响人体各脏腑功能的发挥和协调。因此，整脊理论认为，大脑是人体的智能与指挥中心，脊柱是脑体的控制调节枢纽。整脊治疗既能防治脊柱及其相关疾病，又能增强脊柱功能和保证大脑的正常供血，而且使脑—体间的神经传导通路畅通，所以可达到提高人体智能，健脑强身延年的作用。

二、治疗原则

对颈段脊柱疾病的整脊治疗是在理筋、调曲、练功或导引的基础上，使用按摩推拿、牵引、导引、针灸和药物整脊等方法。在临床应用时应注意遵循以下原则。

（一）治病求本

"治病必求其本"是颈椎整脊辨证施治的基本原则之一。求本是指治病。要了解疾病的本质和了解疾病的主要矛盾，针对其最根本的病因病理和病机进行治疗。任何疾病都会通过若干症状显示出来，但这些症状只是疾病的外在表现，有的甚至是假象，只有在充分了解疾病的各个方面和其症状表现的内在前提下，通过综合分析找出疾病之本质和病之所在，才能制定出正确的治疗方法。比如颈项强痛、肢体疼痛麻木、头目眩晕等症既可由颈段脊柱疾病引起，也可由高血压、动脉硬化引起；既可由感受风寒湿热之痹证引起，也可由贫血及椎基底动脉供血不足而引起，因此治疗时不能采取简单对症的治疗方法，需要我们通过全面综合分析，找出其最基本的病理变化及机制，分别采用不同方法来治疗。若由颈段脊柱疾病引起者，需采取整复脊柱、正骨调曲，解除粘连、滑利关节、解痉止痛等方法治疗；由高血压、动脉硬化引起者，需用平补肝肾以熄风，活血化痰调脂以除痰血瘀滞来治疗；由感受风寒湿热之痹证引起者，需用祛风寒、除湿热、通经络、补肝肾、行气血等方法治疗；因贫血和椎基用底动脉供血不足引起者，需用益气补血升阳的方法治疗。

（二）病证结合

临床对颈段脊柱疾病的治疗应以辨病为主，更需结合辨证、辨经治疗，正确选择整脊方法才能取得功捷而效优的效果。辨病才能明确疾病的内在根本机制，辨证、辨经有助于分辨疾病引起的内在基础以及由病变所引起的动态变化，也有助于分辨疾病引起的脏腑失调和经络受阻的状况。总之，病证结合，是整脊治疗疗效保证的基本前提。

（三）动静结合

整脊治疗的过程是手法的运动完成和患者机体协调过程的统一。临床对颈段脊柱疾病的整脊治疗既要运用推拿整复调理，又要酌情固定；既要强调适度的功能锻炼与导引整脊，又要注意静卧休息，从而促进颈段脊柱位置结构异常早日恢复正常并得以巩固。一般在手法和治疗方法的运用时，宜将挤压、按揉、拔伸、牵引等相对"静"的手法和治疗方法与拿捏、弹拨、旋转、扳动和导引等相对"动"的手法和治疗方法结合起来。动、静手法和治疗方法的选用要根据不同疾病灵活选择，即"以动制静，以静制动"。在颈椎病的急性发作期应以静为主，动为辅；在慢性期以动为主，宜做颈部前屈、后伸、左右旋转及左右侧屈等活动和治疗。

（四）筋骨并重

临床对颈段脊柱疾病的整脊治疗，筋骨并重不能忽视，应该引起足够的重视。虽说整脊治疗重点在整复颈椎的位置结构异常，但同时也要重视颈椎周围软组织及病变节段脊神经支配区域软组织的调理，使筋骨同时恢复其正常的位置结构和功能，消除脊柱、脊柱区软组织及肢体、内脏的病痛。首先，整复颈椎的位置结构异常也是调理脊柱周围软组织的根本基础和先决条件，颈椎的位置结构异常不能得到整复，导致局部肌肉及脊神经支配区域软组织的许多根本的病理因素的刺激就不能解决。对于脊柱周围软组织即肌肉的调理有助于减少整复时颈部的抵抗阻力，也可帮助整复颈椎位置结构的异常；更有助于颈椎的位置结构异常整复后的固定和疗效的巩固，否则整复后很容易再回复到原来的状况。

（五）内外兼顾

临床对颈段脊柱疾病的整脊治疗主要是运用推拿、导引、整复调理颈椎位置结构异常，但也不能忽视运用针灸、药物调理颈椎病变引起的脏腑、经络、气血功能的异常。两方面相辅相成，相互影响，只有同时调整，才能使局部与整体、内部与外部兼顾，达到彻底治愈并能巩固疗效的目的。临床上，对于引起颈段脊柱疾病的根本内因，如肝肾亏虚、筋骨失养及由颈段脊柱疾病引起的脏腑、经络、气血功能的异常等，辨证治疗更能帮助提高整脊治疗的疗效。

（六）三因制宜

三因制宜即因时、因地、因人制宜，颈椎整脊要根据季节、地区以及人的体质、年龄、性别、病情等不同而制定相应的治疗方法。这是因为颈段脊柱疾病的发生、发展及变化是受多方面因素影响的，如时令季节的气候变化、地理环境及生活习俗、个人职业及工作条件等的影响，尤其是个人的体质因素，对疾病的影响就更大。所以，在整脊治疗时，必须把各个方面的因素进行综合考虑，并且具体情况具体分析，分别对待处理，灵活且酌情施治。

"因时制宜"是指颈椎整脊应根据不同的时令、季节、每天中不同时间采取不同的治疗措施和手段。如冬季多寒，加之中老年人肝肾气血素亏，故颈椎病等多常犯常发，整脊治疗时宜采用温热手法治疗，病人穿衣多还应适当加重手法；夏季炎热，病人皮肤多汗，颈段脊柱疾病多因受湿而发，整脊治疗时宜手法轻柔且注重通经祛湿。"因地制宜"是指整脊治疗时要注意环境、场所及南、北方人体质的差异。如在室外治疗、气候寒冷及诊室温度低时，整脊治疗应尽量避免裸露；北方人体格多壮硕，整脊治疗时手法等宜深重才能起到治疗效果，南方人体形多瘦小，整脊治疗时宜用温和手法处理，否则不但不能治病反会造成损伤。"因人制宜"就是指整脊治疗过程中必须考虑到病人的年龄、体质、性别的不同而采取不同的治疗方法。

（七）医患合作

医患双方的合作既包括了在整脊过程中患者体位的摆放、身心的放松与医生整脊方法的配合，也包括了整脊措施与患者保护脊柱的功能锻炼、导引等措施的配合。颈段脊柱疾病的患者在生活中行、站、坐、住、卧时均应保持颈椎的正直，卧具应是硬板床，以维持颈椎的正常生理曲度，枕头高低应是仰卧 3~5 cm，侧卧 5~7 cm，卧姿应以仰卧和俯卧为佳。

第二节　治疗各论

一、颈椎病

颈椎病又称颈椎综合征、颈肩综合征，是一种退行性变的颈椎疾病。本病是指由于颈椎的退行性变及颈部损伤等引起脊柱内外力学平衡失调，直接及间接刺激和压迫颈部神经根、椎动脉、颈交感神经、脊髓和周围软组织所引起的具有一系列复杂症状和体征的综合症候群。本病患者轻则头、颈、肩臂、手指疼痛麻木，头晕心慌，严重者还可致患者双下肢无力、行走困难，甚至四肢瘫痪，大小便失禁。颈椎病是现代社会及临床上的常见病、多发病，据统计发病率高达 17.6%。且近年来有发病率不断上升的趋势。本病在临床上好发于长期低头工作和工作姿势不当的中老年人群，男性发病略高于女性，近年来发病有年轻化之趋势。

中医学认为本病属"痹证"、"眩晕"的范畴。患者多见于 40 岁左右，由于长期低头工作等使颈部劳损，或外伤，或由于肝肾不足，气血两亏，出现气血瘀阻，经脉痹塞不通所致。根据辨证可分为风寒湿型、气滞血瘀型、痰湿阻滞型、肝肾不足型、气血亏虚型等。

【病因病理】

（1）颈椎椎间盘的退行性变：颈椎椎间盘的退行性变是颈椎病的最主要的病因。椎间盘由髓核、软骨板、纤维环构成。椎间盘大约在 30 岁左右开始退变，至 50 岁左右时变化很明显。早期的退变是髓核含水量减少并逐渐纤维化，使髓核变薄且弹性和耐压性降低；软骨板变性变薄，使软骨板受髓核的侵蚀易破裂和缺损，且使软骨板丧失了半透膜的作用，从而使椎间盘得到体液等营养物质的交换减少，促使了纤维环和髓核的变性；纤维环变性则弹性降低变脆，耐压及耐牵拉性降低。其后受头颅重力及劳动、外伤等因素的影响，纤维环可在薄弱的后外侧等处破裂或纤维环向周围膨出，并使髓核也由此突出，直接造成对颈部的神经、脊髓、椎动脉的机械性压迫和化学性刺激而致病。后期突出或膨出的椎间盘可以钙化或骨化，甚至和颈椎的周围软组织粘连等形成混合性突出物，这些可造成颈部的机械性压迫刺激而致病。

（2）颈椎骨质增生：大量的尸体解剖资料证明，50岁以上男性和60岁以上女性大约90%有颈椎骨质增生和骨刺形成。颈椎骨质增生可发生于椎体、钩椎关节和后方小关节。颈椎椎间盘退变使椎间隙狭窄及颈部椎体周围的韧带及关节囊松弛，脊椎活动度增大，刺激椎体周围的骨膜和韧带，易致椎体缘及后方小关节部形成骨刺；椎体间隙狭窄易使椎体间关节面、后方关节突关节的小关节面、钩椎关节面发生磨损而导致颈椎骨质增生和骨刺形成。骨刺直接机械性压迫可刺激颈部神经、椎动脉、脊髓；增生的骨刺还可引起周围突出、膨出的椎间盘以及韧带、关节囊、肌肉等的反应，如充血、炎症、肿胀、纤维化等，共同形成混合性突出物造成颈部的机械性压迫刺激而致病。

（3）颈椎周围韧带的变性：由于椎间盘退变，椎间隙变窄，颈椎周围韧带及关节囊松弛，使颈椎稳定性变差，黄韧带、项韧带及棘间韧带等负担增大，久而久之就会增生、变厚、钙化、骨化或和周围组织形成粘连。肥厚、钙化或骨化的黄韧带就可以压迫或刺激脊髓导致颈椎病的发生；项韧带及棘间韧带的钙化或和周围组织粘连后更易致使颈椎生理曲度改变和颈椎侧弯、后凸等畸形的产生，从而使椎体、椎间关节、骨刺等压迫或刺激脊髓、神经、椎动脉导致颈椎病的发生。

（4）急性颈部外伤：颈椎位于头颅和胸椎之间，是人体脊柱活动范围最大的部位，受伤的机会较多，头颈部稍有损伤都可能成为颈椎病的发病因素。如颈椎的轻微移位、颈部的挫裂伤、颈椎骨折等可波及或造成椎间盘、韧带、关节囊的损伤变窄，直接或间接刺激压迫颈部神经根、脊髓、椎动脉而产生症状。据文献报道，5%~15%的颈椎病病人有急性外伤史。

（5）慢性颈部劳损：与从事的职业、工种、生活姿势有关。长期的低头伏案工作，如刺绣编织、描绘刻写等可引起颈肩部软组织与关节的劳损，姿势不良、枕头高低不适、睡姿不当等也可造成颈部劳损，这些劳损日久会使颈段脊柱稳定性下降，颈椎的生理曲度改变，促进小关节的增生和退变，从而加速或导致颈椎病的产生。

（6）外邪侵袭：中年以后，肝肾渐亏，气血衰少，络脉空虚，筋脉失于濡养，风寒湿邪、毒邪等外邪乘虚侵袭，使经络瘀阻，导致或引发颈椎病。

（7）此外，颈椎的先天性畸形、颈椎先天发育性椎管狭窄等也可引起颈椎病的发生。颈椎共有7个，除寰枢椎椎体特殊外，其余椎体结构均一致。颈椎的椎间盘共有6个，颈脊神经共8对，从椎间孔穿出，其前后左右有钩椎关节、后方小关节及椎体间关节、椎间盘等。颈椎横突孔中有椎动脉，椎管内有脊髓。从生理解剖来看，颈椎椎体小，灵活性大，活动多，负荷大，在受负荷过度、劳损、外伤后，极易引起颈椎病。

【诊断与鉴别诊断】

颈椎病的临床表现因病变部位、受压组织及压迫刺激的轻重程度而异，临床上将其分为6种类型，其中以神经根型发病率较高，约占颈椎病的60%以上。

1. 颈型

（1）临床症状：以颈部症状为主；颈项部疼痛强直反复发作，可延及上背、肩部沉重酸痛不适；颈部活动受限而不能俯仰旋转，甚至呈斜颈姿势，颈项部反复发生落枕且缠绵难愈；颈部肌肉痉挛、压痛，触之呈条索或结节状，受凉、受湿、劳累后加重。

（2）体征：颈肩部肌肉广泛压痛，触之有条索等阳性反应。

（3）辅助检查：X线片可无变化，或见齿状突偏移或棘突偏歪，骨质增生，生理曲度变直或后凸，或椎体轻度移位，棘间隙变窄等。

2. 神经根型

（1）临床症状：以颈肩臂钝性、烧灼样或刀割样疼痛且可呈阵发性加剧为主；向一侧或两侧上肢放射性疼痛并有手指和前臂的触电感、针刺样串麻感、麻木感或感觉减退，上肢有酸沉无力、握力减退、持物易落的现象。

颈3、4及以上病变使颈2、3、4神经根受刺激出现颈枕部疼痛麻木、感觉障碍；颈4、5病变刺激颈5神经根，病人除感颈项部疼痛外，还有经肩至上臂外侧和前臂桡侧到腕部的放射性疼痛及麻木，但无手部的感觉障碍，肱二头肌腱反射减弱；颈5、6病变刺激颈6神经根，病人多感疼痛麻木沿颈肩、上臂、前臂外侧放射至手拇、食二指，前臂桡侧及拇指背侧皮肤感觉迟钝，手部肌力减弱，肱二头肌腱反射异常；颈6、7病变刺激颈7神经根，病人多感疼痛麻木沿颈肩外侧、上臂外侧、前臂桡侧放射至食、中二指，肱三头肌肌力减弱，反射迟钝，伸腕及伸指肌力偶有减退；颈7胸1病变刺激颈8神经根，病人多感疼痛麻木沿上臂内侧和前臂尺侧放射至无名指和小指，手小鱼际肌力减弱或萎缩，无明显腱反射障碍。

（2）体征：颈部僵硬，活动明显受限或痛性斜颈畸形，病椎棘突旁、后关节囊部、患侧肩胛骨内上角处常有压痛；椎间孔挤压试验、叩顶试验、臂丛神经牵拉试验均为阳性。

（3）辅助检查：X线正侧位及双斜位片多提示椎体移位、滑脱、增生，曲度变直或消失甚至后凸，椎间隙变窄，椎间孔变小，项韧带或后纵韧带钙化等；CT检查显示颈椎间盘病变、骨刺、椎体移位方向、程度及对神经、椎动脉受刺激压迫的程度等。

（4）鉴别：神经型颈椎病必须与胸廓出口综合征、颈背肌筋膜炎、脊髓空洞症、锁骨上肿瘤、颈椎间关节炎、心绞痛、肩周炎、高血压、贫血等鉴别。

3. 椎动脉型

（1）临床症状：以发作性头痛头晕、位置性眩晕为主；头痛多位于一侧颈枕部，呈跳、灼、酸、胀痛，阵发性加剧，常伴头晕、恶心、呕吐、出汗等；眩晕时有自身或视物旋转，或摇晃、站立不稳，地面不平、移动等感觉，极少有眼球震颤，并且多于头部旋转到某角度、颈部屈伸或侧弯到某程度、变换体位时诱发加剧，甚至猝倒，但多无意识障碍，倒地后头颈变换位置即立即清醒，可伴有耳聋耳鸣，视物不清，视力减退，眼前闪光，幻视复视，眼底血管异常等；可合并有肢体麻木无力，感觉异常，持物落地等神经根型症状。

（2）体征：发病时颈部活动受限，颈部位置变化时可引起或加重。伴有眩晕、呕恶、心慌及猝倒等，椎动脉听诊有血流杂音，患椎有侧方旋转移位，棘突部有压痛；压顶试验、仰头转颈试验即椎动脉扭曲试验均阳性。

（3）辅助检查：X 片示椎体旋转移位，钩椎关节骨质增生，椎间孔狭窄等病理改变，并排除骨折、脱位、肿瘤等；经颅多普勒显示椎动脉狭窄、血流受阻，椎基底、脑血流明显异常。此型约占颈椎病的 20% 左右。

（4）鉴别：椎动脉型颈椎病必须与美尼尔氏综合征、眼源性眩晕、内耳药物中毒、神经官能症、高血压、动脉粥样硬化症、贫血、第四脑室或后颅凹肿瘤等鉴别。

4. 脊髓型

（1）临床症状：以慢性进行性四肢瘫痪为主；初期因症状轻微、缺乏神经定位体征而易误诊漏诊，显著者多先见双侧或一侧下肢疼痛麻木、酸软无力、步态笨拙、走路不稳或有踩棉花感，继而双侧或一侧上肢麻木疼痛、烧灼、发抖、活动不灵活、握力减退、持物易落，甚至四肢不完全痉挛性瘫痪，卧床不起，大小便失禁，呼吸困难。

（2）体征：四肢肌张力增高，腱反射亢进，浅反射减弱或消失，常可有霍夫曼征、巴彬斯基征等阳性，甚至踝阵挛和髌阵挛，肢体的浅深感觉均可有不同程度障碍，也往往有屈颈仰头试验阳性；患者常伴有头颈部痛、头昏眼花、咽部不适、半边脸发热、面部汗出异常等。

（3）辅助检查：X 线片显示颈曲变直或向后成角，或椎体后移，骨质增生或增生突向椎管内，椎间隙狭窄，椎间孔缩小；脊髓造影显示椎间隙部分或完全受阻；CT、MRI 能判定病变部位和受压程度。肌电图检查对诊断有一定的帮助。此型约占颈椎病的 10%～15%。

（4）鉴别：脊髓型颈椎病必须与脊髓肿瘤、脊髓血管瘤、脊髓空洞症、肌萎缩侧束硬化症、外伤性脊髓功能障碍、后纵韧带骨化症、横贯性脊髓炎等鉴别。

5. 交感神经型

（1）临床症状：以交感神经受刺激引起的一系列症状为主；头面五官症状多有颈枕痛或偏头痛、头晕目眩、视物模糊、眼球胀痛、冒金星、瞳孔增大或缩小、鼻咽及咽喉不适或伴异物感、耳鸣耳聋、霍纳氏综合征；心血管症状多有心动过速或过缓，胸闷心慌、心前区疼痛等类似心绞痛症状，血压升高等；神经营养及汗腺功能障碍多有多汗或无汗、肢凉、肤温低、手足发热、痛觉过敏、皮肤变薄、毛发指甲异常等；胃肠功能紊乱多有胃脘疼痛不适、腹泻或便秘、嗳气等。

（2）体征：颈部活动障碍，颈椎棘突或横突偏移、棘突旁压痛及肌肉痉挛；四肢冰凉，局部皮肤温度下降，肢体遇冷时有针刺感等多样复杂之感觉；四肢、头颈部可有麻木感，一侧或局部肢体多汗或少汗。

（3）辅助检查：X 线及 CT 检查多提示椎体前缘明显增生，增生物呈鸭舌样，颈椎间隙、棘间隙狭窄、韧带钙化等。

（4）鉴别：交感型颈椎病必须与美尼尔氏综合征、冠心病心绞痛、心律失常、神经官能症、椎动脉型颈椎病、雷诺氏综合征等鉴别。

6. 混合型 凡同时存在两型或两型以上的各种症状，即为混合型。

此外，50 岁以上的人 90% 都有不同程度的颈椎增生，是正常的退变现象，如无典型临床症状，不应诊断颈椎病。颈椎病症状的轻重与 X 片、CT 片的变化无并行关系。在临床上，颈椎病症状复杂而广泛，需要鉴别的疾病较多，所以诊断应慎而又慎，不可盲目草率地轻易诊断。

【整脊治疗】

1. 治疗原则 舒筋活络，滑利关节，缓解痉挛，整复错位。
2. 治疗方法

（1）推拿整脊：是治疗颈椎病的主要整脊方法，可根据临床类型及病位不同选用相应整脊手法。

①松解类手法：患者坐位或俯卧位，医者站于后侧或患侧，先施一指禅推法和㨰法于颈项部、肩部、上背部及患肢部，并结合病人颈椎的屈伸、侧屈、旋转地被动运动；再拿揉风池、颈项部及患肢部，重点拿揉颈项肌肉痉挛部位；次则按揉病变棘突旁痛点及棘上韧带有摩擦感或钙化的部位；接着按拨颈项两侧肌肉、项韧带、臂丛神经、桡神经、尺神经；然后从枕骨下及两侧开始沿斜方肌、颈夹肌、竖脊肌、岗上肌向颈两侧及肩背部分推舒缓肌肉；最后点按风池、天鼎、肩中俞、肩外俞、肩井、天宗、合谷、外关及压痛点等穴。

②整复类手法：患者坐位或仰卧位，医者施以掌托或肘托拔伸法及仰卧位拔伸法；再施以颈项部摇法；接着施以颈部斜扳法、颈椎旋转定位扳法、颈部侧扳法、颈部俯卧冲压法等手法调理颈椎。

③整理手法：先拿颈项及肩井部；再用轻揉的叩击法或侧击法于头项、肩背部；次用拳击大椎数次；后用搓揉上肢、抖上肢、捻拔手指等结束治疗。

④手法加减：颈型颈椎病除采用上述基本疗法外，重点以肌痉挛处或穴位按揉为主，触及条索状反应物可用分筋弹拨法；神经根型颈椎病应加强放松颈部肌肉，重点按揉、指拨病变椎旁痛点及运用运动关节类手法，同时配合患肢相应部位的治疗及颈椎牵引；椎动脉型颈椎病应充分放松颈部肌肉，加拔伸颈部，振百会、点按风池、太阳、内关、神门等头面部操作，少做或不做被动活动，斜扳法应慎重应用；脊髓型颈椎病去掉运动颈部手法及斜扳法，重点是项背部手法及㨰、按、揉患肢，并配合颈部手法拔伸、摇法或枕领带牵

引；交感神经型颈椎病叩击大椎、攘颈部，加按、拨、揉项两侧及端提颈部，点按膻中、百会、内关等。其他几型颈椎病参考这几型运用手法治疗。

（2）牵引整脊：通常采用枕颌布带进行颈椎牵引，可分坐位牵引及卧位牵引两种。牵引时颈部前屈 10~150，坐位牵引重量宜 3~6 kg，卧位牵引重量宜 5~10 kg，一般每次 30 分钟左右，每日 1 次，10 次为一疗程。

（3）导引整脊：可酌情选用"颈肩臂导引法"、"龟蛇导引功"、易筋经、太极拳等导引方法中的颈项增力、左顾右盼、交替侧屈、仰卧抬头、寿龟旱泳、望月运气、龟蛇伏气、腾蛇陆起、神龟吸水、金蛇缠绕、摇头摆尾、掌托天门等姿势长期练习。

（4）针灸整脊：可取风池、风府、天柱、颈夹脊（第 2 颈椎棘突至第 7 颈椎棘突两侧督脉旁开 0.5 寸）、大椎、大杼、肩井、后溪、合谷、外关等穴，用毫针作平补平泻，一般留针 10~30 分钟，每日 1 次，10 次为一疗程。

（5）药物整脊：可采用葛根汤为基础方辨证加减治疗。以头颈及肢体疼痛麻木为主者可加鸡血藤、川芎、丹参等治疗；以眩晕为主的属气虚者可合补中益气汤来治疗，属痰瘀交阻的可加半夏、白术、川芎等治疗；属肝肾不足的可合六味地黄汤来治疗；以瘫痪为主者可合补阳还五汤来治疗，另外，中成药颈复康、通痹片等也可根据情况灵活选用。

（6）其他整脊：可酌情选用水针、拔罐、刮痧、小针刀、生物全息、中药熏洗、热敷等疗法。

【注意事项】

(1)脊髓型颈椎病整脊效果较差，且易引起医源性损伤，故整脊时应谨慎，特别是颈部扳法应慎用。如经1~2个疗程治疗收效不显者，应动员患者及早手术治疗，以免延误病情。

（2）整脊手法要有的放矢，要用巧力寸劲，刚柔结合，不能粗暴用力。

（3）颈项部注意保暖，卧具卧姿适宜，枕头高低适中，坚持导引锻炼。

（4）避免颈部劳损，如长时间屈颈，颈部歪斜、扭转等，注意坐、卧、站姿势正确，必要时配合使用颈托。

【按语】

颈椎病推拿整脊治疗效果明显，若配合针刺、外敷等其他整脊方法综合治疗，则疗效尤佳。长期伏案或低头工作者，要注意颈部保健，工作 1~2 小时后要活动颈部，或自我按摩局部，放松颈部肌肉。落枕会加重颈椎病病情，故平时应采取正确睡眠姿势，枕头高低要适中，枕于颈项部。并注意颈部保暖，避免风寒之邪侵袭。

二、落枕

落枕又称失枕，为单纯的肌肉痉挛所致，多因睡卧姿势不当，如仰卧歪斜、枕头高低不适、侧卧久不翻身，或因酣睡当风受寒等引起。临床以急性颈部肌肉痉挛、强直、酸胀、疼痛，以致颈部僵硬、斜颈、转动失灵为主要症状的颈部软组织损伤疾病。轻者 3~5 天即可不治自愈，重者疼痛严重并可向头部及上肢放射，可延至数周不愈。多见于青壮年，男性多于女性，冬春两季发病较高。若成年人经常反复发生落枕，多系颈椎病的早期先兆。整脊治疗落枕疗效很好，常可手到病除。

【病因病理】

（1）多因睡眠时枕头过高、过低或过硬，或不良睡姿，如过度屈曲头颈、颈部侧屈过久、颈部过度偏转，使颈部肌肉长时间受到牵拉，特别是引起了寰枕韧带、斜方肌、胸锁乳突肌、肩胛提肌等静力性劳损使肌肉过度紧张而痉挛。

（2）平素缺乏锻炼，气血不足，睡时复感风寒，致经络不通，筋肉气血痹阻不通，局部僵硬疼痛也可发病。

（3）少数病人颈部突然扭转或肩部扛抬重物，使部分肌肉扭伤或发生痉挛所致。

【诊断与鉴别诊断】

（1）多无明显外伤史，睡醒觉后一侧或两侧颈项部酸胀疼痛、僵硬、肌肉痉挛；头倾向患侧，下颌转向健侧；颈部活动明显受限，向患侧活动功能障碍尤为明显，稍动疼痛加剧；头颈部转动不自由，头常于上身同时转动。疼痛可向肩背部放散。

（2）颈项肌肉紧张痉挛，压痛明显，多可触及如条索状或块状隆起肿胀，多见于胸锁乳突肌和斜方肌，也可波及菱形肌、肩胛提肌。

（3）复感风寒者可见颈项强痛，并伴恶风头痛，或恶寒发热。

（4）X线片多无异常改变。

（5）应拍片排除或与颈椎骨折、脱位、颈椎小关节紊乱及颈椎病、颈椎结核等疾病鉴别。

【整脊治疗】

1. 治疗原则 舒筋通络，活血止痛，缓解痉挛。

2. 治疗方法

（1）推拿整脊：基本以颈肩部的推拿手法为主，一般1~3次可愈。具体操作如下：

①患者坐位，用轻柔的㨰法、一指禅推法、四指推法等在患侧颈项及肩部治疗，配合轻缓的头部前屈、后伸及左右旋转活动；再用拿法提拿颈项及肩部，重点拿捏或拿揉风池及颈项部两侧，胸锁乳突肌、斜方肌、肩胛提肌等肌肉也是重点拿揉及按揉的部位，从上至下可往返数次反复操作，局部有条索状处可用分筋弹拨法，使肌肉逐渐放松。

②患者坐位，主动放松颈部肌肉，先拔伸颈部，再用摇法治疗，使颈项做轻缓地旋转、摇动数次后，做颈椎的斜扳，先扳患侧后扳健侧，以调整内外之平衡，手法要稳而快，旋转扳动幅度要在患者忍受的程度内。

③患者坐位，按、揉风池、风府、肩井、风门、天柱等穴位5分钟左右，手法由轻到重，再一手按天宗，另一手按拿合谷以酸胀为度，同时嘱患者主动做头颈部活动以配合治疗。

④最后再㨰揉、拿捏局部肌筋及颈椎棘突两侧肌肉，搓肩部，在患部加用擦法及热敷、

（2）牵引整脊：对于落枕，牵引一般重量宜轻，3kg左右就可；时间宜短，15分钟左右最佳；以仰卧位平牵较好，或仰卧位手法平牵也可。

（3）导引整脊：可选择"颈肩臂部导引法"、"龟蛇导引功"等方法以增强颈项肩背部肌肉韧带的协调能力，以防复发。

（4）针灸整脊：可针刺落枕、后溪、天柱、肩井、天宗、阿是穴等穴，毫针用泻法，并可同时在局部配合灸法，时间30分钟，每日1次，3次左右即可。

（5）其他整脊：内服药物可选三痹汤、葛根汤等加减，以疏风散寒，舒筋活血，散瘀止痛。外用可贴伤湿止痛膏、关节止痛膏等。并可选用刮痧疗法、拔罐疗法等。

【注意事项】

（1）疼痛甚者，颈项部明显僵硬及侧弯斜颈明显者，可先按揉患侧天宗穴2~3分钟，并嘱患者轻缓转动颈项，当痛稍减后再用以上方法治疗；或可配合针刺落枕穴或绝骨穴，待经气疏通再用推拿治疗。

（2）使用头颈部扳法，应先放松颈部肌筋后再用，不能盲目应用，不可强求有"弹响"声。

（3）术后嘱患者注意睡眠姿势及枕头高低的适当，不可高枕。

（4）颈项及肩部保暖及适当热敷有助恢复和治疗。

（5）症状消退后，加强颈部肌力功能锻炼，有利于防止本病复发。

【按语】

落枕是常见的颈项部软组织损伤之一，多因睡眠时头部姿势不良或颈项部受寒引起，推拿整脊治疗本病有很好的效果，往往经过一次治疗，症状即可明显减轻。一般在1周内可痊愈。成年人如果经常发作，常为颈椎病的先兆。平时宜多做头颈缓慢地俯仰扭转等动作以舒筋活络。

三、颈肋

颈肋是指第7颈椎（偶见第6颈椎）一侧或两侧长有肋骨者。因为正常情况下绝大多数人颈椎是无肋骨的，所以颈肋属先天性畸形疾病。其发病率有报道为0.074%~0.076%男女之比为1：2.6~1：3，其中两侧同时长有肋骨者占47%~70%。一般颈肋无症状，仅有大约5%的少数30岁左右的成年患者可产生臂丛神经及血管受压症状，故又称"颈肋综合征"。

【病因病理】

颈肋的真正病因不详，不过有两种说法可供参考。一是偶变说，主要指遗传基因的偶发变异；二是发生说，即在胚胎期臂丛神经根进入肢芽时，神经发育快便会抑制已退化了的颈部肋骨的生长，若神经发育稍慢，则可发生颈肋。其病理表现主要为颈肋压迫臂丛神经下干，使尺神经和正中神经受刺激；其次颈肋有时可压迫锁骨下动脉，形成硬化小血栓；有时甚至可出现臂丛神经下干的交感神经麻痹，刺激动脉外交感神经纤维，压迫腋动脉。

【诊断与鉴别诊断】

（1）臂丛神经受压症状：常出现在30岁以后，因肩部负重或肩胛下降之故，表现为肩胛部及前臂酸痛，手部刺痛、麻木，以尺侧为主；因手内在肌营养障碍，手软无力，不能做细小精微动作，日久手尺侧的骨间肌及小鱼际肌萎缩。

（2）锁骨下动脉受压症状：前臂远端苍白，甚至手指坏死，桡动脉搏动变弱或消失。

（3）颈部受累：受累侧肩下垂，锁骨上窝可摸到肿块，有时有搏动及压痛。当第1胸神经受压时，手内在骨间肌萎缩，大、小鱼际肌萎缩，手部有时发绀或出汗。

（4）X线片示第7或第6颈椎一侧或两侧有一"肋骨"，细短，边缘不整齐，可与横突融合或形如正常的第一肋。如为两侧颈肋，其长短、粗细常不对称。

（5）颈肋需与颈椎病、脊髓肿瘤、脊髓空洞症、颈椎结核、颈椎骨折、锁骨上肿物等鉴别。

【整脊治疗】

1. 治疗原则舒筋通络，活血止痛，缓解痉挛。
2. 治疗方法

（1）推拿整脊：以松解类手法在颈肋前后的肌群操作为主，手法宜轻柔和缓为佳，时间宜稍长，30分钟左右即可。

①患者坐位，医者站于其后或一侧，先用一指禅法或四指推法在后项部操作3~5遍，再用㨰法在颈项部、肩背部操作5~7遍，可同时结合颈部各方向的被动活动。

②拿揉后项的斜方肌、肩胛提肌和颈前部的胸锁乳突肌、前后中斜角肌等5~7遍，接着医者站于正后方以双手食、中、无名三指指腹轻柔地按揉颈前部的胸锁乳突肌、前后中斜角肌等3~5遍。

③医者站于正后方以双手拇指指腹由两耳后乳突沿胸锁乳突肌前后缘下推桥弓经锁骨上窝到肩峰部，可反复操作5~7遍，紧接着用拇指指腹在锁骨与第一肋间由正中向两侧分推5~7遍，然后拿揉上肢3~5遍。

④拿肩井3~5遍，叩击或侧击颈项、肩背数遍，搓揉上肢、抖上肢、捻拨手指等结束治疗。

（2）导引整脊：主要是通过"龟蛇导引功"等，进行耸肩、扩胸、颈部后伸等锻炼，增强提举肩胛部诸肌的力量，减少对颈肋的牵拉刺激和神经、血管的压迫症状。

（3）其他整脊：可酌情选用水针、刮痧、小针刀、生物全息、四极感应等疗法。

【注意事项】

(1)整脊治疗以局部放松及解除痉挛等为主，手法宜轻柔，不可过度。

（2）整复类整脊手法要慎用于颈肋患者。

【按语】

颈肋症状严重、经整脊无缓解者，可考虑手术切除颈肋，以缓解压迫症状。

四、斜颈

斜颈是以头向一侧倾斜，颜面下颌旋向健侧为特征的病症。临床上，本病除极个别因脊柱畸形引起的骨性斜颈、视力障碍引起的代偿性姿势性斜颈和颈肌麻痹导致的神经性斜颈外，大多是由一侧胸锁乳突肌挛缩引起的肌性斜颈。因胸锁乳突肌挛缩引起的斜颈，多发于小儿，故又称小儿肌性斜颈。

【病因病理】

小儿肌性斜颈的病因尚未完全肯定，目前有许多种说法：多数认为是与损伤有关，分娩时胎儿一侧胸锁乳突肌受产钳或产道挤压受伤出血，血肿机化形成挛缩而引起的。亦有认为是分娩时胎儿头位不正，阻碍一侧胸锁乳突肌的血液供应，引起该肌缺血性改变所致。还有的认为与生产过程无关，是由胎儿在宫内头一侧偏斜或者脐带绕缠压迫一侧胸锁乳突肌所致。

小儿肌性斜颈的病理变化主要是患侧胸锁乳突肌发生纤维性挛缩，起初可见纤维细胞增生和肌纤维变性，最后全部为结缔组织所代替。

【诊断与鉴别诊断】

（1）患儿出生不久颈部一侧胸锁乳突肌可发现有圆形、椭圆形或条索状肿块，大多局限于该肌中下段，底部稍可移动，以后患侧胸锁乳突肌逐渐挛缩紧张而且突出如条索状。

（2）患儿头向患侧倾斜而颜面部旋转向健侧，当患儿将颈部向健侧转动时，颈部肿物突出就更为明显。

（3）少数患儿仅见患侧胸锁乳突肌在锁骨的附着点周围有骨疣样改变的硬块物。若未得到及时纠正治疗，患侧颜面部的发育受到影响而会萎缩，健侧颜面部也会发生适应性改变，致使两侧颜面不对称，双眼不在同一水平线上，患侧颅骨发育受影响扁平而小。

（4）晚期一般还会产生代偿性的颈椎、胸椎侧突畸形。

（5）斜颈应注意与炎症肿块、肿瘤、淋巴结核、颈椎结核、骨与关节发育异常所致斜颈鉴别。

【整脊治疗】

1. 治疗原则 舒筋通络，活血散瘀，软坚消肿。
2. 治疗方法

（1）推拿整脊。

①患儿取仰卧位，医者坐于健侧，先以食、中、无名指按揉或推揉患侧胸锁乳突肌及肿块5~10分钟，然后拿捏患侧胸锁乳突肌及肿块3~5分钟，若肿块机化变硬则应重拿。

②在肿块处以双手拇指向相反方向分推3~5分钟，再施剥离手法于胸锁乳突肌处自上而下15~20次。

③医生一手扶住患侧肩部，一手扶住头顶，使患儿头部逐渐向健侧被动侧屈或旋转头向患侧，反复进行3~5次。

④最后轻揉并抹患侧胸锁乳突肌及肿块周围。

（2）其他整脊：可配合中药局部湿热敷。可配合做患儿颈部轻柔的被动牵拉伸展及旋转。

【注意事项】

（1）早期诊断，早期治疗，效果较好。

（2）小儿皮肤娇嫩，故在治疗中定要使用介质，如滑石粉、红花油等。

（3）家长应注意经常在患侧胸锁乳突肌处做被动牵拉伸展；或在日常生活中多使患儿脸向患侧旋转，尤其在睡眠、喂奶时在患侧垫枕使脸向患侧旋转以助纠正；还可用玩具等有吸引力的用具使患儿头向健侧倾斜并向患侧旋转以助纠正。

（4）每日治疗1次，时间为20分钟左右，10次为一疗程。

（5）病程超过1年，或因挛缩严重，经推拿治疗半年无效者，建议手术治疗。

【按语】

整脊临床治疗小儿肌性斜颈，疗效较突出。应以手法局部治疗为主。对于脊柱后天畸形（如侧突等）引起的斜颈，随着脊柱畸形的整复，亦可痊愈。

五、颈椎关节脱位

颈椎关节脱位是指上位颈椎的下关节突与下位颈椎的上关节突之间有前后或侧方移位，使其正常解剖关系破坏形成的半脱位或脱位而出现临床症状的病症。颈椎关节脱位多因受到外界暴力或活动不协调或退行性改变等原因引起。

【病因病理】

（1）颈椎上下关节面近似水平，关节囊及周围韧带又比较松弛，因此颈部活动范围较大且旋转灵活，在受到外界暴力冲击、颈部活动不协调（如急剧地屈伸或扭转、活动过急过猛、主动或被动活动超过正常范围、头颈常处于一侧过度旋转或强制位置、高枕屈颈时间过长等）时易引起颈椎关节发生不同程度移位而致脱位或半脱位。

（2）颈椎已有退行性改变，即使受到轻微外力都可引起颈椎关节移位或滑膜嵌顿；颈椎的先天缺陷（如枢椎的齿状突发育不全或缺如），造成椎间连接不稳，受到较小的外力冲击就可引起颈椎脱位或半脱位。

（3）因上呼吸道感染、颈部感染、扁桃体炎、中耳炎等炎症扩散引起颈椎关节囊、滑膜、韧带的炎症反应，使关节囊或韧带松弛而造成连接不稳，或一侧发生炎症后患侧颈项部肌紧张或痉挛使两侧肌力平衡失调，都易引起自发性脱位或半脱位。若向前后移位完全越过下位颈椎的上关节突称为全脱位，若上下关节突的关节面尚有部分接触者称为半脱位，若头部受到屈曲加扭转力时，多发生侧方脱位。

【诊断与鉴别诊断】

（1）多数人有外伤史或上呼吸道病史，可有头颈部暴力外伤或头颈部急剧活动等不协调活动，小儿上呼吸道感染两周后常易引起颈椎自发性脱位。

（2）伤后立即出现颈项部疼痛强硬，活动困难，动则痛甚，颈部活动受限，疼痛有时向上肢放射，常伴有神经根刺激症状，出现肩或上肢放射痛或麻木无力。

（3）头颈部呈强迫前倾体位或呈偏歪状，颈部向患侧旋转或后伸受限更明显；若为单侧半脱位者头及下颌向健侧倾斜。颈肌紧张痉挛有压痛，患椎棘上、棘间、棘旁压痛明显并可触及条索状反应物或韧带摩擦感，患椎棘突向伤侧偏歪并向前凹陷，其下一个棘突微后凸。

（4）检查可发现颈部 X 线片有异常。一般多显示颈椎强直，生理前凸消失或呈侧弯或反张，颈椎张口位显示齿状突移位与两侧间隙不对称。

（5）颈椎关节脱位应与落枕、颈椎骨折、颈椎病、颈椎先天畸形等相鉴别。

【整脊治疗】

1. 治疗原则　舒筋通络，解痉止痛，整复脱位，矫正畸形。

2. 治疗方法

（1）推拿整脊：以颈肩部的整脊手法操作为主，可根据情况灵活选用相应手法。

患者正坐或俯卧，医者站其身后或患侧，一手固定头部另一手操作。

①先在颈椎棘突两侧用按法、揉法或一指禅推法、四指推法治疗以放松紧张的肌肉；再多指拿揉、拿捏颈肩部后用拇指纵向揉拨颈侧、颈后以松解。

②紧接着用一侧上肢屈肘托病人颌部而另一手扶住枕部缓力上提牵引头部，或用双手拇指置于枕后而其余四指托住下颌缓力上提牵引头部；再施用俯卧高垫胸摇正法或侧头摇正法或颈椎旋转定位扳法及颈椎斜扳法。

③最后轻柔按揉颈项部及风池、颈夹脊、肩井、天宗等穴，双掌搓揉颈项部，擦颈项部以透热为度，拿揉搓抖上肢结束治疗。

（2）牵引整脊：患者取坐位，用布带托住枕后面和下颌，以患者自身体重为对抗牵引，另一端经滑轮悬挂重物约 10 kg，持续牵引 30 分钟左右，每日 1~2 次，7 次为一疗程。

（3）导引整脊：推拿整复后或治疗效果巩固后，可选择"颈肩臂导引功法"、"龟蛇导引功"等，以调整和改善颈、肩及上肢功能状态，消除复位后不适症状，或防止颈椎发生退变和再次脱位的发生。

（4）针灸整脊：可取颈夹脊、风池、天柱、肩井、合谷等穴，毫针平补平泻，留针 30 分钟左右，每日 1 次，7 次为一疗程。

（5）其他整脊：可据情况选用水针、拔罐、刮痧、扳机点、生物全息、药物醋离子导入、热敷等疗法调理颈椎内外的平衡，缓解和治疗由脱位引起的颈部不适，有助于颈椎整复和防止再发生脱位。

【注意事项】

（1）应诊断明确，颈椎旋转定位扳法使用要谨慎。颈项强硬僵直较重，扳法等整复手法使用不成功不可多次强行使用，使用时不可强求有复位的"弹响"声。

（2）颈椎脱位整复后应尽量减少颈部活动，卧硬板床休息，以静为主。

（3）避免高枕及低头工作，注意颈部保暖，避免受凉。

【按语】

颈椎关节脱位一般有明显的外伤史，起病较急，手法治疗宜早。为了维护复位后颈椎的稳定性，使损伤组织得到充分修复，手法治疗后应以颈围固定2~3周。

六、寰枢椎关节紊乱症

寰枢椎关节紊乱症是指在外力的作用下极易造成寰枢椎关节错位，程度轻者为关节紊乱，较重者成为关节脱位，好发于青壮年和儿童。

【病因病理】

寰枢椎关节是一个多轴关节，分别由寰椎的下关节突与枢椎的上关节突组成的关节突间关节，以及枢椎齿状突与寰椎前弓和寰椎横韧带前方的纤维软骨组成的寰齿关节共同组成。有垂直轴、矢状轴、冠状轴，其活动度大、多向、灵活，因而当活动不慎、不协调或动作过猛、活动超限等情况下极易造成寰枢关节的错位。部分病人有明显的头部外伤史，特别是颈椎"挥鞭样"改变是最容易发生本病；手法过重；突然转头；齿状突发育不全；长期体位不正及感染等因素影响下导致寰枢关节面的轻度旋转错动移位，且不能自行复位，较多患者无明显的外伤史或回忆不起有外伤史。寰枢椎关节的紊乱，会造成周围肌肉群的紧张、痉挛，久者产生粘连、挛缩，从而刺激或压迫其周围组织，如交感神经的颈上神经节及枕大、枕小神经和椎动脉、寰枢关节的滑膜等组织，产生一系列的临床症状。

【诊断与鉴别诊断】

（1）患者出现后枕部疼痛不适、闷胀或偏头痛，枕部活动轻度受限，重者可表现有头痛、眩晕、恶心、呕吐、头不敢活动，甚至视物不清、耳鸣、晕厥等。

（2）第2颈椎棘突旁压痛，肌肉紧张、痉挛，棘突偏向患侧，而健侧相对平复或凹陷，无压痛。

（3）颈椎开口位X线片可提示：寰枢椎错位，齿状突两侧间隙不对称。颈椎CT、MRI横切面亦可见明显枢椎旋转移位。

【整脊治疗】

1. 治疗原则 舒筋活血，整复错位。

2. 治疗方法

（1）推拿整脊。

①仰卧揉按托牵法：患者仰卧，颈部悬空。术者坐于床头，用双手多指揉拿颈椎两侧

肌肉；再用双手拇指对挤、拨理颈椎深层的肌肉、筋膜反复数遍；中指勾揉后枕部痛点、痉挛点，风池至完骨 3~5 分钟，以解除肌肉、筋膜的紧张、痉挛。然后，双手多指相合托牵拔伸颈椎，使其更进一步放松。

②定位旋提整复法：患者坐位，头略向前屈。术者立于患侧，一手扶住后枕部，拇指按压偏歪之棘突外侧，另手托起患者下颌部向患侧旋转，当感到力作用到拇指按压处时，做瞬间的旋提动作，常可感到指下的移动，听到"咔嚓"的复位声，患者顿觉头颈部轻松，疼痛减轻或消失。

③推揉按理舒筋法：体位同上，术者用双手推、揉、按、理颈椎两侧筋肉，按揉风池、天宗、曲池、尺泽、列缺、合谷等穴各 0.5 分钟，握拿肩井叩打肩部结束。操作时注意三要点：一是准，定位要准，要摸清偏歪的棘突、痛点、挛缩点、肌肉的紧张部位，有目的地操作，才能做到"有的放矢"；二是稳，在手法实施中，动作要稳，要注意适当的医患体位，在旋提颈椎时，要持续沉稳，切忌勿施暴力，以防造成严重的不良后果；三是巧，就是动作要轻巧，要恰到好处，在手法实施时，两手要相互配合，要让患者全身放松，当旋提到有阻力时，给一瞬间的"寸劲"即可复位。切不可在患者精神紧张的情况下，猛转狠顶，造成新的伤害。

（2）牵引整脊。以枕颌布带牵引法做颈椎牵引。体位可采取坐位或卧位，为了方便，多取稳当的靠坐位，使颈部自躯干纵轴向前前倾约 10~30°，避免过伸。要求患者充分放松颈部、肩部及整个躯体肌肉。牵引的姿势、位置应使患者感觉舒适为宜，忌前屈牵引。常用的牵引重量，开始时用较小重量以利患者适应。每次牵引其重量和时间逐渐递增，近结束时患者应有明显的颈部受牵伸感觉，但无特殊不适，如这种感觉不明显，重量应酌情增加。每次牵引持续时间通常为 20~30 分钟。牵引重量与持续时间可作不同的组合，一般牵引重量较大时持续时间较短，牵引重量较小时持续时间较长。一般每日牵引 1~2 次，也有每日 3 次者，10~15 日为一疗程，可持续数个疗程直至症状基本消除。

（3）导引整脊。取站位或坐位，可选择"颈肩臂导引功法"、"龟蛇导引功"或健颈体操进行练习。

（4）针刀整脊。首先备皮，患者采取俯卧位，下巴抵住床头，以保持头颈部稳定。将颈部上至枕外隆凸、外至耳后乳突的范围常规备皮；其次定位，于颈部后正中线与枕外隆凸下缘交界处选取第一点，再于该点旁开 2cm 左右各选取一点；然后于枢椎棘突上缘、下缘及其旁开 1~1.5cm 处各选一点，共计九个点，上述各点用龙胆紫标记；再次消毒，用碘伏常规消毒，铺无菌洞巾，医者戴一次性帽子、口罩、无菌手套；最后操作，于上述九点依次进针，需特别注意的是枕外隆凸下缘三个点进针时针体必须与枕骨骨面垂直。针刀刺入皮下后，缓慢进针，当患者觉有酸胀感时，先用纵行疏通剥离法，然后采用横行剥离法各切 2~3 刀即可退针。操作过程中患者如觉有明显疼痛或触电感，则应稍退针略调整进针方向再继续操作。进针深度应控制在 2cm 以内。操作完毕后逐一退针，刀口用创可贴覆盖，医者用双手掌加压片刻，以防渗血。

（5）其他整脊。可酌情选用水针、刮痧、拔火罐、生物全息、扳机点等疗法。

【注意事项】

（1）枕头与睡眠：枕头中央应略凹进，高度为 12~16 cm，颈部应枕在枕头上，不能悬空，使头部保持略后仰。习惯侧卧位者，应将使枕头与肩同高。枕头的填充物要软硬适度且便于塑形。睡觉时，不要躺着看书，也不要长时间将双手放在头上方。

（2）避免做颈部过伸过屈活动：在洗脸、刷牙、饮水、写字时，要避免颈部过伸过屈活动。

（3）某些日常活动应该停止：在患病期间，应停止做某些过度活动颈椎的活动，如擦高处的玻璃。

（4）注意颈部保暖，避免风寒受凉。

【按语】

寰枢椎关节紊乱症是临床常见病，治疗关键在于复位，手法越早越好，而且要熟练准确，复位时角度不宜过大，切忌粗暴。

七、颈椎小关节紊乱症

颈椎小关节紊乱症是指颈椎的小关节超出正常的活动范围，小关节面之间发生微小的错位、痉挛等引起功能障碍的疾病，即中医所指的"骨错缝、筋出槽"。一般多见于中青年，男性多于女性。

【病因病理】

颈椎的关节突较低，上关节面朝上，偏于后方，下关节突朝下，偏于前方，关节近乎水平，其关节囊较松弛，可以滑动，横突之间往往缺乏横突韧带。由于颈椎的特殊解剖关系，故其稳定性较差，当颈部肌肉扭伤或受到风寒侵袭发生痉挛；睡觉时枕头过高或在放松肌肉的情况下突然翻身；工作中长期低头工作，姿势不良，颈部呈现慢性劳损；舞台表演或游泳时做头部快速转动等特技动作时，均可使颈椎小关节超出正常的活动范围，导致颈椎小关节发生移位、错动，同时伴有椎体一定程度的旋转性移位，使上、下关节突所组成的椎间孔的横、纵径皆减小，导致颈椎平衡失调，颈椎失稳，出现抬头及左右活动受限等。主要有以下几个方面：

①外力迫使关节向某一方向直线移动或旋转，超越了正常活动范围，结果将发生两种情况：一种是关节面移出正常位置，最终也未能恢复，造成关节面间相互关系的轻微错移；另一种情况是，瞬间超越正常活动范围后，关节受正常组织的保护性紧张而立即回复原位，但是，已把部分关节囊、韧带过度延展，发生局部的断裂或撕裂，造成了该部位力量减弱，使关节不稳，日后稍遇外力，该处即易发生关节面间位置的错移。

②过度的或不协调的以及某些特殊姿势的活动，增宽了关节间隙，减弱了其稳定性，可把关节盘固定在一个异常的位置上；或者由于空气进入关节间隙，在负压的吸引下，将

部分关节囊滑膜层以及韧带等嵌夹于关节面之间。

③关节脱位或半脱位以后，虽经手法整复，但复位不够完全，还遗留有关节面间相对位置的轻微错移。

④长期劳损、静力性或累积性的慢性损伤，使软组织发生无菌性炎症改变，失去或降低了正常的弛张功能，减弱了对关节的保护作用，以致很容易发生骨错缝。

【诊断与鉴别诊断】

1. 临床症状：起病较急，颈项强直，疼痛，活动受限，严重病例可出现斜颈样外观。有的病人可出现头昏、头疼、头后部发紧、发胀，甚至麻木、视物不清、眼震、面部麻木、颈痛、颈项肌肉压痛、僵硬、活动受限等头颈综合征。植物神经功能紊乱，如咽喉堵塞，感到心慌、全身不适、耳鸣。其他症状：可有失眠多梦，视力异常，胃肠功能紊乱，美尼尔氏综合征表现。

2. 体征：病变颈椎棘突的一侧隆起或偏歪，椎旁有压痛点。首先用大拇指触摸颈椎，从上到下，触摸颈椎两侧是否平整或一条直线，如有高低不平，说明此颈椎有紊乱偏歪，再用拇指触摸颈椎后线，棘突是否有高低不平不成直线，如果怀疑有颈椎紊乱，需拍 X 光片确诊。

3. 辅助检查：颈椎 X 线摄片检查，一般无颈椎退行性改变，正位片可显示颈椎侧弯畸形，病变棘突偏歪；侧位片可发现患椎有旋转表现，即可出现病变颈椎椎间小关节双影改变（双凸现象）、椎根切迹呈现双影改变（双凹现象）及椎体后缘双影（双边现象），即关节突、椎弓切迹及椎体后缘双影现象，而其上下颈椎却显影正常；斜位片显示椎间关节间隙有相对增宽或狭窄现象。有头部症状者应加照张口位观察环枢关节是否有微小错位，有肩背疼痛者应拍颈部正侧位，有双臂发麻、憋胀者应拍颈部双斜位。

4. 鉴别：同时可与颈椎骨质增生、颈椎间盘突出、落枕等其他颈椎病相鉴别。

【整脊治疗】

1. 治疗原则疏通经络，整复错位。

2. 治疗方法

（1）推拿整脊。

①患者坐位，医者立其后，放松手法用㨰、推、揉、拿、捏手法在偏歪颈椎部位操作，点按风池、风府穴，按陶道、大椎穴，拿肩井、合谷、外关穴，手法由轻柔渐加强至患者能忍受为度，使其解除痉挛、消除疼痛。

②患者体位不变，颈部略前俯，医者站在患者侧后方，一手或前臂托于患者颌下，另一手拇指推顶于压痛棘突外侧，余四指置于患者颈背部，先小幅度轻柔旋转颈部 2~3 次，然后拔伸牵引下缓缓用力向侧方旋转至最大限度。此时，用大拇指对准偏歪颈椎，从患侧向健侧顶推，复位瞬间可感觉"咔嚓"声，同时按在棘突旁的拇指下有颈椎松动的移位感，或推顶棘突的拇指下多数可有棘突跳动感（小关节弹响），表示复位成功。然后再以同样手法向另一侧旋转一次。注意：先向健侧，后向患侧，动作应轻微缓和，一气呵成。旋转

最后 5~10° 时，要手中有数，以免过旋致伤。整个旋转过程中，医生手臂必须始终保持将患者头部向上牵引的力量。手法旋转复位时也可以不出现响声，应以矫正棘突偏歪为原则。若棘突偏歪未能矫正，患者症状未减轻，可重复操作一次。要根据患者年龄、性别、身体胖瘦、患病程度等综合情况施术，不可刻意追求"咔嚓"音，以防加重病情。

（3）导引整脊。可选择"颈肩臂导引功法"、"龟蛇导引功"等，进行颈项增力、左顾右盼、交替侧屈、仰卧抬头、寿龟旱泳、望月运气、龟蛇伏气、神龟吸水、金蛇缠绕、二龙戏球等练习，可松动关节、增强颈椎功能。

（4）针灸整脊。患者取俯坐位，选取风池、大椎、外关或局部压痛点等穴，强刺激留针 10~20 分钟或用电针治疗仪连续波治疗 20~30 分钟，每日 1 次。

（5）药物整脊。治宜行气活血，舒筋活络。选用葛根汤加减，药物有：葛根 10 克，桂枝 10 克，赤芍 10 克，当归 10 克，羌活 10 克，川芎 6 克，防风 10 克，伸筋草 10 克。中成药：颈复康、颈痛灵等可根据情况选用。西药治疗：疼痛不适者，口服消炎痛、炎痛喜康等。

（6）其他整脊。离子导入治疗：应用直流电导入各种中西药物（盐酸普罗卡因、碘化钾、陈醋、冰醋酸、威灵仙等）治疗颈椎病，有一定治疗效果。石蜡治疗：利用加热后的石蜡敷贴于患处，组织受热后，局部血管扩张，循环加速，细胞通透性增加，有利于组织水肿的消散及吸收。如疼痛较甚者，可用醋酸强的松龙 1~2 ml，加 10%普鲁卡因等量，做局部痛点注射；局部外贴麝香追风膏、伤湿止痛膏等。

【注意事项】

（1）注意纠正睡眠的不良姿势，如不能俯卧睡眠。垫枕不能仅枕后脑勺或侧头部，而应包括头与颈项部。睡觉时要保持正常人体生理曲线，就需要一个符合个体生理特点的枕头。枕头一般应为长方体型。我们每个人肩宽不同，这就确定了枕头的不同型号，最好在专业医师指导下定做或选购硬度适中的枕头[通常枕高为肩宽（cm）除 3 减 2]。

（2）每天做颈部运动锻炼。颈部医疗体操的目的与作用主要有两方面：

①通过颈部各方向的放松性运动，活跃颈椎区域血液循环，消除瘀血水肿，同时牵伸颈部韧带，放松痉挛肌肉，从而减轻症状；

②增强颈部肌肉，增强其对疲劳的耐受能力，改善颈椎的稳定性，从而巩固治疗效果，防止反复发作。

【按语】

颈椎小关节紊乱症整脊治疗效果较佳，治疗期间或治疗后应避免感受风寒，注意颈部保暖；外感风寒、阻痹经络易导致症状加重。避免过度劳累、扭转等造成的劳损，平衡失调；预防复发。

八、颈椎间盘突出症

颈椎间盘突出症是指颈椎间盘由于某种原因致纤维环破裂，使髓核向后外侧突出，压迫颈脊神经或脊髓而引起一系列症状，称为颈椎间盘突出症。

【病因病理】

颈椎间盘又称颈椎间纤维软骨盘，是由纤维环、髓核及软骨板组成，并连接于上、下两个椎体之间的重要结构。除第1、第2颈椎间没有椎间盘外，自第2颈椎下方至第1胸椎上方共有6个颈椎间盘。下部颈椎由于负重较大，活动较多，又与相对固定的胸椎相连，故易于劳损而发生退行性改变。纤维环发生退行性病变后，其纤维首先变粗，进而发生玻璃样变性，其强度降低，最后断裂。也可因其失去弹性，不能担负原来可以承担的压力，当受到头颅重力作用、肌肉的牵拉、运动负荷过大和外力因素作用下，而颈椎间盘前部较高较厚，再加上正常髓核又居于椎间隙的后方，且纤维环后方薄弱，纤维环即可因之向外膨出或破裂，而髓核则向狭窄薄弱的后纵韧带处突出或脱出，而颈椎间盘的后方有脊髓、神经根等重要结构，因此突出的髓核容易刺激或压迫脊髓或神经根，而产生一系列类似颈椎病的症状，造成颈椎间盘突出症。颈椎间盘突出症的发病年龄由25～60岁不等，男性较女性多见，男女之比为2:1，其发生率约为腰椎间盘突出症的1/10。

【诊断与鉴别诊断】

颈椎间盘突出症常见症状多表现为颈肩部及上肢等部位疼痛，肢体感觉迟钝、麻木等感觉障碍，肌肉萎缩、无力、平衡失调、行走不稳等运动障碍，其他可见头晕、头痛、心悸、胸闷、腹胀及胸腰部束带感等。根据颈椎间盘向椎管内突出的位置不同可分为以下三种类型。

1. 侧方突出型

（1）临床症状：突出部位在后纵韧带的外侧，钩椎关节的内侧。该处是颈脊神经经过的地方，因此突出的椎间盘可压迫脊神经根而产生单侧的根性症状。轻者出现颈脊神经支配区（即患侧上肢）的麻木感，重者可出现受累神经节段支配区的剧烈疼痛，如刀割样或烧灼样，同时伴有针刺样或过电样窜麻感，疼痛症状可因咳嗽而加重。此外，尚有痛性斜颈、肌肉痉挛及颈部活动受限等表现，并可出现上肢发沉、无力、握力减退、持物坠落等现象。

①颈4～5椎间盘突出损害颈5神经根，可见三角肌和肱二头肌麻痹甚至萎缩，肩关节外展、肘关节屈曲障碍，上臂外侧皮肤感觉障碍，肱二头肌腱反射消失。

②颈5～6椎间盘突出损害颈6神经根，可见肱二头肌、伸腕肌群麻痹，屈肘伸腕功能障碍，前臂外侧及第1、2手指皮肤感觉障碍，肱桡肌腱反射消失。

③颈6～7椎间盘突出损害颈7神经根，可见指伸肌、肱三头肌麻痹，掌指关节背伸障碍，中指掌背侧皮肤感觉障碍，肱三头肌肌腱反射消失。

④颈7～胸1椎间盘突出损害颈8神经根，可见指屈肌麻痹，手指屈曲功能障碍，前

臂内侧及第4、第5指皮肤感觉障碍。

（2）体征：体格检查可发现被动活动颈部或从头部向下做纵轴方向加压时均可引起疼痛加重，受累神经节段有运动、感觉及反射改变，神经支配区域相应肌力减退和肌肉萎缩等表现。

（3）鉴别：与肩周炎相鉴别，颈4~5椎间盘突出压迫颈5神经根可引起肩部感觉、运动障碍，典型表现是三角肌区域感觉减退，三角肌肌力减退。肩周炎是整个肩部广泛不适，活动受限疼痛。

2. 旁中央突出型

突出部位偏向一侧而在脊髓与脊神经之间，因此可以同时压迫二者而产生单侧脊髓及神经根症状。除有侧方突出型的表现外，尚可出现不同程度的单侧脊髓受压的症状，表现为病变水平以下同侧肢体肌张力增加、肌力减弱、腱反射亢进、浅反射减弱，并出现病理反射，可出现触觉及深感觉障碍；对侧则以感觉障碍为主，即有温度觉及痛觉障碍，而感觉障碍的分布多与病变水平不相符合，病变对侧下肢的运动机能良好。

3. 中央突出型

（1）临床症状：突出部位在椎管中央，因此可以压迫脊髓双侧腹面而产生脊髓双侧的症状。此型无颈脊神经受累的症状。早期症状以感觉障碍为主或以运动障碍为主. 晚期则表现为不同程度的上运动神经元或神经束损害的不全痉挛性瘫痪，如步态笨拙，活动不灵便，走路不稳，常有胸、腰部束带感，重者可卧床不起，甚至呼吸困难，大、小便失禁。

（2）体征：检查可见四肢肌张力增加，肌力减弱，腱反射亢进，浅反射减退或消失，病理反射阳性，髌阵挛及踝阵挛阳性。

（3）辅助检查：X线检查可显示有颈脊椎侧弯畸形，生理曲度减少，颈椎发直或向前弯曲，部分病人可见病变椎间隙狭窄，病程较长者于椎体边缘有唇样增生现象；脊髓造影在突出的相应节段平面有充盈缺损、部分梗阻或完全梗阻表现；CT或磁共振检查可明确突出的节段、范围、大小及与神经脊髓的关系等。

【整脊治疗】

1. 治疗原则舒筋活血，消肿散瘀。
2. 治疗方法

（1）推拿整脊。

①患者端坐，医者站立于患者背后，先在颈部以椎间盘突出部位为中心的竖脊肌和斜方肌上做攘法、揉法、点按法等颈部推拿放松手法，手法操作时间为10~15分钟。

②患者平卧，面向上。医者手掌向上，一手大拇指抵于有旋转移位的棘突的移位侧，另一手大拇指抵住下一椎体棘突处，采用对抗用力的方法，双手拇指同时短促对抗用力。手法后，检查棘突偏移情况，可重复2~3次。

③拔伸手法，患者端坐，医者站立在患者背后，双手掌心向上托住患者的下颌骨及枕骨向上提升患者的头颅，拉长患者的颈部，操作此方法时医者用力应由轻到重：忌用暴力，

以患者能耐受为度。每次提升时间约为 0.5~1 分钟，可反复 1~3 次。

④最后整复手法，患者卧坐，行侧头摇正法、拐角扳按法、仰头推正法等手法。

（2）牵引整脊。取枕颌布带牵引法，坐位牵引，重量为 5~10kg，视患者耐受程度增减重量，每日 1 次，每次 30 分钟，20 次为一疗程，牵引后用颈托固定颈部。应用牵引法可拉紧松弛的韧带和周围组织，解除痉挛，松解粘连，使紊乱的小关节回位，膨出的椎间盘还纳。

（3）导引整脊。取站位，选择"颈肩臂导引功法"、"龟蛇导引功"进行练习，增强颈项部力量，恢复颈椎的内外协调平衡。

（4）药物整脊。中药熏蒸和局部按摩法：患者仰卧于药物熏蒸床上，暴露患病部位进行中药熏蒸（配方：川断、土鳖、羌活、独活、松节、乳香、远志、木瓜、儿茶等量），熏蒸后即在病灶局部或放射区施行各种常规手法治疗，每日 1 次，每次 30 分钟，20 次为一疗程。应用此法可进一步加强血液循环，以利消炎、解痉、镇痛。

（5）其他整脊。

①病灶药物注射：患者取低头端坐位，严格按照无菌操作规程，将配制的药液（配制药物的组成：2%利多卡因注射液 5mg、强的松龙注射液 50mg、维生素 Bl 注射液 100mg、维生素 B12 注射液 1 mg、654-2 注射液 10mg、注射用水 5mL）注射于病灶部位，7 日 1 次，3 次一疗程。注射后原地休息 5~20 分钟，无不适可离开。方中用强的松龙能减少炎性渗出，改善充血水肿，利多卡因能阻断病性传导，迅速镇痛，维生素一族能促进神经功能的恢复，增强对致痛因子的抵抗力，维持神经细胞的正常生理功能，654-2 能改善微循环。

②病痛放射区电针疗法：在患者疼痛的放射区或阿是穴上施电针疗法，以能耐受为度。每日 1 次，每次 20 分钟，20 次为一疗程。本法为对症治疗，对痉挛疼痛的肢体能起到活血化瘀、解痉镇痛的作用，并能反射性地作用于颈部，促进病灶的康复。

【注意事项】

（1）避免颈部意外损伤，如突然扭曲、上下挤压、突然过度屈曲或后仰。

（2）改变工作、生活中的不良姿势，坐姿不可超过 1 小时，不可连续伏案工作或用电脑超过 1 小时，应定时起身舒展身体 3~5 分钟即可。

（3）每天适当进行自己所喜爱的体育活动半小时，或快速步行 1 小时，可分次进行。

【按语】

颈椎间盘突出症多为慢性劳损、退行性改变及外伤引起，推拿治疗效果较佳。其主要作用是在软组织痉挛得以缓解的情况下，通过改变突出物与神经根相互位置关系或使突出物部分回纳，解除神经根的卡压或粘连，使症状缓解或消失。本病治疗及恢复期较长，部分病人精神压力较大，故应针对病人的心理状况，做好细致的思想工作，增强患者的自信心，积极配合治疗。

九、前斜角肌综合征

前斜角肌综合征是指经过第 1 肋骨上缘部或颈椎横突前侧的锁骨上窝的臂丛神经和锁骨下动脉的血管神经束受前斜角肌的压迫，引起一系列神经、血管压迫症状。本病多发生于 30 岁以上中年人，女性多于男性，右侧多于左侧。

【病因病理】

前斜角肌位于颈椎外侧的深部，起于颈椎 3～6 横突的前结节，止于第 1 肋骨内缘斜角肌结节。中斜角肌在三个斜角肌中最大最长，起于下 6 颈椎横突的后结节，止于第 1 肋骨的上面，在斜角肌结节与锁骨下沟之间。在前、中斜角肌之间有一个三角间隙，间隙的底部是第 1 肋骨，臂丛神经与锁骨下动脉自此三角间隙通过。本病与神经血管束通过斜角肌构成的三角间隙有关。此外还有先天性畸形，因前、中斜角肌融合，因此臂丛必须劈开前、中斜角肌的纤维穿过；前斜角肌肥大，可以是原发的，也可以是继发于臂丛受刺激而引起的前斜角肌痉挛；前斜角肌的附着点靠外造成三角间隙的狭窄。以上 3 种情况均可使神经血管束受压产生前斜角肌症候群。

【诊断与鉴别诊断】

（1）前斜角肌综合征病人多有搬抬重物或牵拉性外伤史，一般呈现下垂肩与肩胛带的肌肉不发达。

（2）临床表现一般多位于患侧的上臂内侧，前臂和手尺侧及肩颈部钝痛或锐痛，持续性或放射性，并有麻木感，夜间加重。此外，可有患侧的血管症状，如上肢或手指发凉，发绀或呈苍白色，以手最明显，下垂时更明显。患侧脉搏减弱，血压下降。严重时可有指端坏死、点状瘀斑等。

（3）长期患者，受累区及手部小肌肉萎缩，握力减弱。其症状则因受压的组织而有所不同。锁骨下动脉受压：其疼痛为缺血性跳痛，起病可以是骤然，伴有酸痛与不适。开始于颈部，然后放射到手与手指，以麻木及麻刺感明显，疼痛的部位没有明确的界限。颈椎的活动可使疼痛加重，颈部伸直时使斜角肌间隙变小因而加重疼痛，颈部屈曲能使斜角肌间隙加大，疼痛可得以缓解。牵引患肢使肩胛下降则可使症状加重。

（4）臂丛神经受压：这种情况发生于长期的病变，臂丛的下干受压，为锐性疼痛并向前臂内侧以及 4、5 手指放射。锁骨下动脉与臂丛神经同时受压与颈肋的症状相同。病人常用手支撑头部，使之向患侧倾斜，借此缓解前斜角肌的张力。

（5）在锁骨上窝可扪及前斜角肌紧张、肥大而硬韧的前斜角肌肌腹，局部有明显压痛，并向患侧上肢放射。

（6）高举患肢症状减轻，向下牵拉患肢症状明显加重，臂丛牵拉试验阳性；肋索试验阳性：患者两臂外展上举 90° 肘屈 90°，同时手指做快速伸屈活动数十次，立即出现皮肤苍白及疼痛，再继续上举两臂，将两手搁置头顶时，疼痛加重，脉搏消失或变弱。颈部伸直加重疼痛。有时手部出现过敏与寒凉、运动障碍及反射消失。

（7）摄颈、胸段正侧位片表现颈肋或颈 7 横突过长或高位胸肋。

（8）X 线检查：前斜角肌正常止于第 1 胸肋的前斜角肌结节上，当此肌点外移时，可使斜角肌裂隙变窄，前斜角肌的痉挛肥大，也可直接压迫臂丛下干、锁骨下动脉及静脉。临床出现相应的神经、血管受压症状。X 线检查拍摄颈椎下段、上胸段正侧位片，除外有无颈肋、颈下横突过长、锁骨及第 1 肋骨畸形，拍颈椎左右斜位片观察有无颈椎病。

（9）应与肋锁综合征相鉴别。肋锁综合征患者在锁骨上窝摸不到痉挛的斜角肌。

【整脊治疗】

1. 治疗原则 舒筋活络，解痉止痛。

2. 治疗方法

（1）推拿整脊

①患者正坐位，医者立于患者后方，拇指与四指自上而下拿揉颈项。

②双手大鱼际或小鱼际攘揉两肩。

③拇指理揉胸锁乳突肌，硬结处重点弹拨。

④双手同时揉上胸及肩部。

⑤自上而下反复拿揉受累上肢。

⑥空心拳或小指侧轻叩两肩。

⑦搓揉患肢，牵抖患肢。每日治疗 1 次。

（2）导引整脊。可选择"颈肩臂导引功法"、"龟蛇导引功"等，进行颈项增力、左顾右盼、交替侧屈、仰卧抬头、望月运气等练习，以维护颈椎内外平衡。

（3）针灸整脊。患者坐在椅子上，肩部放松。常规消毒合谷，用 4 mm 毫针直刺同侧合谷，要求进针快，大幅度提插捻转；针刺患侧颈椎第 3~6 节段的夹脊穴；有针感的同时按揉缺盆穴，20 分钟后起针。先用揉法在患侧颈肩部施术 5 分钟，然后用拇指自内而外沿锁骨下反复揉压、多指拿揉受累上肢，牵抖患臂。每日治疗 1 次。

（4）针刀整脊。患者仰卧位，头转向健侧，术者立与患者头侧床头，左手从颈侧点按颈椎横突末端，在触压酸胀明显处定点。左手拇指加压分剥横突前的血管神经直达骨面。针刀从颈侧进针，刀口线与颈椎纵轴平行垂直皮肤刺达骨面，针刀刃勿离骨面，向前部探至前结节，手下感前结节肌肉坚硬或痉挛，可将刀口线调转 45°，即垂直前斜角肌纤维方向切 2~3 刀。若患侧第 1 肋骨上缘有压痛点，针刀可从胸部垂直第 1 肋骨刺入至骨面，摸索至肋骨上缘，患者无剧痛麻木感，在酸痛明显处，垂直前斜角肌纤维方向切几刀。

（5）其他整脊。若前斜角肌压痛明显，臂丛神经刺激症比较重，可行 2%利多卡因，亚甲蓝，强的松龙混合液进行局部封闭。

【注意事项】

（1）嘱患者做颈、肩部功能锻炼，增强局部肌肉的强度和弹性，以免复发。

（2）注意患臂保暖，防止受凉。

（3）注意休息期间患肢避免提搬重物。

【按语】

前斜角肌综合征，属中医颈肩臂劳损的范畴，常因慢性劳损或感受风寒诱发，使经络受阻，气血不畅，为肿为痛。手法整脊治疗有一定效果，一般在一个疗程内可使症状缓解，如遇顽固性症候，如颈肋、高位肋骨，严重影响该部的神经、血管时，可用手术切除。

十、小儿颈部软组织损伤

小儿颈部软组织急性损伤，一般是由于外伤、扭挫、突然回头或突然暴力使颈部过度侧弯等，造成颈部肌肉无准备地强烈收缩或过度牵拉，形成颈部肌肉、筋膜、韧带等软组织部分损伤、撕裂或错位而出现颈项疼痛、功能活动障碍等症状。有时也将这类损伤称为急性颈部扭伤。

【病因病理】

（1）小儿颈部肌肉、韧带和关节囊较为薄弱，支架结构不稳定，对颈部的保护作用弱。大多因为日常生活中，头颈突然扭闪，颈部活动过强，肌肉无准备地强烈收缩或牵拉，致颈部肌肉、筋膜、颈肌纤维或韧带等软组织发生损伤、撕裂或错位所致；也可以是在乘坐高速行驶的汽车中突然急刹车而使颈椎迅速前后摆动所致；也有些患儿在晨起时发病（亦称"落枕"），这些都会引起颈部组织疲劳和损伤而继发软组织炎症。颈部神经受到压迫或炎症侵袭时，就会出现反射性颈部肌肉痉挛。持续的肌肉痉挛引起组织缺血，代谢产物聚集于肌肉组织引起肌筋膜炎产生疼痛，并可直接刺激在软组织内穿行的神经干及神经末梢产生疼痛。

（2）大多数患儿颈部肌肉软弱，较多受累的肌肉为斜方肌、提肩胛肌及胸锁乳突肌或颈部筋膜和韧带组织等。在肌肉的起点、止点或肌腹部分纤维被撕裂，受伤组织肿胀出血，产生无菌性炎症改变，如充血、水肿、纤维组织增生和粘连等刺激神经末梢，产生局部疼痛，引起颈肌痉挛，后者又通过脊神经传导引起头部、背部甚至同侧上肢的放射痛。韧带可能撕裂或断裂，刺激、压迫神经末梢，引起疼痛。少数严重患儿亦可以有神经根的刺激症状。

（3）根据损伤的病理发展过程，急性软组织损伤大致可分为早、中、后3个时期：

①早期：指伤后24小时或48小时以内，组织出血和局部出现红肿痛热、功能障碍等征象的急性炎症期。

②中期：指受伤24小时或48小时以后，出血已经停止，急性炎症逐渐消退，但局部仍有瘀血和肿胀，组织正在修复。

③后期：损伤基本修复，肿胀、压痛等局部征象也已消除。

【诊断与鉴别诊断】

（1）根据突然起病的病史，程度不太严重的外伤史以及局部的体征，诊断不难。颈部扭伤大多为单侧性，主要症状为颈部疼痛及活动受限，严重者疼痛如刀割或撕裂样。

（2）疼痛以颈部为主，但可以模糊地放射至头、背以及上肢。任何活动均可以加重疼痛，以致转头时两肩亦随之转动。

（3）检查发现为斜方肌等受损肌肉有明显压痛，且范围广泛，有时压痛点有多个，局部软组织轻肿，患儿的头常偏于一侧故又称"外伤性斜颈"。

（4）神经系统检查无异常发现。必要时应做 X 线检查，常为阴性。

（5）应排除颈椎 1~2 半脱位、颈椎结核等。

【整脊治疗】

1. 治疗原则舒筋活血，通络止痛。
2. 治疗方法

（1）推拿整脊。患儿坐位，医者站立于患儿背后，采用局部的揉、按、推、摩等理筋解痉按摩手法，即可达到较好的效果。基本手法包括：①点穴定位：术者用拇指点按肩井、天鼎穴，每穴点按约 1 分钟，以达到局部镇痛目的。②肌肉提拿：术者将拇、食、中指及无名指放置于与肌肉纤维垂直的方向，捏住肌腹用力提拿 1~2 次。提拿部位有胸锁乳突肌、斜方肌、提肩胛肌等处。③按揉痛点：痛点处一般有条索样或硬结样物。痛点面积小时，可用拇指指腹按揉。痛点面积大时，可用掌根部按揉。④纵向牵拉肌纤维：为了使斜方肌或胸锁乳突肌拉开，术者一手可将患者患侧肩部固定，另一手推动患者头部向对侧侧屈，将肌纤维拉长，达到缓解肌痉挛的目的。⑤仰卧，颈项放松，拔伸颈项部。

（2）针灸整脊。患儿俯坐位，针灸一般可选择后溪、悬钟、风池、天柱、大椎穴，直刺约 0.5~0.8 寸，留针 10~20 分钟。

（3）药物整脊。药物疗法主要是外用药物。常用外用药有扶他林、解痉镇痛酊、正红花油和沈阳红药膏等。

（4）其他整脊。可辅助选用刮痧、拔火罐、生物全息、扳机点疗法。

【注意事项】

在颈部急性软组织损伤的初期 24 小时内不宜推拿，可先行冷敷。早期治疗中，应注意休息，尤其是急性期，更应避免颈部过多活动。颈部过多活动可使损伤的软组织不易恢复。必要时，可采用颈围。

【按语】

小儿颈部软组织损伤推拿整脊效果较佳，一般在颈部疼痛消失，颈部软组织损伤基本趋于恢复时，应逐渐开始颈部的肌肉锻炼，以增加肌肉力量和弹性，确保颈椎的稳定性和灵活性。

附：小儿颈椎半脱位

小儿颈椎半脱位是颈椎的一种不稳定性损伤，是先、后天因素引起小儿颈椎椎体间关节的关节面移位而导致患儿出现颈部疼痛、强硬、活动困难等症状。由于颈椎半脱位比较隐匿，容易漏诊或误诊。该病一般好发于第 1、第 2 颈椎。

【病因病理】

当颈椎遭受屈曲暴力，或处于屈曲位的颈椎受到纵向压缩力时，受作用椎体的前方压应力增加，而颈椎的后部结构受到张应力的作用。椎体的前屈运动过程中，相邻椎体的瞬时旋转中心位于椎间盘中心偏后位置，此时椎体前部为支点，张应力侧为关节囊、棘间韧带、黄韧带等。弯曲力和压缩力的持续作用可产生两种情况：若压缩暴力较大，有可能导致椎体前方塌陷，有时也可使颈椎间盘后突；若暴力未导致椎体骨折，张应力侧的关节囊、韧带可撕裂，严重者后纵韧带也同时受损。外力持续作用导致上位颈椎的两个关节向前滑动并分离移位。后方小关节突的这种向前滑动与椎间盘的病理基础有关。若椎间盘在受力过程中功能良好，则瞬时旋转中心不变，后方小关节所受的外力主要是牵张力，只有当关节囊撕裂时才有可能脱位。当椎间盘退变，高度降低，椎间盘周围纤维环及韧带松弛，椎间节段存有潜在不稳因素，暴力过程中，椎体间发生移位或瞬时旋转中心后移或下移，颈椎的弯曲运动在后方小关节突之间产生巨大剪切力而相互滑动，导致韧带的撕裂和小关节囊的撕裂，后纵韧带的损伤也是椎间盘功能受损的原因之一。外力中止后，颈部肌肉的收缩作用可使已半脱位的关节又缩回原位。但也有因关节囊的嵌顿或小骨折片的阻碍而保持半脱位状态。还有小儿机体发育抵抗力差，加上上呼吸道感染，中耳炎，扁桃体炎等炎症的影响，可引起颈椎关节滑膜的炎症反应，使滑液分泌增加，关节囊和滑膜内的压力增大，使关节连接不稳，在外力的影响下容易造成半脱位。在对损伤机制的分析表明任何创伤性颈椎半脱位均存在颈椎间盘功能的不全，都有颈椎不稳。其次，后结构的软组织，即后韧带复合组织广泛撕裂、出血及血肿。这是所有屈曲性损伤共有的病理变化。关节囊撕裂致小关节松动和不稳，还可能合并纤维环破裂和后纵韧带撕裂和分离，近 1/3 至 1/2 的撕裂韧带不愈合。如损伤后没有足够的制动使得这些软组织损伤得以修复，可能使不稳状态得以保持，造成"迟发性颈椎不稳症"。

【诊断与鉴别诊断】

1. 临床症状 患儿颈项部疼痛强硬，活动困难，头颈伸屈和旋转功能均受限；颈部肌肉痉挛，头向一侧倾斜，自身感觉僵硬；损伤节段的棘突和棘突间隙肿胀并具有压痛，椎前侧也可有触痛。神经系统症状较为少见，即使发生也多不严重，有时表现为神经根受刺激的症状和体征。颈椎半脱位还容易造成日后不稳，椎间盘的退变加剧。若椎体间的这种不稳持续存在，根据 Wolf 定律，椎间盘上下方椎体必然通过骨质增生以增加椎体间接触面来增加稳定性。骨质的增生可造成椎管矢状径变短，严重时压迫脊髓，使脊髓慢性损伤，其临床表现与颈椎病相似。

2. 辅助检查 急性期侧位 X 线片可能无异常征象。如果小关节仍维持在半脱位状态时，侧位片可显示关节的排列异常。有时可以应用伸、屈位动力性摄片以显示损伤节段的不稳定。有人推荐在拍摄伸、屈位片时，患儿俯卧或仰卧于拱形支架上，当发现有椎间移位后即可确诊。除 X 线片以外，有人利用云纹图来观察和判断有无颈椎不稳。

【整脊治疗】

1. 治疗原则 舒筋活血，理筋整复。

2. 治疗方法

（1）推拿整脊

①患儿坐位，医者立于患儿背后，以揉法，攘法，弹拨法，施术于小儿颈椎棘突两侧，手法宜轻柔。

②一指禅推患椎棘突两侧。

③按揉患椎棘突两侧。

④医者一手掌心托起小儿下颌，另一手拇指按于小儿第2颈椎棘突部，其余四指扇状扶于头部，然后使小儿颈部放松，在拔伸的基础上转颈至阻力位置，并短促有力地做一有控制的、略增大幅度的扳动，按第2颈椎棘突的拇指同时协调用力，感觉拇指下的棘突有跳动感，表示复位成功。

（2）其他整脊。可酌情选用水针、刮痧、拔火罐、生物全息等疗法。

【注意事项】

小儿颈椎半脱位有较好的整脊治疗效果，对自发炎症性半脱位小儿，先要治疗炎症，可同时配合理疗，炎症消除后，可推拿整复。对治疗后患儿，应嘱其及家长注意：

①睡眠用枕高度要适中，一般以患儿竖起的拳头高度为宜。

②避免长时间低头及不良习惯，如抛头转颈等。

③积极防治咽部炎症性疾患，注意口腔卫生，忌食辛燥之物。

④加强颈项肌功能锻炼。

【按语】

应早期诊断，早期治疗，培养良好的生活习惯，不失为治疗颈椎半脱位的一种好方法。不可滥用推拿整脊手法，如处理不当，后果严重。旋转复位要做到心中有数，手法宜轻柔。复位后可行颈托，以便巩固疗效。

十一、颈部急性扭挫伤

各种外力使颈椎过度扭转或直接受到暴力冲击，造成颈部软组织或颈椎小关节囊损伤称为颈椎急性扭挫伤，颈椎急性扭挫伤是临床较常见的颈部损伤。

【病因病理】

当颈部突然扭转或攀高等用力过猛，可使颈部筋肉受到过度牵拉而发生扭挫伤。如急刹车、投篮及其他运动的情况下，使颈部过度扭转前屈或后仰，而致颈部软组织损伤。轻则筋膜撕裂，血脉受损，淤血积滞而致颈部肿胀疼痛，活动不利；重则伤筋动骨，致筋骨错缝、颈部韧带断裂，颈椎间盘突出，重症患者尚可发生神经受压的症状。

【诊断与鉴别诊断】

1. 临床症状有明显的损伤史，可出现颈部一侧疼痛，压痛明显，颈部活动不利或伴有枕部、下颌、肩背、患侧上肢的放射痛。颈部活动时，颈项或放射痛部位疼痛明显，甚至不敢活动。

2. 体征 轻者颈部可无肿胀，重者可在疼痛明显处摸到肌肉痉挛，甚至可见颈项部肿胀或瘀斑，颈部活动明显受限。伴有神经受压者，上肢感觉减退，肌力下降；伴有颈椎小关节错缝者，可有棘突偏歪和棘旁压痛。

3. 辅助检查 一般颈椎急性扭挫伤，X线摄片多无异常征象。症状严重者，X片可显示颈曲变直甚至反张，如有颈椎关节突关节错缝体征者，X线片可显示相应椎骨的双边征或双突征。颈部疼痛剧烈，畸形明显时要排除有无骨折、脱位的存在。

4. 鉴别

（1）落枕。本病多因睡眠时枕头过高或姿势不正确，颈项部肌肉因头颈部过度偏转而受到长时间牵拉造成损伤所致。主要表现为：晨起时颈项疼痛，活动不便，颈项歪斜。体检时可见颈项部肌肉疼痛痉挛，触之有条索状物。其中以斜方肌、大小菱形肌以及上段颈椎棘突旁压痛明显，X线检查一般无异常。

（2）颈椎半脱位。本病多因颈部处于屈曲位状态下遭受暴力或汽车刹车时头部随惯性前冲，致使上位颈椎的下关节突错移至下位颈椎关节突的前端所致，X线可明确诊断。

（3）颈部或其附近组织的急性感染，如颈部淋巴结炎等，主要表现为颈部肿胀、压痛，并伴有体温升高、白细胞计数增多等。

（4）颈椎病。颈椎病多见于40岁以上中老年患者，多为长期伏案作业或高枕睡眠所致，为慢性劳损性疾病。多无外伤史，少数可因外伤而诱发本病。颈椎病除表现颈部症状外，还可因累及组织的不同而表现出症状的不同，可分为椎动脉型、颈神经根型、交感神经型及混合型，X线片可有颈椎的骨质增生，椎间盘退化，韧带肥厚钙化等退行性改变。

【整脊治疗】

1. 治疗原则 舒筋活血，温经通络。

2. 治疗方法

（1）推拿整脊。

①患者取坐位，医者立于其背后，用拇指指腹与中指指腹同时按揉风池穴1分钟，从风池穴起至颈根部，用拇指指腹与食、中指指腹对称用力拿捏颈项部两旁软组织，由上而下操作5分钟左右。再用轻柔㨰法，一指禅推法沿患侧颈部及肩部施术3~5分钟。

②医者将前臂尺侧放于患者两侧肩部并向下用力，双手拇指顶按在风池穴上，其余四指及手掌托住下颌，嘱患者身体下沉，术者双手向上用力，前臂与手同时向相反方向用力拔伸颈项。边牵引边使患者头颈部前后、左右慢慢活动。

③按风池、天柱、肩井、天宗等穴，由轻到重。

④轻拿颈椎棘突旁两侧肌肉。

（2）牵引整脊。以枕颌布带牵引法垂直中立位牵引，重量3~6kg，每日1次，每次30分钟。

（3）导引整脊。急性损伤不宜导引锻炼，应适当减少颈部活动以利于损伤组织修复。

慢性或治疗后期，应配合导引锻炼，以促进损伤组织的功能恢复。

（4）针刺整脊。选取落枕、外关为主穴，悬钟、风池、后溪为配穴，用强刺激手法针刺一侧或双侧，并嘱患者活动颈部，慢性损伤可留针，针后可加拔火罐。

（5）药物整脊。早期应以活血祛瘀为主，可用桃红四物汤加减；久病则以舒筋活络止痛为主，可用壮骨通髓汤加减。中成药舒筋活血丸、通痹片等也可根据情况选用。

（6）其他疗法。

①封闭疗法：可选用0.25%~2%普鲁卡因10~15mL或加入醋酸泼尼松龙做痛点注射，每5日1次。

②若病情严重，疼痛剧烈，有神经症状者，可配戴颈托，卧床休息，以减轻肌肉痉挛。

③还可配合拔罐、刮痧、四极感应等疗法。严重者经保守治疗无效，可考虑做前路减压，椎间盘切除加植骨融合术。

【注意事项】

（1）推拿治疗本病时，手法宜轻柔，切忌施用强刺激手法，防止发生意外。

（2）急性期患者在治疗期间应尽量减少颈部活动。

（3）睡眠时枕头不宜过高，以与肩平为宜。

（4）避免颈部受寒冷刺激，注意防寒保暖。

【按语】

颈部急性扭挫伤是常见的颈部筋伤，在损伤早期如能及时正确治疗，损伤组织多能顺利修复，若治疗不当或延误治疗则易后遗颈项酸痛之症且易反复发作。

十二、颈椎后凸畸形

正常的颈椎、腰椎是前凸的，胸椎和骶椎是后凸的，椎管内的脊髓发育适应了脊柱的生理曲度，所以颈椎后凸畸形将会因颈部组织受累而出现一系列神经功能障碍。

【病因病理】

颈椎后凸畸形的原因可以是先天性的，或者因椎体病变椎板切除术后、创伤后畸形所致。另外，颈椎退行性改变、某些先天性疾病、神经肌肉性疾病、肿瘤、感染，强直性脊柱炎等，也是引起颈椎后凸畸形的原因。

【诊断与鉴别诊断】

1. 临床症状

（1）颈项部或颈背部疼痛不适。

（2）颈部活动功能受限或向某一方向活动时受限。

（3）病变脊柱段或两侧后关节有明显压痛。

（4）可有偏头痛、眩晕、耳鸣、恶心欲吐、手指麻木等兼症。

2. 辅助检查　颈椎生理曲度反弓，椎体缘可有骨质增生或无增生。

3. 鉴别

（1）颈椎结核。有结核病史和全身体征如发热、消瘦、盗汗及全身无力等，多发于儿童及青壮年。可摄颈椎正侧位片证实。

（2）脊髓空洞症。好发于20~30岁的年轻人，痛觉与其他深浅感觉分离，尤以温度感觉的减退或消失较为突出。

（3）颈部风湿病。有颈肩上肢以外多发部位的疼痛史，无放射性疼痛，麻木区不按脊神经根节段分布，该病与天气变化有明显关系，服用抗风湿类药物症状可好转。

【整脊治疗】

1. 治疗原则 舒筋活血，解痉止痛，整复错位。
2. 治疗方法

（1）推拿整脊。

①患者取坐位，颈项部放松，医者先用一指禅推法在患侧颈项及肩部治疗，配合轻缓的头部前屈、后伸及左右旋转活动。

②用拿法提拿颈项及肩部或弹拨紧张的肌肉，使之逐渐放松。

③医者站于其后侧方，用一手拇指顶按住患椎棘突旁，并嘱患者颈部慢慢前屈至医者拇指下感到有棘突运动，关节间隙张开时，即稳住在此幅度，再嘱患者向患侧侧屈至最大幅度，然后医者用力一手托住其下颌部，并向患侧方向慢慢旋转，当旋转到有阻力时，随即用力做一个有控制的、稍增大幅度的快速扳动。

（2）牵引整脊。以枕颌布带牵引，颈椎前屈15°，重量3~6kg，每日1次，每次30分钟。

（3）导引整脊。可选择"龟蛇导引功"进行练习，使颈部肌力相对平衡，达到辅助治疗的目的。

（4）针刺整脊。取颈夹脊、风池、天柱、肩井、肩外俞、大椎等穴。每日1次，7次为一疗程。

（5）其他整脊。可酌情选用水针、拔罐、四极感应、生物全息等疗法。

【注意事项】

（1）用扳法时，需在明确诊断的情况下进行，扳前在颈部做按揉法以缓解局部症状。

（2）年龄50岁以上患者应慎用扳法。

（3）注意颈部保暖，避免长时间低头作业。

【按语】

颈椎后凸畸形生理曲度改变，在某种意义上讲比骨质增生危害更大。它不仅可引起颈椎生物力学改变、外平衡失稳，还能影响椎动脉、交感神经，易使颈椎出现过早退变等。整脊治疗可在一定程度上缓解症状，若保守治疗无效者可考虑手术治疗，手术治疗除了解除神经的压迫外，还可尽早恢复颈椎的正常生理曲度。

十三、颈肌筋膜综合征

在人体颈部、腰背部肌肉表面有一层致密而厚韧的肌筋膜，它和肌肉一起附着在骨骼和韧带上，如果这层筋膜因某种原因发生了无菌性炎症，其中的纤维弹性就会降低，肌肉活动时不能同步伸缩。这样，颈部的肌肉和筋膜两者不断发生摩擦、牵扯，产生炎症而引起局部疼痛、僵硬、运动障碍或软弱无力等一系列症状。

【病因病理】

急性外伤或慢性劳损致颈部经络气血损伤，气血运行不畅所致。

1. 风寒湿邪侵袭：风寒湿三邪客阻经脉，致经脉闭阻，气血不畅，引起疼痛麻木之症状，但因三邪强弱不同，表现症状也不同：风邪善行而数变，指风邪致病具有病位游移，行无定处的特性。所以风邪偏盛者，常表现为颈肩部痛无定处；寒邪凝滞收引，易致气血阻滞不通，血脉挛缩，不通则痛。表现为疼痛剧烈，痛有定处；而湿邪重浊粘滞，表现为重滞固定，肌肤不仁，项背部酸痛不适，有沉重紧束感。现代医学认为：寒冷刺激可使肌肉血管收缩，组织缺血，水肿，渗出，形成局部纤维组织炎。而空气中湿度过大，可引起皮肤代谢功能失调，排汗减少，影响项背肌肉、筋膜代谢产物排泄，形成慢性沉积而致纤维组织炎。

2. 外伤因素：项背部的急性损伤，可引起筋膜撕裂，肌肉肿胀，炎性渗出，脂肪组织从筋膜撕裂处疝出，形成局限性"脂肪疝"。随着新生的神经血管受到卡压而产生疼痛，同时在肌筋膜的裂隙处，产生瘢痕而压迫神经。慢性劳损可使项背部肌肉、筋膜受到牵拉而逐渐增粗变性，使神经纤维在其出孔，如受到增粗变性的肌纤维的挤压或牵拉而引起疼痛麻木。

3. 体质因素："正气存内，邪不可干"外感风寒湿及损伤劳损是引起本病的外部因素，而人体正气虚弱，气血不足，肝肾亏虚，卫补不固，才使外邪乘虚而入，以致经脉闭阻、气血不畅而发病。

本病的病理改变早期无任何变化，随着肌肉筋膜出现充血、肿胀、渗出等炎性改变，其结缔组织白色纤维中可出现一种"局限性的脂肪结节"。由于结节的存在，可不断地放出冲动或随运动直接刺激神经末梢，产生疼痛和放射痛等一系列症状。后期白色纤维组织集结成较长的筋结，并与邻近的肌肉神经纤维、微细血管等粘连，在活动时对神经，血管等邻近组织产生挤压或牵拉产生疼痛、麻木和颈肩部活动不便等症状。

【诊断与鉴别诊断】

1. 临床症状本病可有外伤史，也可无明显诱因。表现为颈后部疼痛、酸胀，或向一侧或两侧肩背放射，晨起或受凉后加重，而活动或遇暖后则疼痛减轻。严重者局部肌肉紧张，有广泛性压痛，颈项活动受限。

2. 辅助检查化验检查多正常，X线摄片一般无异常表现。

3. 鉴别

(1)落枕:落枕多因睡眠时枕头过高或姿势不当而引起,表现睡眠后出现颈项肌肉痉挛、疼痛、活动受限,症状与本病极为相似,但落枕病程短者休息1—2天即可痊愈,严重者经推拿按摩治疗1周左右多能治愈。

(2)颈椎病:颈肌筋膜综合征和颈椎病的神经根型,交感神经型某些症状很相似。一般神经根型颈椎病均有明显根性症状,且椎间孔压迫试验或臂丛神经牵拉试验多为阳性。交感神经型以颈椎退行性变为基础,且临床症状不因气候变化,寒凉刺激,颈项活动而改变。

(3)颈部韧带慢性劳损:颈棘间韧带和项韧带的慢性损伤也可引起颈项疼痛伴肩臂放射痛,但颈部韧带慢性劳损多与外伤、长期低头工作或高枕睡眠使颈部过度劳累有关。症状轻重与气候变化,风寒湿邪关系不大,颈部活动后症状不能缓解。

【整脊治疗】

1. 治疗原则 舒筋活络,活血通络。
2. 治疗方法

(1)推拿整脊

①患者正坐,颈部放松。医者立于其背后,用轻柔㨰法、一指禅推法,沿风池穴揉推向风府天柱,再推向肩井,沿此路线揉推5~8遍。

②用㨰法放松颈肩部,配合颈部前屈、后伸及左右旋转活动

③用拿法提拿颈项及肩部或弹拨紧张肌肉,使之放松。

④拔伸颈椎2~3次。

⑤颈部斜扳法左右各1次。

⑥㨰拿颈项肩背部结束。

(2)导引整脊。可选择"颈肩臂导引功法"、"龟蛇导引功"、太极拳等进行练习,有利于本病的治疗。

(3)针刺整脊。可选风池、风府、大椎、颈夹脊、肩井等穴或加拔火罐。

(4)药物整脊

①内服药:祛风散寒,除湿通络。选用独活寄生汤加减,风邪偏盛者,加防风,秦艽;寒邪偏胜者加麻黄,川乌,细辛,亦可服小活络丹;湿盛者加防己,蚕砂,泽泻。老年人由于肝肾不足、气血亏虚,还可加入黄芪,当归,肉桂等益气养血。西药以消炎止痛,营养神经,改善局部微循环为原则可选布洛芬,地塞米松,B族维生素等。

②外用药:可用桃红四物汤煎水熏洗:苦参,苍术,丹皮,川椒,当归,防风,荆芥,甘草等煎水熏洗患处,每日2次,每次30分钟。

(5)其他疗法

①封闭疗法:可选用0.25%~2%普鲁卡因溶液,醋酸泼尼松混悬液,10%葡萄糖液,或当归注射液等做痛点封闭。

②针刀治疗:患者俯卧位,在肩背颈项处选取几个压痛点,做局部皮肤的常规消毒。

铺无菌巾，选择合适型号的针刀，遵照刀口线与肌纤维走向平行的原则，在选定处进针。待患者有酸胀感或刀下有坚韧感时，先做沿肌纤维、筋膜走向的纵剥后，调整刀口方向，做数次铲削，感到刀下松弛柔软后出针。操作时注意掌握深度和方向，以防刺入胸腔引起气胸、血胸或刺伤血管等，此法适用于项背部肌肉僵硬严重，理筋手法尚可能松弛肌肉筋膜的患者。每两日1次，每次2~3个痛点。

【注意事项】

本病发生多与颈背部急慢、性损伤及外部侵袭有关，故治疗期间应注意避免颈部外力损伤，平日应避风寒，预防感冒，忌长时间伏案工作。

【按语】

本病确切病因尚不明了，临床观察多与外伤、劳损、受风、寒湿侵袭等因素有关。本病通过积极治疗，大多数可治愈，少数患者因病情反复引发或加重颈椎骨质增生而引起其他相关症状。

十四、颈椎横突间滑囊炎

颈椎横突间滑囊炎，多见于颈部活动过频过劳者，好发于第3—6颈椎横突。滑囊是由内皮细胞铺盖，内部含有少量滑液的封闭性囊；少数与关节相通，位于关节附近的骨突与肌腱或肌肉与皮肤之间；在摩擦力或压力较大的地方都存在滑囊，它的主要作用是促进滑动，并减少人体软组织与骨组织间的摩擦和压迫。当滑囊受到损伤或反复、长期、持续地摩擦和压迫时，可使滑囊劳损导致炎症，滑囊可由磨损而增厚，产生滑囊炎。

【病因病理】

颈椎横突周围有脂肪组织和滑囊，借以减少运动时横突和颈肌之间的摩擦，过劳或外受风寒湿侵袭时则致滑囊发生无菌性炎症。滑囊炎多次发作或反复受创伤之后，可发展成慢性滑囊炎。发作可持续数日到数周，而且多次复发。横突周围软组织可出现变性、变硬，重则发生粘连，甚至横突骨膜发炎，进而影响局部血运，组织缺氧和营养物质，代谢产物堆积，不能清除，又可加重变性，从而形成恶性循环。

【诊断与鉴别诊断】

1. 临床症状一般无明显外伤史，有劳损史，日常生活可无症状，颈部前屈后伸时疼痛，但功能一般不受限。触诊时可发现局部组织变硬，横突部位有压痛，并可触及阳性反应物。

2. 辅助检查一般X线检查未见明显异常。

3. 鉴别

（1）结核性滑囊炎。可为滑囊的原发性结核感染，也可继发于相邻的骨结核。临床表现与损伤性滑囊炎相似。结核性滑囊炎时，穿刺可抽出清淡液体或干酪样物。X线片上可见相邻骨质破坏。确诊常需手术切除病变滑囊做病理检查。

（2）类风湿性滑囊炎。与损伤性滑囊炎症状相似，大多伴有类风湿性关节炎症状。血沉往往增高，类风湿因子多为阳性。

【整脊治疗】

1. 治疗原则　舒筋活血，温经通络。
2. 治疗方法

（1）推拿整脊。急性期宜活血化瘀、通络止痛。手法宜轻柔，患者坐位，医者站于其后，用轻柔而缓慢的揉法施术于颈部，同时配合轻缓的拿捏以加快局部血液循环，然后在疼痛局部及周围用轻柔的擦法。慢性期宜舒筋活络，温通筋脉。

①患者取坐位，医者立于其后，先用㨰法施术于患者颈肩部、上背部及上肢肌肉3~5分钟。

②以拇指指腹与食、中指指腹对称用力拿捏颈项两旁软组织由上而下操作3~5分钟。

③以㨰法在患侧施术3~5分钟后，再用拿法提拿颈椎旁开软组织，以患侧为重点部位并弹拨紧张肌肉。

④拔伸颈项部，同时边牵引边使头颈部前后、左右缓慢活动。

⑤在颈椎两旁软组织施擦法以透热为度，最后㨰拿颈项肩背部结束。

（2）导引整脊。可选择"颈肩臂导引功法"、"龟蛇导引功"等进行练习，使颈部肌力相对平衡，达到辅助治疗的目的。

（3）针刺整脊。选取风池、天柱、颈部夹脊穴及局部阿是穴针刺并加拔火罐15分钟。

（4）药物整脊

①内服药。以舒筋活血为主，选用蠲痹汤加减，药物组成：羌活9克、独活9克、当归9克、防风9克、片姜黄6克、赤芍9克、黄芪9克、牛膝9克、五加皮9克、杜仲9克、红花9克、枳壳9克、炙甘草3克。

②外用药。可用关节止痛膏、风湿跌打膏和中药热敷等。

(5) 封闭疗法。在颈椎横突压痛点或阳性反应物处，用0.25%~2%普鲁卡因加醋酸曲安奈德及当归注射液做局部封闭，每周1次，3次为一疗程。

【注意事项】

（1）急性期手法宜轻柔，不可用力过重，以免加重滑囊损伤。慢性期手法可稍重，但在用弹拨手法时用力不可重滞。

（2）注意局部保暖，急性期适当减少活动。慢性期则应加强适当的功能锻炼。

【按语】

颈椎横突间滑囊炎容易复发，异常运动或用力过度之后可出现急性滑囊炎症状。在非感染性滑囊炎急性期应注意休息或患部制动，疼痛消退后则应增加主动运动。对于有感染者则需要给予适当的抗生素，引流或切开。

十五、急性颈椎后关节滑膜嵌顿

颈椎的关节突关节的位置接近水平,颈椎椎后关节囊比较松弛,当颈椎椎后关节囊内的内膜被关节咬合于关节内,可引起一系列的颈椎功能障碍,称为颈椎后关节滑膜嵌顿。

【病因病理】

颈椎共有 7 个,椎间盘 6 个,椎管和椎间孔由椎体和椎弓组成,椎体关节互相连接,这些关节包括两个关节突关节,一个椎间盘和两个滑膜关节。颈椎的关节突关节的位置接近水平,故稳定性较差。颈椎椎后关节囊比较松弛,当关节张开在某种姿势较久致关节内膜牵张松弛后,突然活动关节,囊内的内膜因松弛而被关节咬合于关节内,称为关节滑膜嵌顿。最常见于落枕患者,起病突然,颈部因剧痛引起反射性肌痉挛而致颈部活动功能显著受限出现斜颈。

【诊断与鉴别诊断】

1. 临床症状一般起病较急,颈部疼痛明显,活动不利,活动时疼痛加剧,可出现斜颈样外观,可伴有一侧上肢麻木无力,感觉与肌力减退,严重者还伴有头昏、视物模糊等症状。

2. 体征颈部肌肉痉挛,僵硬,活动受限。头歪向一侧略前倾,病变颈椎关节突关节棘突有压痛,棘突向一侧隆起或呈明显偏歪。

3.辅助检查 X 线侧位片可见该椎间关节与椎间关节后缘增宽,密度增高。

4.鉴别

(1) 美尼尔氏征。又称发作性眩晕,是由内耳的淋巴代谢失调,淋巴分泌过多或吸收障碍引起内耳迷路积水,内耳淋巴系统膨胀,压力升高,致使内耳末梢感受器缺氧和变性所致。症状有头痛,眩晕,恶心呕吐,耳鸣耳聋,血压下降等。鉴别点:发病与大脑机能失调有关,而不是由于颈部活动所诱发。

(2) 心绞痛。当伴有左上肢或双侧上肢尺侧症状时应与心绞痛相鉴别。心绞痛患者发作时多有胸闷、气短的感觉,若心电图异常服用硝酸甘油可缓解。

(3) 神经官能症。该病没有颈椎的 X 线改变,无神经根、脊髓的压迫症状,用药物治疗有一定效果。发病多与颈部活动无关。

【整脊治疗】

1. 治疗原则理筋活血,理筋整复。

2. 治疗方法

(1) 推拿整脊

①患者坐位,颈部自然放松。用轻柔的㨰法、一指禅推法在患者颈项及肩部治疗 3~5 分钟。

②用拿法提拿颈项肩部肌肉 2~3 分钟。

③拇指弹拨其颈部紧张肌肉 3~5 分钟,做滑膜嵌顿的诱导松解,使嵌顿滑膜退出。

④颈部放松,将受限侧旋至最大角度,医者立于患者背后,用一手拇指指腹按压于肿胀隆起关节下方,其余四指扶于颈部,另一手托住下颌。医者托患者头部之手向上牵提并向受限侧旋转头部,至最大限度时,做一小幅度增幅运动,同时左手拇指向颈前顶推肿胀高隆处关节。然后行侧头摇正法、侧卧摇肩法、俯卧高垫胸扳按法等整脊手法。

⑤使患者头部处于中立位,医者用双手拇指指腹按揉风池、风府、肩井、天宗等穴0.50分钟。再用㨰法施术于颈椎两旁及肩部2~3分钟,以解除痉挛。

(2)牵引整脊。轻症患者可采用坐位牵引,每日1~3次,每次20~40分钟,重量从3~4kg开始逐渐加重至5~6kg。重症患者可采用卧位牵引。

(3)导引整脊。可选择"颈肩臂导引功"、"龟蛇导引功"等功法,进行颈项增力:左顾右盼、交替侧屈、龟蛇伏气、腾蛇陆起、神龟吸水、金蛇缠绕、摇头摆尾等练习,达到辅助治疗的目的。

(4)针刺整脊。可取颈夹脊、风池、天柱、阿是穴每日1次,7次为一疗程。

(5)药物整脊

①内服药。急性期滑膜因嵌顿卡压而充血水肿,即使手法复位解除滑膜嵌顿后,但充血水肿已存在,所以在急性损伤阶段配合药物可有利于散瘀消肿。急性期宜活血化瘀、行气止痛,可用桃红四物汤或血府逐瘀汤加减。后期宜舒筋活络、补益肝肾,可用活血通髓汤或三痹汤加减。中成药颈痛灵、通痹片等可根据情况选用。

②外用药。急性期可用关节止痛膏、伤湿止痛膏等外敷。后期可配合热敷或熏洗等。

(6)其他疗法。在急性期,因疼痛剧烈、活动受限,有时手法操作有一定困难,可先用0.25%~2%普鲁卡因3mL,加泼尼松龙12.5 mg做局部封闭,以缓解疼痛后再行手法治疗。

【注意事项】

(1)做扳法时,要顺应关节的生理功能,因势利导,不能超出或违反关节生理功能范围,忌强拉硬扳。

(2)应积极锻炼颈部肌肉,使颈部保持在伸直位,睡眠时颈下或肩下可垫枕头使颈部处于轻度伸直位。

【按语】

脊柱小关节具有稳定脊椎,引导脊椎运动方向的功能,颈椎小关节排列接近水平,因此容易发生滑膜嵌顿,颈椎后关节滑膜嵌顿者,一般情况下10~20天后症状可自行消失,但整脊疗法可缩短病程、促进恢复。

十六、颈椎骨质疏松症

颈椎骨质疏松症是指因颈椎椎骨骨质疏松,椎体塌陷变形,刺激脊髓、神经而引起疼痛、麻木等症状,称为颈椎骨质疏松症。

【病因病理】

骨质疏松症并非一种独立的疾病，引起的原因很多，按照病因的不同，可分为原发性骨质疏松症和继发性骨质疏松症。不论哪一种类型的骨质疏松症，它的表现形式都是一样的，即骨质吸收增多，单位骨含量减少，但现存的骨质仍属正常。

原发性骨质疏松症，多见于老年人和绝经后的妇女。根据国外文献报道，50～60岁的男性和40～50岁的妇女都有程度不同的骨质疏松。国内文献也有同样的报道。老年人和绝经后的妇女易患本病的原因很多，但主要的原因是生殖腺功能减退和活动量减少。

中医学认为，原发性骨质疏松症为肾虚所致。《黄帝内经》中指出由于老年人精血衰竭，易发生"骨痿"，即骨质疏松症。"肾主骨生髓"，老年人肾气虚衰不能生骨填髓，脾气运化功能降低，不能化生水谷之精微补先天之肾，骨的所需物质短缺，营养失调，久之必发生"骨痿"。而绝经后的妇女，骨的丢失率比男性同龄人还高，主要由于绝经后雌性激素骤减，造成雌性激素缺乏，导致骨质疏松的发生。近年来，我国骨伤医学工作者根据祖国医学"肾主骨"学说的理论，对骨质疏松症进行了大量的临床与实验研究，深入探讨了骨质疏松症的发病原因和病理，应用中医中药的方法治疗骨质疏松症，取得了重大突破。

继发性骨质疏松症的病因很多，如体力活动减少，肢体长期固定，维生素C缺乏，太空飞行（失重状态），酒精中毒，肝病，皮质激素治疗后，肝素治疗后等，都会继发骨质疏松。而且这些因素可以通过实验研究的方法得到证实。骨质疏松的高危人群有：①绝经期妇女；②65岁以上的老人；③亚健康或疾病状态的人群；④长期卧床，缺乏运动的人；⑤易跌倒者和肢体残疾者；⑥长期使用某些药物（如皮质激素——考地松等）者。

【诊断与鉴别诊断】

1. 临床症状发生骨质疏松的颈椎，可能有自发性骨痛或骨压痛，但都不太严重。原发性颈椎骨质疏松症大多伴有其他部位的骨质疏松。实验室检查，血钙、磷及碱性磷酸酶多属正常范围，而尿钙可能会增高。

骨质疏松是一种退行性变，诊断骨质疏松症关键是骨骼中骨质减少的程度如何，过去临床医生诊断骨质疏松主要根据X线平片上骨质的表现而定，这种目测的诊断方法是很粗糙的，有时因受X线平片条件的影响，很难作出准确的诊断。只有骨丢失在30%～60%的情况下，才能得出骨质疏松的诊断。

2. 诊断依据随着科学技术的进步，20世纪60年代以后，经过20多年的不断努力，创造出了在体外测定骨密度的多种方法。例如，定量CT，光子吸收骨密度测量仪，光子散射法骨密度测量仪，中子活化分析法测量骨密度，放射性核素骨显像法测量骨密度等。这些高新技术的应用，使骨密度的测量越来越达到科学准确的地步，对了解人体骨丢失的程度提供了科学依据，使骨质疏松症的诊断建立在现代科学的基础上。我国骨伤科技工作者使用SPA法测量骨密度已建立了数据库，也为骨质疏松症的诊断提供了一个新时代。

世界卫生组织（WHO）对骨质疏松症的诊断标准如下。

用同一性别峰值量——所测量值来衡量。

正常：骨密度（BMD）或骨矿含量（BMC）在正常青年人平均值的1个标准差（1.SD）之内（≤1.SD）。低骨量：BMD或BMC低于正常青年人平均值的1~2.5SD之间（>1.SD~<2.5SD）。骨质疏松症：BMD或BMC低于正常青年人平均值的2.5SD。

严重骨质疏松症：BMD或BMC低于正常青年人平均值的2.5SD，伴有1个或1个以上的骨折。

因种族、地域间存在差异，更严格的标准是：同地区、同种族、同性别的峰值骨量减去所测得的骨量值与标准差的关系来判断骨质疏松的程度。

3. 辅助检查：发生骨质疏松的骨骼，表现为骨质的密度减低，骨皮质变薄、不均匀，骨小梁减少，小梁间的缝隙增宽。早期的骨质疏松最容易出现在骨端的部位，故有人主张以股骨颈的情况作为评价骨质疏松程度的标准。此外，还有脊柱、骨盆也都比较明显。骨质疏松的表现形式有呈斑点状，骨内出现多个小的透亮区，这种现象是骨质疏松的开始阶段，随着病情的发展，转变成弥散状骨质疏松，表现为骨的密度普遍降低。不论何种原因引起的骨质疏松，其X线的表现皆如此。

脊椎骨密度大致分为三度：Ⅰ度：纵向骨小梁明显；Ⅱ度：纵向骨小梁变稀疏；Ⅲ度：纵向骨小梁不明显，同时发生压缩骨折者，应测量楔形指数。楔形指数=（椎体前高－后高）/后高。

骨质疏松症根据病人的年龄、闭经日期、临床症状、X线表现，对中度和重度型的病人一般不难作出诊断。但需与骨转移瘤、甲状旁腺功能亢进症、骨软化症、骨髓瘤等进行鉴别诊断。因为这些病有的有溶骨性破坏，有的有骨质结构不良，容易混淆，但各有其自己的特点，可鉴别之。

【整脊治疗】

1. 治疗原则 舒筋活络，通络止痛。
2. 治疗方法

（1）推拿整脊

①患者正坐位，术者立其侧后方，一手固定其头部，另一手沿颈部膀胱经、督脉路线自上向下推3~5遍。

②用鱼际揉项部肌肉3分钟以上，再用单手拇指指腹沿上述路线揉3~5遍，以放松颈项部肌肉。

③双手拇指点按风池、天宗、天柱等穴各0.5~1分钟。

④双手拇指对按项部两侧肌肉各3~5遍。

⑤在项部行理筋手法2~3遍；拿揉项部肌肉3~5遍。

（2）牵引整脊。可采用枕颌布带牵引，每次10~15分钟，每日1次。

（3）导引整脊。可选择"龟蛇导引功"、易筋经、太极拳等，进行长期练习，增强体质，有利于本病的早日康复。

（4）针灸整脊。针刺后溪、天柱、风府、大椎、颈百劳等穴，每日1次，7次为一疗程。

（5）药物整脊。中医界近年来对原发性骨质疏松症属老年型的，多主张采用益气补肾的治疗原则。药物有黄芪、鹿角、龟板、人参、枸杞、熟地、杜仲、骨碎补、威灵仙、透骨草、生南星、伸筋草等，或配以丹参、枳壳、牡蛎、蛇床子、肉苁蓉、黑豆、酸枣仁、山楂、神曲等安神健脾、疏肝通络、滋阴潜阳之剂，使老年性骨质疏松症的临床症状明显得到缓解或消失，达到密骨、健身、回春之目的。

对绝经后妇女的骨质疏松，以采用补肾、壮阳、健胃，调节骨的代谢平衡为治疗原则。药物有黄芪、丹参、淫羊藿、木香、桃仁、黑豆、灵仙、杜仲、熟地、骨碎补等，有填骨生髓、补肾壮骨、调节血钙及激素的平衡作用，有效地缓解因激素突然减少引起的骨代谢紊乱、改善临床症状，促进骨密度增加。

（6）其他整脊。可酌情选用水针、刮痧、生物全息等疗法。

【注意事项】

骨质疏松症的治疗应针对病因进行，对原发性老年性骨质疏松症，应注意给予富于蛋白质的食物，同时老年人应多做户外活动，多晒太阳，坚持力所能及的日常生活劳动和体育锻炼，以预防或减轻骨质疏松的发生。对于有胃肠道功能障碍者，应积极治疗，以免影响胃肠道的吸收功能；对绝经后的妇女，有必要时可使用雌激素，但不可长期使用，应按疗程有计划地进行，以免发生副作用。不可过量饮酒，保持良好的生活习惯；有病进行医疗时，要注意慎用皮质类固醇药物及肝素等，避免加速骨质疏松症的发生。

预防骨质疏松，应注意以下几方面问题。

一级预防是无病防病，最佳预防是从儿童开始。

（1）膳食营养合理：从膳食中摄取足够的钙和营养物质，建议多食豆类、奶类食品，绿叶蔬菜、虾皮、黄豆、花生等含钙量也较高。

（2）适当运动：长期坚持体育运动尤其是爱好承重运动的人其骨密度及强度明显高于同龄人，不论老少，极少出现自己跌倒后骨折的情况。平时要多做户外运动，合理接受阳光照射，根据不同年龄段，做可承受的锻炼。

（3）适当选择钙保健品：选择钙保健品要考虑钙含量、钙溶解度及吸收率。市面上多种钙制剂的吸收率大致相同。酪蛋白磷酸肽（CPP）可提高钙基础吸收率达80%，同时提高钙在肠道内的溶解度，减少钙的沉积。含CPP的钙保健品是最佳选择之一。

（4）药物选择：绝经后的妇女初期骨密度快速下降，应注意体内激素水平的调节。

二级预防是有病早治，已出现骨质疏松症，需早期治疗，包括中西药物和非药物治疗措施，以缓解骨痛等症状，延缓或抑制疾病的发展。同时积极治疗相关疾病，如糖尿病、类风湿病等；积极提高生活质量，定期监测骨密度，以控制病情发展。

三级预防是综合防治，重点防止骨折，改善肌力、视力，提高平衡反应能力，防摔跌、碰撞致伤。

【按语】

颈椎骨质疏松是老年人常见的椎骨退化现象，但严重的可导致椎曲紊乱而引起脊神经、脊髓受压症状，在进行推拿整脊时注意慎用旋转复位法。骨质疏松也是人体衰老的一种生理性退化表现，与性激素的代谢及运动有关。中国传统医学的"性"、"命"观，是防治骨质疏松症的科学思维，有待深入研究。不少资料证明，体育活动可延缓性功能衰退，也可延缓骨质疏松的出现，延长寿命。

十七、颈椎关节突关节囊半脱位

本病由于颈椎小关节在扭转外力等作用下，发生侧面的微小移动，且不能自行复位而导致颈椎功能障碍等一系列症状。本病于上颈段发病较多，好发于 40 岁以下的青年人。以第 4、第 5 颈椎为多见。

【病因病理】

（1）外伤：当头部急剧扭转或冲撞时均可发生，如体育运动时动作过猛、互相撞击及急刹车时头部突然猛烈摇晃等原因都可引起损伤。伤后颈椎小关节向侧方滑动而产生位移，是由于关节滑膜等阻碍，棘间韧带和棘上韧带的紧张，周围的有关肌肉平衡失调所致。

（2）不良姿势：长期使用过高、过低和过硬的枕头，长期从事伏案工作所造成的积累性劳损，加之体虚、过劳、感受风寒等因素，均可使颈部肌肉过久维持在过伸或过屈等不当姿势而造成本病的发生。

【诊断与鉴别诊断】

1. 临床症状：患者常于颈部活动过猛或睡眠后，自觉颈项部疼痛和酸胀不适，同时肩背部有牵拉感。头常偏向健侧，向患侧活动受限。多伴有双侧上肢麻木无力，感觉与肌力均有减退，重者肌力仅有 1~2 度。颈前屈及旋转活动明显受限。向上牵引头颈部，疼痛可趋缓解。

颈项呈僵硬状，头取前趋位，下颌指向对侧之肩部呈斜颈外观。颈部斜方肌及胸锁乳突肌有僵硬痉挛感。患侧肩胛角内侧或肩上方有触痛，肩胛岗上缘有时可触及索状物及颈椎棘突偏歪。颈肌紧张痉挛，颈椎棘突或棘突旁有压痛，压痛点常在第 4、第 5 颈椎棘突部，若用双手拇指在棘突旁相对触摸检查时，多能在指下感到棘突有轻度侧偏，出现棘突偏离脊中线。

2. 辅助检查：X 线平片可见颈椎生理曲度改变、椎体序列不整、非退行性变，出现椎体棘突偏歪或双凸、双凹或双边现象。

3. 鉴别：本症应与颈椎骨折、寰枢关节紊乱等相鉴别。

【整脊治疗】

1. 治疗原则　理筋整复，通络止痛。

2. 治疗方法

（1）推拿整脊

①患者正坐位，医者拿揉颈项部及两侧3~5分钟；按揉风池、天柱、肩井、肩中俞、肩外俞诸穴各0.5分钟。

②医者立于患者患侧，拿捏颈肩部3~5分钟。

③医者立于患者背后，将两前臂尺侧置于患者两肩部向下用力，两手拇指抵住"风池"穴部位，其余四指及手掌托住患者下颌部向上用力，前臂与手同时反方向用力，在颈椎牵引过程中，做头颈的屈伸与左右旋转的被动活动。

④患者颈部自然放松，向旋转受限侧主动旋至最大限度。术者一手拇指顶推高起之棘突，其余四指挟住颈部。另一前臂掌侧紧贴下颌骨，手掌抱住后枕部。然后术者抱患者头部之手向上提牵和向受限侧旋转头颅，同时另一手拇指向颈前方轻轻顶推棘突高隆处，多可听到一响声，指下棘突有轻微移动感，嘱患者头颈部处中立位，用拇指触摸无异常。

⑤叩击肩背部0.5~1分钟。

⑥侧击肩背部0.5~1分钟。

⑦以轻柔的掌揉法、一指禅推法和拿法在颈部施术，以缓解肌肉痉挛。

（2）导引整脊。可选择"龟蛇导引功"功法，进行龟蛇伏气、腾蛇陆起、神龟吸水、金蛇缠绕、摇头摆尾等练习，以达到辅助治疗的目的。

（3）针灸整脊。在行复位手法后，可针刺风池、天柱、颈夹脊、曲池、合谷等穴，每日1次。

（4）药物整脊。在伤后，可选择舒筋活络、通络止痛之剂，可以桃红四物汤为基础方加减。

（5）其他整脊。可辅助选用拔罐、四极感应、扳机点疗法等。

【注意事项】

本病多因长期不良姿势和外伤所致，当发生颈椎关节突关节囊半脱位后，首先应及时进行手法整复，在推拿整脊后，可进行相应针灸、药物治疗。不可盲目活动颈部，以免加重病情。

【按语】

本病的发生多与外伤有关，平时应注意防止外伤，颈部活动勿过猛过急，避免颈部扭伤。发病后及时进行手法整复，可适当进行颈部功能锻炼，但应注意掌握运动幅度和强度，避免再次损伤。

十八、颈段脊柱炎（退行性、强直性）

（一）颈段退行性脊柱炎

退行性脊柱炎又称肥大性脊柱炎、增生性脊柱炎、脊柱骨关节炎、老年性脊柱炎等，是中年以后发生的一种慢性退行性疾病。常累及负重和活动范围较大的关节，临床上以椎体边缘增生和小关节肥大性变化为其主要特征。

【病因病理】

（1）创伤：日常生活中，颈椎屈伸和旋转等频繁活动，主要依靠椎间关节和两侧小关节协同完成。由于长期伏案工作造成小关节处产生剪切力，使关节囊处于张力状态，长时间超负载的张力则使关节囊产生创伤性炎症反应。而对于头颈部"挥鞭样"损伤患者，由于突然对小关节施加加减速力的损伤，关节囊撕裂出血，从而引起关节创伤性炎症反应。这种慢性或是急性引起的创伤，均使滑膜细胞活跃，滑液分泌增多伴积血、关节肿胀，使关节囊内压增高，进一步刺激囊壁C类神经纤维末梢而引起颈部疼痛等一系列症状。同时关节囊创伤还可使微血管扩张，红细胞和白细胞等成分渗出至关节内，并沉积机化，引起关节粘连。关节软骨的损伤可使关节面粗糙，进一步增加创伤机会，导致软骨逐渐萎缩、关节间隙狭窄。

（2）小关节退变：随着年龄的增长，退变是一个不可避免的过程，在小关节劳损或受伤后会发生关节囊肥厚、瘢痕形成。关节囊反复受损，使滑液分泌减少，关节软骨因缺乏营养而发生退行性变化，逐渐变薄和粗糙。软骨表面破裂，可延伸至软骨内，甚至形成小碎片脱落于滑液内。相互咬合的小关节面由于磨损，不仅损伤小关节面，而且发生软骨下骨的致密化。关节表面愈加粗糙并硬化，导致小关节突发生肥大，边缘形成骨赘。软组织内矿物质浓度改变，同样使关节囊钙化、结构发生改变，使小关节在运动中受创伤更大，进一步加速关节退变。

（3）椎间盘退变：椎间盘是承载脊柱系统中最关键的部分，可以吸收震荡，减缓冲击。椎间盘承载量大，因而易发生损伤并在体内最先发生退行性变。随着退变的发展，关节突关节及椎间盘周围形成骨赘，使颈椎重新获得稳定，但畸形将导致对神经和血管的刺激。由于椎间盘发生退变，使上下两椎体之间距离变近，小关节囊松弛，进一步加速小关节退变。椎间盘退变和小关节退变，两者相互促进，加速病情发展。同时，创伤会加速退变的发展，而退变又增加了创伤的机会。

本病多发于中老年人，中医学认为本病是由于人过中年而肾气渐衰，复感风寒湿邪，留滞经络，或因强力劳作，伤及气血，使气血瘀阻，经脉凝滞不通所致。

【诊断与鉴别诊断】

1. 临床症状

（1）颈部疼痛：慢性颈痛是本病特征性表现，多表现为持续性钝痛，活动时可诱发或加剧。

（2）压痛、牵涉痛：在项部往往有明显压痛；由于颈神经根在头、颈、胸、上肢分布较广泛，故除局部疼痛外还可引起牵涉痛。如颈5、颈6小关节可引起肩部疼痛，应与肩周炎相鉴别。

2. 辅助检查：X线片早期多无明显改变，中期显示关节间隙狭窄，逐渐于关节突处增生，形成尖形骨刺；后期关节呈肥大性改变，周边部位有明显骨赘形成，使椎间孔变小、变形，可引起对神经根和椎动脉的刺激。CT 扫描可见小关节边缘骨刺形成，小关节突肥大，关节软骨变薄，关节间隙变窄，关节囊钙化，关节突软骨下骨质硬化等现象。MRI 检查可清楚显示脊髓是否受压及受压程度如何。

3. 鉴别：根据疼痛、根性症状及影像学特点可明确诊断。但本病应注意与颈部椎间盘突出症、紧张性头痛、肩关节周围炎等病相鉴别。

【整脊治疗】

1. 治疗原则舒筋通络，行气活血，解痉止痛。
2. 治疗方法

（1）推拿整脊。

①患者正坐位，术者立其背后，用掌根或大鱼际沿项部从上向下施推法 3~5 遍，继而用拇指沿项部督脉、膀胱经路线由上到下揉 3.5 遍，用鱼际揉项部督脉、膀胱经路线 3 遍，以使颈项部肌肉充分放松。

②用拇指揉按患者风池、风府、天柱、肩井、肩中俞、百劳等穴，每穴约按 0.5 分钟。

③在患者正坐位姿势下，医者立于患侧，肘关节托住患者下颌部，手扶住健侧颞枕部，用力向上拔伸，另一手拇指着力于患椎旁，随颈部的活动在压痛点上按揉，待颈项放松后，施以颈部扳法。

④用拿法在项部上下往返施术 3 遍。每日治疗 1~2 次，每次约 30 分钟。

（2）导引整脊。可选择"龟蛇导引功"、易筋经等功法，进行长期练习，扶助正气，增强抗病能力。

（3）针灸整脊。选用风池、风府、肩井、天柱、百劳、肩中俞、大椎、后溪等穴，每日 1 次。

（4）药物整脊。可选用桃红四物汤、葛根汤等辨证运用。中成药抗骨质增生丸、骨刺丸等可根据情况灵活选用。亦可选用活血化瘀类药物进行药物熏蒸。

（5）其他整脊。可辅助选用拔罐、刮痧、水针、扳机点疗法。

【注意事项】

（1）本病多见于中老年人，因肾气不足，无以主骨生髓，在进行推拿整脊时手法应柔和，慎用旋转类手法。

（2）本病病程较长，在进行整脊治疗的同时，应注意加强功能锻炼，促使机体功能的恢复。

【按语】

本病多见于中老年人，是一种慢性退行性疾病，其发病多与小关节、椎间盘的退行性变和损伤等因素有关。患者以颈项部疼痛、压痛和放射痛为其特征，中晚期 X 线关节退变表现明显。本病经保守治疗配合功能锻炼后症状大多能得到有效缓解。

（二）颈椎强直性脊柱炎

强直性脊柱炎，又名 Strumpell-Marie 病，好发于青年男性。既往将其列为类风湿性脊柱炎的一种特殊类型，甚至将其视为同一疾患，只不过是病变后期而已。但研究发现，本病是另一独立的慢性关节炎。表现为整个脊柱同时受累，一般多先从腰骶部开始，颈部症状相对为轻，但亦有症状很快就发展到颈部，并引起严重的屈颈畸形而使正常活动受限，并可影响步行及日常生活起居。

【病因病理】

强直性脊柱炎的病因至今仍不明了，但统计材料表明：90%以上的病例其血清中具有一种遗传性组织相容性抗原HLA-B27，且其家族中患本病者为正常人群的30倍，因此表明本病遗传因素占首位。但仍有10%的患者表现类风湿性因子阳性，及3/4患者红细胞沉降率增快，说明其与溶血性链球菌感染亦有一定关系。此外，亦有人认为本病与尿路感染、周围环境及其他种种因素等均有一定关系。本病男性多于女性，两者之比约为12:1~14:1。

本病的病变部位主要集中在韧带和骨骼的附着处。该处呈现非特异性局灶性炎症，并逐渐侵及附近的骨皮质。全身除大粗隆、髌骨、髂嵴等处多见外，在脊柱上主要从椎间盘边缘及相应的纤维环处开始。在病变侵蚀的同时，修复过程也随之开始，新生成的新骨取代韧带边缘的附着处，最后形成上、下椎体边缘相连接的"联接赘"，以致脊柱出现"竹节样"强直。其范围大多从双侧骶髂关节开始，上升至胸椎段及下颈段，而上颈段则少有累及。

本病关节内滑膜段病理改变与类风湿性关节炎相似，呈进行性炎症改变。但滑膜肉芽组织对关节软骨和骨质侵蚀较后者为轻，且进展缓慢。因此，当关节周围的韧带及关节囊已完全骨化，其关节内病变仍在不断发展，由来自骨髓腔的血管及从滑膜长出的血管翳向两侧软骨侵蚀破坏，渐而周边部新骨侵入、钙盐沉积，而使该关节完全骨性强直。椎体间关节及后方的小关节基本上均按此进程演变。

此种骨化的韧带较脆，完全骨化后的椎节亦易折断，因此应注意避免外伤。与脊柱相关的胸骨柄体关节、耻骨联合及肋椎关节等均可出现相似之骨化过程。

【诊断与鉴别诊断】

1. 临床症状本病以18~28岁的青年人为多，约占60%~70%。其中90%的病例分布于15~40岁之间。病情发展至颈部者，大多在35岁之后的年龄组。其症状主要表现为以下几种。

（1）僵硬感：在本病早期韧带尚未骨化时开始，患者自觉腰椎呈僵硬状，尤以晨起后为甚，需进行活动方觉稍许灵活。但久坐后又恢复原状，自觉生活、行动均十分不便，并明显影响日常工作。

（2）呼吸困难：当病变侵及肋椎关节时，除自觉胸痛外，常主诉呼吸不畅及扩胸受限，尤以平卧后为甚，逐渐发展为完全依靠腹式呼吸。

（3）驼背及屈颈畸形：因脊柱周围屈肌力量较强，随着病变进展，脊柱迅速被固定于前屈位，呈现圆形后凸状畸形。当病变发展到颈胸段时，人体即形成弓状外观，患者两眼难以平视，仅可看见足下或较近距离，尤其是合并颈椎强直畸形者，其屈颈低头畸形更为明显。

（4）屈髋及髋关节强直畸形：当髋关节受累，早期表现疼痛，渐而呈现屈曲畸形，且因疼痛而难以伸直，尤其在睡眠时。其后随着韧带骨化，使髋关节呈重度强直状而被固定于屈曲、内收位。

在病变发展过程中，伴有一般骨关节炎症表现。可因受累部位不同而出现相应地改变，其中大约有 20% 的病例侵犯周围关节。

2. 辅助检查

（1）实验室检查：红细胞沉降率约 80% 的病例显示增快，尤其是活动期，可达 40mm/h 以上；血清碱性磷酸酶大多增高，可超过正常值 1 倍以上；关节液检查可发现单核细胞明显增多；血清 HLA-B27 检查绝大多数为阳性。另外患者尿中 17-酮固醇含量升高，一般多较明显。有约 10% 的患者抗链球菌溶血素"O"测试为阳性。

（2）影像学检查：

①一般影像特点：早期（起病 3 个月以内）X 线平片多无异常所见，但做磁共振检查时可有阳性表现。中期（3~6 月）多先从单侧或双侧骶髂关节开始显示该关节下方轮廓模糊，渐而显示局部骨质疏松、间隙增宽及软骨下出现似磨砂玻璃样密度增高带，多从髂骨侧开始，偶有小孔状破坏区可见，以 CT 扫描最为清晰。后期（约起病半年后），病变渐而向上发展，普通 X 线平片及 CT 扫描均显示腰椎诸关节界限模糊不清及软骨下硬化带增宽征，其范围较广泛，呈弥漫性。易与其他疾患相区别。

②晚期影像学特点：起病后 1 年左右，在 X 线平片及 CT 扫描片上即可显示出明显之骨化征。其典型的 X 线影像主要表现为竹节样观、骨化带和骨质疏松，即在椎体四周韧带呈骨样钙化征，脊柱形成"竹节"状形态；由于两侧黄韧带及棘上韧带骨化，可于正位片及 CT 扫描上显示三条纵向白色骨化带；可见到椎体骨质呈疏松脱钙状改变。另外其他关节亦可表现本病具典型影像学特点。

3. 鉴别：发病早期应与骶髂关节结核及髂骨致密性骨炎相鉴别，无论早、晚期，均应与类风湿性脊柱炎鉴别。本病与类风湿性关节炎主要从家族史、受累关节、骶髂关节、X 线表现、类风湿因子及血清 HIA-B27 等方面进行鉴别。

【整脊治疗】

1. 治疗原则：活血祛瘀，通络止痛。

2. 治疗方法

（1）推拿整脊

①患者正坐位，医者拿揉颈项部及两侧 3~5 分钟；按揉风池、天柱、缺盆、肩井、肩中俞、肩外俞诸穴各 0.5~1 分钟。

②医者立于患者患侧，用拿捏法放松颈肩部及上背部 2~3 分钟；叩击肩背部 1~2 分钟。

③医者立于患者背后，将两前臂尺侧置于患者两肩部向下用力，两手拇指抵住"风池"

穴部位，其余四指及手掌托住患者下颌部向上用力，前臂与手同时反方向用力，在颈椎牵引过程中，做头颈的屈伸与左右旋转的被动活动。

④最后放松项背腰骶部肌肉，手法选用以掌推法、掌摩法、掌揉法为主，用力应柔和，严禁用暴力、蛮力，以免发生意外。

（2）牵引整脊。可选用枕颌布带牵引法，牵引重量3～5kg，每次牵引30～40分钟，每日1次。

（3）导引整脊。可选择"龟蛇导引功"、易筋经等功法，培补元气，扶正祛邪。

（4）针刺整脊。以颈夹脊穴为主，可配用风池、大椎、后溪及肾俞、肝俞、心俞等穴。

（5）药物整脊。选用活血化瘀，通络止痛的药物如桃红四物汤内服，亦可药浴。

（6）其他整脊。可酌情选用拔罐、水针、刮痧等疗法。

【注意事项】

本病为免疫系统疾病，目前尚无根治方法。要注意预防驼背畸形，随着病情的发展，驼背畸形可能很快出现。因此，本病发作初期即应积极预防此种畸形，可采用药浴、日光浴等方法缓解疼痛，使痉挛之肌肉放松。应注意矫正不良体位，除注意保持正常工作体位外，尤其要注意防止在睡眠时采取感觉舒适的屈曲状体位。应告知患者此种卧姿的不良后果，应采取仰卧位以防止驼背畸形。对畸形发展较快者，应选用相应支架予以固定，同时应注意患者进行腰背肌肉锻炼。

【按语】

颈椎强直性脊柱炎不宜施行旋转复位和斜扳手法，禁用强力过伸法和足踩法。因目前尚无根治方法，主要应增强抵抗力，松解粘连，增强关节活动，缓解症状。另外，此类患者行走时容易跌倒而发生损伤，严重者可导致颈椎骨折而造成脊髓损伤，应注意预防。

十九、颈椎椎管狭窄症

颈椎椎管狭窄症是指因外伤、劳损等因素致颈椎椎间盘膨出或突出，椎曲紊乱，导致椎管旁组织突入或增生，椎管管腔序列移位，空间变窄，颈髓受压而引起的一系列症状。

本病属于中医"痹证"范畴，好发于中老年人和长期伏案工作者。多有慢性颈椎病史或外伤史。以自觉头晕，头重脚轻，步态不稳，或上肢发抖，胸闷有紧束感；或伴心悸，头痛，睡眠欠佳，颈部活动障碍，严重者有痉挛性不完全瘫痪或一侧上肢无力，甚则小便障碍为主要表现。

中医认为本病主要为督脉病变并累及膀胱、肝、胆等经脉。其病因有二：一为督脉阳虚，二为肝阴不足。督脉阳虚则见四肢无力，四肢发冷，疲倦，盗汗或自汗，便溏、尿频，舌质淡红，舌苔白滑，脉虚无力；肝阴不足则血不养精，肝风内动，症见头目眩晕，胸闷心悸，睡眠不宁，四肢麻痹、颤抖、无力，面色苍白，舌质淡红，舌苔白，脉弦细无力。

【病因病理】

（1）颈椎间盘突出症或颈椎病治疗不当，迁延日久，椎间盘突出后逐步纤维软骨化，由于颈曲的改变或侧弯，而压迫脊髓。颈椎管呈椭圆形或三角形，正中矢状径男性为 16.5 mm，女性为 15.5 mm，若低于 11~13 mm，则为骨性椎管狭窄。但是，颈椎管是由 7 个椎体的椎孔叠加而成，其整个管腔的宽度是在发育过程中按照正常的颈曲组合的椎孔构成的。如其中一个椎体旋转、倾斜，椎曲必定紊乱，椎间突与突出的椎间盘随旋转、倾斜的椎体突入椎管，造成管腔变窄，而压迫脊髓。

（2）颈椎钩椎关节紊乱，椎曲变直，长期得不到正确治疗，导致多个椎间盘突出，并继发黄韧带肥厚，导致椎管狭窄。后纵韧带和椎管后缘的黄韧带的张力和长短，是按照椎曲排列的。椎曲如果增大或变直或者反弓，后纵韧带发生折叠而增厚，甚至变性钙化，黄韧带也因张力而增厚，椎管受前后增厚的组织占位而变窄，脊髓受压。

（3）头颈部外伤：除造成骨折脱位的严重外伤以外，头颈部外伤还可造成急性髓核突出、韧带及关节囊损伤，创伤性水肿、渗出，局部出血，血肿机化后，造成椎管内容积变小，压迫脊髓。

（4）慢性劳损：慢性劳损导致颈椎间盘、钩椎关节、韧带的退行性变，在椎体的后缘形成骨刺，钩椎关节增生肥大，黄韧带松弛、增厚而突入椎管，后纵韧带纤维增生及硬化，造成颈椎管矢状径的变小，对脊髓产生机械性压迫。

（5）发育性椎管狭窄：颈椎在胚胎发生和发育过程中，由于某种因素造成椎弓发育过短，导致椎管矢状径短小于正常的长度。在幼年时无症状，但随着发育过程和其内容物逐渐不相适应或遇外伤、劳损出现退行性变等因素时，则极易刺激、压迫脊髓而出现狭窄症状。

（6）脊髓神经营养因素：造成椎管狭窄的这些因素不但直接压迫脊髓，还可导致脑脊液梗阻；同时刺激压迫脊髓血管，可出现某组脊髓血管的痉挛、狭窄甚至血栓形成，减少或中断脊髓的血供，从而引起相应供血区表现出各种脊髓缺血和神经营养障碍的症状。

此外，外伤和劳损可造成颈椎关节不稳与松动，可因颈椎的活动或体位而影响椎管的容积。

【诊断与鉴别诊断】

（1）发病年龄多在 40 岁以上，常有慢性劳损的因素，或有外伤史。

（2）下肢感觉、运动障碍为其首发症状，单侧或双侧下肢麻木、沉重感，行走困难，步态不稳，双脚有踩棉花的"踏空感"；下肢多有感觉障碍，浅反射减退或消失，深感觉存在；或下肢肌张力增高，呈不完全性痉挛性瘫痪；膝、跟腱反射亢进，踝、髌阵挛阳性，肌痉挛侧的 Babinski 征阳性。

（3）颈部僵硬，后伸或侧弯活动受限，棘突或棘突旁有压痛。

（4）上肢可出现一侧或两侧的麻木、疼痛，手无力，持物不稳，精细动作困难。肱二、三头肌腱反射亢进，Hoffmann 征阳性。

（5）感觉障碍平面不规则，躯干部常从第2或第4肋以下感觉障碍，胸或腹部发紧有"束带感"，部分病人有大小便功能障碍，多在中后期出现，以尿频、尿急及便秘为多见；后期则可引起尿潴留，甚至大小便失禁。如若出现痛觉、温觉与触觉分离现象，多为脊髓半侧受压所致——半切（Brown-Swquard）综合征。

（6）交感神经刺激症状，如头晕、头痛、半身出汗、胸闷、心悸、失眠等。

（7）颈脊髓为扁圆柱状，中下段粗大称之为颈膨大。颈髓内部病变时，首先引起上肢功能障碍，继续发展才出现下肢功能障碍；若颈脊髓外部受压，则先有下肢的感觉麻痹，步态不稳，运动障碍，病变继续发展才出现上肢功能障碍。当髓外病变偏于一侧时，对侧下肢出现感觉障碍，同侧半身出现运动障碍，Babinski征阳性，临床称之为半切综合征。

（8）影像学检查：

①X线诊断：颈椎平片上可见颈椎椎曲变直或向后成角，或阶梯状改变，椎间隙狭窄，椎体后缘骨刺形成，斜位片可见椎间孔变小，关节突关节重叠，韧带钙化等。

②CT扫描：应作为颈椎管狭窄症的常规检查，显示椎体后缘骨刺、椎管容积、黄韧带和后纵韧带的增厚及钙化情况。

③MRI：能清楚地分辨骨、椎间盘、脊髓、神经根及其他软组织的形态，判断脊髓受压的情况和脊髓的变性情况。可了解压迫原因是骨刺、椎间盘或者是增厚的黄韧带。

（9）本病应与颈椎间盘突出症、钩椎关节紊乱症、颈椎间盘退变椎曲紊乱综合征、颈椎后纵韧带骨化、类风湿性关节炎等疾病鉴别。凡有脊髓受刺激或损害者，有些颈椎的外伤和疾病能够容易地从X线平片上排除，如颈椎骨折脱位、寰枢椎半脱位、颈椎先天性畸形、颈椎骨结核、颈椎骨肿瘤等。有些疾病需仔细进行鉴别，特别是与颈髓肿瘤、脊髓空洞症和运动神经元疾病相鉴别。

【整脊治疗】

1. 治疗原则：理筋整复，调椎整曲，通络止痛。
2. 治疗方法

（1）推拿整脊。

①患者取坐位，术者立其侧后方，用一手轻扶其头部，另一手掌由上向下推、摩患者颈肩及背部3~5分钟；在颈肩部膀胱经和督脉由上向下用小鱼际㨰3~5遍；在颈肩部自上而下用掌根或鱼际揉3~5遍；用拇指自上而下揉颈肩部膀胱经和督脉3~5遍。用拇指点按阿是穴、风池、天柱、风门、风府、肩中俞、天宗等穴。

②患者取坐位，术者立其侧后方，用双手分别托扶其枕颌部向前上方拔伸牵引3次。用双手掌相对用力，由上而下推挤项部肌肉3~5遍。将其颈部稍前曲，用单手拇指由上向下滑按项韧带3遍。

③患者取坐位，术者立其侧前方。用一手固定患者上肢适宜部位，另手拇指按压伤侧天鼎、缺盆穴各0.5分钟。鱼际揉上肢3~5分钟。多指拿肩部及上肢部肌肉3~5遍。

④患者俯卧位，术者立其侧方，用双手拇指或叠掌分别揉拨背、腰、骶部的督脉和膀

胱经路线 3~5 遍，自上而下用虚掌叩击督脉路线的大椎至腰俞穴 3~5 遍，以震动脊髓和马尾神经。然后用拇指分别按揉下肢膀胱经、胆经、胃经路线及常用腧穴各数遍。再用双手空拳交替叩击下肢数遍，以疏通下肢经络。

（2）牵引整脊。以仰卧位牵引 3~5kg，每次牵引 30~40 分钟，每日 1 次。不宜超重牵引，牵引后随时了解患者自我感觉，如有脊髓刺激症状，应停止使用。

（3）导引整脊。可选择"龟蛇导引功"、易筋经、太极拳等功法，长期练习，辅助治疗。

（4）针灸整脊。选用颈胸部的华佗夹脊穴、肩井、肩中俞、肩外俞、天宗、曲垣、肩髃、曲池、尺泽、手三里、合谷、足三里、风市、绝骨等穴针刺，每日 1 次，7 次为一疗程。亦可在上述穴位进行穴位注射。

（5）药物整脊。辨证选用方药，肝阴不足型选用补血通髓汤、三痹汤加减。督脉阳虚型选用肾气丸加减或壮骨通髓汤加减。中成药虎潜丸可根据情况选用。

（6）其他整脊。①可酌情选用拔罐、水针、四极感应等疗法，缓解肌肉紧张粘连。②手术治疗：手术可以扩大局部椎管，解除局部的脊髓压迫，但手术后的复发率和后遗症也不容忽视，因此，如经整脊疗法一个疗程无效者，可考虑手术治疗。但必须掌握好适应证、严格、精细的手术技术，才能得到满意的治疗效果。

【注意事项】

（1）临床检查：颈椎椎管狭窄症患者，不宜做颈椎的被动活动，如臂丛牵拉试验、椎间孔压迫试验，另外颈部的被动过伸、侧屈均不宜应用，以免加重脊髓损伤。

（2）运用牵引整脊法时，需十分小心，注意操作技巧。半切综合征慎用牵引法。

（3）整脊疗法应用 1 个月未见疗效或症状有加重者，可考虑手术治疗。

（4）整脊疗法禁用颈椎斜扳法，60 岁以上老人椎间盘严重退化，骨质疏松者禁用旋转法。

【按语】

颈椎椎管狭窄症如为椎间盘型，整脊疗法治愈率较高，一般 6~8 周可恢复。对椎管型和脊髓半切综合征，经整脊治疗 1 个月，疗效不显著者，可考虑手术疗法。在应用手法治疗时应注意用力轻柔缓和，手法由轻到重，牵引量由小到大，切忌用暴力、蛮力施术，以免发生不良后果。

二十、颈椎后纵韧带骨化

颈椎后纵韧带骨化又称颈椎后纵韧带钙化症，是指因颈椎的后纵韧带发生骨化（或钙化），从而压迫脊髓和神经根，产生手足及躯干部的感觉异常、运动麻痹、膀胱、直肠功能障碍等神经症状的疾患。

后纵韧带骨化通常发生在第 2 颈椎以下椎节，也可发生于整个颈椎，但以颈椎第 3、第 4、第 5 节好发。发病年龄多在 40~60 岁,好发于中老年人,男性多于女性,男女之比约为 3:1,以东方人多见。由于病程为慢性进行性,治疗又较为困难,故自 1980 年起,被日本厚生省指定为日本的"特殊疾病"之一。近来,世界各国都有关于该病的报道,尤其是东亚国家中的发病率和发现率日益增多。病程一般进展缓慢,有的数年之后症状仍然轻微,但也有初起仅为手足麻木,6 个月就发展到不能行走而达到严重瘫痪的程度。

【病因病理】

(1)全身代谢性疾病:如糖尿病、甲状旁腺功能低下、肢端肥大症、家族性血磷酸盐低下性佝偻病、强直性脊柱炎、特发性弥漫性脊椎骨肥厚等病人易患本症。

(2)局部损伤因素:颈椎的外伤、劳损引起后纵韧带的反应性骨化而形成此症。

(3)椎间盘变性:椎间盘变性突出后,引起周围组织的炎性反应,在后纵韧带的增生过程中发生了骨化。

(4)颈椎后纵韧带骨化可压迫脊髓,引起严重脊髓病,其主要原因为继发性颈椎椎管狭窄。颈椎后纵韧带骨化往往伴有程度不等的其他颈椎退变征象而共同形成颈椎椎管狭窄,如伴颈椎锥体后缘和钩突增生,向后凸入椎管,使椎管横断面变扁。后纵韧带借助于纤维组织与椎体和椎间盘连接,两侧部与椎体上下缘相连。后纵韧带骨化常发生于后纵韧带附着于椎体的纤维连接处。反复的慢性损伤,发生了局部的炎性反应,逐步发展为反应性骨化。后纵韧带骨化后,颈椎变得相对稳定,故而也可将本症看成是人体对颈椎失稳的一种代偿机制。但是后纵韧带的异常增厚或有异常的骨化组织,可呈连续性或间断性的椎管内占位,造成椎管狭窄,从而压迫脊髓和脊神经根。脊髓和硬脊膜囊受压变形,呈新月形或一侧受压。脊髓前角的运动神经元数量减少,体积缩小,神经纤维可有脱髓鞘现象。严重者脊髓灰质内可见坏死或空洞形成,长时间的血管受压、血流淤滞,脊髓供血不足则加重脊髓的损伤。

【脊髓受累程度的分型】

临床上一般是根据神经组织受累的程度不同而分为以下几型。

(1)脊髓横断瘫痪型:指脊髓受累水平以下运动及感觉呈横断性障碍,这是后纵韧带骨化症中常见的、也是较为严重的类型。其症状包括四肢麻木、运动障碍、手指精巧活动受限、步行困难及排尿失控等表现。

(2)半切综合征:表现为一侧运动麻痹而对侧感觉障碍,此症在后纵韧带骨化症中较为常见。但在临床上所遇到的典型病例较少,大多为症状互相交叉发展,并逐渐过渡到症状日益明显或典型。

(3)袜套样麻痹型:手与足的指、趾部感觉异常(麻木、异物感),并伴有手足的运动障碍等,呈套状。这是由于脊髓的外周部分受到自外向内的压迫时所致,也是临床上常见的类型。

(4)脊髓中央管型:后纵韧带骨化症患者在受到外伤时比普通正常人更容易引起瘫痪。其中包括脊髓中央管损伤,表现为手部严重瘫痪,而足部却几乎没有症状,或表现为轻度运动障碍。

（5）神经根型：此型较少见，如有颈项部疼痛或一侧上肢疼痛出现，则需考虑为神经根的损害。

【诊断与鉴别诊断】

1. 临床症状

（1）病程发展缓慢，呈进行性加重，部分病人症状较为轻微。本病患者大多外观健康，但头颈部粗而短者居多。颈椎的屈曲、仰伸有轻度以至中度受限；上肢与下肢的腱反射多呈亢进或活跃，并多伴有上肢及下肢多病理反射。肌肉萎缩及疼痛性活动障碍也愈趋严重，一般多表现为手指多精巧活动障碍，行走困难以及上下楼梯受限。也常可见到书写困难的病例，字体松散零乱。此外，尚可有膀胱功能障碍，多表现为尿频及便秘等。

（2）本病患者疼痛大多轻微，在头部被动后伸角度过大超出正常范围时，可引起颈部的疼痛。颈部活动受限常不明显，但头后伸时受限明显；当严重压迫脊髓时，出现慢性进行性痉挛性四肢瘫痪。可先出现上肢的症状后波及下肢，也可四肢同时发病。表现为手部无力，精细动作不能，下肢无力，行走困难，有踩棉花感，肌肉可出现萎缩。常伴有交感神经刺激症状：可引起头晕恶心、心慌及头面部、肢体的麻木等感觉障碍。

2. 辅助检查

（1）单纯X线平片及断层摄影：颈椎的侧位片上，能见到椎体后方有异常阴影，以颈椎第3~5多见，可占据椎管管腔第一部分。后纵韧带骨化形态的类型主要分为分节型、连续型、局限型和混合型等4个类型。

①分节型：一个或两个椎体后方有骨化物存在，是早期的骨化类型，骨化影只位于几个椎体后方，不累及椎间盘水平的后纵韧带。但在临床上可表现出较重的症状与体征。

②连续型：骨化影呈长条状，自高位椎体后缘起，可见骨化物连续于几个椎体后方；与骨化阴影的大小相比而言其临床症状不是十分严重。

③局限型：又名孤立型，骨化影骑跨于两个椎体后缘上方及下方，但不累及椎间隙，症状较重。

④混合型：在颈椎节段既有连续型又有间断型或孤立型。在后纵韧带骨化症中最为多见，症状大多较重。另外，取颈椎侧位X线平片或侧位断层片，测量并计算因椎管骨化而导致的狭窄程度。如狭窄率超过40%，则大多伴有脊髓症状。

（2）CT扫描：可清楚地看到后纵韧带骨化的位置、形状及与椎管内容物的对应关系，骨化块内的密度及脊髓受压的程度，为诊断与治疗该病提供了重要依据。大体来说，如在一个椎体的范围内分三层进行扫描摄影就可明显地显示出椎管内突出的骨化物。骨化物的形态不一，有小山形、方形、蘑菇形等。从CT指数也可看出骨化的成熟程度。

（3）MR：对本病来说，其特异性并不太高，因为骨化阴影在MR图像上表现为低信号，很难与其四周的硬膜外组织、正常的后纵韧带等相区别；但可以看到因为骨化压迫而变细的脊髓形态。此外，对于颈椎病性脊髓病变、颈椎椎间盘突出、脊髓肿瘤等的鉴别诊断也有重要意义。

3. 鉴别：颈椎的所有疾患都应是本病需要鉴别的对象。如脊髓型颈椎病、颈椎椎间盘突出症、颈髓肿瘤和脊髓变性性疾患等。

【整脊治疗】

1. 治疗原则：理筋整复，松解粘连，通络止痛。

2. 治疗方法

（1）推拿整脊。患者坐位，医者立于其后，先拿揉肩井；按揉天宗；再拿揉风池及颈项部两侧，从上而下往返数次；被动活动头颈部；拔伸颈项部；行俯卧冲压法、俯卧高垫胸扳按法、仰头推正法等整脊手法；拿捏颈项部、颈肩部及上背部；侧击肩背部；拍打肩背部。

（2）导引整脊。可选择"龟蛇导引功"等功法，进行望月运气、龟蛇伏气、腾蛇陆起、神龟吸水、金蛇缠绕等长期练习，增强体质，扶正祛邪。

（3）针刺整脊。针刺风池、风府、翳风、天柱、大椎、绝骨、后溪等穴，每日1次，7次为一疗程。亦可在上述穴位进行穴位注射。

（4）药物整脊。内服药物以通络止痛，祛风解痉等为原则，可以独活寄生汤为基础方加减。膏药外敷可缓解局部疼痛，凡温热效应与清凉效应等膏药均可收效。

（5）理疗整脊。温热法是理疗的手段，可选用石蜡疗法，对大部分病例均有效。

（6）支架疗法。其目的是保持颈椎安静、矫正颈椎不良位置与姿势及防止颈椎的非生理性运动。有软型与硬型两种可供选用。支架制动2~3个月后症状多或缓解。但颈椎的间歇性牵引法有引起症状加重的病例报道，不应选用。

（7）手术疗法。手术治疗的基本原则是解除骨化的后纵韧带对脊髓及神经根的压迫，但在具体要求与操作上一定要细心、耐心和精心，否则易造成手术失败。减压方法有前方减压法和后方减压法两种。

【注意事项】

（1）避免颈部的过度活动、劳累、外伤，慎用推拿治疗。

（2）可用颈托围领保护，颈部注意保暖，切勿感受风寒。

（3）治疗时间较长，应做好心理医护工作，减轻患者心理负担。

【按语】

临床上对于颈项部疼痛及颈部活动受限等局限性症状以及具有轻度神经症状者，应选用保守治疗。大多数患者经一段时间治疗后，其症状均能得到减轻。应注意综合运用上述治疗方法，尽量减轻患者症状。

二十一、颈椎相关疾病

（一）椎–基动脉缺血综合征

椎-基动脉缺血综合征，是指由于各种原因使椎动脉扭曲、管径狭窄，致使椎-基动脉系统血流不足，导致该动脉供应区脑及脊髓发生功能不全而产生的一系列症候群。

【病因病理】

从椎-基动脉的解剖特点上看，椎-基动脉供血不足可由下列因素引起：①机械性因素；②动力性因素；③神经因素；④血管因素；⑤发育畸形等。椎-基动脉缺血产生的症状和体征非常复杂，其中有颈椎退变本身症状，有缺血所产生的脑部症状，还有交感神经紊乱所出现的植物神经反应等。

【诊断与鉴别诊断】

（1）除有一般颈椎病表现外，脑和脊髓缺血是本病的一个突出症状，表现为头痛、眩晕、视觉障碍、听觉障碍、精神障碍、运动障碍及猝倒等。

（2）因椎动脉表面有大量交感神经纤维，且交感神经受激惹可引起椎动脉痉挛缺血，因而植物神经症状经常出现，包括 Horner 征、恶心、呕吐、心悸等。上述症状可急性发作，亦可慢性或间歇性发作，发作症状多表现不一，但多与颈椎旋转及活动有较密切的联系。

（3）其 X 线片可见钩椎关节增生、颈椎曲度异常、椎间孔狭窄等。

（4）本病的诊断根据其典型症状如头痛、眩晕、视听障碍甚至猝倒等，结合 X 线表现可明确诊断，但应排除眼源性眩晕和耳源性眩晕，排除脑内病变如肿瘤以及单纯精神性神经官能症。

【整脊治疗】

1. 治疗原则：理气活血，舒筋止痛。

2. 治疗方法

（1）推拿整脊。除在颈项部手法操作外，还应在头部督脉、膀胱经及胆经循行路线上施以手法，以改善血液循环，消除精神紧张，但忌用扳法。

（2）牵引整脊。对钩椎关节增生较重者，可使用牵引整脊法，从 3kg 开始，逐渐加量至 10kg，每日 2 次，每次 20~30 分钟。

（3）导引整脊。可选择"颈肩臂导引功法"等功法，进行颈项增力、左顾右盼、交替侧屈、摩掌按抹、后伸牵拔等长期练习，扶正祛邪。

（4）针刺整脊。针刺风池、太冲、合谷、百会、印堂等穴，每日 1 次，7 次为一疗程。

（5）中药整脊。可以活血通髓汤为主方进行加减；中成药颈复康、六味地黄丸等也可根据情况灵活选用。

（6）其他整脊。可酌情选用生物全息、拔罐、水针等疗法。

【注意事项】

患者起床时戴颈围领限制活动，但急性发作期过后，应逐渐去除颈围领，只身行动中，防止急起和急回转颈部，以免晕倒。本综合征对于头痛及颈性眩晕较重者，或时有猝倒者，经保守疗法疗效较差者，经椎动脉造影证实椎动脉有狭窄或较重扭曲者可考虑手术治疗。

【按语】

本病的发生多与外伤有关，平时应注意避免颈部扭伤。发病后及时进行手法整复，可配合颈部功能锻炼。

（二）颈源性高血压

由于颈椎动脉供血障碍或颈交感神经紊乱引起血压异常升高者，成为颈源性高血压。

【病因病理】

颈椎外伤、劳损、感受风寒湿邪、退变等因素使颈椎间组织失稳或错位，或组织松弛、痉挛、炎症改变等因素，直接或间接刺激颈交感神经、椎动脉，引起脑内缺血、血管舒缩中枢功能紊乱，从而导致中枢性血压异常。

【诊断与鉴别诊断】

（1）颈源性高血压占人群高血压发病率的 21.9%，多发生在中老年人，其次是青年人，不明原因的血压升高，伴有头晕、头痛，休息后血压恢复正常，反复出现。

（2）多为中年以上，颈部不适自觉有冷热感，颈部检查可见颈部活动障碍，压痛或不痛，皮肤温度降低，触诊棘突或横突偏移等。

（3）血压升高，多与颈部症状有关，发作期 2~3 周，之后缓解。

（4）伴有视力障碍、心慌、咽部异物感、排汗异常、失眠多梦等自主神经功能紊乱症状。

（5）X 线片检查可见颈椎退行性变，其他检查晚期可有脑动脉硬化、血脂异常、心肌损害、蛋白尿等表现。

（6）本病应与原发性高血压、肾性高血压等病相鉴别。原发性高血压原因未明，常有遗传性，降压药物有一定效果，无颈部症状与体征，发作与颈部症状无明显关系。肾性高血压以青年多见，常有肾脏病史，尿检查异常，症状较少，肢体湿冷，无颈部症状与体征，均可与本病相鉴别。

【整脊治疗】

1. 治疗原则

2. 治疗方法

（1）推拿整脊。

（2）牵引整脊。分钟。理筋整复，调椎整曲，舒筋活络。可参考颈段退行性脊柱炎推拿手法。以仰卧位牵引 3~5 kg，每日 1 次，每次 30~40。

（3）导引整脊。可选择"龟蛇导引功"、易筋经等功法进行练习，增强体质，引火归元。

（4）针灸整脊。针刺风池、风府、后溪、颈百劳等穴，每日 1 次，7 次为一疗程，亦可在上述穴位注射。

（5）药物整脊。根据辨证结果，以桃红四物汤加减，药物：当归 10 克、川芎 10 克、赤芍15克、葛根20克、鸡血藤30克、片姜黄15克、仙灵脾15克、红花10克、天麻20克、勾藤10克等；中成药天麻丸、天麻首乌片等也可根据情况灵活选用。

（6）其他整脊。可酌情选用拔罐、刮痧、扳机点等疗法。

【注意事项】

由于本病之血压升高与颈椎病变有关，故预防颈椎病的发生是预防本病发生的关键。如能有效治疗颈椎病，则本病预后较好。

【按语】

临床上针对发现较早的颈源性高血压，经过积极治疗，大多能取得满意疗效。但如果高血压已经持续两年以上，已继发脑血管硬化。

（三）颈源性类冠心病

因颈椎紊乱引起心脏症状，但心电图未有改变者，称为颈源性类冠心病。如单纯性心律紊乱，称颈源性心律紊乱。

1927年，Philip发现颈神经根受压可引起心绞痛样心前区疼痛。1977年Jackson在其所著的《颈椎综合征》一书的"心脏"一节中记载：当病人平躺或采取一些不合适的姿势或颈部过伸时，会感到心悸或心动过速；当颈部外伤或颈椎关节退行性改变时会产生无心电图改变的心脏症状。这类心脏症状可能是损害了心脏交感神经或支配横膈及心包的颈4神经根受刺激的缘故。

【病因病理】

（1）颈交感神经受累：当颈椎外伤或劳损导致颈椎失稳或骨质增生时，可对分布在后关节囊、项韧带、椎动脉周围支配心脏功能的颈交感神经纤维产生压迫或牵拉性刺激；当颈椎间盘退变突出进入椎管后，可影响分布在椎管内结构中的窦椎神经；突出的间盘或骨赘也可压迫刺激颈8脊髓中的灰质侧角内交感神经低级中枢。交感神经受累后或发生抑制，或发生兴奋。当交感神经受到压迫而功能低下时，副交感神经则相对兴奋，引起冠状动脉痉挛性收缩、心肌缺血而发生心绞痛。中老年病人大多有冠状动脉粥样硬化情况，冠状动脉病变，则失去了正常情况下对交感神经受刺激后的舒张反应，反而会引起病变冠状动脉的强烈收缩，导致心肌严重缺血。冠状动脉粥样硬化或血管内皮损伤时，交感神经受刺激可使冠状动脉壁内交感神经纤维末端 5-羟色胺释放增加，导致血管收缩。因此，当颈椎病引起交感神经兴奋时也可继发地使有病变基础的冠状动脉发生痉挛收缩，心肌缺血。心脏正常搏动的起搏点在窦房结。人体颈部右侧交感神经纤维大部分终止于窦房结，而左侧交感神经纤维大部分终止于房室结和房室束。当颈椎病颈椎退变增生、颈椎失稳时，可对颈部交感神经造成偏于一侧刺激较重，使受累一侧交感神经功能障碍，影响其冲动传递，或使窦房结发出激动过慢，或使异位起搏点形成而导致心律失常。

（2）颈神经受累：颈脊神经后根受累后因其疼痛分布区和心源性通过脊神经后根反射弧的内脏感觉反射痛相似，可出现假性心前区疼痛；颈7、颈8神经前根受刺激，胸大肌痉挛也可表现出胸闷、胸痛的症状；如增生的骨赘压迫或刺激了起源于颈8至胸1的胸前神经内侧支或起源于颈 6~7 的胸前神经外侧支，也可引起假性心绞痛；颈椎病引起前斜角肌痉挛压迫臂丛神经或斜方肌痉挛夹压脊神经后支的分支时，可通过体一交感神经反射引起肋间肌痉挛和疼痛，症状酷似冠心病心绞痛。

（3）椎动脉供血不足：椎动脉型颈椎病常出现较明显的心脏症状。这可能是由于椎基底动脉供血不足，使延髓嘴侧腹外侧区中的心血管调节中枢受累功能障碍，异常冲动通过脑脊髓反射传到脊髓侧角，再通过交感神经节后纤维到达心脏和冠状动脉，使冠状动脉舒缩功能和心脏自律性发生异常，产生心律失常、心肌缺血而引起胸闷、胸痛。

【诊断与鉴别诊断】

（1）有典型的颈椎病症状及体征，并伴有心前区痛或胸闷、胸部紧压感，心悸或心律紊乱。如心率低于 60 次／分钟或超过 80 次／分钟。

（2）压迫颈椎旁压痛点或改变颈部的姿势，可诱发心脏症状的出现。

（3）动态心电图、心肌酶谱、心脏彩色多普勒等项检查，未见心脏器质性改变。

（4）颈椎 X 线片有退变和失稳等表现，如颈曲改变、钩突增生、椎间隙变窄、椎体出现双边双突征或仰倾改变。

（5）经常规扩冠、抗心律失常与营养心肌药物治疗，疗效不明显。

【整脊治疗】

1. 治疗原则 理筋整复，理气活血，舒筋活络。

2. 治疗方法

（1）推拿整脊。可参考寰枢关节紊乱症、颈椎小关节紊乱症的治疗方法。

（2）牵引整脊。仰卧位牵引 3~5kg，每日 1 次，每次 30~40 分钟。

（3）导引整脊。可选择"龟蛇导引功"、易筋经等功法进行长期练习，增强体质，宁心安神。

（4）针灸整脊。针刺风池、风府、大椎、心俞、肺俞、外关、后溪等穴，每日 1 次，7 次为一疗程，亦可在上述穴位注射。

（5）药物整脊。根据辨证结果，可以血府逐瘀汤等为基础方加减用药。

（6）其他整脊。可酌情选用拔罐、生物全息、四极感应等疗法。

【注意事项】

（1）治疗期间应注意避免颈部外力损伤。

（2）避免感受风寒湿邪。

（3）忌长时间伏案工作。

【按语】

颈源性类冠心病的预后，应早期发现早期治疗，如一旦依赖了药物或出现心电图改变，则应按冠心病处理。

第二章　胸段脊柱病治疗

第一节　治疗总论

一、治疗目的

以中医基础理论和现代医学知识为指导，以生物力学和生物物理学为基础，通过推拿手法和导引等方法对胸段脊柱位置结构异常进行整复调整，治疗和预防胸段脊柱及胸段脊柱相关疾病。

二、治疗原则

对于胸段脊柱位置结构异常性疾病，整复调理是简、便、廉、验的首选治疗方法。整脊时应遵循以下原则。

（1）以辨病为主，结合辨证，正确选择整脊方法。

（2）动静结合，既要运用推拿导引整复调理，又要酌情固定；既要强调适度的功能锻炼，又要注意静卧休息，从而促进胸段脊柱位置结构早日恢复正常并得以巩固。

（3）筋骨并重。整脊时重点在整复脊椎的位置结构异常，但同时也要重视胸段脊柱区软组织及脊椎病变节段脊神经支配区域软组织的调理，使筋骨同时恢复其正常的位置结构和功能，消除胸段脊柱、胸段脊柱区软组织及肢体、内脏的病痛。

（4）内外兼顾。整脊主要是运用推拿导引整复调理胸段脊柱结构位置异常，但不能忽视运用针灸、药物调理胸段脊柱病变引起的脏腑、经络、气血功能的异常。两方面相辅相成，互相影响，只有同时调整，才能使局部与整体、内部与外部兼顾，达到彻底治愈并巩固疗效的目的。

（5）医患合作。包括在整脊过程中患者体位的摆放、身心的放松与医生整脊方法的配合，以及整脊措施与患者调养保护胸段脊柱结构位置的配合。

第二节　治疗各论

一、背部软组织损伤

中医将背部软组织损伤归为"肌筋痹"。主要指损伤斜方肌、背阔肌、肩胛提肌、菱形肌、骶棘肌。

中医从以下几个方面认识本病的病因病机。首先是风寒湿邪侵袭：素体气血不和，卫气不固，腠理开泄，风寒湿邪易于侵袭，阻闭筋脉气血运行，筋失濡养则发生本病，此种病机多为急性发病。其次是脾肾虚弱：饮食失节，脾气受损或肾气不足，一方面使脾阳不运，气血无以化生，不能濡养筋脉；另一方面，脾虚运化水谷无力，则聚湿生痰，痰阻脉络，气血运行受阻而发本病。第三，肝在体为筋，情志不舒，肝郁不达，则肝主疏泄功能受损，气血郁滞不畅，复感风寒内闭，内外相干，发于肌表经络而发为本病。

【病因病理】

多因长期从事特定体位工作，使肩背肌肉处于疲劳状态或扛抬重物不慎，突然损伤背部肌肉，使肌肉附着处撕裂、肿胀、粘连等。

【诊断与鉴别诊断】

（1）肩胛背部疼痛为突出表现，具有固定压痛点；疼痛程度不一，如钝痛、酸痛、胀痛、难以忍受的剧痛等。

（2）肩胛背部可触及结节或条索状物，活动功能可能不同程度受限。

（3）在局部可以找到疼痛引发点（区），受到刺激或按压可引起反射区反射性疼痛，因受损肌肉的不同，疼痛范围各异。

（4）在诊断时应与神经系统、胸段脊柱或椎旁疾病相鉴别。背部软组织损伤的疼痛并非沿神经分布，不具有感觉障碍或反射改变，与其他疾病鉴别并无困难。

【整脊治疗】

1. 治疗原则 祛风散寒，舒筋活血，健脾化湿，舒肝解郁。

2. 治疗方法

（1）推拿整脊：患者俯卧或坐位，医者取适当体位。第一步，自上而下推、揉背部5~6遍。第二步，自上而下拨揉竖脊肌3~5遍。第三步，提拿背部夹脊3~5遍。第四步，用肘尖或拇指点按肺俞、脾俞、肝俞、膏肓、附分等穴。第五步，以肩井为重点，揉拿肩部及肩外俞、天宗等穴。最后，叩击肩背部。

（2）导引整脊：以双手相互摩擦81次，乘热交搭双肩，用力将上身向前躬下，画圆圈似躬动81次，次行"艮背大小圈法"：存想内气在背部疼痛处绕圈运转，从大到小，从小到大，反复多次后，自觉该处滞气经臂到手，复从手指到甲排出去。本法记载于清代沈金鳌所著《杂病源流犀烛》。

（3）针灸整脊：针刺天宗、肩外俞、风池、合谷、外关、阳陵泉、阿是穴等，每日1次，10次为一疗程。也可选取部分穴位做穴位注射。

（4）药物整脊：可辨证使用葛根汤、羌活胜湿汤等。

（5）其他整脊：小针刀疗法：背部软组织损伤的病人中，大多数可在背部触及结节或条索状物，在此处可行针刀松解术，使粘连组织分离，改善病变部位血液循环，可收到显著疗效。封闭疗法：用1%普鲁卡因5~8mL加强的松龙12.5~25mg，局封，每周1次，3

次为一疗程。

【注意事项】

（1）急性期要注意休息，慢性期要适当进行导引练习。

（2）注意保暖，防止受寒。

【按语】

本病预后较好，通过系统治疗后，大多可以治愈。应用中医中药治疗时，要注意辨证施治，辨明治病因素后再行治疗，切不可一味使用活血化瘀药物。

二、胸椎后关节紊乱症

胸椎后关节紊乱症又名"胸椎后关节滑膜嵌顿"、"胸椎后关节错缝"，是指上胸椎关节的下关节突与下胸椎关节的上关节突构成的关节因外界旋转力向侧方偏离，引起疼痛和功能障碍等一系列症状的一种疾病。多发生于第 3~8 胸椎，以青壮年体力劳动者多见，学龄前儿童次之，老年人则罕见。男多于女，新鲜的紊乱易于复位而痊愈，陈旧性的则较难复位，恢复较慢。

【病因病理】

胸椎的连接比较稳定，并且活动度小，在一般情况下不易引起损伤。但是由于胸椎周围的软组织比较薄弱，当遇到强大暴力时，则可发生胸小关节错移。如胸椎过度前屈或在前屈位背部突然受到外力的打击，可使患椎的上关节突关节面向前旋转错移，下关节突关节面向后旋转错移。如胸椎过度后伸或在后伸位突然遭到外力打击时，患椎上关节突关节面向后旋转错移，下关节突关节面向前旋移错位。当胸椎遇到强大的旋转外力时，可将椎间小关节向侧方扭开，使小关节的关节面发生侧向错移。当幼儿从床上坠下时，一侧肩部先着地，使身体产生侧向的扭转；学生或运动员做前滚翻或后滚翻时，用力不慎或过猛，或姿势不对，一侧肩部先着地，身体发生侧向歪斜等，均可发生胸椎小关节错缝（紊乱）。错缝发生后，关节滑膜如嵌入错缝的关节腔内，则阻碍关节的复位。

另外，长期不良姿势，造成慢性劳损．筋肉迟缓，也可诱发本病。

【诊断与鉴别诊断】

（1）患者有外伤史或长期姿势不良，往往发生在上肢突然上举拿物，或穿衣及乘车拉扶手突然刹车后。

（2）伤后症状开始较轻，次日加重。后背如负重物，痛引前胸，坐则需经常变换体位，走路震动、咳嗽、打喷嚏等均可引起疼痛加剧。

（3）检查时，患椎及相邻数个胸椎的棘突或棘间韧带有压痛。患椎周围可摸到结节或条索状物。仔细触摸可发现患椎棘突与正常椎体的位置关系异常。

（4）X 线片检查：部分患者有患椎棘突偏歪改变。X 线不能作为本病的诊断依据，但可排除其他骨病，有助于鉴别诊断。

【整脊治疗】
1. 治疗原则舒筋通络，整复错位。
2. 治疗方法
（1）推拿整脊

①患者俯卧位，术者在背部两侧从肩部至腰部施以揉法和滚法各 5 分钟；在背部两侧点按大杼、风门、附分、魄户、神堂、魂门、肝俞等穴位；在背部痛点及肌肉痉挛处施以捏拿或弹拨手法约 3 分钟。

②患者坐位，两腿分开，与肩同宽。以棘突向右侧偏歪为例，术者立于患者身后，以右手绕过胸前搬握患者左肩部，右肘部抵住患者右肩；左手拇指抵住向右偏歪的棘突。然后令患者前屈，术者右手使患者上半身弯曲及旋转，左手拇指用力将棘突向左侧顶推，可以感觉到拇指下棘突轻微错动，并发出声响。

③在患者背部两侧及中央肌肉、韧带处从上向下做按、揉法 2~3 分钟，最后在肩背部做一叩击、拍打手法结束治疗。

（2）导引整脊：同"背部软组织损伤"。
（3）针灸整脊：针刺肝俞、脾俞、合谷、外关、委中、阳陵泉、阿是穴等，每日 1 次，10 次为一疗程。
（4）药物整脊：可辨证使用复元活血汤、柴胡疏肝散等。

【注意事项】
（1）严禁搬抬重物，不要睡卧软床，注意保暖，防止受凉。
（2）症状缓解或消失后，应适当休息，避免劳累，以稳定治疗效果。
（3）老年骨质疏松、胸椎骨肿瘤或结核患者，手法应禁用或慎用。
（4）可适当进行腰背肌肉锻炼，增强对外来暴力的抵抗能力。

【按语】

新鲜错位易于复位且预后良好。陈旧性错位复位困难，容易迁延成慢性损伤。推拿整脊是治疗本病的主要手段，疗效显著，应尽早施行，防止迁延成慢性损伤。

三、胸胁迸挫伤（岔气）

胸胁迸挫伤俗称"岔气"，是一种常见的损伤。胸部因负重迸气或受暴力撞击而致胸部气血、经络、胸壁软组织损伤称为胸部迸挫伤。由于负重气所致的损伤，称为胸部迸伤；因暴力直接作用于胸壁软组织所致的损伤，称为胸部挫伤。无论是胸部迸伤或者是挫伤皆是以胸胁部疼痛、胀闷为主证的损伤性疾患。

中医认为，迸伤以伤气为主，气机逆乱，运化阻滞，经络气血运行受阻；挫伤则以伤血为主，皮肤筋肉受挫，脉络受损，血溢脉外，瘀血停滞。因气血相互为用，伤气可伤血，伤血必及气，故多见气血两伤。

【病因病理】

胸部迸伤，多因迸气用力举重物、搬重物、扛抬重物等时候用力不当或姿势不良，提拉扭转，筋肉过度牵拉而产生损伤。导致气机阻滞，郁滞横逆，经络受阻，不通则痛，出现伤气的症状。因此，迸伤多以伤气为主。损伤严重者，则由气及血，产生气血两伤。

胸部挫伤，多因外力直接撞击于胸部，如挤压、拳击、碰撞、跌扑等，使胸部皮肤、筋肉受挫，络脉损伤，血溢脉外，以致瘀血停滞，产生伤血症状。故胸部挫伤以伤血为主。气与血是相辅相成、相互联系与影响的，可由血伤及气，成为气血两伤。

【诊断与鉴别诊断】

（1）诊断主要依据患者典型外伤史，但有的当时无症状，过数小时或 1~2 天后才出现胸胁部疼痛或肩背部疼痛、闷胀等症状。

（2）迸伤和挫伤的鉴别见表 1。

表 1　迸伤和挫伤的鉴别

	迸伤	挫伤
外伤史	拳击、钝器打、碰撞或摔倒时	抬、扛、提、举及身体扭转等胸部硌伤等
症状	迸伤患者胸胁胀闷作痛，其痛游窜，常无定处，咳嗽、喷嚏或深呼吸时疼痛加剧，疼痛区域模糊	疼痛明显，逐渐加重，部位固定不移，咳嗽时加剧，深呼吸及抬肩活动上肢时有牵掣痛
体征	无红肿瘀斑，胸壁无明显压痛点	皮下瘀肿，压痛明确
X 线检查	均无异常	

（3）本病应与胸肋软骨炎、肋间神经炎、胸膜炎相鉴别。

2. 治疗方法

（1）推拿整脊：以伤气为主者，手法以摇拍为主。患者正坐，医者先用手指点按内关、缺盆、肺俞、肝俞、至阳等穴。再以右手握拉住伤侧手指，使该手臂于外展位，由前向后或由后向前圆形的摇动 6~9 次，然后使该臂做快速上下抖动数次。并以同法施于对侧。若有胸闷呼吸不畅者，医者以右手五指并拢，身体微向前俯，手掌呈拱屈状用力拍击患者背部数次。以伤血为主者，以揉摩手法为主，患者取卧位，医者用手掌沿肋间隙由前向后施行揉摩 2~3 分钟，随后集中于疼痛部位揉摩。

（2）导引整脊：急性期应适当的半卧位休息，并鼓励患者咳嗽，做深呼吸运动。应嘱患者尽量下地活动，进行肩胸的练功活动，如双臂旋转、大小云手、大鹏展翅势等。

（3）针灸整脊：取公孙、内关等穴，配支沟、阳陵泉等穴，用强刺激手法。

（4）药物整脊：

①伤气者治宜舒肝理气止痛，方用柴胡疏肝散、金铃子散加减。气闷咳嗽不顺者，加

瓜蒌、杏仁、桔梗等；伤血者治宜活血化瘀止痛，方可选用复元活血汤或血府逐瘀汤加减，痛甚者，加延胡索、郁金等，咯血者加仙鹤草、蒲黄、丹皮等；气血两伤者治宜活血化瘀、理气止痛并重，方可用柴胡疏肝散、复元活血汤、血府逐瘀汤加减。胸胁陈伤者治宜行气破血，佐以调补气血，方用活血止痛汤加减，有积瘀者，用三棱和伤汤加黄芪、党参等。

②胸部挫伤而局部瘀肿疼痛者，宜用消瘀退肿，行气止痛类药膏外敷，可选用消瘀止痛药膏、狗皮膏、万灵膏、七厘散等。

（5）其他：胸壁挫伤之急性期，可选用2%普鲁卡因2mL加醋酸泼尼松龙12.5mg痛点注射。注意勿刺上胸膜，以免发生气胸或皮下气肿。此外局部热敷和理疗等也有一定效果。

【注意事项】

（1）避免重体力劳动。

（2）病人宜睡硬板床。

（3）局部需保暖，预防风寒侵袭，在室外或野外工作者更应注意。

【按语】

胸胁迸挫伤，整脊治疗卓有成效。本病在整脊治疗时首先要明确诊断，需排除骨折、肿瘤等其他疾患引起的胸胁疼痛。整脊对本病的治疗作用主要是行气活血，疏通经络，理筋整复。气行则血行，气血畅通，胸胁舒松；经络疏通，通则不痛；筋脉理则顺，顺则松，松则通，关节不正则痛，正则不痛。

四、胸廓出口综合征

胸廓出口综合征是指臂丛神经、锁骨下动、静脉在胸廓出口区域内受压所引起的一组上肢症候。可在胸廓出口区域对神经、血管压迫的有颈肋、第1肋骨和锁骨，以及前斜角肌、中斜角肌、胸小肌等组织结构。临床上主要表现为臂丛神经和锁骨下动、静脉受压症状。根据发病原因的不同可具体分为颈肋综合征、肋锁综合征、前斜角肌综合征、过度外展综合征、胸小肌综合征等。由于不同的原因导致的症状大致相同，而同一病例往往也不止是某一个原因引起的，为了避免命名上的混乱，目前统称为胸廓出口综合征。

【病因病理】

造成胸廓出口综合征的原因很多，一般认为与下列因素的关系密切。

1. 先天性因素主要指先天局部解剖变异，如颈肋第1肋骨畸形、前斜角肌异常等，引起肋锁间隙变小，锁骨下动脉和臂丛神经活动受到限制，容易受压而产生症状。

2. 外伤外伤产生锁骨骨折后，骨折处形成大量骨痂，或骨折畸形愈合而使得肋间隙变窄，使锁骨下动、静脉和臂丛神经受到挤压，导致本病的发生。

3. 肩部下垂由于疲劳或年老体弱，肝肾亏虚造成肩胛部肌肉痿软无力而松弛，使肩部下垂；或因上肢常提重物，肩向下拉。因肩部的下垂，臂丛神经受到牵拉，在肋锁间隙受到挤压，如合并有颈肋存在，则受压更易发生。常见于成年女性和年龄较大者。长期从事打字工作的人，臂部多下垂并向下牵拉，容易发生本病。

4. 前斜角肌痉挛前斜角的痉挛、肥厚和纤维变时，牵拉第1肋骨使其抬高，并在第1肋骨的前斜角肌结节处形成锐角，引起肋锁间隙更加变窄，臂丛神经和锁骨下动、静脉在喙突胸小肌拉紧而产生神经血管的压迫症状。

上述的诸种因素，其向下施加的作用力，可将血管、神经下压，而第1肋因是固定不动的，等于给予了神经、血管向上的反作用力。这样血管和神经在变窄的肋锁间隙中，受到下压上挤的作用，出现臂丛神经受压和上肢供血不足的症状。

【诊断与鉴别诊断】

（1）本病多发生于青年和中年，女性多于男性，单侧发病多于双侧发病。

（2）患侧锁骨上窝处常有压痛和向上肢的放射痛。症状因受压组织不同而表现不同：①神经受压时表现为尺神经支配区域的疼痛麻木或感觉减退，后期可发生骨间肌和鱼际的萎缩，前臂或鱼际的肌力减退。②动脉受压时，可出现间歇性无力和缺血性弥漫性疼痛、麻木、桡动脉搏动减弱并常伴有手部皮肤苍白、发凉、怕冷，患肢高举时更加明显。静脉受压时，可引起上肢浅静脉怒张、患肢水肿、手指僵硬或发绀。

（3）挺胸试验：检查者摸患肢桡动脉时，嘱患者尽量将肩部移向后下方，锁骨随之也向下移动，动、静脉则被挤压于肋锁之间，桡动脉搏动减弱或消失者为阳性。

（4）过度外展试验：检查者摸患肢桡动脉时，将患肢被动过度外展，桡动脉搏动减弱或消失者为阳性。表示桡动脉被胸小肌挤压在喙突下。

（5）头后仰试验：检查者一手摸桡动脉脉搏，并让病人深吸气，头后仰并转向患侧，如桡动脉搏动减弱或消失为阳性。

（6）X线检查：应照颈基部及上胸部正位片和颈椎侧位片，以确定是否有颈肋、颈7横突过长、锁骨或第1肋骨畸形。

（7）本病应注意与腕管综合征、颈椎病、冈上肌腱疾病等相鉴别。

【整脊治疗】

1. 治疗原则：舒筋活络，解痉止痛。

2. 治疗方法

（1）推拿整脊：①患者正坐位，医者立于其旁，先用滚法在患侧颈肩部施术3~5分钟，接着自上而下揉拿颈肩部。②在肩井、大椎、肩中俞、肩外俞、缺盆及颈肩部阿是穴做重点按揉，同时放松肩和前胸肌肉。③自上而下反复揉拿受累上肢，在曲池、合谷、小海等穴做重点按揉，牵抖患肢，擦颈肩部，以热为度，最后叩击双侧颈肩部及受累上肢。

（2）导引整脊：急性期过后，应加强颈肩部的功能锻炼，以增强颈肩部及胸部肌力，防止肩部下垂，减轻对神经、血管的压迫。

（3）针灸整脊：选取肩井、大椎、肩中俞、肩外俞、缺盆、曲池、小海、合谷及阿是穴，用平补平泻法。

（4）药物整脊：证属风湿侵袭者，方用蠲痹汤加减。证属血瘀气滞者，方选桃红四物汤合当归四逆汤加减。证属肝肾亏虚者，方用补肾壮筋汤、补肾活血汤加减。无论哪种证型，皆可加桑枝、鸡血藤等疏通上肢气血。

（5）其他：①封闭：1%普鲁卡因5mL注入前斜角肌即可。②手术治疗：适用于非手术疗法无效，症状较重，严重影响生活质量的病例。

【注意事项】

（1）不宜睡过高枕头，患部注意保暖。

（2）避免肩负重或手提重物，以免加重病情。

（3）嘱患者配合扩胸锻炼。

【按语】

本病多由积累性劳损或感受风寒而诱发，使经络受损，气血不行。推拿整脊、针灸治疗本病有一定疗效，一般在短期内症状缓解，有手术指征的需手术治疗。

五、胸椎间盘突出症

胸椎间盘突出较颈椎和腰椎间盘突出的发生率低，目前随着各种检查手段的不断提高，该病的临床确诊率不断提高。本病的发生主要为退行性病变所致。外伤是急性发病的诱因。胸椎间盘突出所造成的病理比较严重，甚至可致截瘫。这与胸椎管腔小，而且血供较差有关（尤以4~9椎间供血最少）。

中医对胸椎间盘突出症没有专门的论述，一般以"腰背痛"和"腰腿痛"统而论之。隋·巢元方《诸病源候论·腰背病诸候》中说："肾主腰脚，肾经虚损，风冷乘之，故腰痛也。又邪客于足少阴之络，令人腰背痛。寸口脉弱，腰背痛。尺寸俱浮直下，此为督脉腰强痛。"本病的病因和腰椎间盘突出极为相似，主要是肾精亏虚，筋骨失养；跌仆闪挫，气血瘀滞；肝肾亏虚，筋脉失养；寒湿内侵，阻遏经脉。

【病因病理】

本病大多是由于胸段脊柱受损伤或慢性劳损所致。创伤因素包括胸段脊柱的扭转运动或搬重物等，退变是胸椎间盘突出症的发病基础。本病也可发生在较年轻的椎间盘退变不明显的患者，由于明显的外伤致椎间盘破裂、突出而发病。根据突出的部位可分为：中央型、旁中央型、外侧型和硬膜内型。中央型突出以脊髓损害症状为主，而外侧型突出多表现为根性症状，硬膜内型突出罕见。

胸椎间盘突出症的临床症状及体征的产生机制可为血管因素、机械因素或两者兼而有之。胸段脊髓血供薄弱，代偿功能差，尤其是腹侧受压后易发生损伤产生症状。

【诊断与鉴别诊断】

（1）无外伤史者，常感到肋间神经不适，触觉和痛觉减弱。患者相应棘突有压痛，背后伸时疼痛。

（2）双下肢可有疼痛和感觉改变以及内脏功能紊乱。个别病人有脊髓侧索的症状，如行走发紧、肌张力增高、膝反射亢进或不对称。呈 Babinski 征阳性。

（3）一般发病迟缓，有时可因外伤急性发作而发生截瘫。双下肢病理反射明显，膝反射亢进，下肢肌张力增高，病变以下的皮肤痛觉和触觉完全或部分消失。

（4）MRI 检查是诊断胸椎间盘突出的有效手段，可直接显示脊髓及神经根受压的程度。同时还能与椎管狭窄、胸段脊柱肿瘤等疾病相鉴别。

【整脊治疗】

1. 治疗原则：活血通络，理筋止痛。
2. 治疗方法

（1）推拿整脊：①用轻柔的按揉、一指禅推法、滚法在背部胸椎两侧治疗，使紧张的肌肉逐渐放松。②点按胸夹脊、肺俞、心俞、膈俞、肩井、秉风、天宗等穴位，以酸胀为度。③用稍重的手法在肩胛背部做按压、弹拨、拿法治疗，重点在肩胛骨之间的胸段脊柱区域的结节和条索状物。④扩胸牵引扳法：患者坐位，令其双手交叉扣住，置于颈部，医生双手托住患者两肘部，并用一膝部顶住患者背部，嘱患者自行俯仰，并做深呼吸，做扩胸牵引扳法。⑤胸椎对抗复位法：患者坐位，令其双手交叉扣住，置于颈部，医生在其后面，用双手从患者腋下伸入其上臂之前、前臂之后，并握住其前臂下段，同时医生用一侧膝部顶住患者胸段脊柱，嘱患者身体略向前倾，医生双手同时向后上方用力扳动。以上④、⑤两种方法任选一种。⑥以叩击、拍法结束。

（2）导引整脊：可选择肩、背、上肢导引法适当练习。

（3）针灸整脊：可选肝俞、脾俞、胆俞、胃俞、委中、阳陵泉、支沟、昆仑、太冲等穴，用平补平泻手法。还可在胸夹脊穴用梅花针叩刺，以皮肤发红或微出血为度，亦可在叩刺后拔火罐。

（4）药物整脊：中医认为肾元亏虚，筋骨失养是本病发生的基本病理和内因，故补养肾元，强筋健骨乃基本治法。可选左归丸、右归丸、肾气丸等为主，有瘀血者合桃红四物汤等加减，风寒湿邪重者合宣痹汤配合使用。

（5）其他：若突出的椎间盘压迫脊髓，则应手术摘除椎间盘。

【注意事项】

（1）整脊使用扳法时要轻巧快速，切忌暴力。

（2）由于胸椎间盘突出的部位和方向不同，引起疼痛及感觉异常的部位不同，因此针灸治疗本病时应注意使用经络辨证。

【按语】

胸椎间盘突出症的治疗与其他部位椎间盘突出症的治疗一样，以整脊为首选。同时，应用中药内治法。当出现脊髓受压症状时，当考虑手术治疗。

六、肩胛肋骨综合征

肩胛肋骨综合征表现为肩胛骨间的疼痛，因此也称为肩胛骨脊椎间疼痛。

中医将本病归入"脊背痛"、"痹证"的范畴。其病因病机主要有以下几个方面：①外力劳损、气滞血瘀：肩关节是活动和负重较为频繁的关节，超载负重，或经常受重则易导致局部筋肉损伤，经络气血瘀滞而引起一系列症状。②肝肾不足、气血亏虚：素体肝肾不足，或外伤日久不愈，损伤肝肾，使筋脉失去气血濡养而发病。③外感风寒湿邪：风寒湿邪侵入人体，阻滞筋脉气血而发病。

【病因病理】

有关本病疼痛的原因尚不完全清楚。有的认为是相应椎间盘损害刺激所致；有的认为是因肋横关节紊乱而致的综合征；有的认为是下颈段脊神经背支受刺激所致；还有的认为是臂丛超负重所致。

【诊断与鉴别诊断】

（1）双肩胛间疼痛，伴有半边颈部和同侧手臂放射痛。

（2）嘱病人双臂做胸前交叉，双手搭在对侧肩上，使肩胛骨向两侧拉开。可找到局部压痛点或疼痛条索状物。压痛点常见于 T3~T4 中线旁约 7～8cm 处的肋骨上。

（3）X 线片多无改变，可与颈椎病相鉴别。

【整脊治疗】

1. 治疗原则：舒筋通络，活血化瘀，解痉止痛。

2. 治疗方法

（1）推拿整脊：①患者取坐位，医者立于其后，用滚法、按揉、一指禅推法施于肩胛骨周围。②按揉肩井、肩外俞、肩贞、肺俞、心俞、膈俞等穴 3～5 分钟。③病人双臂在胸前交叉，双手搭在对侧肩上，使肩胛骨向两侧拉开，找到压痛点或条索物弹拨 3～5 分钟。④放松受累的上肢，然后在疼痛明显处做重点按揉。⑤在患者肩胛区做擦法，以透热为度。

（2）导引整脊：可选择肩、背、上肢导引法适当练习。

（3）针灸整脊：针灸治疗肩胛肋骨综合征是临床常用的方法。本病多与足太阳经和督脉相关。选穴时可选天宗、肩中俞、大椎、曲垣、膈俞、后溪、委中等穴。还可选用梅花针叩刺放血。

（4）药物整脊：气滞血瘀者选用桃红四物汤加减，上肢放射痛严重者加桑枝、鸡血藤；肝肾亏虚者用独活寄生汤加减；风寒湿邪侵袭者用羌活胜湿汤加减。

（5）其他：在痛点或条索状物处用 1% 普鲁卡因 5~10mL 加强的松龙 25mg 局部封闭，或用小针刀松解治疗，或两者同时进行也能取得较好疗效。

【注意事项】

（1）治疗期间应注意休息，并加强局部保暖，嘱病人纠正不良姿势和不良的工作习惯。

（2）在治疗的同时，指导病人进行适当的肩胛部功能锻炼。

【按语】

本病的治疗以整脊、针灸、理疗等为主要方法。这些方法可直接作用于病变部位，改善局部血液循环，使损伤的组织得以康复，从而达到治疗的目的。如果本病迁延日久，就会损及肝肾．配合使用中药内治法以调补肝肾，益气和血，濡养筋脉，有治本之功。

七、胸椎管狭窄症

因胸椎退行性病变或发育异常所致的胸椎椎管狭窄及神经根管狭窄所引起的脊髓及神经根受压，并产生相应的症状和体征者，称为胸椎管狭窄症。由于胸部胸段脊柱有胸骨和肋骨的支持，活动度小，因而由慢性劳损所致的退行病变狭窄较颈椎、腰椎为少见。若胸椎一旦发生狭窄，脊髓受压易变性，变性的脊髓不易再恢复功能，因而治疗困难，预后不良。

【病理病因】

本病主要的病因为胸椎退行性变所致，主要病理变化有椎间盘变性，椎体骨质增生，小关节肥大，椎板增厚，黄韧带肥厚，后纵韧带骨化等退行性改变而使椎管容积狭小，使病人逐渐地或在某次轻微的外伤后出现相应节段的脊髓和神经刺激症状。先天性胸椎椎管狭窄症少见，融合椎及软骨发育异常可产生发育性狭窄，但也可因日后损伤退变增生而发病。主要病理改变为椎弓根短粗，椎管矢状径狭小。

中医学对本病缺乏足够的认识，大多归属于"腰背病"范畴。认为其发病原因主要是年老体衰、肾精亏虚、肝肾不足，风寒湿邪外侵是本病发作期的诱因。

【诊断与鉴别诊断】

（1）以缓慢发展的腰背痛为主要症状，少数可发生进行性截瘫，也有间歇性发展者。

（2）神经症状从足开始逐渐向上发展，形成上运动神经元性瘫，也有表现双下肢或单下肢进行性感觉减退、肌力差、肌张力高。腱反射亢进，或巴宾斯基征阳性等体征。

（3）X线平片：患者脊椎可显示不同程度的退行性变，椎管狭窄部位椎弓根及关节突肥大、致密、变形；椎弓根、椎管横径、纵径变短。

（4）CT及MRI检查可见胸椎管形态异常，可由正常的圆形变为三角形。

（5）本病应与胸椎间盘突出症和脊髓肿瘤相鉴别，影像学检查可协助鉴别诊断。

【整脊治疗】

1. 治疗原则：活血舒筋，散瘀通督，松解粘连。

2. 治疗方法

（1）推拿整脊：①以揉法、滚法、提捏法从上到下放松背部及受累下肢3~5遍。②在背部夹脊、膀胱经两条侧线、委中、承山等穴做点穴治疗。

（2）导引整脊：症状缓解后，应加强腹肌和下肢功能锻炼，以增强腹肌和腿部肌力，可练习弯腰屈腿、蹬空增力、侧卧摆腿等动作。

（3）针灸整脊：针刺大杼、大椎、肾俞、后溪、委中、昆仑、夹脊、阿是穴，每日1次，10次为一疗程。

（4）药物整脊：风寒闭阻者，方用蠲痹汤或当归四逆汤加减；肾气亏虚者宜固摄肾气，方用大补阴丸之属；气虚血瘀者，用补阳还五汤加减。

（5）其他：手术治疗胸椎管狭窄是较为有效的一种方法，手术的目的在于早期彻底扩大椎管减除对脊髓的压迫。

【注意事项】

（1）手法操作均应轻柔，禁用强烈的旋转手法，以防病情加重。

（2）宜卧硬板床休息，使用胸围或穿戴胸段脊柱后支架保护以防损伤。

（3）症状轻者，可保守治疗；对狭窄严重者，应手术治疗。

【按语】

胸椎管狭窄症多发生于中老年，并在胸椎退行性病变的基础上发生。中医认为，本病发生的本质是中老年肾精亏虚、筋骨失养所致。本病的治疗，以益气养精、强筋健骨为治本之法。整脊治疗对于早期的症状有较好的疗效。

七、胸椎管狭窄症

胸段脊柱相关疾病的发生，是由于多种病因及诱发因素导致胸段脊柱位置结构异常及退行性变，椎间隙、椎间孔、椎管变窄等刺激或压迫神经造成四肢、躯干及相关内脏器官的功能障碍。

【病因病理】

胸椎两侧为足太阳膀胱经的循行部位，很多内脏的俞穴位于这个部位，也是脊柱内脏相关疾病体表反映点的常见部位。临床表现主要以内脏的功能失调为主：胸脊神经激惹症状（损伤的神经节段支配区的放射性或局限性胸背部疼痛、麻木、肌肉紧张、痉挛或肌肉萎缩），自主神经功能紊乱症状（皮肤苍白、潮红、冰凉、灼热、多汗或无汗、心悸、心律失常、假性心绞痛、胸闷、胸部堵塞和压迫感、呼吸不畅、喘咳或痉挛性呛咳以及哮喘、食欲不振、脘腹胀满、胃痛、腹痛、腹泻、便秘、十二指肠溃疡、胃下垂、慢性胃炎、慢性结肠炎、胆囊炎等）。

因胸段脊柱节段的不同可引起不同的病症，现将有关资料归纳如下：

第1胸椎：上臂后侧痛、肩胛部痛、气喘、咳嗽、左上胸痛、心慌、心悸。

第2胸椎：上臂后侧痛、气喘咳嗽、左上胸痛、心慌、心悸。

第3胸椎：上臂后侧痛、肩胛部痛、气喘、咳嗽、左上胸痛、心慌、心悸、胸闷、胸痛。

第 4 胸椎：胸壁痛、气喘、打呃、乳房痛。
第 5 胸椎：胸壁痛、气喘、乳房痛。
第 6 胸椎：胃痛、肝区痛、上腹胀、肋间痛、胆石症。
第 7 胸椎：胃脘痛、肝区痛、肋间痛、胆囊炎、胆石症、慢性胃炎。
第 8 胸椎：胃脘痛、肝区痛、肋间痛、胆囊炎、胆石症。
第 9 胸椎：胃脘痛、肝区痛、上腹胀痛、宫颈炎、糖尿病。
第 10 胸椎：腹胀、肝区痛、卵巢炎、糖尿病、睾丸炎、官颈炎。
第 11 胸椎：胃脘痛、肝区痛、胰腺炎、糖尿病、肾区痛、排尿异常、尿路结石。
第 12 胸椎：胃脘痛、肝区痛、胰腺炎、糖尿病、肾区痛、排尿异常、尿路结石、腹胀痛、腹泻。

【诊断与鉴别诊断】

根据患者的病史、临床症状和体征，在排除相关系统疾病后可对患者进行一般检查，依据外观姿势、疼痛、脊柱活动范围、脊椎棘突偏歪等情况可对患者疾病作出初步诊断，但是明确诊断还要依靠系统、周密、准确的检查，如 X 线平片、CT、MRI 等检查，有时还要做一些特殊检查才能明确诊断，如椎管造影、椎动脉彩色多普勒检查、脑电图等。

【治疗】

对于胸段脊柱相关疾病的治疗，在明确诊断的基础上，提倡中医整体观念、辨证施治的观点，在"治病求本"、"扶正祛邪"、"调整阴阳"、"因时、因地、因人制宜"的原则指导下，应用整脊手法、针灸、药物、导引练功、康复训练、理疗等治疗方法，对病变脊椎进行针对性的整脊治疗，以缓解相关症状。

【注意事项】

胸段脊柱疾病可发生于人体发育的各个阶段，并常起因于青少年时的不良姿势，故平时有意识地自我保护脊柱是至关重要的，符合于中医提倡的"治未病，未病先防"理论。如长期伏案工作，应隔段时间伸伸懒腰、侧侧身，多活动身体，以改变脊柱的位置；选择枕头时，高矮要合适；平时抬举沉重物体时，应该双手拿起而不能仅用单手。

第三章 腰段脊柱病治疗

第一节 治疗总论

一、治疗目的

腰部受到外来暴力打击，强力扭转，牵拉压迫或因不慎而跌扑闪挫，或劳累过度等原因所引起的伤筋，使用推拿治疗时，主要通过以下几个途径达到治疗目的。

（一）舒筋通络

肌肉和筋膜、韧带、关节囊等受损伤的软组织，可发生疼痛信号，通过神经的反射作用，使相关肌肉发生收缩、紧张直至痉挛，其目的是减少肢体活动，避免对损伤部位的牵拉刺激，从而减轻疼痛，这是人体自然的保护性反应。此时，如不及时治疗，或是治疗不彻底，损伤组织可形成不同程度的粘连、纤维化和疤痕化，以致不断地发出有害冲动，加重疼痛、压痛和肌肉收缩紧张，又可引起周围软组织继发性疼痛病灶，形成恶性疼痛环。应针对疼痛和肌紧张这两个主要环节，打破恶性循环，以利于损伤组织的修复和恢复。

推拿是解除肌肉紧张、痉挛的有效方法，因为推拿不但可直接放松肌肉，并能解除引起肌紧张的原因。

推拿直接放松肌肉的机理有三个方面：一是加强局部循环，使局部组织温度升高；二是在适当的刺激作用下，提高了局部组织的痛阈；三是将紧张或痉挛的肌肉充分拉长，从而解除其紧张痉挛，以消除疼痛。充分拉长紧张痉挛肌肉的方法是强迫伸展有关的关节，牵拉紧张痉挛的肌束使之放松。

推拿可以消除导致肌紧张的病因，其机理有三个方面：一是加强损伤组织的循环，促进损伤组织的修复；二是在加强循环的基础上，促进因损伤而引起的血肿、水肿的吸收；三是对软组织有粘连者，则可帮助松解粘连。在治疗中抓住原发性压痛点是关键。

通过舒筋通络，可使紧张痉挛的筋肉放松，气血流动畅通，因此可以说是松则通，通则不痛。

（二）理筋整复

肌肉、肌腱、韧带完全破裂者，须用手术缝合才能重建，但部位断裂者则可使用适当的手法理筋，使断裂的组织抚顺理直归位，然后加以固定，这可使疼痛减轻和有利于断端生长吻合。

肌腱滑脱者，在疼痛部位能触摸到条索样隆起，施用弹拨或扳动手法使其回纳。关节内软骨板损伤者，往往表现为软骨板的破裂或移位，以致关节交锁不能活动，通过适当的手法使移位嵌顿的软骨板回纳，可解除关节的交锁，疼痛明显减轻。腰椎间盘突出者应用适当的手法，可促使突出的髓核回纳或移位，解除或改善髓核对神经根的压迫，而使疼痛消除或减轻。脊柱后关节错位者，施行斜扳法或旋转法纠正。

总之，对关节紊乱、韧带损伤等要积极采取措施，拨乱反正，令各守其位，才能有利于肌肉痉挛的缓解和关节功能的恢复。

（三）松动顺通

"动"是推拿疗法的特点。、在治疗过程中，对患者来说"动"包括三个方面：一是组织的活动；二是促进气血的流动；三是肢体关节的被动运动。

祖国医学"通则不痛"的理论，在伤筋的推拿治疗中可具体化为"松则通"、"顺则通"、"动则通"三个方向，实际上这三者不能绝对分割。"松"、"顺"、"动"三者有机地结合在一起，彼此密切关联，"松"中有"顺"、"顺"中有''松"，而"动"也是为了软组织的"松"和"顺"，这二者结合起来可达到"通则不痛"的目的。

二、治疗原则

（一）治未病

治未病的原则是推拿的治疗原则之一，早在《内经》中就有不治已病治未病、不治已乱治未乱的论述。古人很早就认识到流水不腐，户枢不蠹的道理。华佗创五禽戏并提出"，人体欲得劳动，但不当使极耳，动摇则谷气得消血脉流通，病不得生。譬犹户枢，终不朽也"的观点。《五十二病方》中载药巾按摩法，即先秦时期运用的养生保健和性保健法。张仲景在《金匮要略》中将膏摩、导引、吐纳、针灸一并列入养生保健方法。葛洪《抱朴子》提出固齿聪耳法。陶弘景《养性延命录》有费眼、摇目……等养生保健按摩法。巢元方力主摩腹疗病养生。孙思邈注重日常保健，"每日必须调气补泻；按摩导引为佳，勿以康健，便为常然；常须安不忘危，预防诸病也。"《千金要方》也指出："小儿虽无病，早起常以膏摩囟上及手足心，甚辟寒风。"将膏摩列为小儿保健方法。

（二）治病求本

"治病必求其本"是中医推拿辨证施治的基本原则之一。求本，是指治病要了解并正确辨别疾病的本质、主要矛盾，针对其最根本的病因病理进行治疗。任何疾病的发生发展，总是通过若干症状表现出来的，但这些症状只是疾病的现象，并不都是反映疾病的本质，有的甚至是假象。只有在充分了解疾病的各个方面，包括症状表现在内的全部情况的前提下，通过综合分析，才能透过现象看到本质，找出病之所在，确定相应的治疗方法。如腰腿痛，可由椎骨错缝、腰腿风湿及腰椎间盘突出等原因引起，治疗时就不能简单地采取对症止痛的方法，而应通过病史、症状、体征、综合检查结果，全面分析，找出最基本的病理变化，分别采用不同手法进行治疗。如运用扳法纠正错缝；用舒经通络的手法，如擦、摩等手法祛除风湿及对腰椎间盘突出症的相宜疗法进行治疗，方能取得满意的疗效。这就是"治病必求其本"的意义所在。

在临床运用治病求本这一原则的同时，必须正确处理"正治与反治"、"治标与治本"之间的关系。

1. 正治与反治：所谓"正治"，就是通过对症候的分析，辨明寒热虚实后，采用"寒者热之"、"热者寒之"、"虚则补之"、"实则泻之"等不同的治疗方法。正治法是推拿临床中最常用的治法之一。如寒邪所致腰痛，临床常采用擦法、摩法以达温阳散寒的作用。

所谓"反治"，是顺从症候而治的方法，也称"从治法"。这一治法常应用于复杂的、严重的疾病。临床书有些疾病往往表现出来的证候与病变的性质不相符合，出现假象，临床辨证非常重要，不但要观察疾病的外在表现，而且要认清疾病的本质，在治病求本原则指导下，有针对性地治疗。

2. 治标与治本：病症中，常有标本主次的不同，因而在治疗上就应有先后缓急之分。一般情况下，治本是根本原则。但在某些特殊情况下，如旅游中或不具备完善的医疗设施时，标症甚急，不及时解决可危及患者生命，或可引起其他严重并发症等，我们就应该贯彻"急则治标"的原则，先治其标，后治其本，或为其他疗法争取时间，这是推拿治疗急症中的基本原则。若标本并重，则应标本兼顾，标本同治。如骶髂关节错缝，疼痛剧烈，腰肌有明显的保护性痉挛，治疗应在放松肌肉、缓解痉挛的前提下，实施整复手法，可使错缝顺利回复达到治愈的目的，这便是标本兼顾之法。

（三）扶正祛邪

疾病的过程，在一定意义上可以说是正气与邪气矛盾双方相互斗争的过程。邪胜于正则病进，正胜于邪则病退。因此治疗疾病就是要扶助正气，祛除邪气，改变邪正双方的力量对比，使之向有利于健康的方向转化，所以扶正祛邪也是推拿治疗的基本原则。

"邪气盛则实，精气夺则虚"，邪正盛衰决定病变的虚实。"虚则补之"、"实则泻之"。补虚泻实是扶正祛邪这一原则的具体应用。扶正即用补法，具有温热等性质的手法为补，用于虚证；祛邪即用泻法，具有寒凉等性质的手法为泻，用于实证。一般讲，兴奋生理功能、作用时间长、手法轻柔的轻刺激具有补的作用；有抑制生理功能、作用时间短的重刺激具有泻的作用。扶正与祛邪，虽然是相反的两种治疗方法，但他们也是相互为用，相辅相成的。扶正，使正气加强，有助于抗御祛除病邪；祛邪则祛除了病邪的侵犯、干扰和对正气的损伤，而有利于保存正气和正气的恢复。

临床当中，要认真细致地观察、分析正邪双方相互长盛衰的情况，根据正邪在矛盾斗争中所占的地位，决定扶正与祛邪的主次先后，或以扶正为主，或以祛邪为主，或是扶正与祛邪并重，或是先扶正后祛邪，或是先祛邪后扶正。并要注意扶正祛邪同时并用时，应采取扶正而不留邪，祛邪而不伤正的原则。

（四）调整阴阳

《景岳全书》曰："医道虽繁，可一言以蔽之，曰阴阳而已。"察其阴阳，审其虚实，推而纳之、动而伸之、随而济之、迎而夺之，泻其邪气，养其精气。疾病的发生发展，从根本上说是阴阳的相对平衡遭到破坏,即阴阳的偏盛偏衰代替了正常的阴阳消长,所以调整阴阳,是推拿治疗的基本原则之一。

阴阳偏盛,即阴或阳邪的过盛有余。阳盛则阴病,阴盛则阳病,治疗时应采用"损其有余"的方法。阴阳偏衰,即正气中阴或阳的虚损不足,或为阴虚,或为阳虚。阴虚不能制阳,常表现为阴虚阳亢的虚热证;阳虚则不能制阴,多表现为阳虚阴盛的虚寒证。阴虚而致阳亢者,应滋阴以制阳;阳虚而致阴寒者,应温阳以治阴;若阴阳两虚,则应阴阳双补。

由于阴阳是相互依存的,故在治疗阴阳偏衰的病症时,还应注意"阴中求阳,阳中求阴",也就是在补阴时,应佐以温阳;温阳时,配以滋阴;从而使"阳得阴助而生化无穷,阴得阳升而泉源不竭"。

阴阳是辨证的总纲,疾病的各种病机变化也均可用阴阳失调加以概括。表里出入、上下升降、寒热进退、邪正虚实以及营卫不调、气血不和等,无不属于阴阳失调的具体表现。因此,从广义上讲,解表攻里、越上引下、升清降浊、寒热温清、虚实补泻以及调和营卫、调理气血等治疗方法,也皆属于调整阴阳的范畴。

(五)因时、因地、因人制宜

因地、因时、因人制宜是指治疗疾病要根据季节、地区及人的体质、年龄等不同而制定相应的治疗方法。全面考虑,综合分析,区别对待,酌情施术。

如秋冬季节,肌肤腠理较密,治疗时手法力度应稍强,推拿介质多用葱姜水、麻油;而春夏季节,肌肤腠理疏松,手法力度要稍轻,夏季可用滑石粉以防汗,介质可用薄荷水等。又如地域不同,北方寒冷,南方潮湿,居住环境等不同,对疾病的影响也不同,治疗时也要区别对待。另外也要注意治疗环境,手法中及手法后患者不可受风,环境要安静而不可嘈杂等。因人制宜最为重要,根据患者的年龄、性别、体质、胖瘦和部位等不同,选择不同的治疗方法。以年龄论,小儿推拿时多用介质。体质强者手法可稍重,体质弱者手法可稍轻;病变部位浅者手法稍轻,病变部位较深者手法可稍重。另外,对患者的职业、工作环境、条件,是否来自疫区、有无传染病、有无皮肤破损等,在诊治时也要注意。同时要正确选择术者和受术者的体位。

第二节 治疗各论

一、急性腰肌及筋膜损伤

急性腰肌及筋膜损伤是指腰骶、骶髂及腰背两侧的肌肉、筋膜等软组织的急性损伤,从而引起腰部疼痛及活动功能障碍的一种病症。本病是腰痛疾病中最常见的一种。多发于青壮年体力劳动者,长期从事弯腰工作的人和平时缺乏锻炼、肌肉不发达者易患此病。

【病因病理】

腰部脊柱是一根独立的支柱，其前方为松软的腹腔，附近只有一些肌肉、筋膜和韧带等软组织，而无骨性结构保护，既承受着人体二分之一的重力，又从事着各种复杂身运动，故腰部在承重和运动时，过度的负重、不良的弯腰姿势所产生的强大拉力和压力，容易引起腰段脊柱周围的肌肉、筋膜损伤。

腰部急性损伤，多因卒然感受暴力所致，或由于腰部活动时姿势不正确，用力不当，或用力过度，或搬运抬扛重物时，肌肉配合不协调，以及跌仆闪挫；使腰部肌肉、韧带受到剧烈地扭转、牵拉等，均可使腰部受伤。《金匮翼》记载："瘀血腰痛者，闪挫及强力举重得之。盖腰者，一身之要，屈伸俯仰，无不由之，若一有损伤，则血脉凝涩，经络壅滞，令人卒痛不能转侧，其脉涩，日轻夜重者是也。"

【临床表现】

（一）临床症状

腰部疼痛：腰部因损伤部位和性质不同，可有刺痛、胀痛或牵扯样痛。疼痛一般较剧烈，部位较局限，且有局部肿胀，常牵掣臀部及下肢疼痛。

活动受限：腰不能挺直，俯仰转侧均感困难，甚至不能翻身起床、站立或行走，咳嗽或深呼吸时疼痛加重。

（二）临床检查

1. 体格检查

（1）局部压痛：伤后多有局限性压痛，压痛点固定，与受伤组织部位一致。

（2）腰部肌肉痉挛：多数患者有单侧或双侧腰部肌肉痉挛，多发生在骶棘肌、腰背筋膜等处。这是疼痛刺激引起的一种保护性反应，站立或弯腰时加重。

（3）脊柱侧弯：疼痛引起不对称性的肌肉痉挛，可改变脊柱正常的生理曲线，多数表现为不同程度的脊柱侧弯畸形，一般是脊柱向患侧侧弯。

（4）骨盆旋转试验阳性。

2. 医学影像学检查 X线片无骨质损伤。

【鉴别诊断】

本病应与严重的棘上、棘间韧带断裂，棘突、关节突骨折、横突骨折、椎体压缩骨折及腰椎间盘突出症相鉴别。除拍正位 X 线片以外，必要时让患者腰椎屈曲位拍摄侧位和斜位 X 线片，以显示上述病理改变。如棘上、棘间韧带断裂者，则可见棘突间隙加宽。

急性腰扭伤与腰椎间盘突出症不易鉴别，尤其是未出现下肢放射痛以前，更不易鉴别。可先行治疗观察，待症状明显后方可鉴别。

【整脊治疗】

（一）治疗原则

舒筋活血，消肿止痛，理筋整复。

（二）治疗方法

1. 推拿整脊

（1）滚揉舒筋法：患者取俯卧位，自然放松。医者站于一侧，用滚、揉等轻柔手法在局部施术3~5分钟，以改善血液循环，缓解肌肉痉挛。

（2）点拨镇痛法：医者用拇指点压、弹拨等稍重刺激手法依次点压肾俞、阳关、志室、大肠俞、环跳及阿是穴，在点压穴位时应加以按揉或弹拨，以产生酸、麻、胀感觉为度。可调和气血；提高痛阈，从而减轻疼痛。

（3）理筋整复法：患者俯卧，医者先施腰椎后伸扳法扳动数次，然后用腰部斜扳法，常可听到患者腰部有"咯嗒"声响。此法可调整后关节紊乱，使错位的关节复位，嵌顿的滑膜回纳。

（4）推拿揉擦法：上法结束后，再以推拿揉捏法自上而下施述3~5遍，最后直擦腰部两侧膀胱经，横擦腰骶部，以透热为度。以达温经通络，活血散瘀，消肿止痛之目的。

2. 导引整脊

八段锦第一段：两手托天理三焦。

3. 针灸整脊

（1）选穴：肾俞、环跳、承山、后溪、人中、腰痛。

（2）操作方法：除人中外，均取两侧，用泻法，留针15分钟，其间运针4次。每日1次。肾俞针后加灸。

4. 药物整脊

治则：补肾壮腰，理气止痛。

桃仁杜仲汤：红花9g，桃仁9g，羌活9g，赤芍9g，炒杜仲15g，川断9g，木瓜9g，小茴香9g，破故纸9g。

（1）指压加艾灸疗法：以拇指腹按压阿是穴，由轻渐重，患部有酸胀得气感后持续1~2分钟，并缓慢放松，反复5~7次后施以插法，亦由轻到重，得气后持续0.5~1分钟并缓慢放松，箭合指揉法。然后施隔姜灸4~6壮，灸毕于局部回旋揉动片刻。每日1~2次。

（2）拔罐疗法：在阿是穴及其附近，以闪火法吸拔2~3个，留罐30分钟，直至局部出现瘀斑。取罐后，在该部位用手掌面由轻—重—轻手法按摩数分钟。每日或隔日1次，不计疗程。

【注意事项】

损伤早期要减少腰部活动，卧板床休息，以利损伤组织的修复。治疗时应根据患者的具体情况，选择适宜的手法，以免加重损伤。注意局部保暖，病情缓解后，逐步加强腰背肌肉锻炼。

二、急性腰部韧带损伤

急性腰部韧带损伤是指在弯腰时突然遭受外力或负重时，腰肌突然失力而引起的急慢性损伤，从而导致腰背疼痛和活动功能障碍的一种病症。本病好发于青壮年体力劳动者，男性多于女性。

【病因病理】

所有的韧带都是由致密的胶原结缔组织构成，将相邻的骨性结构连接于一起，有利于关节的活动，此外韧带尚可耐受强大的拉力，但不能像肌纤维那样伸长，因此，韧带在急剧牵拉时，容易被撕裂。棘上和棘间韧带在弯腰时，位于腰背弧的最外层和正中线，应力最大，容易损伤。据临床统计，棘上和棘间韧带损伤占软组织损伤所致腰背痛患者的18%，因而本病是导致腰背痛的常见疾病之一。

腰部棘上和棘间韧带在正常情况下受骶棘肌保护，但在弯腰搬运重物时，骶棘肌处于相对松弛状态，臀部及大腿后部肌肉收缩，以腰椎为杠杆将重物提起，其支点在腰髋部，所以力量全落在韧带上，极易造成棘上韧带撕裂伤。或由于弯腰劳动时，突然受外力打击，迫使腰前屈，引起棘上韧带的撕裂。由于棘上韧带大多终止于腰3~4棘突，而腰4以下几乎无棘上韧带，在弯腰时，其应力落在棘间韧带上，棘间韧带受到强力牵拉或外力作用于该韧带上，则容易使之发生损伤或断裂。

【临床表现】

（一）临床症状

1. 棘上韧带损伤：有弯腰劳动突然受重力牵拉或弯腰负重史。脊柱中线部位疼痛，轻者酸痛，重者可呈断裂样、针刺样或刀割样疼痛。痛点常固定在1~2个棘突，弯腰时疼痛加重。可向棘旁甚至臀部扩散。腰肌张力增高，不能弯腰，弯腰耐间稍长，不但出现疼痛，而且无力，腰部不能挺起之感。

2. 棘间韧带损伤：往往与棘上韧带合并损伤，疼痛位置主要在棘突之间。单独损伤多在腰4~5及腰5至骶1间隙。腰痛无力；弯腰时病变部有断裂样感觉，疼痛部位较深在，劳累后可使疼痛加重，休息后疼痛得到缓解。骶棘肌痉挛。腰部活动受限较棘上韧带重。

（二）临床检查

1. 体格检查：局部压痛明显，主要压痛点在损伤的棘突顶端和棘突间隙部。

在损伤的棘上韧带处有条索状剥离或有明显钝厚感。局部有时稍隆起，左右拨动时有紧缩感，并感到有纤维束在棘突上滑动。

陆温氏征阳性，患者仰卧，两手放在胸前，主动做屈颈和仰卧起坐，若此时出现腰部疼痛，即为阳性。

2.医学影像学检查：棘间韧带造影，可显示棘间韧带断裂、穿孔、松弛等。

【鉴别诊断】

（1）腰椎压缩性骨折，有明显外伤史，损伤椎体棘突压痛明显，叩击痛明显，X线示椎体变形。

（2）急性腰扭伤，有明显腰部扭伤史，疼痛部位多在骶棘肌及腰骶关节，各椎体棘突一般无压痛。

【整脊治疗】

（一）治疗原则

舒筋活血，消肿止痛，理筋整复。

（二）治疗方法

1. 推拿整脊

（1）患者俯卧，医者先以按揉法在患病部位及周围施术，重点按揉结节状或条索状物，使其消散。如有棘上韧带剥离移位时，可用拇指拨动已剥离的韧带使其复位。

（2）在腰部两侧用轻手法按揉治疗3~5遍，然后沿棘上韧带方向做上下推抹，使其平复。

（3）直擦腰背部督脉及两侧膀胱经，以透热为度，局部可配合湿热敷，以温经通络、活血止痛。

2. 针灸整脊

（1）选穴：相应棘突旁取华佗夹脊穴。远端取委中、后溪穴。

（2）操作方法：针刺得气后加电针30分钟（忌在损伤之韧带上针刺，以免加重其损伤）治疗。

3. 其他整脊

（1）水针疗法：局部皮肤严密消毒后，将25mL醋酸氢化考的松加入1%普鲁卡因1mL中，进行封闭。将药液注射于棘突尖部及其上、下缘，在各部位需将针刺至骨质表面，轻轻推药，使稍有阻力，以便将该部粘连组织分离，每周1次，2~4次即可治愈。

（2）艾灸疗法：取麦粒大小艾柱，置于患者腰部压痛最敏感处，点燃。若患者感到疼痛，可将艾柱夹起，用手轻轻拍打患处，再将艾炷置于上。施灸3~5壮，注意勿烫伤皮肤。

【注意事项】

本病治疗以理筋整复为主，如无剥离移位，则手法以活血散瘀为主。治疗期间制动1~2周。本病急性期一般不主张推拿治疗，应卧床休息，减少弯腰活动。可内服镇痛解痉药，外敷消肿止痛药物。术后腰部宜用宽皮带护腰，局部保暖，适当休息，以利修复。

三、腰部劳损

慢性腰肌劳损或称"腰背肌筋膜炎"、"功能性腰痛"等。主要指腰背部肌肉、筋膜、韧带等软组织的慢性损伤，导致局部无菌性炎症，从而引起腰背部一侧或两侧的弥漫性疼痛，是慢性腰腿痛中常见的疾病之一，常与职业和工作环境有一定关系。

【病因病理】

（1）慢性劳损：慢性腰肌劳损主要由于腰部肌肉疲劳过度，如长时间的弯腰工作，或由于习惯性姿势不良，或由于长时间处于某一固定体位，致使肌肉、筋膜及韧带持续牵拉，使肌肉内的压力增加，血供受阻，这样肌纤维在收缩时消耗的能源得不到补充，产生大量乳酸，加之代谢产物得不到及时清除，积聚过多而引起炎症、粘连。如此反复，日久即可导致组织变性、增厚及挛缩，并刺激相应的神经而引起慢性腰痛。

（2）急性损伤之后未得到及时正确治疗，或治疗不彻底，或反复多次损伤，致使受伤的腰朋筋膜不能完全修复。局部微循环障碍，乳酸等代谢产物堆积，刺激神经末梢而引起症状，受损的肌纤维变性或疤痕化，也可刺激或压迫神经末梢而引起慢性腰痛。

（3）先天性畸形：如隐性骶椎裂使部分肌肉和韧带失去附着点，从而减弱了腰骶关节的稳定性；一侧腰椎骶化或骶椎腰化，两侧腰椎间小关节不对称使两侧腰背肌运动不一致，造成部分腰背肌代偿性劳损。

【临床表现】

（一）临床症状

（1）腰部疼痛：长期反复发作的腰背部疼痛，呈钝性胀痛或酸痛不适，时轻时重，迁延难愈。休息、适当活动或经常改变体位姿势可使症状减轻。劳累、阴雨天气、受风寒湿影响则症状加重。

（2）腰部活动：腰部活动基本正常，一般无明显障碍，但有时有牵掣不适感。不耐久坐久站，不能胜任弯腰工作，弯腰稍久，便直腰

急性发作时，诸症明显加重，可有明显的肌痉挛，甚至出现腰脊柱侧弯，下肢牵掣作痛等症状。

（二）临床检查

1. 体格检查：腰背部压痛范围较广泛，压痛点多在骶髂关节背面、骶骨背面和腰椎横突等处。轻者压痛多不明显，重者伴随压痛可有一侧或双侧骶棘肌痉挛僵硬。

2. 医学影像学检查：X线检查除少数可发现腰骶椎先天性畸形和老年患者椎体骨质增生外，多无异常发现。

【鉴别诊断】

（1）增生性脊柱炎：腰痛主要表现为休息痛，即夜间、清晨腰痛明显，而起床活动后腰痛减轻。脊柱可有叩击痛。X线检查可见腰椎骨钙质沉着和椎体边缘增生骨赘。

（2）陈旧性腰椎骨折：有外伤史，不同程度的腰部功能障碍。X线检查可发现椎体压缩或附近骨折。

（3）腰椎结核：有低热、盗汗、消瘦等全身症状。血沉加快，X线检查可发现腰椎骨质破坏。

（4）腰椎间盘突出症：有典型的腰腿痛伴下肢放射痛，腰部活动受限，脊柱侧弯和

腱反射异常，皮肤感觉障碍等神经根受压症状。

【整脊治疗】

（一）治疗原则

舒筋通络，温经活血，解痉止痛。

（二）治疗方法

1. 推拿整脊

（1）背部放松：患者俯卧位，医生先用深沉而柔和的滚法、揉法沿两侧足太阳膀胱经从上向下施术5~6遍，然后用掌根在痛点周围按揉1~2分钟。

（2）穴位按压：医者以双手拇指依次按揉两侧三焦俞、肾俞、气海俞、大肠俞、关元俞、膀胱俞、志室、秩边等穴位，以酸胀为度。从而达到提高痛阈、解痉止痛的目的。

（3）腰部斜扳法：患者侧卧位，医者与患者面对面，施腰部斜扳法，左右各1次，再仰卧位，做屈髋屈膝被动运动，以调整腰椎后关节紊乱。

（4）活血通络法：患者俯卧位，医者用掌擦法直擦患者腰背两侧膀胱经，横擦腰骶部，以透热为度，达活血通络之目的。最后用桑枝棒拍击腰骶部，结束治疗。

2. 导引整脊：强腰六步功、腰痛引导法、太极云手。

3. 针灸整脊

（1）取穴：双侧肾俞、气海俞、大肠俞、关元俞和委中穴。

（2）操作方法：直刺得气后行补法，针后加电针治疗，并用灸法，在腰部诸穴上施灸。此法可温通阳气，祛风除湿，行气活血止痛。

4. 药物整脊治则：活血通络，调补肝肾。

地龙散加减：地龙9g，苏木9g，桃仁9g，土鳖9g，麻黄3g，黄柏3g，元胡10g，制乳没各10g，当归12g，川断12g，乌药12g，甘草6g。

5. 其他整脊

（1）水针疗法。

选穴：阿是穴。

操作方法：用10%葡萄糖注射液10~20mL或加维生素B1100mL在肌肉痉挛压痛处按一针多向透刺原则，分别向几个方向注入药液；将50%葡萄糖注射液5mL加妥拉苏林5mg或5%当归注射液2~4mL，注入压痛最明显处。3~4日1次，10次为1疗程。

（2）刺络拔罐疗法。

选穴：肾俞、腰阳关、次髎穴。

操作方法：患者俯卧，皮肤严格消毒后，医者持三棱针在痛点散刺（豹纹刺），刺出血数滴，然后在痛点行拔罐术（用大号罐）。每次留置10~15分钟，每日1次，5次为1疗程。

【注意事项】

（1）在日常生活和工作中，注意姿势正确，尽可能变换体位，勿使过度疲劳。

（2）宜睡硬板床，同时配合牵引及其他治疗，如湿热敷、熏洗等。
（3）加强腰背肌肉锻炼，注意局部保暖。

四、第3腰椎横突综合征

第3腰椎横突综合征是指腰3横突及周围软组织的急慢性损伤、劳损及感受风寒湿邪，致腰3横突发生无菌性炎症、粘连、变性及增厚等，刺激腰脊神经而引起腰臀部疼痛的综合症候群。本病好发于青壮年体力劳动者，男性多于女性，是推拿临床常见的腰腿痛疾病之一。

【病因病理】

（1）外伤：腰椎具有生理性前凸，第3腰椎位于其前凸顶点的中间位置，为5个腰椎的活动中心，是腰椎前屈、后伸及左右旋转活动的枢纽，第3腰椎横突较其他腰椎横突长，所以此处承受拉应力最大，横突上附着的肌肉、韧带及筋膜等所受到的拉力亦大，故此处构成了最易受到损伤的解剖学基础。若因一侧腰部肌肉、韧带和筋膜收缩或痉挛时，其同侧或对侧均可在肌力牵拉的作用与反作用下遭受损伤。尤其是腰部在前屈或侧屈活动时，因外力牵拉，使附着在第3腰椎横突上的肌肉、筋膜超过其承受能力而致损伤。严重时可并发腰3横突撕脱性骨折。

（2）劳损：由于腰3横突过长，抵触腰背筋膜后叶在长期弯腰劳动中，肌筋膜产生慢性牵拉性损伤，造成多处小肌疝。或因急性损伤后，未能及时治疗或治疗不当，或因反复多次损伤致横突周围发生水肿、渗出，产生纤维变性，或形成疤痕粘连、筋膜增厚、肌肉挛缩等病理改变，致使穿过肌筋膜的血管神经束受到刺激和压迫，影响神经的血供和营养，可使神经水肿变粗而出现腰3横突周围乃至臀部、大腿后侧及臀上皮神经分布区域的疼痛。

【临床表现】

（一）临床症状

（1）腰痛或腰臀部疼痛：多数为单侧，少数为双侧。部分患者的疼痛范围可波及股后、膝下及股内侧肌等处，有的可沿大腿向下放射到膝部或小腿外侧。弯腰及旋转腰部时疼痛加剧，劳累后明显加重，稍微活动，疼痛减轻。疼痛多呈持续性。患者无间歇性跛行。

（2）腰部活动受限：腰部俯仰转侧活动受限，以健侧侧屈或旋转时尤甚。

（二）临床检查

1. 体格检查

（1）局部压痛：患侧腰3横突处有局限性压痛，有时可触及一纤维性硬结，常可引起同侧臀部及下肢后外侧反射痛。

（2）局部肿胀：早期横突尖端部肥厚，呈现轻度肿胀。

2. 医学影像学检查：直腿抬高试验可为阳性，但加强试验为阴性。

【鉴别诊断】

（1）慢性腰肌劳损：压痛范围广泛，除腰部外，腰骶部或臀部有时也有压痛。而腰3横突综合征比较局限。

（2）梨状肌综合征：疼痛从臀部开始，可沿坐骨神经分布区域出现下肢放射痛，但无腰痛症状。自觉患侧下肢短缩，步履跛行，或呈鸭步移行。压痛点局限在臀部梨状肌体表投影区。此外，梨状肌紧张试验为阳性，可与之鉴别。

（3）腰椎间盘突出症：腰痛伴下肢坐骨神经放射痛，呈阵发性加剧。腰部活动功能明显障碍，尤以屈伸为主。脊柱侧弯畸形，直腿抬高及加强试验均为阳性，压痛点在棘突旁或腰骶部，且有叩击痛和反射痛。

【整脊治疗】

（一）治疗原则

舒筋通络，活血散瘀，消肿止痛。

1. 推拿整脊

（1）局部松解法：患者俯卧，医者站于一侧，先在患侧腰3横突周围施柔和的滚、按、揉手法3~5分钟，配合点按肾俞、大肠俞，以酸胀为度。可缓解肌肉紧张痉挛。

（2）弹拨搓揉法：医者用双手拇指在腰3横突尖端做与条索状硬块垂直方向的弹拨。弹拨要由轻到重，由浅入深，手法要柔和深透，并配合搓揉以解痉止痛，松解粘连。

（3）下肢滚揉法：沿患侧臀部及大腿后外侧、小腿外侧施滚揉法3~5遍，配合点按环跳、秩边、委中、承山等穴，以舒筋通络、活血散瘀。

（4）整理手法：沿腰部两侧膀胱经施滚揉手法3~5分钟，待肌肉放松后，配合腰部后伸被动运动，最后直擦腰背两侧膀胱经；横擦腰骶部，以透热为度。可配合湿热敷。

2. 导引整脊强腰六步功、腰痛引导法。太极拳的"卷肱"或"云手"。

3. 针灸整脊

（1）取穴：阿是穴，肾俞、气海俞穴。

（2）操作方法：阿是穴用一根针强刺激手法。深刺达病区，捻针柄以提高针感，已有酸、麻、胀、串等"得气"征时，可留针10~15分钟。10次为1疗程，一般需1~2疗程。

4. 药物整脊：强肾片配合独活寄生丸。

5. 其他整脊

（1）水针疗法：用1%普鲁卡因5~10ml及强的松龙0.5mL的混悬液封闭第3腰椎横突尖端。与背部呈30°角刺入，在横突上及下缘注入药液，则疼痛解除。

（2）热敷疗法：强腰散：川乌30g，肉桂30g，干姜30g，白芷20g，南星20g，赤芍20g，樟脑30g。共研为极细末，每次用30~50g；开水调成糊状，摊于纱布上，趁热时敷贴于痛处。隔日一换。

（3）手术疗法：对症状严重、频繁发作、保守治疗不愈、影响工作生活的患者，必要时做横突周围软组织松解术,亦可作第 3 腰椎横突剥离或切除术。手术于硬膜外麻醉下进行,沿骶棘外缘切口,切开肌筋膜鞘,沿肌外缘找到横突尖部,在尖部周围切断附于其上的紧张的肌起止点及筋膜,分离并切除横突尖端 1~2 cm,缝合皮下组织及皮肤。

【注意事项】
(1)腰部束宽皮带护腰,对防止过度损伤有一定作用。
(2)治疗期间,避免腰部过多地屈伸和旋转活动。
(3)注意局部保暖,防止过度劳累。

五、腰椎间关节综合征

腰椎间关节综合征系腰椎小关节退行性变导致关节突关节交锁或脱位或滑膜嵌顿而引起的一组以腰腿痛为主要临床表现的一种综合征,为疼痛门诊常见病之一。本病好发于中老年人。

【病因病理】
正常相邻两椎体间连接除韧带外还依赖于椎间的椎间盘和椎后一对由上下关节突构成的关节突关节,又称小关节,小关节即是腰椎活动的支点。凡引起小关节发生改变的原因都可导致此症。

(1)小关节滑膜嵌顿:腰部旋转运动或突然转身或伸腰直立时关节间隙一侧增宽,产生负压,关节滑膜被吸入关节内,腰部伸直时滑膜被夹于关节面之间。关节滑膜有神经后支的内侧分支分布,故可引起剧痛。

(2)小关节错位:随着年龄增大,椎间盘的退变逐渐发生,关节突关节稳定性受到影响,可产生剪切应力,久之引起小关节错位,甚至半脱位。

(3)小关节退行性关节炎:长期的伸屈和侧向运动使椎伺松动,单位关节面积的负荷加大,关节软骨及软骨下骨应力增加,还可因周围关节囊的损伤产生骨赘等发生小关节紊乱症。

【临床表现】
(一)临床症状
单侧或双侧的椎旁腰痛、臀及髋部疼痛,为局限性深在钝痛,疼痛可向大腿和膝部放射,并与神经皮肤分布区不一致。腰椎活动受限,弯腰或过伸时小关节区域疼痛加重。病程长者下腰部广泛痉挛性或触电样疼痛。

(二)临床检查
1. 体格检查:小关节区域深压痛,腰椎纵向叩击痛明显,有时在臀中肌(臀上神经支配区域)有压痛,下肢无神经系统的病理体征。
2. 医学影像学检查:腰椎 CT 可见小关节突增生肥大、骨赘形成、关节间隙变窄、关节囊钙化、关节"真空"征或椎小关节脱位、半脱位等表现。

【鉴别诊断】

腰椎小关节综合征主要应与强直性脊柱炎相鉴别。本病以中老年多见，而后者多见于青壮年。本病多与椎间盘病变和脊柱退行性变同时并存，独立发病者较少，故除了关节突关节本身的各种异常改变外，还有椎体、椎间盘和椎管的一系列改变lo 而后者主要影像学表现则是骶髂关节、椎小关节的破坏j强直和脊柱的竹节样变，而椎间盘常无改变。另外，椎小关节病可弓f起与椎间盘突出类似的症状，须注意加以鉴别，以便于临床选择合理治疗。

【整脊治疗】

（一）治疗原则

舒筋通络，活血止痛。

（二）治疗方法

1. 推拿整脊

（1）背部放松：患者俯卧位，医者先用深沉而柔和的滚法、揉法沿两侧足太阳膀胱经从上向下施术 5~6 遍，然后用掌根在痛点周围按揉 1~2 分钟。

（2）穴位按压：医者以双肘肘尖或指间关节依次点压腰部两侧夹脊穴，以酸胀为度。从而达到解痉止痛的目的。

（3）腰部斜扳法：患者侧卧位，医者与患者面对面，施腰部斜扳法，左右各 1 次，再仰卧位，做屈髋屈膝被动运动，以调整腰椎后关节紊乱。

（4）活血通络法：患者俯卧位，医者用掌擦法直擦患者腰背脊柱两侧，以透热为度，达活血通络之目的。

2. 牵引整脊：患者俯卧位，腹部垫枕，术者两手握踝缓慢牵引达 1 分钟，然后慢慢松开，1 分钟后再重复牵引，连续数次后，卧床休息。

3. 导引整脊：强腰六步功、腰痛引导法。太极拳中的"卷肱"或"云手"。

4. 针灸整脊

（1）取穴：肾俞、腰阳关、志室、气海俞、阿是穴。

（2）操作方法：进针得气后，行提插捻转补泻法。阿是穴点刺后加拔火罐，吸去瘀血。隔日治疗 1 次，10 次为 1 个疗程。

5. 药物整脊治则：益气周肾，舒筋通络。

脊舒汤：鹿含草 30g、鸡血藤 30g、炒续断 30g、制狗脊 30g、肉苁蓉 20g、骨碎补 20g、补骨脂 15g、威灵仙 10g、淮牛膝 l5g、莱菔子 15g、八月扎 15g、地黄 30~50g。

6. 其他整脊

（1）水针疗法：20%利多卡因 2ml 加强的松龙 2ml 加生理盐水 2ml。疼痛腰椎椎间关节处阻滞。操作 3 天进行 1 次，4 次为 1 个疗程。

（2）拔罐疗法：腰椎两侧采用留罐法，5 ~ 10 分钟。

六、腰椎间盘突出症

腰椎间盘突出症是由于椎间盘本身的病变,如急性损伤、慢性劳经根或脊髓引起腰痛和一系列神经症状。又名"腰椎间盘纤维环破裂症",简称"腰突症"。

中医学认为本病主要为督脉病变并累及肾、膀胱、肝、胆等经脉,主要病因为筋骨劳损、风寒侵袭、肝肾不足。属痹症范畴的腰腿痛。

【病因病理】

本病的原因主要与腰椎间盘退行性改变及外力作用有关。人体青春期后,各种组织即出现退行性变化,其中椎间盘的变化发生较早,主要是髓核脱水,椎间盘失去其正常的弹性和张力,在此基础上由于较重的外伤或多次反复的不明显损伤,造成纤维环软弱或破裂,髓核即由该处突出。

本病好发于20~50岁的青壮年,男性比女性多见。部位以腰4、腰5至骶1椎间盘突出最常见。根据髓核突出的形态和程度,大致可分为三型,即突出型、破裂型和游离型。

髓核多从一侧(少数可同时在两侧)的侧后方突入椎管,压迫神经根而产生神经根受损伤征象;也可由中央向后突出,压迫马尾神经,造成大小便障碍。如纤维环完全破裂,破碎的髓核组织进入椎管,可造成广泛的马尾神经损害。

【临床表现】

(一)临床症状

1. 腰背痛及一侧下肢痛腰背痛一般出现在腿痛之前,疼痛的范围较广,但主要在下腰部及腰骶部,其疼痛的主要原因是因为椎间盘突出后刺激了纤维环外层和后纵韧带中的窦椎神经纤维。疼痛的部位较深,难以定位,一般为钝痛、刺痛或放射性疼痛,并沿坐骨神经向下放射。当行走、站立、咳嗽或负重劳累时症状加重,多数患者经卧床休息后症状缓解。

2. 脊椎姿势发生改变腰椎间盘突出症患者约90%以上有不同程度的脊椎侧弯、平腰或呈后凸状,脊柱运动受限(后伸限制更显著)。侧弯能使神经根松弛,疼痛减轻。

3. 其他症状患者除了腰腿痛外,还会出现患肢发凉,病程长者可出现小腿、足背外侧、足跟和足底外侧麻木。常伴有下肢肌肉萎缩、间歇性跛行。如向椎管内突出,可压迫马尾神经出现部分性双下肢瘫痪、会阴部麻木和大小便功能障碍。

(二)临床检查

1. 体格检查

(1)脊柱运动检查:当椎间盘突出后,脊柱的各项活动均受到限制,这主要因为脊柱屈曲时,椎间盘前部受到挤压,后侧间隙加宽,髓核后移,使突出物的张力加大;同时脊髓上移,牵拉神经根,故疼痛加重,使运动受限。当腰部伸展时,突出物亦增大,且黄韧带皱褶向前突出,造成前后挤压神经根,使疼痛加重而限制了脊柱的活动。

(2)突旁压痛点及阳性反应物:患者俯卧于床,放松腰部肌肉,检查者沿腰部棘突两侧按压，若有椎间盘突出，其相应椎旁肌肉明显变硬呈条索状，并有明显压痛点。疼痛沿坐骨神经分布区向下肢放射，称为放射性压痛。这种棘突旁的压痛，以腰4、5椎间盘突出较为明显，腰5骶1椎间盘突出有时不明显。

（3）直腿抬高试验：正常人仰卧位膝关节伸直时，被动抬高下肢，活动度为可达到90°。当腰椎间盘突出时，其活动度明显减小。检查时，患者仰卧，患肢直腿抬高时，出现腰部及患肢疼痛为阳性。此病多数患者为阳性，这是由于直腿抬高时坐骨神经受到牵拉刺激所致。

（4）仰卧挺腹试验：患者仰卧于床，双下肢伸直，做提臀挺腹动作，使腰、背、臀部离开床面，仅以头及双足支撑身体。如出现腰及下肢放射性疼痛，即为阳性。

（5）拇趾背伸试验：患者仰卧，双下肢伸直，检查者两手置于患者两侧拇趾背侧，嘱患者用力将两拇趾向足背伸。正常时，两侧拇趾对称有力，如一侧无力或比另侧有明显减弱，即为阳性。

2. 医学影像学检查

（1）X线平片检查：X线平片可有脊柱侧弯或腰曲变直或反张，椎间隙左右不等宽。严重者或晚期患者可有椎体轻度前后错位，椎体前后缘骨质增生，椎间孔变窄的改变。

（2）机体层扫描（CT）：

①椎间盘后缘变形：正常情况下椎间盘的后缘与骨性关节面板的边缘平行。在髓核突出后，椎间盘后缘有一局部突出影。

②硬脊膜外脂肪移位：正常情况下，腰4、5和腰5骶1平面有丰富的硬脊膜外脂肪，硬脊膜外透亮区的形态和大小对称。椎间盘纤维环破裂后，突出的髓核替代了低密度的硬脊膜外脂肪，在椎间盘破裂的平面上，两侧对比可发现透亮区不对称。

③硬脊膜外间隙中有软组织密度影：根据其CT值，突出的髓核密度高于硬脊膜囊和硬脊膜外脂肪的密度，故硬脊膜外间隙中的软组织密度影代表突出物的形状、大小和位置。

④硬脊膜囊变形：椎间盘突出压迫硬脊膜囊，使硬脊膜囊变形，出现半圆形、新月形压迹影。

⑤神经根受限移位：当碎片向骨性椎管外侧突出时，可将神经根向后推移挤压。

⑥髓核钙化：髓核突出的时间较长时，可发现碎片与椎间盘面板边缘连在一起。

（3）MRI检查：MRI检查能够对腰椎间盘突出症作出明确的定位和定性诊断。能清楚地观察椎体、髓核和纤维环等结构，可以直接观察到纤维环的完整性，这对于确定椎间盘突出的病理分型有重要价值，为进一步治疗提供了可靠的依据。

腰椎间盘突出症患者由于髓核脱水退变，使其MRI信号减弱，在矢状位片中，髓核的大小、形态及信号强弱均可以得到清楚的反映。

在正常情况下，髓核的后缘应不超过相应的椎体的边缘，其信号强度均匀。当椎间盘突出时，MRI信号减弱。信号的强度越低，表示椎间盘的退变程度越重。随着退行性变的加重，在矢状位上可以看到髓核MRI信号进一步降低，椎间隙变窄，椎间盘向后突出超出椎体后缘。在有的患者的矢状位片上，可以看到脊柱后方的脂肪白线受压中断。

对于腰椎间盘突出症患者而言，CT 检查足以直观地显示椎间盘突出的部位、程度、压迫情况，只有怀疑有椎管内占位病变时才做 MRI 检查。

【鉴别诊断】

根据病史、症状和体征，对多数腰椎间盘突出症可作出诊断。但必须细致检查，综合分析各体征，再结合 X 线检查方可获得正确的诊断。临床上尚须与以下疾病相鉴别。

（1）急性腰肌扭伤：除有急性外伤史、剧烈腰痛外，可有臀及下肢的牵扯痛，但此病阳性体征不多，无沿坐骨神经分布区的压痛，无肢体感觉异样，无腱反射异常。直腿抬高及加强试验阴性。

（2）慢性腰肌劳损：病程长，症状轻，压痛点广泛，腰痛与劳累、休息、风寒湿关系密切，可有骶棘肌板硬和下肢反射性疼痛，经休息、理疗、推拿易治愈。

（3）梨状肌综合征：因下肢外展、外旋或内旋动作过猛，损伤梨状肌并累及坐骨神经所致，症状与腰椎间盘突出症有诸多相似之处，但无腰痛和脊柱侧弯等表现。疼痛主要在臀部及下肢。检查梨状肌局部压痛明显，直腿抬高试验在 60° 以前疼痛明显，超过 60° 后疼痛反而减轻，梨状肌紧张试验阳性。

（4）增生性脊柱炎：本病发病年龄大，病程缓慢，腰腿痛受寒湿、劳累后加重，疼痛不受体位改变的影响，压痛点广泛，直腿抬高试验阴性，腱反射无异常。X 线检查可见椎间隙变窄，椎体前后缘有明显的骨质增生。

【整脊治疗】

（一）治疗原则

舒筋通络，活血化瘀，松解粘连，理筋整复。

（二）治疗方法

1. 推拿整脊

（1）放松背部肌肉：患者俯卧位，全身肌肉放松。术者立于患者至腰骶部，同法施予左侧，反复操作 2~3 次。最后自上而下，按压背部胸、腰椎棘突，揉按法施术时力量要轻稳、柔和、持久。

（2）痛点点压：患者俯卧位，术者在患者痛点（病变腰椎间隙旁），用双手拇指和中指端徐徐按压，用力由轻而重，再由重而轻，由深而浅。若局部有菱形结节，需配合指揉法。

（3）放松患侧下肢：患者俯卧位，术者自患者腰骶部开始，按第 1 步揉背法衔接而下。先揉臀部，再自臀沟沿坐骨神经走行方向顺揉至足跟后部，反复 3 次。在臀横纹中点处以拇指按压少顷，后移至腘窝部及小腿后侧，顺序按压至跟腱的外侧（外踝后凹陷部）为止，以膀胱经承扶、殷门、委中、承山、昆仑等穴位为重点，进行按压。

（4）后伸扳动腰部：患者俯卧位，术者右手托住患者右股骨下端前面，左手按住腰骶关节进行后伸搬按，同法施于左侧。操作时，两手扳按用力不宜过猛，以免关节受损伤。

此法主要是牵拉前纵韧带，使前纵韧带弛缓放松，加宽椎体前部的间隙。

（5）腰部牵抖：患者俯卧位，以双手攀扣住床头上沿，术者以两手握住患者双足踝上部，拉直患者躯干并向下牵引。放松后，横摇摆动双下肢，使两膝左右旋转，并带动腰部晃动，患者周身肌肉松弛后，握紧足踝突然抖动；然后术者以右手锁按住两足踝部并向下牵引，左手掌按揉腰骶部。抖颤时要使躯干呈波浪式活动，切不可用力过猛，以免发生意外。此手法作用是对抗牵引与抖颤力量结合，以绷紧后纵韧带。

（6）腰部斜扳：患者患侧卧位，健侧下肢伸直，患侧下肢屈曲放于上部。术者立于患者前面，以一肘抵压在患者髂骨的后外侧，一肘顶压在患者肩关节前部，先前后晃动患者躯体，使患者放松。然后两肘关节相对用力，使患者腰椎旋转，当旋转至最大幅度时，稍加力增加患者腰部活动度 5°~10°，可听到腰椎关节部作响，同法施于对侧。施术用力时不宜过猛，以免发生关节突损伤。斜扳法主要是将患椎间隙错开，并拉紧关节囊和韧带，有改变突出物位置、缓解神经根受压状态的作用。

（7）滚揉下肢：患者仰卧位，术者自大腿根部向下顺揉至小腿踝部，反复 3 次，然后再自上而下滚揉.（如擀面法）。再沿胫骨内侧自上而下至内踝后侧，以两拇指叠压，压迫少倾，同法施于对侧下肢。滚揉法操作时，嘱患者放松金身肌肉。操作后，患者感觉两下肢轻松舒适，肌肉松弛。

（8）摇腰压膝：患者仰卧位，屈膝屈髋，术者立于患者右侧，以左手扶住患者右膝，右手扶住患者左膝，进行腰部屈曲摇法。先向左侧旋转摇动，继而向右侧旋转摇动各数次。'然后术者右手推按患者右膝外侧，使双膝关节向左侧倾斜，膝关节尽量接近床面，术者左手按压住患者右肩前部，两手同时用力，同法施于对侧。本法能缓解腰部肌肉的紧张度。

（9）拔伸下肢：患者仰卧位，屈髋屈膝，两手紧握两侧床沿，术者两手用力按压患者双膝，使双膝极度屈曲，膝关节接近腹壁后（患者往往感觉腰部及患肢疼痛），以双手分别握住患者两踝关节上部，由上而下用力拉牵。此法可强屈腰骶关节，拉紧后纵韧带，加宽椎间隙。

2. 牵引整脊器械牵引法。操作方法是：患者躺在电动的牵引床上，胸部和骨盆分别用牵引带固定，用超过体重 10kg 的力量进行牵引，一般时间为 1 小时，在这 1 小时中，给予几次减轻牵引力，这样患者会感到舒适，又很安全。牵引后卧床 1~2 周，根据情况可以重复牵引。

3. 导引整脊

（1）背伸锻炼：患者俯卧，双下肢伸直，两手放在身体两旁，两腿不动，抬头时上身躯体向后背伸，每日 3 组，每组做 20~50 次，经过一段时间的锻炼，适应后改为抬头后伸及双下肢直腿后伸，同时腰部尽量背伸，每日 5~10 组，每组 50~100 次，以锻炼腰背部肌肉力量。

（2）拱桥：（五点支撑）患者取卧位，以双手叉腰做支撑点，两腿半屈膝呈 90°，脚掌放在床上，以头后部及双肘支持上半身，双脚支持下半身，成半拱桥形，当挺起躯干架桥时，膝部稍向两旁分开，速度由慢而快，每日 3~5 组，每组 10~20 次，等到适应后每日 10~20 组，每组 30~50 次，锻炼腰、背、腹部肌肉力量，以解除劳损，治疗损伤所致的腰背痛。

（3）直腿抬高法：患者取仰卧位，双下肢自然伸直，两手自然放置身体两侧。伤肢做直腿抬高动作，开始时抬高 45°，以后锻炼至 90° 时，在踝部系沙袋增加重量进行直腿抬高，重量在 1~1.5kg，渐增至 5kg，以增加下肢肌肉力量，缓解肌肉萎缩。

（4）晃腰：患者取站立位，两足分开比肩稍宽，双手叉腰，使躯干先向左右侧屈 5~10 次，再做前后伸屈、小幅度的弯腰及背伸动作，每次 5~10 次，然后腰部自左向前、右、后回旋，两腿伸直，膝部稍屈，两手托护腰部，不要太用劲，回旋的幅度要逐渐加本，再自右向前、左、后回旋，以解除因腰部疾患所致的腰部功能活动受限。

（5）双手攀足：患者取站立位，两足分开比肩宽，双上肢上举，两手掌心向上，腰逐渐向前弯曲，掌心向下按地，双腿要伸直，适应后，在此基础上向前弯腰，双手攀双足踝部，每日 3~5 组，每作 10~20 次，逐日加大锻炼量，以增强腰、腹部肌肉力量，能防治腰部酸痛及腰部前屈功能障碍。

4. 针灸整脊：根据中医辨证，腰椎间盘突出症所引起的腰腿痛，可分为三型，应根据不同证型采用针灸治疗。

（1）气滞血瘀型：

选穴：肾俞、大肠俞、腰部阿是穴、委中穴。

操作方法：进针得气后，行提插捻转补泻法。阿是穴点刺后加拔火罐，吸去瘀血。隔日治疗 1 次，10 次为 1 个疗程。

（2）寒湿型：

选穴：肾俞、腰阳关、关元俞、大肠俞、委中穴。

操作方法：进针得气后，符提插捻转朴泻法。隔日 1 次，10 次为 1 个疗程。

（3）肾虚型：

选穴：肾俞、大肠俞、命门、腰眼、志室、太溪穴。

操作方法：进针得气后行提插捻转补深法。隔日 1 次，10 次为 1 个疗程。

5. 药物整脊

（1）气滞血瘀型：治则为活血化瘀，舒筋通络，行气止痛。

身痛逐瘀汤：当归尾 15g，制乳香 9g，制没药 9g，五灵脂 9g，川芎 9g，羌活 9g，地龙 9g，桃仁 9g，香附 9g，牛膝 9g，鸡血藤 9g，红花 6g，甘草 6g。

（2）寒湿型：治则为祛风散寒，化湿除痹，佐以温经通络。

宣痹汤：防风 15g，桂枝 15g，制川乌 3g，制草乌 3g，络石藤 15g，当归 15g，苍术 12g，薏苡仁 12g，独活 9g，桑寄生 9g。

（3）肾虚型：治则为温阳益气，补肾填精兼以活血通络。

加味阳和汤：熟地 30g，土鳖虫 10g，鹿角霜 10g，炮姜炭 6g，肉桂 6g，黄芪 20 g，麻黄 4g, 白芥子 8g, 蜈蚣 1 条, 甘草 6g。

6. 其他整脊

（1）水针疗法：用 2% 利多卡因注射液、强的松龙、维生素 B12 混合。

取三焦俞、肾俞、大肠俞、足三里、环跳、委中、承山、志室等穴。一般每穴注入混合液 1ml，3~5 日注射 1 次。

（2）拔罐疗法：一般可采用留罐、走罐法，对气血瘀滞型的患者，可在肾俞、大肠俞、次髎等穴使用刺络拔罐法，即拔罐前先用三棱针点刺几下，然后拔罐，使之出血，加强活血祛瘀的作用。

（3）手术适应证：

①诊断明确，病史超过半年，疼痛严重，经正规系统的非手术疗法无效者，或有效但仍常复发且症状较重者。

②首次发病，症状严重尤以下肢症状显著，患者因疼痛难以行动和入眠，被迫处于屈髋、屈膝侧卧位或跪位。

③椎间盘中央型突出，压迫马尾神经，出现明显的马尾神经受压症状，影响大小便功能，经正规系统保守治疗无效的患者。

④病史、体征不典型，经 CT、MRI、椎管造影或其他检查证实巨大椎间盘突出。压迫神经根或硬脊膜囊，症状严重，经正规保守治疗。

⑤出现严重的持续的下肢麻木、感觉异常或肌肉麻痹出现足下垂，经正规系统保守治疗无效者。

⑥合并有其他原因的腰椎管狭窄，须行椎管手术检查的患者。

七、腰椎管狭窄症（附侧隐窝狭窄症）

椎管狭窄是指由各种原因引起的椎管径线变小，压迫椎管内结构，导致相应神经功能障碍的一类疾病。

椎管狭窄根据狭窄的部位可以分为主椎管狭窄、侧隐窝狭窄和神经根管狭窄。神经根管狭窄主要指因椎间孔狭窄而造成神经根压迫的类型，多见于颈椎段。

在临床上，腰椎管好发的狭窄主要有主椎管狭窄和侧隐窝狭窄，一般我们习惯上把腰椎的主椎管狭窄直接称为腰椎管狭窄症。多见于 40 岁以上的男性。

【病因病理】

椎管又称为主椎管、中央管，是由一系列椎孔构成，能包纳绝大部分椎管内容的管状结构。椎管的前方为椎体和椎间盘的后壁，前方正中为后纵韧带，侧方为椎弓根和关节突，侧后方为椎弓和黄韧带。

造成椎管狭窄的原因很多。由退行性改变原因造成的椎管狭窄发病率最高，占大多数。其中大部分是在发育较狭小的椎管的基础上再发生退行性改变或椎间盘突出。

构成椎管结构的任何部分突向椎管内，都会使椎管容积变小变窄。如：椎体后缘骨质增生，后纵韧带肥厚、骨化、椎间盘后突；关节突肥大增生；椎弓根短缩或内聚，造成椎管的矢状径和横径狭窄；黄韧带增厚；椎间隙变窄；椎体滑移等。

【临床表现】

（一）临床症状

椎管狭窄继腰痛之后可逐渐出现双下肢酸胀、麻木、疼痛、无力。症状的轻重与体位有关，在直立、伸腰及平卧时症状加重，弯腰下蹲、坐位及屈膝卧位时症状减轻。故患者常保持弯腰姿势，对某些不引起伸腰的活动仍能参与。

椎管狭窄的另一典型症状为间歇性跛行。在有些患者，此症状可以是他们唯一的临床表现。间歇性跛行的表现是在直立和行走之初，下肢并不出现症状，但随着直立和行走时间的延长，下肢逐渐出现乏力、麻木和疼痛，步态由正常变为跛行，最后患者不得不改变姿势或停下来休息以缓解症状。患者每次站立或行走的时间很短，一般站立仅数分钟至十几分钟，仅行走 200 米即感腿痛无力，而休息的时间也不需很长，一般 10 分钟即可缓解。患者弯腰弓背可明显减轻症状，他们骑自行车时往往不会出现间歇性跛行，因为这种姿势可使其椎管容积相对增大。

椎管狭窄严重者可出现括约肌或性功能障碍、马鞍区感觉障碍，甚至马尾性瘫痪。

（二）临床检查

1. 体格检查：患者自觉症状重而客观体征少，为椎管狭窄的一个重要临床特征。临床常见的体征除腰部前屈时症状减轻，腰椎背伸时腰腿痛症状加重外，椎管狭窄时直腿抬高试验绝大多数为阴性，下肢知觉异常或减退。两腿无力，膝跟腱反射不正常及括约肌无力，大小便障碍等。

2. 医学影像学检查

（1）X 线检查：先天性椎管狭窄症表现椎弓根变短，椎管横径及前后径减少，椎间孔狭窄。后天性椎管狭窄症表现为椎体缘骨质增生，椎间隙狭窄。在 X 线平片上测量椎管，椎管横径（正位片椎弓根间距离）小于 20mm。椎管前后径（侧位片椎体后缘与棘突基底部间距离）小于 15mm，可考虑椎管狭窄，但这种测量只能作参考。

（2）脊髓造影表现部分或完全梗阻，腰椎后伸时梗阻加重，前屈时减轻。

（3）CT、MRI 检查：鞘膜囊和骨性椎二者大小比例改变，鞘膜囊和神经根受压，硬膜外脂肪消失或减少，关节突肥大使侧隐窝和椎管变窄，弓间韧带、后纵韧带肥厚。

【鉴别诊断】

（1）血栓闭塞性脉管炎：属于缓慢性进行性动脉、静脉同时受累的全身性疾病，表现为下肢麻木、酸胀、疼痛和间歇性跛行，足背动脉和胫后动脉搏动减弱或消失，后期可产生肢体的远端溃疡或坏死。腰椎椎管狭窄症的患者，其足背、胫后动脉搏动是良好的，不会发生坏死。

（2）腰椎间盘突出症：腰椎间盘突出症多见于青壮年，起病较急，有反复发作病史，腰痛合并有放射性腿痛。体征上多有脊柱侧屈，脊柱腰段生理性前曲减弱或消失。在下腰部棘突旁 1~2 处有压痛，并向一侧下肢放射，直腿抬高试验和加强试验阳性。腰椎椎管狭窄症多见于 40 岁以上中年人，起病缓慢，与中央型椎间盘突出症的常为突然发病不同。主要症状是腰痛、腿痛和间歇性跛行。腰痛主要在下腰部及骶部，站立、行走时加重，坐位及侧卧位屈髋时减轻。腿痛主要因腰骶神经根受压所致，常累及两侧，咳嗽、步行时加重，或伴有下肢感觉异常，称为马尾性间歇性跛行。

【整脊治疗】

（一）治疗原则

对于非骨性椎管狭窄的轻症间歇性跛行，无明显神经根传导功能障碍者可行手法治疗，以改善腰腿部的血运。若经保守治疗无效或症状持续性加重，同时伴有神经根或马尾功能障碍者，则需手术治疗。

（二）治疗方法

1. 推拿整脊

（1）放松腰部肌肉：患者俯卧，术者立于患者一侧。术者在患者患侧腰臀用轻柔的滚、按等手法治疗，以加快患部气血循环，缓解肌肉紧张状态。腰骶部两侧骶棘肌处可配合擦法和热敷治疗。

（2）拉宽椎间隙：患者仰卧，术者用手法或机械进行骨盆牵引，使椎间隙增宽，降低盘内压力。

（3）调整后关节：用腰部斜扳法调整后关节紊乱，从而相对扩大椎管。

（4）放松下肢：患者取俯卧位，在腰骶部施掌根按揉法，沿膀胱经而下，经臀部、大腿后部、腘窝直至小腿后部，上下往返 2~3 次。并可点按腰阳关、肾俞、大肠俞、次髎、环跳、委中、承山等穴。可将按揉法与点按穴位交替使用，若双下肢均有病痛，则需双侧治疗。患者仰卧位，用揉法或滚法自股前、小腿外侧达足背治疗，上下往返 2~3 次，并可点按髀关、伏兔、血海、风市、阳陵泉、足三里、绝骨、解溪等穴，拿委中、昆仑等穴，也可将按揉法与点拨、拿法交替应用。可双侧同时操作，并以搓下肢结束。

2. 导引整脊

强腰六步功、腰痛引导法。

加强腹肌练习：腹肌加强后能自然地控制腰椎于屈曲位，有助于增加椎管内容积，减轻神经压迫，促进静脉回流。

3. 针灸整脊

（1）选穴：肾俞、志室、气海俞、命门、腰阳关等穴。

（2）操作方法：进针得气后，行提插捻转补泻法。每日或隔日治疗 1 次，10 次为 1 个疗程。

4. 药物整脊

（1）肾气亏虚型：偏于肾阳虚者治宜温补肾阳，可用右归丸加减，偏于肾阴虚治宜滋补肾阴，可用左归丸，大补阴丸。

（2）外邪侵袭型：属寒湿腰痛者治宜祛寒除湿，温经通络。风湿盛者以独活寄生汤为主，寒邪重者以麻桂温经汤或阳和汤加减。湿邪偏重者以加味术附汤为主。属湿热腰痛者治宜清热化湿，用加味二妙汤为主。

5. 其他整脊

（1）水针疗法：可进行硬脊膜外封闭，能松解粘连，缓解症状。常用泼尼松龙 12.5mg 加 1%普鲁卡因 10~20 mL，每周 1 次，3 次为 1 个疗程。

（2）固定疗法：急性期应卧床休息，一般 2~3 周，减少腰骶后伸。严重者可采用屈曲型石膏背心或支架固定，减少腰骶后伸。

【注意事项】

（1）对本病的治疗手技疗法以充分而柔和的手法为主，切忌腰部强力后伸、斜扳、挤压等不恰当的手法和过猛的被动运动。

（2）经保守治疗无效，病程较长，而且临床症状逐步加重，行动困难，大小便失禁等影响工作和生活者，应考虑手术治疗。

附：侧隐窝狭窄症

1956 年，国外学者首先提出了"骨性侧隐窝"的概念。在此之前，一般把具有腰痛合并坐骨神经痛的病例，几乎都诊断为椎间盘突出症。然而有些病例，手术发现并无突出的椎间盘，主要是椎管侧方狭窄，将神经根嵌压而引起的疼痛。直到 1980 年，Ajno 才将此命名为"侧隐窝综合征"，又名为"侧隐窝狭窄症"，以区别于主椎管狭窄。

【病因病理】

侧隐窝是腰椎管向两侧的延伸部。前壁为椎体后面，后壁为椎板，外侧壁为椎弓根，内侧壁为硬膜囊。实际上即神经根硬膜外段所行经的一段骨性通道。侧隐窝狭窄是腰椎管狭窄中最常见的一种类型。

【临床表现】

（一）临床症状

有较长的腰痛及腿痛史，其特点为根性神经痛，常较椎间盘突出症所致的腿痛严重，故又称顽固性疼痛。可因站立、行走、劳累或仰卧位时导致疼痛加重。这是因为上述原因可使腰椎前凸增加，致使上关节面前移，导致侧隐窝更加狭窄，压迫神经根所致。而当弯腰、屈髋、屈膝及侧卧位时，下肢疼痛则缓解。神经性间歇性跛行为进行性加重，咳嗽等腹压增加，多数患者有下肢放射痛，常沿腰 5 或骶 1 神经支配区放射。

（二）临床检查

1. 体格检查：检查时，多数病例阳性体征较少，重者可见脊柱变平，但侧凸不如椎间盘突出明显，部分病例有脊柱活动受限。直腿抬高试验一般为阴性，有的病例可为阳性。病情较重者可出现受损神经支配区感觉、运动障碍，并可有下肢肌萎缩，拇长伸肌力量和踝关节背伸力量减弱，踝反射减弱或消失。

2. 医学影像学检查：CT 上测量侧隐窝前后径小于 3mm 以下者为狭窄，5mm 以上者为正常，在此之间者为相对狭窄。

【鉴别诊断】

腰椎椎管狭窄症：主要症状是间歇性跛行。腰痛主要在下腰部及骶部，站立、行走时加重，坐位及侧卧位屈髋时减轻。

【整脊治疗】

侧隐窝综合征若为骨性结构引起，则不适宜保守治疗。若为非骨性的软组织导致，而又无明显神经根传导功能障碍者，可参照椎管狭窄治疗方法操作。

八、腰椎滑脱症

退行性腰椎滑脱是指由于腰椎退变而引起的椎弓完整的腰椎向前、向后或向侧方的移位。其中，较常见的是向前滑脱。本病症常见于女性，且为 45 岁以上居多。滑脱多发生于第 4 和第 5 腰椎。

【病因病理】

本病原因尚未完全明了，与妇女更年期后期发生的软组织、椎骨退变，长期工作姿势不当，腰椎结构发育异常，腰椎失稳造成代偿性位移（滑脱）有关。

【临床表现】

（一）临床症状

腰痛，或臀部痛、大腿痛。有神经根受压时，可见肌力与反射（踝反射）改变，甚至可见间歇性跛行、阴部麻木及小便失禁或潴留。

腰背部板滞，活动受限，腰部屈伸活动时可加重症状，滑脱节段可触及"台阶感"。

（二）临床检查

1. 体格检查：脊椎滑脱较轻者体格检查可无明显体征，脊椎滑脱严重者，可见腰前凸增加，腰部可见深的横沟，肋缘与髂嵴间距离缩短，弯腰时脊椎棘突后凸并有压痛。

2. 医学影像学检查

（1）X 线检查：一般摄正侧位 X 线片即能明确诊断。正位片显示椎板形态，侧位片可显示滑脱程度（将滑脱腰椎下一椎体的上面纵分为 4 等份，正常时，椎体后上缘成一连续弧线，滑脱时，移动距离在 1/4 以下者为 I 度，1/4~1/2 者为 II 度，以此类推）。

（2）CT：可见硬膜囊在椎间盘后缘和上方移位，椎体后弓之间受压，致椎管狭窄，黄韧带肥厚。

【鉴别诊断】

椎弓崩裂性脊椎滑脱：多有外伤史，滑脱程度常较重，有椎弓峡部的单侧或双侧断裂，椎管前后经增宽，椎间关节无明显骨性关节炎改变。

【整脊治疗】

(一) 治疗原则

无症状者可不必治疗。对脊椎滑脱程度较轻，症状不重或病程较短者，一般可用非手术治疗，如适当休息，减少腰部剧烈运动，应用腰围，配合理疗、按摩等治疗，常可缓解症状。

若经较长期非手术治疗无效，腰椎滑脱明显，症状严重；或有明显神经根或马尾受压症状者，需行手术治疗。

(二) 治疗方法

1. 推拿整脊

(1) 放松手法：患者俯卧位，医者先在其腰臀部施以滚法5分钟，继用按揉法在患侧腰部棘旁操作10分钟左右，以放松局部肌张力。

(2) 腰椎微调手法：患者俯卧位，医者一手置于一侧髂后上棘内侧，另一手按压骶骨下端，缓慢增加按压力至关节弹性限制位后，适时加力推冲，按髂后上棘之手向外下方用力，按骶骨下端手向头端及腹侧用力，使骶骨后旋、髂骨前旋。再转到对侧骶髂关节做同样手法。调整完骶髂关节之后，嘱患者面床端而立，床端适度垫枕，缓慢俯下卧于床头，双下肢自然下垂，两足不着力自然置于地面。医者两手掌前后交叉，掌根分别置于向前滑脱之腰椎的上下椎体的棘点上（或一侧掌根置于向后滑脱之腰椎的棘点上），先以缓慢渐增的力将上下椎纵向牵开，以紧张腰椎向围韧带，当上下椎间隙拉开，患者腰腿痛减轻时，用手掌适时向下推冲腰椎棘突，以矫正滑脱椎体的前或后位移。

(3) 屈膝屈髋垫枕复位法：患者取仰卧位，屈膝屈髋，医者将两只枕头叠放在一起，对折后压住开口一头，助手抬起患者臀部，使枕头至30°楔形垫入患者臀部下方，并以手顶住枕头，医者站立床端，双手向前、向下按压患者膝部1分钟，之后嘱患者在屈膝屈髋抱膝位留枕仰卧20~30分钟。

(4) 腰椎旋转斜扳复位法：患者侧卧位，医者与患者相对而立，一手按住侧卧上方屈膝屈髋下肢的髂后上棘，一手推按患者侧卧上位同侧肩部，两手相对逐渐用力，在患者腰椎旋转至最大生理角度时，再给予一快冲，时常可听及"咔嗒"声，本法主要纠正侧方滑脱。

2. 导引整脊

坚持每日做弓步压髋功和爬行功锻炼。

(1) 弓步压髋功：患者取前后弓步，交替下压髋部约5分钟。

(2) 爬行功：收髋弓腰，缓慢爬行约5~10分钟。

3. 针灸整脊

(1) 选穴：腰夹脊、肾俞、命门、腰阳关等穴。

(2) 操作方法：进针得气后，行提插捻转补泻法。每日或隔日治疗1次，10次为1个疗程。

4. 其他整脊

（1）水针疗法：用 2%利多卡因注射液。取腰夹脊。每穴注入混合液 1ml,3～5 日注射 1 次。

（2）手术适应症：压迫或牵拉神经根致下肢放射性痛者；压迫硬膜囊及马尾神经，发生腰及下肢疼痛和功能障碍者；退变性腰椎滑脱若合并腰椎间盘突出症或腰椎管狭窄，出现神经根和（或）马尾神经受压表现者。

【注意事项】

避免弯腰搬重物或体力劳动，注意休息及腰部保暖，避免突然转身动作及不恰当的腰部锻炼。

九、退行性腰椎失稳症

腰椎不稳定是指腰部椎间关节在正常负荷下，不能维持其生理解剖关系的能力。所谓正常生理负荷，即该负荷不致引起脊髓或神经根的损伤，也不引起疼痛及脊柱畸形的发展。美国矫形外科医生学会定义为：对承受负荷的异常反应，即运动节段的活动范围超过正常限制。

国外流行病学调查表明，每年大约有 2%~5%的人发生腰痛，而 80%～90%以上的人一生中至少经历过一次腰痛，其中包括因失稳而产生的疼痛和不适。失稳多发生于中年人。有人认为，20%~30%的腰痛患者与腰椎失稳有关。

【病因病理】

脊柱各节段间的稳定要素由以下 4 个方面构成：相邻骨关节的完整，包括椎间盘和两个椎弓的小关节；静力性结构如关节囊、韧带、筋膜等正常；动力性结构即肌肉功能良好；椎间盘的水压状态。任何一个环节的失常都会导致腰椎不同程度的失稳，而又以椎间盘的退变最为重要。其病理变化主要为以下几点：椎间盘退变、小关节原发损伤、椎间失稳使周围韧带处于超负荷状态。

【临床表现】

（一）临床症状

轻微的活动即引起突然的腰痛，但疼痛时间短暂，改变体位或姿势疼痛即可缓解，常不伴有腿痛。腰部在屈伸活动时出现"交锁"症状，平卧后症状减轻或消失。久站立后腰痛出现，由于椎节松动，脊神经根易受牵拉，常伴有一侧下腰痛，近侧坐骨神经痛。

（二）临床检查

1. 体格检查：检查时可见脊旁肌痉挛，腰椎生理曲度失常。当腰部做屈伸活动时，可见运动过程不均衡，或突然发生绞锁，或于某部位特别痛。触诊时可发现滑脱腰椎之棘突有位移。侧弯运动两侧不均等，脊旁有压痛，患者虽述下肢麻木，但神经检查无定位性神经根损害现象，亦无痛觉丧失。

2. 医学影像学检查

（1）X 线特征：X 线平片显示腰椎各节段退行性变的证据，拍屈一伸动力性侧位片以观察椎节松动的程度，椎节移动在 3 mm 以内，与邻近椎间隙成角不超过 15° 为正常，反之则高度怀疑存在不稳。

①椎间隙狭窄：腰 4~5 椎间隙狭窄可能与腰痛有关，而且与神经症状，如麻木、坐骨神经痛等也密切相关。静态 X 线片显示运动节段有不稳，而动态 X 线片上可能未见异常，与肌肉痉挛干扰有关。在 X 线片上显示非对称性椎间隙塌陷也是节段性不稳的另一种提示信号。

②骨赘：有两种形成方式，一种为牵拉骨赘，另一种为钳形骨赘。牵拉骨赘是纤维环最外层受不正常应力所产生。而钳形骨赘是椎体对压缩负荷的生理反应，以期达到脊柱稳定，与体力劳动和长期过度负荷有关。

③脊椎骨排列紊乱：X 线片上显示腰 4 比腰 5 向前移位，或有腰 4 比腰 5 向后滑移，另外还可见到轴向旋转畸形。椎弓根旋转，棘突偏移中线。

（2）CT 扫描有局限，只能显示两侧小关节面间隙不对称，必须结合临床分析诊断。

【鉴别诊断】

（1）腰椎间盘突出症：腰椎间盘突出症多见于青壮年，起病较急，有反复发作病史，腰痛合并有放射性腿痛。体征上多有脊柱侧屈，脊柱腰段生理性前曲减弱或消失。在下腰部棘突旁 1~2 处有压痛，并向一侧下肢放射，直腿抬高试验和加强试验阳性。

（2）腰椎椎管狭窄症：多见于 40 岁以上中年人，起病缓慢，主要症状是腰痛、腿痛和间歇性跛行。

【整脊治疗】

（一）治疗原则

活血通络，理筋整复。

（二）治疗方法

1. 推拿整脊

（1）腰部按揉法：患者俯卧位，医者用按、揉手法在患者脊柱两侧膀胱经及臀部施术 3~5 分钟，以腰部为重点。然后医者用双手掌重叠用力，沿脊柱由上至下按压腰部，反复 2~3 遍，此法作用在于改善血液循环，放松腰背浅层肌肉。

（2）椎旁点压法：患者俯卧位，医者先用拇指或肘尖点压腰夹脊、腰阳关、肾俞、居髎穴，以放松深层肌肉。

（3）理筋整复法：患者侧卧位，医者用腰部斜扳法，左右各二次，可调整后关节紊乱，然后患者仰卧位，屈髋屈膝。术者行仰卧位摇腰法，整理腰椎小关节。

（4）整理手法：患者俯卧位，医者用按、揉手法在腰部施术 3~5 分钟，然后擦热腰部。此法作用在于改善血供。

2. 导引整脊同腰椎滑脱症。

3. 针灸整脊

（1）选穴：腰夹脊、肾俞、命门、腰阳关等穴。

（2）操作方法：进针得气后，留针 15 分钟，加电针。每日或隔日治疗 1 次，10 次为 1 个疗程。

4. 其他整脊

（1）水针疗法：

取穴：局部痛点。用 2% 利多卡因注射液。每穴注入混合液 1ml，3~5 日注射 1 次。

（2）拔罐疗法：腰椎两侧，采用留罐法 5~10 分钟。

【注意事项】

推拿治疗前应排除骨、关节疾病及推拿禁忌症。病程长，经多次推拿治疗无效者，可考虑综合治疗。病情好转后，适当进行腰背肌肉功能锻炼，促进康复。

十、腰椎骶化和骶椎腰化症

腰椎骶化及骶椎腰化均是椎骨发育的异常，腰椎骶化是指第 5 腰椎外形类似骶椎形态，并构成骶骨块的一部分，一侧或两侧横突肥大呈翼状，与骶骨发生融合或形成假关节。此种畸形比较常见。骶椎腰化是指第 1 骶椎演变成腰椎样形态，此种畸形较前者少见。

腰椎骶化也称为短腰畸形，骶椎腰化也称为长腰畸形，无论何者均使腰椎的长短发生变化，由于杠杆力臂的变化，使得腰椎椎节的稳定性减弱，容易扭伤、劳损及发生退变。

【病因病理】

腰椎骶化及骶椎腰化若两侧对称，并无任何临床症状。若两侧不对称，一侧愈合或发生假关节，而它侧游离，由于负重及运动不平衡，当日积月累，腰椎关节突关节、腰骶关节、假性关节相继发生损伤性关节炎，椎间盘发生退行性变，导致关节突关节的不稳，而出现腰痛症状。腰椎骶化及骶椎腰化这种腰骶椎先天性畸形引起的腰痛，在早期仍属功能性腰痛范畴。

【临床表现】

（一）临床症状

初期症状不明显，主要为下腰痛，表现为一侧或双侧腰骶部或臀部疼痛，久坐加重，部分患者有向大腿后侧放射性疼痛，不超过膝关节，症状反复并可以呈进行性加重趋势。

（二）临床检查

1. 体格检查：查体无明显阳性体征，仅有腰骶部的叩痛，腰部活动受限，下肢抬高试验阴性，无下肢的肌力或感觉的改变，腱反射和／或膝反射正常，股神经牵拉试验阴性。

2. 医学影像学检查：X 线和 CT 片上可以发现腰椎骶椎结构异常。

【鉴别诊断】

急性腰肌筋膜扭伤：腰部各方向的活动十受限，并引起疼痛加剧，在棘突旁骶棘肌处，腰椎横突或髂嵴后部有压痛，压痛点较表浅。

【整脊治疗】

（一）治疗原则

舒筋活络，行气止痛，整复错位。

（二）治疗方法

1. 推拿整脊

（1）腰部按揉法：患者俯卧位，医者用按、揉手法在患者下腰段脊柱两侧施术 3~5 分钟，以腰骶部为重点。然后医者用双手掌重叠用力，沿脊柱由上至下按压腰部，反复 2~3 遍。

（2）椎旁点压法：患者俯卧位，医者先用拇指或肘尖点压腰夹脊、腰阳关穴。

（3）腰部扳法：患者侧卧位，医者用腰部斜扳法，左右各 1 次，可调整后关节紊乱。然后患者俯卧位，术者行腰部后伸扳法，整理腰椎小关节。

（4）整理手法：患者俯卧位，医者用按、揉手法在患者腰骶部施术 3~5 分钟，然后擦热腰骶部。

2. 牵引整脊

器械牵引法：操作方法是患者躺在电动的牵引床上，胸部和骨盆分别用牵引带固定，用超过体重 10kg 的力量进行牵引，一般时间为 1 小时，在这 1 小时中，给予几次减轻牵引力，这样患者会感到舒适，又很安全。牵引后卧床 1~2 周，根据情况可以重复牵引。目前，有一种专门设计的电动牵引按摩床，在牵引的同时可以进行按摩推拿，疗效非常好，可以根据情况选择使用。

3. 导引整脊：腰痛引导法、壮腰健肾功、太极拳。

4. 针灸整脊

（1）选穴：腰夹脊、腰阳关、八髎穴。

（2）操作方法：进针得气后，留针 15 分钟。每日或隔日治疗 1 次，10 次为 1 个疗程。

5. 其他整脊

（1）艾灸疗法：取腰骶部痛处，温和灸，以温热为度，每次 15 分钟，隔日 1 次，10 次 1 个疗程。

（2）拔罐疗法：走罐法，在腰骶部纵向操作，以皮肤微红为度。

【注意事项】

治疗期间，避免腰部过多地屈伸和旋转活动。注意局部保暖，防止过度劳累。

十一、腰椎侧弯症

脊柱侧弯是指脊柱的某段向侧方凸起而引起的畸形。轻者无异常表现，重者不仅影响外形美观，而且可以引起腰背酸痛，甚至影响内脏功能。

第三章　腰段脊柱病治疗

【病因病理】

脊柱侧弯大致可以分为两类：一类是有明确病因的，如椎体、肋骨发育畸形或合并神经纤维瘤、马凡氏综合征等先天性脊柱侧弯；另一类是没有明确病因的被称为特发性的脊柱侧弯。后者占发患者数的96%。

特发性脊柱侧弯根据年龄分为4期：①婴儿期：3岁及以下；②童期：3~9岁；③青少年期：10~18岁；④成年期：骨骼成熟后。最常见的脊柱侧弯类型是青少年期特发性脊柱侧弯（AIS），往往发生在青春期发育至成年的阶段，占特发性脊柱侧弯病例的80%。

【临床表现】

（一）临床症状

（1）疼痛：30°以内的腰椎脊柱侧弯一般不会引起明显疼痛。但很大的弯曲会引起姿势的明显改变而导致长时间坐、立或行走困难。这种不适通常称为脊柱劳损性疼痛，原因是脊柱没有正确地排列而支撑背部的肌肉为保持身体的垂直而通常发生变形。疼痛呈钝痛而且持续，休息后会减轻。

（2）脊柱姿势改变：患者身体偏向一侧，或呈现"S"状。

（3）脏腑功能失调：由于脊柱失去正常状态，从而使内脏受到压迫，或者脊神经受刺激，从而产生内脏功能异常。

（二）临床检查

1. 体格检查：要求被测试者向前弯腰手指触摸到其脚趾。检查者的视线停留在检查对象的背部观察其一侧是否比另一侧高，或其背部是否有任何的不对称。

2. 医学影像学检查：脊柱侧弯的严重程度多通过对侧弯曲角度的测量得以评估，而角度测量最常采用的是Cobb角度测量方法，用于测量的X线片为脊柱标准全长的正位相。

确定侧弯的端椎。上、下端椎是指侧弯中向脊柱侧弯凹侧倾度最大的椎体。脊柱侧弯凸侧的椎间隙较宽，而在凹侧椎间隙开始变宽的第一个椎体被认为不属于该弯曲的一部分，因此其相邻的一个椎体被认为是该弯曲的端椎。在上端椎的椎体上缘划一横线，同样在下端椎椎体的下缘划一横线。对此两横线各做一垂直线。该两垂直线的交角就是Cobb角。注：对于较大的侧弯，上述两横线的直接交角亦等同于Cobb角。侧弯的角度由此而测得。

【鉴别诊断】

（1）先天性脊柱侧凸：X线摄片可发现脊椎有结构性畸形，若常规X摄片难于鉴别，可做CT。

（2）神经肌源性脊柱侧凸：这类侧凸的发病机理是由于神经系统和肌肉失去了对脊柱躯干平衡的控制调节作用所致，其病因常需仔细的临床体检才能发现，有时需用神经一肌电生理甚至神经一肌肉活检才能明确诊断。

（3）神经纤维瘤病并发脊柱侧凸：当临床符合以下两个以上的标准时即可诊断：①发育成熟前的患者有直径5mm以上的皮肤咖啡斑6个以上或在成熟后的患者有直径大于

15mm 的咖啡斑；②两个以上任何形式的神经纤维瘤或皮肤丛状神经纤维瘤；③腋窝或腹股沟部皮肤雀斑化；④视神经胶质瘤；⑤两个以上巩膜错构瘤（Lisch 结节）；⑥骨骼病变，如长骨皮质变薄；⑦家族史。

（4）间充质病变并发脊柱侧凸：有时马凡综合征患者以脊柱侧凸为首诊，详细体检可以发现这些病的其他临床症状，如韧带松弛、鸡胸或漏斗胸等。

【整脊治疗】

（一）治疗原则

舒筋通络，理筋整复。

（二）治疗方法

1. 推拿整脊

（1）腰部按揉法：患者俯卧位，医者用按、揉手法在患者腰段脊柱两侧施术 3~5 分钟。然后医者用双手掌重叠用力，沿脊柱由上至下按压腰部，反复 2~3 遍。

（2）椎旁点压法：患者俯卧位，医者先用拇指或肘尖点压患者腰夹脊、腰阳关穴。

（3）腰部扳法：患者侧卧位，医者用腰部斜扳法，左右各 1 次，可调整后关节紊乱。然后患者俯卧位，术者行腰部后伸扳法，整理腰椎小关节。

（4）侧向扳按法：患者侧卧位，医者一手抵住患者偏凸侧，另一手内收扳动对侧下肢。

（5）整理手法：患者俯卧位，医者用按、揉手法在患者脊柱两侧施术 3~5 分钟，然后擦热脊柱两侧。

2. 导引整脊

（1）单杠练习引体向上或躯体悬吊，每天两次，每次练习 10~20 分钟。

（2）腰背肌锻炼：俯卧在床上，做"燕飞式"腰背肌锻炼。每日早、晚各 1 次，每次 10 分钟。

（3）侧凸姿势调整：将支具取下，取侧凸的一边侧卧位，且在侧凸处垫枕，以纠正侧凸畸形，主要在晚间休息时进行。

（4）太极拳的"金鸡独立"，八段锦第四段：五劳七伤向后瞧。

3. 牵引整脊 先运用手法将脊柱两侧的肌肉放松，使椎间的柔性增加，再使用牵引手法，利用对脊椎的相对纵向拉力，扩大椎体间隙，使已发生粘连的组织剥离，并改善血液循环，缓解对周围神经和软组织的挤压，从而平衡脊柱，使椎骨向正中线方向排列复位，以达到矫正畸形侧弯的主要目的。

4. 固定整脊 适用于 Cobb 角在 350 以内的特发性脊柱侧弯患者。支具按照患者的身高、体形、尺寸进行量身定做，要求患者 24 小时佩戴，而且是贴身佩戴，才能起到矫形作用，佩戴半年到 1 年左右更换。

十二、急性腰椎后关节滑膜嵌顿（附腰椎关节突关节半脱位）

本病亦称腰椎后关节紊乱症或腰椎关节突关节综合征，多由扭腰或弯腰起立时滑膜嵌入关节面之间，造成小关节交锁或半脱位及滑膜嵌顿而产生剧烈疼痛。本病发病年龄为20~40岁，以男性为多。

【病因病理】

腰椎后关节为相邻两椎骨的下关节突与上关节突所构成，其关节周围有关节囊包绕，内层为滑囊，分泌滑液，保持关节腔的润滑，以利关节运动。由于腰骶部活动范围较大，所以腰骶椎段后关节囊比较松弛。当腰部闪扭、前屈和旋转时，小关节间隙张开较大，关节腔内负压增大，滑膜可进入关节间隙中，一旦猛然伸展时，滑膜就有可能夹于关节间隙中不能复位，造成小关节滑膜嵌顿或小关节半脱位。滑膜可因挤压造成损伤，引起充血水肿，使局部发生非炎症刺激而引起剧烈疼痛和反射性肌痉挛。如不及时治疗，可产生慢性腰痛。

【临床表现】

（一）临床症状

多有扭腰、闪腰或弯腰后立即直腰病史。伤后腰部立即出现难以忍受的剧痛，不敢活动，轻微活动则疼痛加重，腰部后突不敢伸直，全身肌肉陷于紧张状态，以骶棘肌较著，站立时髋关节呈半屈位，需两手肘膝以支撑，任何加重挤压嵌顿滑膜的动作都会引起剧痛，有的疼痛还可向臀部和大腿后侧放射，臀肌亦有痉挛。

（二）临床检查

1. 体格检查：多在棘突旁有压痛，腰后伸试验阳性。

2. 医学影像学检查：X射线检查，可能显示后关节排列方向不对称，或有腰椎后突和侧弯，椎间隙左右宽窄不等。

【鉴别诊断】

急性腰肌筋膜扭伤：压痛较为广泛、表浅，在腰部骶棘肌处腰椎横突或髂棘后部都可有压痛，腰部前屈受限明显。而腰椎后关节滑膜嵌顿者压痛局限于棘突或棘突旁，压痛深在。腰部呈半屈曲位，但不能过度前屈，僵硬不敢伸直，并且疼痛程度远远超过腰肌筋膜扭伤。

【整脊治疗】

（一）治疗原则

舒筋通络，理气活血，止痛。

（二）治疗方法

1. 推拿整脊

（1）患者俯卧位，酌情腹下垫枕使腰背部呈弓形。点揉天宗、居髎、委中、承山等穴以舒通经气。

（2）再在腰骶部、臀部及股后部用滚法、按揉法（拇指按揉及掌根按揉法）治疗。手法由轻到重，治疗以腰骶部为重点。

（3）除去腹下枕头，行腰部斜扳法，左右各1次，再俯卧位，视腰肌痉挛的消减程度，行腰骶部按压法。

（4）行后伸扳腰法，再在腰骶部用擦法，以透热为度。

2. 牵引整脊：患者采用俯卧位，一助手双手拉住患者腋下，术者握患者双踝关节做对抗牵引，持续1分钟以后，用力将患者上下抖动数次。随后以滚法在腰部施术3分钟结束。

3. 针灸整脊

（1）选穴：局部压痛点最剧处以及肾俞、命门、志室、大肠俞、腰阳关、委中、承山穴。

（2）操作方法：采用强烈刺激，留针20分钟，加断续波电针，每次取3~5穴，每日1次。

4. 其他整脊

（1）水针疗法：可用2%普鲁卡因加醋酸强的松龙25mg局部痛点封闭。

（2）中频电疗：令患者俯卧位，医者以患者扭伤的小关节压痛点为中心，先用清水清洁治疗部位，取一层无纺布用药酒（自制）浸湿后贴于压痛部位，将治疗的两个电极直接贴在无纺布上，用沙袋压牢；接电脑中频治疗仪上的操作程序和步骤，治疗强度调至患者能耐受为度；治疗时间20分钟，每日1次，l0次为1个疗程。

【注意事项】

若患者腰后伸时无明显疼痛，说明滑膜嵌顿已消除。术后嘱患者卧硬板床休息，并行当的功能锻炼。可在腰骶部行湿热敷以促使炎症尽快消退，使疼痛与痉挛得以明显减轻。

附：腰椎关节突关节半脱位

腰椎关节突关节半脱位是指腰椎关节突关节位置关系异常改变而引起的一系列临床表现。又称腰椎小关节错位、腰椎后关节紊乱症、关节突综合征，好发于青壮年。

【病因病理】

腰椎后关节是微动关节。其关节面除第5腰椎与第1骶椎之间呈冠状位外，其余多呈矢状位。关节囊外层为纤维层、内层为滑膜层。滑膜层有丰富的感觉和运动神经纤维，对刺激和炎症反应极敏感。后关节囊受脊神经后支之内侧支发出的关节支支配。上述解剖特点决定了脊柱过度前屈时，腰椎后关节相对位移最大。若改变体位、突然转体、过久从事弯腰劳作等，使关节突关节面受力不均匀，极易发生错位或半脱位，从而影响关节功能并使神经受累。中老年人的脊柱有一段失稳期，极易因小幅度的活动，造成后关节的紊乱。

在临床上，腰椎关节突关节半脱位与急性腰椎后关节滑膜嵌顿既可单独发生，又可同发生，临床症状、治疗手段都基本相同，因此腰椎关节突关节半脱位可以参照急性腰椎后关节滑膜嵌顿进行诊断治疗。

十三、腰椎骨质疏松症

骨质疏松是由多种原因引起的骨质吸收超过骨质形成，单位体积内骨组织含量减少，不是一个独立的疾病。骨质疏松属于中医虚劳的范畴。老年人患病率男性为 60.72%，女性为 90.47%。腰椎骨质疏松症是由于腰椎骨质疏松而引起的以腰部感觉及运动异常为主要表现的一种疾病。

【病因病理】

（1）中老年人性激素分泌减少是导致骨质疏松的重要原因之一。绝经后雌激素水平下降致使骨吸收增加已是公认的事实。

（2）随年龄的增长，钙调节激素的分泌失调致使骨代谢紊乱。

（3）老年人由于牙齿脱落及消化功能降低，骨纳差，进食少，多有营养缺乏，致使蛋白质、钙、磷、维生素及微量元素摄入不足。

（4）随着年龄的增长，户外运动减少也是老年人易患骨质疏松症的重要原因。体（VDR）基因变异有密切关系。

【临床表现】

（一）临床症状

（1）腰背部疼痛。疼痛沿脊柱向两侧扩散，仰卧或坐位时疼痛减轻，直立时后伸或久久坐时疼痛加剧，日间疼痛轻，夜间和清晨醒来时加重，弯腰、肌肉运动、咳嗽、大便用力时加重。一般骨量丢失 12% 以上时即可出现骨痛。部分患者可呈慢性腰痛。

（2）身长缩短、驼背。多在疼痛后出现。脊椎椎体前部几乎全为松质骨组成，而且此部位是身体的支柱，负重量大，尤其第 11、第 12 胸椎及第 3 腰椎，负荷量更大，容易压缩变形，使脊椎前倾，背曲加剧，形成驼背，随着年龄增长，骨质疏松加重，驼背曲度加大，致使膝关节挛拘显著。老年人骨质疏松时椎体压缩，每椎体缩短 2mm 左右。

（3）骨折。这是退行性骨质疏松症最常见和最严重的并发症。

（二）临床检查

1. 体格检查：腰背部肌肉紧张，椎旁压痛明显。

2. 医学影像学检查：X 线检查：腰椎以及骨盆是最明显的脱钙区。椎体所见骨密度减低以及沿应力线保存的稀疏骨小梁呈垂直栅状排列；椎体受椎间盘压迫而出现双凹畸形；常可见椎体有楔形压缩性骨折，亦可见其他部位的骨折，如肋骨、坐骨和耻骨枝等。全身骨质密度降低。管状骨皮质自外向内逐渐变薄，周径增宽。髓腔扩大。

【鉴别诊断】

（1）骨质软化症：骨组织中有机质增多，但钙化过程发生障碍，发生在成人。主要表现为骨痛、压痛、畸形及近侧肌无力。近侧肌无力和假性骨折的存在是其特征；X 线可见假性骨折线。

（2）骨髓瘤：骨骼 X 线的典型表现为边缘清晰的脱钙区，血浆球蛋白增高，以及尿中出现凝溶蛋白。

【整脊治疗】

（一）治疗原则

强筋壮骨，益气止痛。

（二）治疗方法

1. 推拿整脊

（1）患者取俯卧位，医生位于患者左侧。先在背俞穴施以指揉法（二指揉，即以食、中二指指端分别指揉左右侧背俞穴），自上而下，上下往返约10分钟。

（2）重点在脾俞、胃俞、肾俞、腰阳关穴做指揉法或鱼际揉法各1~2分钟。

（3）按揉委中、足三里穴各1分钟。

2. 导引整脊：强腰壮肾功、太极拳、八段锦。

3. 针灸整脊

（1）选穴：合谷、大杼、膈俞、肝俞、肾俞、至阴、关元、气穴、人迎、足三里、三交、阳陵泉。

（2）操作方法：进针得气后，留针20分钟，采用电针。最初3周每周治疗3次，此后周2次，逐渐至每周1次。

4. 药物整脊

（1）脾气虚。

治法：健脾益气。

参苓白术散加减：党参12g、山药12g、白术12g、茯苓12g、扁豆12g、薏苡仁10g、仁10g、紫河车10g、山楂10g、鳖甲10g、厚朴9g、鹿茸6g、大枣4枚。

（2）肾阴虚。

治法：滋阴壮骨。

左归丸加减：熟地黄15g、菟丝子15g、山萸15g、山药15g、鹿角胶10g、枸杞子10g龟板10g、牛膝10g、骨碎补15g。

5. 其他整脊

（1）艾灸疗法：艾灸足三里、关元、腰夹脊穴。温和灸，每穴10分钟，每日或隔日，1次。

（2）热敷疗法：食用盐炒热后，敷于腰部。

十四、退行性脊柱炎（附强直性脊柱炎）

退行性脊柱炎又称肥大性脊柱炎、增生性脊柱炎、老年性脊柱炎、脊椎骨关节炎等，是指椎间盘退变狭窄，椎体边缘退变增生及小关节因退变而形成的骨关节病变。以椎体边缘增生和小关节肥大性变化为其主要特征。本病好发于中年以后，男性多于女性，长期从事体力劳动者易患此病。

【病因病理】

（1）内因：退行性变是发生本病的主要原因。椎体边缘增生与椎间盘退变有着密切的联系，也与年龄、压力及创伤有关。腰椎间盘在人体直立时是负重最大，活动最多的地方，在日常生活和劳动中受到损伤的机会较其他组织为多。加之椎间盘缺乏直接的血液供应，故损伤、退变后修复较慢。椎间盘退变后，失去其固有的弹韧性，厚度变薄，椎间隙变窄，从而减弱了椎体对压力的抵抗，椎体和小关节不断受到震荡、冲击和磨损，因而渐渐产生了骨刺。

（2）外因：损伤和劳损是导致本病的外部因素。由于腰部长期负重和过度活动，因此损伤和劳损机会增多，进一步加速椎间盘退变，弹性减弱，同时引起周围韧带松弛，关节不稳定，导致椎体不断受到创伤刺激，日久形成骨刺。骨刺发生的部位，多在脊柱生理曲度的凹侧，这是由于杠杆力学作用。骨刺的产生一般与年龄增长成正比，年龄愈大，增生愈严重。所以，压力和重力对骨刺的产生有密切关系。压力可能是引起骨刺的主要因素，骨刺则是椎体对于压力的反应，是骨组织对压力所产生的代偿性产物。

【临床表现】

（一）临床症状

患者多为40岁以上的体质肥胖者，有长期从事弯腰劳动和负重的工作史或有外伤史，起病缓慢。

早期症状典型，患者常感腰背酸痛不适，僵硬板紧，不能久坐久站，晨起或久坐起立时症状较重，稍加活动后减轻，但过度活动或劳累后加重。

腰部俯仰活动不利，但被动运动基本达到正常。

（二）临床检查

1. 体格检查：腰椎生理曲度减小或消失，甚或出现反弓。局部肌肉痉挛，有轻度压痛一般无放射痛。下肢后伸试验常呈阳性。直腿抬高试验，一般可接近正常。

2. 医学影像学检查：X线检查：可见椎体边缘有不同程度增生，或有椎间隙变窄，生理弧度改变。

【鉴别诊断】

强直性脊柱炎：多在40岁以下，骶髂关节首先受累，X线见椎体模糊呈竹节样改变，脊柱强直出现较早。

【整脊治疗】

（一）治疗原则

舒筋通络，行气活血，解痉止痛。

（二）治疗方法

1. 推拿整脊

（1）滚揉腰背法：患者俯卧位，医者用深沉有力的滚法施于腰背两侧骶棘肌，自上而下反复3~5遍，然后用掌根按揉3~5遍，以缓解肌肉痉挛。

（2）弹拨止痛法：医者用拇指在患者腰背疼痛的部位做与肌纤维垂直方向的弹拨，以松解粘连，再结合局部痛点按压肾俞、大肠俞、阳关、居髎等穴，以达解痉止痛之目的。

（3）腰椎扳法：患者俯卧位，医者先行腰椎后伸扳法扳动3~5次，然后用腰椎斜扳法，左右各1次，以滑利关节。

（4）活血通络法：患者俯卧位，医者以红花油或冬青膏为介质，在腰部督脉经及两侧膀胱经施擦法，再横擦腰骶部，以透热为度，能有效地提高血流量和止痛作用。

（5）有下股牵痛者，可用擦法施于大腿后外侧和小腿外侧，随后拿委中、承山，按揉阳陵泉、昆仑等穴。

2. 导引整脊：太极拳。

3. 针灸整脊

（1）选穴：夹脊穴、肾俞、关元俞、命门、大椎、身柱、委中穴。

（2）操作方法：进针得气后，留针20分钟，电针疏密波。每天1次，10天为1个疗程。

4. 药物整脊

治则：补肾通督，渗湿除痹。

补骨克刺汤：淫羊藿15g，独活15g，杜仲15g，木瓜15g，巴戟天10g，川芎10g，鹿角胶（兑服）10g，川断20g，黄芪20g，生苡仁30g，炙甘草3g，狗脊20g，当归12g，蜈蚣4条，炮穿山甲3g，全蝎3g，地龙3g。

5. 其他整脊

梅花针刺血加拔罐法。

（1）取穴：患椎、夹脊穴、邻近俞穴。

（2）操作方法：局部消毒后，以梅花针叩刺患处至渗出血珠为止，再拔罐15分钟。

【注意事项】

（1）避风寒，卧硬板床，适当进行腰部功能锻炼。

（2）劳动时腰部宜用腰围固定，以保护腰椎的稳定性。

附：强直性脊柱炎

强直性脊柱炎是慢性多发性关节炎的一种类型。其特征是从骶髂关节开始，逐步上行性蔓延至脊柱关节，造成骨性强直。病变以躯干关节为主，也可波及髋关节，但很少波及四肢的小关节。

目前已公认本病属结缔组织血清阴性疾病，而不再是类风湿性关节炎的一种类型。本病发病率比类风湿性关节炎低，多发于15~30岁，以青年男性占多数，患病部位主要在躯干关节。

【病因病理】

起因尚未明了，可能与感染、内分泌失调、代谢障碍及自身免疫等因素有关。但有家族遗传倾向,典型病理改变是关节周围软组织的钙化和骨化。病程可自行停止在任何阶段,但在适合条件下,又可继续发展。

【临床表现】

(一)临床症状

多发生于青壮年,男多于女。病变在骶髂关节和下腰椎时,患者感腰骶部痛、发僵或有坐骨神经痛和髋痛。病变发展至胸椎和肋椎关节时,可出现背痛或伴有束带样胸痛,颈椎受累后,颈部疼痛及活动受限。最后整个脊柱发生强直,有的合并严重屈曲畸形,颏部抵于胸骨,影响张口。胸腹腔容量缩小,心肺功能和消化功能明显障碍。站立和行走时,眼不能平视,仅能看到自身足前小块地面。

发病缓慢,发作与缓解交替进行,病程可达数年或数十年。活动期以疼痛和发僵为主,并伴有食欲减退、乏力、低热、消瘦、贫血等全身症状。病变部完全强直后,疼痛消失,后遗症为严重畸形。

(二)监床检查

1.体格检查(见退行性脊柱炎)

2. 医学影像学检查

X线检查:双侧骶髂关节变化最早,是诊断本病的主要依据,尤其是早期诊断中。早期 X 线片显示骶髂关节边缘模糊,并稍见致密,关节间隙加宽;中期关节间隙狭窄,关节边缘骨质增生与病蚀交错,呈锯齿状;晚期关节间隙消失。脊柱x线片早期见骨质疏松,中晚期出现方椎,小关节融合,关节囊及韧带钙化、骨化,脊椎间骨桥呈"竹节样"变,出现驼背畸形。

【整脊治疗】

(一)治疗原则

舒筋通络,行气活血,解痉止痛。

(二)治疗方法

1. 推拿整脊强直性脊柱炎的患者不适合进行扳法操作,可对患者进行较轻柔放松手法。

(1)滚揉腰背法:患者俯卧位,医者用深沉有力的滚法施于腰背两侧骶棘肌,自上而下反复3~5遍,然后用掌根按揉3~5遍,以缓解肌肉痉挛。

(2)活血通络法:患者俯卧位,医者以红花油或冬青膏为介质,在腰部督脉经及两侧膀胱经施擦法,再横擦腰骶部,以透热为度,能有效地提高血流量和止痛作用。

(3)有下股疼痛者,可用擦法施于大腿后外侧和小腿外侧,随后拿委中、承山穴,按揉阳陵泉、昆仑等穴。

2. 导引整脊:太极拳。

3. 针灸整脊

(1)选穴:主穴取华佗夹脊穴、阳池、阳溪、腕骨、八邪、外关、申脉、照海、丘墟、公孙、八风；配穴上肢加曲池、合谷、肩髃、肩髎穴；下肢加环跳、居髎、犊鼻、膝阳关、鹤顶穴。

（2）操作方法：手法以平补平泻为主。留针 30 分钟，留针期间每隔 10 分钟行针 1 次，每日 1 次或隔日 1 次，5 次为 1 个疗程，疗程间休息 2~3 天。

4. 药物整脊

（1）肾督阳虚、寒湿瘀阻型。治宜温肾壮督、散寒通络。

鹿角霜、淫羊藿各 10g，生黄芪 30g，补骨脂、骨碎补各 10g，生地黄、熟地黄各 12g，露蜂房 10g，制川乌、制草乌各 10g，川桂枝、炙蜈螂各 10g，炙蜈蚣 3g（研末吞服），鹿衔草 15g，甘草 6g。

（2）肾督阴虚、湿热瘀滞型。治宜滋养肝肾、清热化瘀。

生地黄、熟地黄、龟板（先煎）各 15g，枸杞子、肉苁蓉各 10g，紫河车、全当归、赤芍、白芍各 15g，鸡血藤 30g，广地龙、炙僵蚕各 3g，川桂枝 8g，青风藤 30 g，炙全蝎 3 g（研末冲服），甘草 6g。

二者均可加服益肾蠲痹丸。

5. 其他整脊

（1）耳针疗法。选用相应区压痛点及交感、神门、上肢、下肢、脾、胃、肾等。以王不留行籽胶布贴压，两天换 1 次，每天按压 5~7 次，每次 20 分钟。

（2）水针疗法。采用当归液穴注，穴位以上述（1）为主，每穴 1~2mL。每两天 1 次，5 次为 1 个疗程。

（3）皮肤针疗法。取梅花针以患处局部为主轻叩以皮肤潮红色为度，隔 3 天叩刺 1 次，5 次为 1 个疗程。

（4）拔罐疗法。背部及夹脊、腰骶部走罐 3 天 1 次，以局部透红为度。

第四章　骶尾段脊柱病治疗

第一节　治疗总论

一、治疗目的

针对腰、骶尾部因受到外来暴力打击、强力扭转、牵拉压迫或因不慎而跌扑闪挫，或长期受寒、劳累过度以及静力劳损等原因所引起的筋伤或关节异位等病变，消除局部炎症，恢复软组织机能，纠正局部解剖位置关系是治疗的主要目的。以下几个方面是达到这一目的的主要途径。

（一）舒筋通络

肌肉和筋膜、韧带、关节囊等受损伤的软组织，可发生疼痛信号，通过神经的反射作用，使相关肌肉发生收缩、紧张直至痉挛，其目的是减少肢体活动，避免对损伤部位的牵拉刺激，从而减轻疼痛，这是人体自然的保护性反应。此时，如不及时治疗，或是治疗不彻底，损伤组织可形成不同程度的粘连、纤维化和疤痕化，以致不断地发出有害的冲动，加重疼痛、压痛和肌肉收缩紧张，又可引起周围软组织继发性疼痛病灶，形成恶性疼痛环。因此应针对疼痛和肌紧张这两个主要环节，打破恶性循环，以利于损伤组织的修复和恢复。

消除或减轻疼痛，解除阻止的紧张、挛缩，有多种治疗方法可供选择，如推拿、针刺、艾灸、理疗等。尤其是推拿，堪称舒筋通络的首选方法，因为推拿不但可直接放松肌肉，并能解除引起肌紧张的原因。

推拿直接放松肌肉的机理有三个方面：一是加强局部循环，使局部组织温度升高；二是在适当的刺激作用下，提高了局部组织的痛阈；三是将紧张或痉挛的肌肉充分拉长，从而解除其紧张痉挛，以消除疼痛。充分拉长紧张痉挛肌肉的方法是强迫伸展有关的关节，牵拉紧张痉挛的肌束使之放松。

推拿可以消除导致肌紧张的病因，其机理有三个方面：一是加强损伤组织的循环，促进损伤组织的修复；二是在加强循环的基础上，促进因损伤而引起的血肿、水肿的吸收；三是对软组织有粘连者，则可帮助松解粘连。在治疗中抓住原发性压痛点是关键。

通过舒筋通络，可使紧张痉挛的筋肉放松，气血流动畅通，因此可以说是松则通，通则不痛。

（二）理筋整复

肌肉、肌腱、韧带完全破裂者，需用手术缝合才能重建，但部分纤维断裂者则可使用适当的手法理筋，使断裂的组织抚顺理直归位，然后加以固定，这可使疼痛减轻和有利于断端生长吻合。

肌腱滑脱者，在疼痛部位能触摸到条索样隆起，施用弹拨或推扳手法使其回纳。关节内软骨损伤者，往往表现为软骨板的破裂或移位，以致关节交锁不能活动。通过适当的手法使移位嵌顿的软骨板回纳，可解除关节的交锁，使疼痛明显减轻，关节功能得以恢复。骶尾部损伤应用适当的手法，解除筋伤对神经的卡压，而使疼痛消除或减轻。脊柱后关节错位、骶髂关节半脱位及骨盆移位者，也应施行扳法或旋转法预以纠正。

总之，对关节紊乱、韧带损伤等要积极采取措施，拨乱反正，令各守其位，才能有利于肌肉痉挛的缓解和关节功能的恢复。准确、合理的理筋整复在治疗中具有重要意义，但理筋整复必须以充分的舒筋活血为基础。

（三）松动顺通

"动"是推拿疗法的特点。在治疗过程中，对患者来说"动"包括三个方面：一是组织的活动；二是促进气血的流动；三是肢体关节的被动运动。

祖国医学"通则不痛"的理论，在伤筋的推拿治疗中可具体化为"松则通"、"顺则通"、"动则通"三个方面，实际上这三者是不能绝对分割的。"松"、"顺"、"动"三者有机地结合在一起，彼此密切关联，"松"中有"顺"、"顺"中有"松"，而"动"也是为了软组织的"松"和"顺"，这二者总合起来可达到"通则不痛"的目的。

二、治疗原则

（一）治未病

治未病的原则是推拿的治疗原则之一，早在《内经》中就有不治已病治未病、不治已乱治未乱的论述。古人很早就认识到流水不腐，户枢不蠹的道理。华佗创五禽戏并提出"人体欲得劳动，但不当使极耳，动摇则谷气得消，血脉流通，病不得生。譬犹户枢，终不朽也"的观点。《五十二病方》中载药巾按摩法，即先秦时期运用的养生保健和性保健法。张仲景在《金匮要略》中将膏摩、导引、吐纳、针灸一并列入养生保健方法。葛洪《抱朴子》提出固齿聪耳法。陶弘景《养性延命录》有费眼、搔目……等养生保健按摩法。巢元方力主摩腹疗病养生。孙思邈注重日常保健，"每日必须调气补泻，按摩导引为佳，勿以康健，便为常然；常须安不忘危，预防诸病也。"《千金要方》也指出："小儿虽无病，早起常以膏摩囟上及手足心，甚辟寒风。"

可见，积极的预防远胜于被动的治疗。在日常生活中宜饮食有节，起居有时，锻炼有度，使血脉充盈，气血调和，筋骨强劲。另外传统功法和现代功能锻炼法在预防和治疗骶尾部筋伤病中起到了关键作用，此方法可增强软组织的活力，提高机体抗疲劳能力和适应度。

（二）治病求本

"治病必求其本"是中医推拿辨证施治的基本原则之一。求本，是指治病要了解并正确辨别疾病的本质、主要矛盾，针对其最根本的病因病理进行治疗。任何疾病的发生发展，总是通过若干症状显现出来的，但这些症状只是疾病的现象，并不都是反映疾病的本质，有的甚至是假象，只有在充分了解疾病的各个方面，包括症状表现在内的全部情况的前提下，通过综合分析，才能透过现象看到本质，找出病之所在，确定相应的治疗方法。如骶尾部软组织疼痛，可由椎骨错缝、腰腿及局部外伤、风湿等原因引起，治疗时就不能简单地采取对症止痛的方法，而应通过病史、症状、体征、综合检查结果，全面分析，找出最基本的病理变化，分别采用不同手法进行治疗。如运用扳法纠正错缝；用疏筋通络的手法，如擦、摩等祛除风湿；辅以局部的相宜疗法，方能取得满意的疗效。这就是"治病必求其本"的意义所在。

在临床运用治病求本这一原则的同时，必须正确处理"正治与反治""治标与治本"之间的关系。

1. 正治与反治 所谓"正治"，就是通过对症候的分析，辨明寒热虚实后，采用"寒者热之""热者寒之""虚则补之""实则泻之"等不同的治疗方法。正治法是推拿临床中最常用的治法之一。如寒邪所致腰痛，临床常采用擦法、摩法以达温阳散寒的作用。

所谓"反治"，是顺从症候而治的方法，也称"从治法"。这一治法常应用于复杂的、严重的疾病。临床中有些疾病往往表现出来的症候与病变的性质不相符合，出现假象，临床辨证非常重要，不但要观察疾病的外在表现，而且要认清疾病的本质，在治病求本原则指导下，有针对性地治疗。

2. 治标与治本 病证中，常有标本主次的不同，因而在治疗上就应有先后缓急之分。一般情况下，治本是根本原则。但在某些特殊情况下，如旅游中或不具备完善的医疗设施时，标症甚急，不及时解决可危及患者生命，或可引起其他严重并发症等，我们就应该贯彻"急则治标"的原则，先治其标，后治其本，或为其他疗法争取时间，这是推拿治疗急症中的基本原则。若标本并重，则应标本兼顾，标本同治。如骶髂关节错缝，疼痛剧烈，腰肌有明显的保护性痉挛，治疗应在放松肌肉、缓解痉挛的前提下，实施整复手法，可使错缝顺利回复而达到治愈的目的，这便是标本兼顾之法。

三、扶正祛邪

疾病的过程，在一定意义上可以说是正气与邪气矛盾双方相互斗争的过程。邪胜于正则病进，正胜于邪则病退。因此治疗疾病就是要扶助正气，祛除邪气，改变邪正双方的力量对比，使之向有利于健康的方向转化，所以扶正祛邪也是骶尾椎疾病治疗的基本原则。

"邪气盛则实，精气夺则虚"，邪正盛衰决定病变的虚实。"虚则补之""实则泻之"。补虚泻实是扶正祛邪这一原则的具体应用。扶正即用补法，具有温热等性质的手法为补，用于虚证；祛邪即用泻法，具有寒凉等性质的手法为泻，用于实证。一般讲，具有兴奋生理功能、作用时间长、手法轻柔的轻刺激，具有补的作用；具有抑制生理功能、作用时间短的重刺激具有泻的作用。扶正与祛邪，虽然是相反的两种治疗方法，但他们也是相互为用，相辅相成的。扶正，使正气加强，有助于抗御和法除病邪；法邪则法除了病邪的侵犯、干扰和对正气的损伤，从而有利于保存正气和正气的恢复。

临床当中，要认真细致地观察、分析正邪双方相互消长盛衰的情况，根据正邪在矛盾斗争中所占的地位，决定扶正与祛邪的主次先后，或以扶正为主，或以祛邪为主，或是扶正与祛邪并重，或是先扶正后祛邪，或是先祛邪后扶正。并要注意扶正祛邪同时并用时，应采取扶正而不留邪，祛邪而不伤正的原则。

四、调整阴阳

《景岳全书》曰："医道虽繁，可一言以蔽之，曰阴阳而已。"察其阴阳，审其虚实，推而纳之、动而伸之、随而济之、迎而夺之，泻其邪气，养其精气。疾病的发生发展，从根本上说是阴阳的相对平衡遭到破坏，即阴阳的偏盛偏衰代替了正常的阴阳消长，所以调整阴阳，是推拿治疗的基本原则之一。

阴阳偏盛，即阴或阳邪的过盛有余。阳盛则阴病，阴盛则阳病，治疗时应采用"损其有余"的方法。阴阳偏衰，即正气中阴或阳的虚损不足，或为阴虚，或为阳虚。阴虚不能制阳，常表现为阴虚阳亢的虚热证；阳虚则不能制阴，多表现为阳虚阴盛的虚寒证。阴虚而致阳亢者，应滋阴以制阳；阳虚而致阴寒者，应温阳以制阴；若阴阳两虚，则应阴阳双补。

由于阴阳是相互依存的，故在治疗阴阳偏衰的病症时，还应注意"阴中求阳，阳中求阴"，也就是在补阴时，应佐以温阳；温阳时，配以滋阴；从而使"阳得阴助而生化无穷，阴得阳升而泉源不竭"。

阴阳是辨证的总纲，疾病的各种病机变化也均可用阴阳失调加以概括。表里出入、上下升降、寒热进退、邪正虚实，以及营卫不调、气血不和等，无不属于阴阳失调的具体表现。因此，从广义上讲，解表攻里、越上引下、升清降浊、寒热温清、虚实补泻以及调和营卫、调理气血等治疗方法，也皆属于调整阴阳的范畴。

五、因时、因地、因人制宜

因地、因时、因人制宜是指治疗疾病要根据季节、地区及病人的体质、年龄等不同而制定相应的治疗方法。全面考虑，综合分析，区别对待，酌情施术。

如秋冬季节，肌肤腠理较密，治疗时手法力度应稍强，推拿介质多用葱姜水、麻油；而春夏季节，肌肤腠理疏松，手法力度要稍轻，夏季可用滑石粉以防汗，介质可用薄荷水等。又如地域不同，北方寒冷，南方潮湿，居住环境等不同，对疾病的影响也不同，治疗时也要区别对待。另外治疗环境也要注意，手法中及手法后患者不可受风，环境要安静而不可嘈杂等。因人制宜最为重要，根据病人的年龄、性别、体质、胖瘦和部位等不同，选择不同的治疗方法。以年龄论，小儿推拿时多用介质。体质强者手法可稍重，体质弱者手法可稍轻；病变部位浅者手法稍轻，病变部位较深者手法可稍重。另外，对患者的职业、工作环境、条件，是否来自疫区，有无传染病，有无皮肤破损等，在诊治时也要注意。同时术者和受术者的体位要正确选择。

第二节 治疗各论

一、骶髂关节扭伤

骶髂关节扭伤多因姿势不正，肌力失调、骤然扭转而致的关节、韧带损伤，临床较为见，主要以疼痛为主。

【病因病理】

骶髂关节，是由骶骨和髂骨的耳状关节面相互对合而组成。骶髂关节有软骨覆盖的关节面，有滑膜附着，两侧参差不齐，凸凹不平的关节面相互交错，以稳定关节。周围有坚强的骨间韧带和髂腰韧带、骶结节韧带和骶棘韧带。此关节有少许旋转、上下、前后的轻微活动，属于微动关节。当骶髂和臀部遭受突然向前或向后的旋转暴力，可以引起关节韧带的急性损伤，甚至引起骶髂关节错动或半脱位，俗称"错骨缝"。也可由于多产，促使骶髂关节韧带多次反复长期的牵拉损伤变性，而造成慢性劳损。

此病一般多因腰部负重搬抬重物时姿势不当，肌肉拉力不平衡，或突然扭转腰部，或长期弯腰工作，或反复妊娠，促使骶髂关节韧带发生退行性改变。韧带松弛或伸长，关节周围韧带被牵拉而撕裂，致使骶髂关节扭错缝，而使凸凹不平的关节面排列紊乱，失去原来正常的镶嵌关系，即髂骨滑离与它相对应的骶骨关节面，造成关节间隙相应增宽或错动，在关节腔负压的情况下将滑膜吸入关节间隙嵌顿，引起剧烈疼痛。根据扭伤的方向不同可引起骶髂关节前脱位或后脱位。

1. 骶髂关节前脱位：当髋关节伸直，膝关节屈曲，拉紧股四头肌和髂股韧带向前牵拉髂骨时，躯干、脊柱及骶骨，向后旋转的力量可使髂骨向前移位。

2. 骶髂关节后脱位：当髋关节屈曲，膝关节伸直，腘绳肌紧张向后牵拉髂骨时，躯干脊柱及骶骨向对侧前方旋转时，则骶骨与髂骨发生方向相反的扭转，可引起髂骨后旋移位。

【临床表现】

（一）临床症状

一般多有明显外伤史，伤侧疼痛范围广泛。骶髂关节扭伤后突感伤侧骶髂部剧烈疼痛，转动不灵，面色苍白甚至休克，同侧下肢不敢负重，尤其不能弯腰工作，行走抬腿困难，局部压痛明显。躯干向前及病侧倾斜，约20%~60%的患者合并同侧下肢放射痛，多在臀部、大腿后部（股后侧皮神经）坐骨神经分布区和大腿根部前内侧。引起放射痛的原因有：

1. 骶髂关节附近的韧带、肌肉或其他软组织受第4、5腰神经、骶神经支配，当骶髂关节扭伤时可引起这些神经的反射性神经痛。

2. 坐骨神经或股后侧皮神经束紧贴骶髂关节和梨状肌的前侧，当骶髂关节周围的韧带因扭伤出血，肿胀或梨状肌痉挛时可直接刺激神经束引起放射痛。

3. 骶髂关节扭伤时合并腰骶关节扭伤也可刺激神经根引起坐骨神经痛。

若合并有骶髂关节半脱位，除有上述症状外，其疼痛更为剧烈，而不能站立行走活动等，一般分为以下三型。

（1）前屈型：大多因人体在滑倒时后仰，以坐骨结节后侧着地挫伤，致使髂骨体向前屈位产生旋转移动。严重者X线骨盆片上，可见骶髂关节间隙增宽，伤侧耻骨高于健侧耻骨。

（2）后伸型：大多在人体滑倒时，向前跌倒，下肢过度后伸，致使髂骨体向后产生旋转移位。在X线骨盆片上，可见骶髂关节间隙增宽，伤侧耻骨低于健侧耻骨。

（3）外展型：大多因髂骨遭受到外展性暴力损伤，致使髂骨体沿纵轴向外旋转方向发生移位。在X线骨盆片上，可见骶髂关节间隙模糊粗糙，或略有增宽，并可出现耻骨联合处的分离移位。

一般骶髂关节损伤，虽然曾经产生关节面错动，但由于强力韧带的牵拉作用，又很快回复原位，形成一过性损伤。所以，虽然仍有某些临床症状，但X线拍片多无阳性发现。

（二）临床检查

站立姿势，站立时躯干向健侧倾斜，以健肢负重，患侧足尖着地，手扶患髋以减少活动及疼痛。坐位姿势，坐位时以健侧坐骨结节负重，双手支撑以减轻负重。上床姿势，患者先坐于床旁，然后以双手扶住患肢以防止患侧骶髂关节疼痛。

1. 触诊髂后上棘较对侧升高或降低。压痛点在髂后上棘。骶髂关节半脱位时，可伴有耻骨联合处的分离或错动。

2. 特殊检查

（1）骨盆分离试验阳性，内收肌紧张。

（2）骶髂旋转试验阳性。

（3）直腿抬高受限。

（4）若出现骶髂关节半脱位，则有检查"4"字试验阳性，无神经根性放射痛。

3. X线检查：X线正位片显示两髂后上棘高低不等，斜位片可见骶髂关节间隙加宽，凸凹关系紊乱。骶髂关节半脱位时，X线片可见骶髂关节间隙增宽或纹理粗糙现象。

【鉴别诊断】

髂腰韧带综合征：除临床症状可供区别外，还可通过临床辅助检查加以区分，髂腰韧带综合征最主要的临床症状为腰背痛，或向股外侧及小腿足背放散，偶伴腹痛，腰前屈后伸受限，病变部位可触及痛性结节。本病的形成原因主要是腰部组织被直接损伤或长时间被牵拉或扭曲损伤并激惹其痉挛而致。

【整脊治疗】

(一) 治疗原则

活血祛瘀,通络止痛,理筋整复。

(二) 治疗方法

1. 推拿整脊可采用骶髂关节扳法,具体操作如下。

患者俯卧,医者立于健侧腰臀之旁,用一手掌根按压住患侧髂后上棘或下棘,另一手握住患侧踝部上方,并缓缓用力将患侧下肢向后上方提拉。待出现阻力后,医者身体稍旋向外,两手协同做相反方向用力,前手将患侧下肢继续向后上方做有弹性的顿挫性按压,后手将患侧下肢继续向后上方做有弹性的顿挫性扳动。操作时,扳动力量由轻到重,幅度由小到大,直至过伸位。手法完毕后,用普通放松类手法局部放松。

2. 导引整脊：八段锦五禽戏。

3. 针灸整脊

取穴取华佗夹脊穴,肾俞,腰宜,中空,环跳,秩边为主穴,配以关元俞,气海俞,髀关或肝俞,胆俞,志室。

操作方法均取两侧,用泻法,留针15分钟,其间运针4次。每日1次。

4. 药物整脊

治则活血祛瘀,通络止痛。

活血止痛汤：三七4克（研末冲服）,延胡索4克（研末冲服）,红花10克,川芎8克,丹参15克,当归12克,白芷8克,黄芪30克,玄参20克,生地15克,鸡血藤30克。

用法每日1剂,水煎分早、晚服。

5. 针刀整脊

选位髋枢及其附近的扳机点,环跳,腰宜,中空,承扶,小肠俞,膀胱俞,中膂俞,白环俞,秩边周围的扳机点以及髂后上棘作为治疗点。

操作方法受术者皮肤必须充分消毒。先定进针点,用紫药水做一记号,然后用碘酒洗擦局部皮肤,再用75 010酒精脱碘,覆盖上无菌洞巾,使进针点正对洞巾的洞口中间。在每点注入1~2ml麻醉剂（0.9%的Nacl注射液100ml,4支利多卡因注射液,2ml曲安耐得）后取针刀在进针点进行治疗。治疗后以闪火法吸拔针刺部位,留罐5分钟。取罐后,在该部位用酒精棉球严格消毒,以纱布加压覆盖创口,隔日待创口愈合后,将纱布取下。治疗一次后可间隔5~7日再行治疗。

二、尾骨挫伤

尾骨挫伤是指由于外伤等原因造成的骶尾部软组织损伤或尾骨骨折脱位,主要是尾骨周围韧带损伤所致的一系列临床症状。在临床较为常见，呈慢性发展趋势，及时治疗预后良好。

【病因病机】

人的尾椎一般由4~5节原始型尾椎和软骨连成，临床上常有尾骨左右侧弯过大等变异畸形发生。第1椎以椎间盘形式与第5骶椎连接并形成骶尾关节，骶尾部主要靠前后纵韧带的延续部分，骶韧带，尾骨肌及臀大肌部分纤维连接加固，并由骶5、尾1神经及骶3、4神经前支组成尾神经丛分布支配，故骶尾部结构薄弱，但富含神经。

骶尾部损伤多为高处跌落，行走滑倒，使臀部着地时骶部受到损伤，多见于骶尾关节，尾骨软骨受损或骨折、脱位。由于尾椎整复不易成功、固定困难，常致远端向前移位或畸形愈合等。还有部分妇女可因分娩时腹压太大而致尾骨损伤，因骶部的损伤刺激，压迫，累及

周围的组织、肌腱、尾神经而出现急性或慢性骶尾部疼痛。或因长时间坐位工作者，经常压迫摩擦骶部，引起骶尾部慢性损伤，而出现慢性疼痛。

【临床表现】

（一）临床症状

临床多见于女性，多数患者有不同程度的臀部着地受伤或者产伤史，无明显受伤史者多与职业有关。疼痛多在臀沟中间的骶尾关节处，呈隐痛、钝痛或烧灼样痛，少数患者疼痛可向会阴部放散。坐硬凳，大便，咳嗽，睡眠太久均可使其症状加重，走路时左右臀部交替

挤压可诱发疼痛，由坐位站起时疼痛明显。坐位时喜将臀部抬起而以大腿屈侧接触椅板，大便干燥，排便困难。

（二）临床检查

有外伤病史，检查时局部多无明显肿胀，尾椎尖部压痛明显。或有骨折后畸形愈合的病史，肛诊时可触及明显的痛点及凸起的部分。

X线：多无异常，可排除骨折、脱位或其他骨病。拍片时有部分患者可提示有陈旧性骨骨折、脱位。部分患者可发现尾椎关节畸形，或骶尾关节间隙变窄、软骨下硬化及边缘增生等改变。

【鉴别诊断】

本病应和肛周囊肿相区别，肛周囊肿也会有类似尾骨挫伤的臀沟中间疼痛等症状，但其可伴有排便时疼痛及小便困难，甚至还会出现寒战、发热、头痛等全身症状。

另外，妇科的慢性盆腔炎亦可出现尾骶部疼痛等症状，但是，其可通过B超检查子宫及其附件来区别两者。有慢性盆腔炎的患者，子宫常呈后位，活动受限或黏连固定、压痛。输卵管炎时在官体旁可触及条索状物，有压痛。输卵管积水或输卵管卵巢囊肿，可在盆腔触到囊性肿物，活动受限，压痛。盆腔结缔组织炎时，则子宫一侧或两侧有片状增厚、压痛，子宫骶骨韧带增粗、变硬、压痛，可进行鉴别。

【整脊治疗】

（一）治疗原则

松动顺通，舒筋活络，祛瘀止痛。

（二）治疗方法

1. 推拿整脊

（1）攘揉舒筋法：患者取俯卧位，自然放松。医者站于一侧，用攘、揉等轻柔手法在局部施术 3~5 分钟，以改善血液循环，缓解肌肉痉挛。

（2）拍打活血法：患者俯卧位。术者以单掌或双掌拍打患者腰骶部，反复操作 1~3 分钟。

（3）点拨镇痛法：医者用拇指点压、弹拨等稍重刺激手法依次点压上、次、中、下髎，腰奇，腰眼，命门，大肠俞，肾俞，腰宜，中空等穴及阿是穴，在点压穴位时应加以按揉或弹拨，以产生酸、麻、胀感觉为度。可调和气血，提高痛阈，从而减轻疼痛。

（4）运摇复位法：患者取俯卧位，可着一单裤，术者立于患者体侧，用拇、食、中指在尾骶部提捏住效应部位，做左，右拨动摇晃数次。

（5）摧拿揉擦法：上法结束后，令患者俯卧位，术者以一手掌面着力于患者骶尾部，持续擦动 1~3 分钟，以透热为度。以达温经通络，活血散瘀，消肿止痛之目的。

2. 导引整脊：八段锦五禽戏。

3. 针灸整脊

取穴取上、次、中、下髎，腰奇，腰眼，命门，大肠俞，肾俞，腰宜，中空为主穴，配以关元俞，气海俞，髀关或志室，腰阳关。

操作方法均取两侧，用平补平泻法，留针 15 分钟，其间运针 4 次。每日 1 次。肾俞，命门，气海俞针后加灸。

4. 药物整脊

治则活血祛瘀，通络止痛。

①七厘散：血竭 30g，麝香、冰片各 0.4g，乳香、没药、红花各 5g，朱砂 4g，儿茶 7.5g。共为细末，密封贮存备用。

用法：每服 1.5 g，黄酒或温开水送服。外用适量，酒调敷于伤处。

②跌打丸：当归、土鳖虫、川芎、没药、乳香、自然铜。

5. 针刀整脊

选位取上、次、中、下髎，腰宜，中空，小肠俞，膀胱俞，环跳，秩边周围的扳机点及腰椎棘突 4 至骶椎棘突 4 上的阳性反应点。操作方法　同骶髂关节扭伤。

三、梨状肌综合征

梨状肌综合征是指因外伤或劳损等因素致伤，引起于梨状肌内下行的坐骨神经与血管等受到刺激，压迫而产生的一系列临床症状，是临床较为常见的坐骨神经痛性疾病之一。

【病因病理】

梨状肌起于骶骨的前面侧部，由坐骨大孔出骨盆，止于大转子骨的后内侧面，其主要功能是使大腿外旋。梨状肌在坐骨大孔处上下留有空隙，分别为梨状肌上孔和梨状肌下孔，其上孔有臀上动脉、臀下静脉及臀上神经通过；下孔有阴神经、股后皮神经、坐骨神经、臀神经及臀下动脉和静脉通过。坐骨神经干由梨状肌下孔传出入骨盆到臀部，所以梨狄肌本身的病变可直接影响到坐骨神经，在其分布区域内引起疼痛。

梨状肌综合征是由梨状肌本身的损伤累及其附近的组织或所通过的血管神经，由此出现的一系列临床综合性症状。其主要病因是由于下肢扭伤，肩部负重或久坐久蹲，引起梨状肌的慢性损伤，外力致使梨状肌膜和部分纤维断裂，或因小骨盆的炎症波及梨状肌而出现的病理变化。

【临床表现】

（一）临床症状

主要表现是臀部症状和坐骨神经受累后而出现坐骨神经分布区域内的疼痛，自觉患肢稍短，行走时有轻微跛行，臀部酸胀、沉重，患肢大腿后侧及小腿的外侧有放射性疼痛和皮肤感觉减弱，在损伤和受累情况较重时，出现患肢行走跛行明显，臀部疼痛向小腹部及大腿外侧扩散，阴部感觉不适或阴囊睾丸抽搐痛。双下肢垂直时痛，患肢外旋、屈曲时痛甚，内旋减轻，腹部用力时出现放射性痛，运动后加重，休息后减轻。患病日久，有部分患者出现小腿外侧肌肉萎缩。

（二）临床检查

（1）梨状肌的急性或慢性损伤史；

（2）臀部疼和感觉异常，并向股后放射；

（3）梨状肌下孔体表投影点（坐骨神经在梨状肌下受压点）压痛；

（4）直腿抬高实验阳性、下肢外旋试验（梨状肌紧张试验）阳性。

【鉴别诊断】

（一）腰椎间盘突出

病人常有较长期的反复腰痛史，或重体力劳动史，常在一次腰部损伤或弯腰劳动后急性发病。除典型的根性坐骨神经痛的症状和体征外，并有腰肌痉挛，腰椎活动受限和生理前屈度消失，椎间盘突出部位的椎间隙可有明显压痛和放射痛。X线摄片可有受累椎间隙变窄，CT检查可确诊。

（二）腰椎管狭窄症

多见于中年男性，早期常有"间歇性跛行"，行走后下肢痛加重，但弯腰行走或休息后症状减轻或消失。当神经根或马尾神经受压严重时，也可出现一侧或两侧坐骨神经痛症状及体征，病程呈进行性加重，卧床休息或牵引等治疗无效。腰骶椎X线摄片或CT可确诊。

（三）腰骶神经根炎

因感染、中毒、营养代谢障碍或劳损、受寒等因素发病。一般起病较急，且受损范围常常超出坐骨神经支配区域，表现为整个下肢无力、疼痛、轻度肌肉萎缩，除跟腱反射外，膝腱反射也常减弱或消失。

【整脊治疗】

（一）治疗原则

祛风除湿，舒筋活络，理筋整复。

（二）治疗方法

1. 推拿整脊骶髂关节扳法：患者俯卧，医者立于健侧腰臀之旁，用一手掌根按压住患侧髂后上棘或下棘，另一手握住患侧踝部上方，并缓缓用力将患侧下肢向后上方提拉。待出现阻力后，医者身体稍旋向外，两手协同做相反方向用力，前手将患侧下肢继续向后上方做有弹性的顿挫性按压，后手将患侧下肢继续向后上方做有弹性的顿挫性扳动。操作时，扳动力量由轻到重，幅度由小到大，直至过伸位。

2. 导引整脊：八段锦。

3. 针灸整脊

取穴取环跳，秩边，委中，上、次、中、下髎，腰宜，中空，承山，昆仑为主穴；配以关元俞，气海俞，髀关或志室，大肠俞。

操作方法均取两侧，用泻法，留针 15 分钟，其间运针 4 次。每日 1 次。

4. 药物整脊

治则祛风除湿，活血通络。

独活寄生汤（《备急千金要方》）：独活 9g，寄生、杜仲、牛膝、细辛、秦艽、茯苓、肉桂心、防风、川芎、人参、甘草、当归、芍药、干地黄各 6g。

5.针刀整脊

选位取环跳，秩边，上、次、中、下髎，腰宜，中空，小肠俞，膀胱俞。白环俞，中膂俞，承扶，风市附近的扳机点，腰椎棘突 4 至骶椎棘突 4 作为主要治疗点，可配以中脘，合谷，髀关或华佗夹脊穴，大肠俞。

操作方法参见骶髂关节扭伤。

四、骶骨椎相关疾病

骶骨椎相关疾病是指由于多种原因引起的骶骨椎部骨骼、肌肉或韧带组织的急慢性损伤所引起的一系列临床症候群。其包含有多种临床相关疾病，较为多见，患者痛苦明显。

【病因病理】

骶骨略呈三角形，其底向上，尖向下。主要形态结构是：底的前缘向前突出，称为岬；骶骨的两侧有耳状的关节面，与髋骨连接；骶骨中央有一纵贯全长的管道，称为骶管；骶管向下开口形成骶管裂孔；骶管裂孔两侧有向下突出的骶角，为体表标志；骶骨前面略凹而平滑，有4对骶前孔；后面粗糙不平有4对骶后孔。骶前、后孔都与骶管相通，有骶神经穿过。

尾骨借软骨和韧带与骶骨相连，由4~5块退化的尾椎融合而成。骶骨部主要的连接如下。

（1）骶骨与左右髂骨相连接构成骶髂关节，其主要运动是骶骨的向前倾斜，称为摇摆；及向后倾斜，称为后摇摆。其稳定性来自于紧密配合的关节表面及穿过关节的肌肉、韧带和筋膜。

（2）第5骶椎与尾椎相连接并形成骶尾关节，骶尾部主要靠前后纵韧带的延续部分，骶韧带，尾骨肌及臀大肌部分纤维连接加固，并由骶5、尾1神经及骶3、4神经前支组成尾神经丛分配，故骶尾部结构薄弱，但富含神经。

（3）腰骶椎部的韧带主要的有前纵韧带、后纵韧带、神经弓韧带、骶结节韧带、骶棘韧带、骶髂后短、长韧带、髂腰韧带、腹股沟韧带等。

常见的几种骶骨椎相关疾病病因如下。

（一）髂腰韧带损伤

（1）因为在较长时间弯腰状态下，突然扭转腰部，则髂腰韧带在紧张状态下，再受到一个突然的旋转性暴力，从而致使一侧的髂腰韧带发生急性扭伤。

（2）经常长时间过度弯腰，腰部处于前屈状态时，骶棘肌的张力下降，而全部作用力则由韧带负担。而且在第5腰椎前屈时，髂腰韧带处于紧张状态，长期弯腰作业，而使髂腰韧带长期处于紧张状态，久则引起髂腰韧带的慢性劳损。

（3）髂腰韧带与骶棘肌起点相连接，骶棘肌起点损伤，往往引起髂腰韧带的继发性损伤。

（4）骶髂腰部的先天性畸形，如单侧的腰椎骶化或骶椎腰化，而使髂腰韧带的位置发生异常改变，两侧髂腰韧带力学作用失去平衡，稍受外力即可引起损伤。

（二）骶髂关节韧带损伤

一般多因腰部负重搬抬重物时姿势不当，肌肉拉力不平衡，或突然扭转腰部，或长期弯腰工作，或反复妊娠，均可促使骶髂关节韧带发生退行性改变。韧带松弛或伸长，或骨盆向前下倾斜角度和腰椎前突增大等，都是引起骶髂关节及其韧带损伤的原因。其关节周围韧带被牵拉而撕裂，致使骶髂关节扭错错缝，而使凸凹不平的关节面排列紊乱，失去原来正常的镶嵌关系，即髂骨滑离与它相对应的骶骨关节面，造成关节间隙相应增宽或错动，从而形成半脱位。

（三）骶尾部损伤

大多因为直接暴力、间接暴力和慢性暴力，其次是骶尾部遭受风寒潮湿引起的关节炎。此外还有结核肿瘤骨髓炎等。

（四）臀上皮神经炎

臀上皮神经在髂嵴下行走于比较表浅的皮下，加之要穿行髂嵴骨性纤维管到达臀部，因髂嵴高突外翻使之形成了相应的弧形曲线，当它受到致伤因素作用时，可以发生无菌性的炎症，组织变性，扭转和解剖位置的移动等。其病理变化的主要表现为有鞘的粗纤维髓鞘

消失，轴突裸露，周围的组织可以有渗出，水肿和结缔组织增生，从而使神经组织周围纤维化以致粘连等，导致神经的变粗、畸形。臀上皮神经是1~3腰神经后支发出的纤维，所以它的损伤常可以反射性的出现下肢和腰部的疼痛。

（五）臀肌痉挛及挛缩症

是指臀肌因损伤与挛缩且合并臀部疼痛和骶髋功能障碍者。该症一般先始于臀肌痉挛，逐渐纤维化，最后挛缩硬化。发生本病的主要因素包括：

（1）臀肌的线条性发育不全；

（2）臀部反复的药物注射造成的肌肉刺激；

（3）个体因素，如某些人对某种药物极为敏感，局部应用即产生明显的组织反应性炎症；

（4）肌肉风湿样变也是促发本病的因素之一。

（六）臀肌滑囊炎

是指臀肌滑囊的无菌性炎症并伴局部疼痛、活动受限的病症。臀肌的滑囊有臀大肌转子囊、臀中肌转子囊、臀小肌转子囊、臀肌间囊等。这些滑囊大小不一，其在坚韧结构的两个摩擦面之间，增加润滑，减少摩擦和压力。本病主要由创伤、细菌感染、类风湿或痛风症等引起，其中以创伤性滑囊炎为多见，其发病机制主要是滑囊收到过分摩擦或压迫等机械性刺激而发生轻度的炎症反应，使滑液分泌增多。急性期囊壁水肿、渗出，囊内积液为血性，以后呈黄色。到慢性期多为黏液，也有囊液稀薄者。囊壁有水肿，并有肥厚或纤维化，滑膜增生，有的囊底或肌腱内有钙质沉着、粘连等。

（七）阔筋膜张肌及阔筋膜张肌筋膜炎

阔筋膜张肌起自髂前上棘及髂嵴的前部，肌束向下行，夹在阔筋膜的两层之间，止于大转子上缘，最终由髂胫束止于胫骨外侧髁的上端，其有紧张阔筋膜和屈大腿的作用。阔筋膜是大腿部位的固有筋膜，也是全身最厚的筋膜，上方与会阴和臀部的筋膜相连续，向下移行为腘筋膜和小腿固有筋膜。筋膜内侧较薄弱，而外侧则很发达，增厚部分形成伸张于髂嵴与胫骨外侧髁之间的宽约4~5厘米的坚强韧带——髂胫束。其上部分为两层，包藏阔筋膜张肌。人体站立时，此肌收缩使髂胫束紧张，约束大腿外侧的肌肉，增加其紧张度和收缩力。同时还能起到固定膝关节而维持站立姿势的作用。

由于人体大腿部位的肌肉体积大，力量大，活动又频繁，所以阔筋膜的张力也随之增大，磨损的机会也增多。加之，它所处的位置比较表浅，又容易受到外界的风、寒、湿等因素的影响，更易发病。本病发病原因除直接外伤和慢性劳损外，常有风寒、潮湿、劳累、

病毒感染和维生素E缺乏等因素相随，其使阔筋膜的血流动力发生改变，新陈代谢过程发生障碍，组织发生变性，从而导致发生无菌性炎症反应。

另外，腰4、5，骶1的神经根因物理因素的刺激或其他组织的压迫等，使阔筋膜张肌的肌张力增大或发生痉挛，以致最后引起阔筋膜肌肉与筋膜炎症反应，主要是纤维蛋白渗出，纤维母细胞增生，以致形成病理性的小结节和组织粘连。

（八）闭孔神经综合征

由于闭孔神经因某种原因受到刺激而引起腰、腹、腿痛等症候群，称闭孔神经综合征。引起本病的原因主要有外伤、盆腔内的炎症、感染、手术创伤和粘连或闭孔管狭窄，刺激压迫闭孔神经。亦可因闭孔疝、盆腔内肿瘤或盆内压增高等因素引起，但从临床上看，骨盆及腰臀部肌肉筋膜的急慢性损伤是主要诱发原因，适于针灸治疗。在合理处理骨盆骨折、闭孔疝、肿瘤后，仍有后遗症状者，亦可采用针灸治疗。

（九）髂腰肌痉挛

因髂腰肌疲劳或受到暴力刺激而导致痉挛。本病是由于骶髂部肌筋被直接打击或长时间被牵拉或扭曲损伤并激惹其痉挛、渗出而致，风寒湿侵袭进一步加重疼痛等症状。经筋损伤，尤其是反复损伤而形成的瘢痕条索即"结筋病灶点"卡压伏行于分肉之间的经脉，使气血因卡压而不通，不通则痛，且常使髂窝与髋部长期不适或反复发病，形成顽痛。

（十）坐骨结节滑囊炎

坐骨结节滑囊炎与长期过久地坐位工作及臀部脂肪组织缺失有关，特别是体质较瘦弱者，由于长期坐位工作，臀大肌与坐骨结节直接机械压迫、摩擦刺激，慢性损伤引起滑囊的非感染性炎症。坐位时直接压迫该滑囊，站立后可解除压迫、摩擦刺激，慢性损伤引起滑囊的非感染性炎症。坐位时直接压迫该滑囊，站立后可解除压迫，故坐位时，尤其在坐硬板凳时，疼痛加剧，站立则疼痛可减轻或消失。劳损之后，可致囊壁增生变厚，所以多可触及大小不等的扁圆形肿块。剧烈活动髋关节可使附着在坐骨结节上的肌腱损伤，从而牵拉损伤滑囊或肌腱损伤处的瘢痕刺激周围滑囊。

（十一）骶棘肌下段损伤

因为骶棘肌下段处在人体腰骶部位，是脊柱做屈伸侧弯活动最频繁的部位，也是做这些运动受力最集中的地方。损伤有积累性劳损和突然的暴力引起的牵拉伤两种情况，前者是人体持续过度牵拉而缓慢的损伤，或肌纤维、肌腱受到附近骨突的摩擦而缓慢地损伤。另外，突然的暴力使腰部过度前屈，或人体欲努力将脊柱从屈曲位变为伸直位，而又受到暴力的阻止，肌肉强烈收缩，而使骶棘肌的肌纤维和肌腱突然断裂而损伤。这些急慢性损伤，都需要自我修复。在修复过程中，肌肉本身瘢痕和周围组织器官粘连，造成局部血运和体液代谢障碍，周围组织的动态平衡被破坏。在这种情况下，腰部的屈伸和侧屈活动受到限制，勉强活动导致进一步损伤，所以在临床上都出现反复发作，并有逐渐加剧的趋势。

【临床表现】

（一）临床症状

1. 骶腰韧带损伤一般呈现一侧或两侧的髂腰角处疼痛，弯腰活动受限，或向健侧屈曲时疼痛加重。其疼痛可放散至腰部，少数患者可伴有同侧下肢疼痛症状。检查髂腰角处可有明显压痛，腰骶部压痛，叩击痛，弯腰受限，直腿抬举受限，但无神经根受压症状。

2. 骶髂关节韧带损伤一般多有明显外伤史，伤侧疼痛范围广泛，因怕疼而不愿活动伤侧关节及下肢。伤侧下肢不能站立和负重，尤其不能弯腰，行走抬腿困难，局部压痛明显。若合并有骶髂关节半脱位，除有上述症状外，其疼痛更为剧烈，而不能站立行走活动等。检查"4"字试验阳性，无神经根性放射痛。X线拍片可见骶髂关节间隙增宽或纹理粗糙现象。有半脱位时，可伴有耻骨联合处的分离或错动。

3. 骶尾部软组织损伤后出现骶尾部疼痛，可向下腰部臀部及会阴部放散，甚至放散到股内侧。起身站立或坐硬板凳、咳嗽、排便时疼痛加重。侧卧、俯卧、站立时疼痛减轻。X线拍片，骨质多无明显改变。

4. 臀上皮神经炎常出现腰背痛，可向股外侧及小腿足背部放散，偶伴腹痛，可触及痛性结节，病人腰前屈、后伸受限，脊柱旁疼痛。

5. 臀肌痉挛及挛缩症的临床表现可见：

（1）步态异常，特别是跑步时，双下肢呈外旋、外展状。由于屈髋受限，步幅较小，有如跳跃前进，称此为"跳步征"或"鸭步"。

（2）站立时，双下肢不能完全靠拢，轻度外旋。由于臀大肌上部肌纤维挛缩，肌肉容积缩小，相对显出臀部尖削的外形，称此为"尖臀征"。

（3）座位时，双膝分开，不能靠拢。

（4）蹲位时有两种表现：一部分病人表现为下蹲过程中，当髋关节屈曲近90°时，屈髋受限，不能完全蹲下，此时双膝向外闪动，划一弧形，然后再靠拢，才能完全蹲下，称"划圈征"。另一部分病人则表现为下蹲时双髋呈外展、外旋位，双膝分开，状如蛙腿屈曲状，成为"蛙腿征"。这两种不同的临床表现是由于病变程度及范围不同所致。后者病变往往较前者重而广泛。

（5）屈伸髋关节时，髋部弹响，在股骨大粗隆表面有索带滑过时，常产生弹响。

（6）臀部常可触及一条与臀大肌或阔筋膜张肌肌纤维走行方向一致的挛缩束带，当髋关节内旋、内收时更为明显，其宽度为 2~7cm。

（7）骨盆X线可见"假性双髋外翻"，股骨颈干角大于130°，股骨小粗隆明显可见。

6. 臀肌滑囊炎：临床可见腰臀痛，常向股外侧及小腿足背放散，腰前屈、后伸受限，长期不愈，可触及痛性结节，兼伴有骶部疼痛，脊柱旁疼痛等。

7. 阔筋膜张肌及阔筋膜张肌筋膜炎：病理变化可以分为三期：一期为较轻微的炎症渗出期；二期是纤维组织增生变厚期，此期可产生疼痛性结节、血管壁增厚、神经纤维发生炎症反应；三期有痛性结节及部分组织之间形成粘连，从而导致髋周及股外侧甚至膝关节疼痛。

8. 闭孔神经综合征：临床表现有腰髋痛，常向股膝内侧及小腿足背放散，偶伴腹痛，腰前屈，后伸受限，偶有腹痛长期不愈，并可触及痛性结节或兼有脊柱旁疼痛。

9. 髂腰肌痉挛：临床上常表现为突然发生腹后壁剧烈疼痛，弯腰不能直立，仰卧位时腿不能伸直，休息后可逐渐缓解，按触髂窝和腹股沟韧带下有压痛和变硬的条索状组织。如诊断明确，可让患者俯卧，压屈小腿至足跟触臀部，持续1~3分钟，以伸展髂腰肌，痉挛可迅速解除。反复发作或处理不当可形成机化和肿块，甚至压迫股神经出现股四头肌麻痹和营养障碍等。

10. 坐骨结节滑囊炎：临床表现主要为局部压痛，疼痛位于坐骨结节部，特别当端坐位时尤甚，局部肿胀，臀肌收缩时也可产生疼痛并放射至臀部。当坐骨神经受刺激时，可出现坐骨神经痛症状，腘绳肌主动收缩或被动牵拉常可诱发疼痛。检查可发现坐骨结节部肿胀、疼痛，仔细触诊，在坐骨结节部深层可触及边缘较清晰的椭圆肿块或条索状物。

11. 骶棘肌下段损伤：腰骶部疼痛，弯腰困难，不能久坐和久立，不能持续做脊柱微屈体位的工作。患者喜欢用手或桌子的一角顶压腰骶部的疼痛部位。严重者上下床均感困难，生活不能自理。

【整脊治疗】

（一）治疗原则

舒筋活络，理筋整复，松动顺通。

（二）治疗方法

1. 推拿整脊

（1）髂腰韧带损伤的推拿治疗：

手法操作

①放松腰骶部肌肉，病人俯卧。在患侧腰骶部及腰部，用攘、按法治疗，手法宜深沉有力并较缓慢，同时配合下肢后伸被动活动。

②在患部肌肉较放松的情况下，用按、揉法在压痛点处治疗。然后，在压痛点与髂腰韧带呈垂直方向施弹拨法。

③在患部沿髂腰韧带纤维方向及骶棘肌纤维方向及骶棘肌纤维方向做斜向和直向擦法，以透热为度，最后可加用热敷。

（2）骶髂关节韧带损伤的推拿治疗：

手法操作

①分髋压迫手法：病人仰卧，将其骶部中线与治疗床缘平齐，医生站在床旁，一手固定病人健侧髂前上棘，另一手向下压迫患侧髂前上棘，患侧下肢可以垂在治疗床下边，以增加压迫力量。

②转动大腿法：病人仰卧，将其骶部中线置于治疗床缘，医生站于床旁，用一手固定健侧大腿，用另一手压迫患侧屈曲的下肢。如为两侧损伤，可分别操作。

以上两法可交替使用，每种方法做2~5分钟，每日1次或隔日1次。

（3）骶尾部损伤的推拿治疗：

手法操作

①患者取坐位，身体稍向前倾，医者先揉骶尾部，然后用手掌自上而下推擦骶尾部。

②患者取俯卧位，医者用拇指在臀部寻找主要压痛点，置其处，逐渐用力按揉、弹拨，然后点揉长强穴。

③点按腰俞，秩边，委中，承山穴。

④患者可自行手握空心拳，用手掌心拍击两侧臀大肌。

（4）臀上皮神经炎的推拿治疗：

手法操作

患者俯卧，医者立于健侧腰臀之旁，用一手掌根按压住患侧髂后上棘或下棘，另一手握住患侧踝部上方，并缓缓用力将患侧下肢向后上方提拉。待出现阻力后，医者身体稍旋向外，两手协同做相反方向用力，前手将患侧下肢继续向后上方做有弹性的顿挫性按压，后手将患侧下肢继续向后上方做有弹性的顿挫性扳动。操作时，扳动力量由轻到重，幅度由小到大，直至过伸位。

（5）臀肌痉挛及挛缩症的推拿治疗：

手法操作

①患者俯卧位，术者以一手掌侧着力于其腰骶部，进行横向擦动，透热为度。

②医者手握空拳，拇指伸直并紧靠于食指中节，以拇指端着力于患者命门，大肠俞，腰阳关，肾俞等穴处进行持续点压。

③以指端着力于臀大肌、臀小肌等臀部肌肉起点处，余四指置于相应位置以助力。拇指适当用力下压至一定深度，待有酸胀感时，再做与肌纤维或肌腱、韧带、经络呈垂直方向的单向或来回拨动。

④最后在施术部位做大范围的揉法，以使其局部放松，以免造成推拿损伤。

（6）臀肌滑囊炎人推拿治疗：

手法操作

患者俯卧位，术者以掌根部附着于患者腰臀部，行揉法约15~20分钟，放松患者局部肌肉，后在臀大肌转子囊（位于臀大肌腱与大转子之间），臀中肌转子囊（有二，前方的一个在臀中肌止腱与大转子之间，后方的一个在臀中肌止腱和梨状肌之间），臀小肌转子囊（位于臀小肌止腱和大转子之间），臀肌间囊（为臀大肌止于股骨臀肌粗隆深面的二、三个滑囊）等处做点、按、揉等手法。最后在施术部位做大范围的揉法，以使其局部放松。

（7）阔筋膜张肌及阔筋膜张肌筋膜炎的推拿治疗：

手法操作

患者俯卧位，术者以推法从腰部至足部放松患者局部肌肉，后施以揉法进一步放松，以揉至局部肌肉明显柔和为度，再以弹拨法自患者髂前上嵴及髂嵴的前部沿阔筋膜张肌走行进行弹拨，直至髂胫束止点为止，最后再以放松法结束。

（8）闭孔神经综合征：

手法操作

①患者俯卧位，术者以单掌或双掌拍打患者腰骶部，反复操作1~3分钟。

②术者手握空拳，拇指伸直并紧靠于食指中节，以拇指端着力于肓门，志室，命门，肾俞，中空，阴廉，髀关，中脘等穴位周围行点、按、揉等手法。

③最后以揉法放松局部，结束治疗。

（9）髂腰肌痉挛的推拿治疗：

手法操作

①患者俯卧位，术者从腰部至足部以推法放松患者局部肌肉，后施以揉法进一步放松，待揉至局部肌肉柔和为度，此时术者手握空拳，拇指伸直并紧靠于食指中节，以拇指端着力于气冲，髀关，伏兔，承扶，阴廉等穴位周围进行点、按、弹拨等手法。

②髂窝及腹股沟韧带下的压痛点及变硬的条索状组织进行由轻到重的弹拨及按揉，最后压屈患者小腿至足跟触臀部，持续1~3分钟，以伸展髂腰肌，痉挛可迅速解除。

③以揉法放松，并以此做收尾动作。

（10）坐骨结节滑囊炎的推拿治疗：

手法操作

患者俯卧位，术者以掌根部附着于患侧臀部处进行揉法约3分钟，以放松臀大肌，并在臀大肌走行处寻找压痛点进行点、按、揉、弹拨，最后，以大范围揉法放松局部。

（11）骶棘肌下段损伤的推拿治疗：

手法操作

患者坐位，术者以拿法作用于患者颈部，放松局部肌肉组织，后用拇指以弹拨法作用于头夹肌，颈夹肌，骶棘肌的起止点及循行线上，使局部痉挛得以松解。最后，以揉法结束操作。

2. 导引整脊：八段锦、五禽戏、太极拳。

3. 针灸整脊

（1）髂腰韧带损伤：

取穴腰眼，腰宜，中空，命门，大肠俞，腰阳关，肾俞为主穴，配以关元俞，气海俞，髀关或志室，腰奇。

操作方法均取两侧，用泻法，留针15分钟，其间运针4次。每日1次。

（2）骶髂关节韧带损伤：

取穴华佗夹脊，肾俞，腰宜，中空，环跳，秩边为主穴，配以关元俞，气海俞，髀关或肝俞，胆俞，志室。

操作方法同上。

（3）骶尾部损伤：

取穴上、次、中、下髎，腰奇，腰眼，命门，大肠俞，肾俞，腰宜，中空为主穴，配以关元俞，气海俞，髀关或志室，腰阳关。

操作方法同上。

（4）臀上皮神经炎：

取穴肓门，志室，华佗夹脊穴，后溪，命门，大肠俞，腰阳关，肾俞，腰眼，腰宜，中空为主穴，配以关元俞，气海俞，髀关或肝俞，胆俞，志室。

操作方法同上。

（5）臀肌痉挛及挛缩症：

取穴华佗夹脊穴，命门，大肠俞，腰阳关，肾俞，腰宜，中空，健胯，环跳，秩边为主穴，配以上、次、中、下髎。

操作方法同上

（6）臀肌滑囊炎：

取穴志室，华佗夹脊穴，命门，大肠俞，肾俞，腰宜，中空，健胯，环跳，秩边为主穴，配以上、次、中、下髎，腰阳关。

操作方法同上。

（7）阔筋膜张肌及阔筋膜张肌筋膜炎：

取穴中空，健胯，髀关，风市，膝眼，伏兔为主穴，配以阳陵泉，膝阳关，丰隆，足三里。

操作方法同上。

（8）闭孔神经综合征：

取穴肓门，志室，华佗夹脊穴，命门，大肠俞，肾俞，腰宜，中空，阴廉，髀关为主穴，配以关元俞，气海俞，中脘。

操作方法同上。

（9）髂腰肌痉挛：

取穴气冲，髀关，伏兔，阴廉，承扶为主穴，配以关元俞，气海俞，阴廉，华佗夹脊穴，志室，肓门。

操作方法同上。

（10）坐骨结节滑囊炎：

取穴上、次、中、下髎，腰阳关，命门，大肠俞，肾俞，气海俞，关元俞，膀胱俞，中膂俞，白环俞，秩边，环跳为主穴，配以合谷，足三里，膈俞。

操作方法同上。

（11）骶棘肌下段损伤：

取穴上、次、中、下髎，膀胱俞，中膂俞，白环俞，秩边，环跳为主穴，配以承扶，环跳。

操作方法同上。

4. 药物整脊

治则舒筋活络、理筋整复、祛瘀止痛。

方药

（1）活血止痛汤：三七 4g（研末冲服），延胡索 4g（研末冲服），红花 10g，川芎 8g，丹参 15g，当归 12g，白芷 8g，黄芪 30g，玄参 20g，生地 15g，鸡血藤 30g。

用法：每日 1 剂，水煎分早、晚服。

（2）活血通髓汤：丹参 15g，川芎、当归、红花、牛膝、五味子、刺五加、灵仙各 10g，仙灵脾、秦艽、党参、地鳖虫各 12g，龟板（酥炙）15g，川杜仲 9g，黄芪 30g，马钱子 0.3g，炙甘草 6g。

（3）七厘散：血竭 30g，麝香、冰片各 0.4g，乳香、没药、红花各 5g，朱砂 4g，儿茶 7.5g。故为细末，密封贮存备用。

用法：每服 1.5g，黄酒或温开水送服。外用适量，酒调敷于伤处。

（4）跌打丸：当归、土鳖虫、川芎、没药、乳香、自然铜。

5. 针刀整脊

（1）髂腰韧带损伤：

选位腰眼，腰宜，中空，承扶，上髎，小肠俞，膀胱俞，髀关，府舍，气冲等穴周围的扳机点，腰椎横突 4~5，腰椎棘突 4 至骶椎棘突 4 上的阳性反应点。或可配以中脘，肓门，气冲，髀关，华佗夹脊穴，腰阳关。

操作方法参见骶髂关节扭伤。

（2）骶髂关节韧带损伤：

选位髀枢及其附近的扳机点，环跳，腰宜，中空，承扶，小肠俞，膀胱俞，中膂俞，白环俞，秩边等穴附近的扳机点及髂后上棘或配以中脘，合谷，髀关，华佗夹脊穴。

操作方法参见骶髂关节扭伤。

（3）骶尾部损伤：

选位腰椎棘突 4 至骶椎棘突 4，上、次、中、下髎，腰宜，中空，小肠俞，膀胱俞，环跳，秩边周围的扳机点或配以中脘.合谷，髀关，华佗夹脊穴，腰奇。

操作方法参见骶髂关节扭伤。

（4）臀上皮神经炎：

选位肓门，志室，肾俞，腰宜，中空，承扶，上、次、中、下髎，小肠俞，膀胱俞，中膂俞，白环俞，髀关，府舍，气冲附近的扳机点及腰椎横突 1~4 上的阳性反应点为主要的治疗点，可配以中脘，合谷，气冲，髀关，华佗夹脊穴，腰阳关。

操作方法参见骶髂关节扭伤。

（5）臀肌痉挛及挛缩症：

选位腰椎棘突 1 至骶椎棘突 4，腰宜，中空，承扶，上、次、中、下髎，小肠俞，膀胱俞，中膂俞，白环俞，髀枢周围的扳机点或配以华佗夹脊穴，腰阳关。

操作方法参见骶髂关节扭伤。

（6）臀肌滑囊炎：

选位髀枢及其附近的阳性反应点，承扶，腰宜，中空，上、次、中、下髎，小肠俞，膀胱俞，中膂俞，白环俞，环跳，秩边，风市周围的扳机点或配以华佗夹脊穴，腰阳关。

操作方法参见骶髂关节扭伤。

（7）阔筋膜张肌及阔筋膜张肌筋膜炎：

选位中空，健胯，髀枢，髀关，阳陵泉周围的扳机点及髌骨四周的扳机点，胫骨外髁或配以阳陵泉，膝阳关，膝眼，丰隆，足三里。

操作方法参见骶髂关节扭伤。

（8）闭孔神经综合征：

选位承扶，腰椎棘突1~4、腰椎棘突1至骶椎棘突4，肾俞，下髎，中膂俞，白环俞，髀关，府舍，阴廉周围的扳机点或配以中脘，合谷，气冲，髀关，鹤顶，血海，箕门。

操作方法参见骶髂关节扭伤。

（9）髂腰肌痉挛：

选位髀关，府舍，气冲，髀枢，伏兔穴位周围的扳机点，及腰椎横突1~4上的阳性反应点或配以关元俞，髀关，阴廉，华佗夹脊穴，志室，肓门，三阴交，阴陵泉。

操作方法参见骶髂关节扭伤。

（10）坐骨结节滑囊炎：

选位腰4、5至骶5，肓门，志室，中空，髀枢，环跳，秩边，腰眼，承扶，中膂俞，白环俞等穴周围的扳机点或配以风市，阳陵泉周围的阳性反应点，及腓骨小头上的压痛点。

操作方法参见骶髂关节扭伤。

（11）骶棘肌下段损伤：

选位上、次、中、下髎，膀胱俞，中膂俞，白环俞，秩边，环跳穴附近的扳机点，或配以承扶，环跳周围的阳性反应点。重点在骶棘肌正中嵴起点，骶棘肌骶骨背面左侧起点，骶棘肌骶骨背面右侧，骶棘肌髂嵴背左内侧和左骶外侧起点，骶棘肌髂嵴背右内侧和右骶外侧嵴起点。

操作方法参见骶髂关节扭伤。

第五章　脊柱及脊柱相关疾病的预防

脊柱及脊柱相关疾病的发生，通常有一个病理发展过程，首先是损伤、受寒等多种诱发因素导致脊柱结构异常或功能退变，引起椎间隙、椎管、椎间孔、横突孔等相对变窄，相应的神经或血管受到刺激或压迫造成脊柱局部、躯干四肢及相关内脏器官的功能紊乱甚或障碍。疾病一旦发生，将严重影响人们的生活、学习和工作。随着人们健康意识的不断提高，预防脊柱及其相关疾病的发生显得尤为迫切。消除诱因以降低发病率，加强功能锻炼以调整脊柱内外环境的相对平衡是切断以上病理发展过程，有效预防脊柱及脊柱相关疾病的有效措施。其中不良的卧、立、坐、行及不正确的工作姿势是造成脊柱损伤的重要因素。

第一节　保持良好的姿势和体位

一、正确的姿势和体位

根据脊柱的解剖结构和生物力学特点，保持正确姿势和体位的原则是尽量保护脊柱正常的生理曲度。

（一）正确的站立姿势

头端平，双目平视前方，两肩在同一水平线上，挺胸拔背，蓄腹收臀，双腿站直，两足踏实地面，平均承负体重，即所谓"站如松"（见图5-1）。正确的站立姿势可以使身体的重心从耳后乳突向下经髋关节平均分布到承重的双足上，避免脊柱因承重导致的过度疲劳。久站时，可让双膝或其中一膝略弯曲一些以减轻腰部的负担，这就是"稍息位"的站立姿势。为减轻腰部负担，在需要长时间站立位工作时，还可间歇性地将双下肢交替踏在10~15cm高的踏脚凳上，膝关节轻度屈曲，以避免腰部过伸，减少腰段脊柱损伤的机会。

站立位劳作，可先屈膝屈髋，略弯腰，或腰部伸直但不过度后伸，以减轻腰背部肌肉负荷，减少脊柱受损的几率。如立于盥洗池前洗刷，应先使双膝微屈，再略弯腰；站立位搬运重物，应先屈膝屈髋下蹲，然后再弯曲腰背部，降低人体重心，尽量将搬运的物体靠近身体，并使重物不超过腰围的高度以缩短力臂，有效减轻腰背部肌肉的负荷；背负重物，向高处存、取东西等，均应先微屈膝、髋，腰背弯曲，或腰部伸直但不能过度后伸。

（二）正确的坐姿

正确的坐姿是"坐如钟"，即要坐端正。由于坐具的不同，又有一些细微的不同要求。如坐单人沙发，除坐端正外，最好将双腿曲膝放置，双手置放于两侧扶手上（见图5-2）。这样既感到舒适，又可保持脊柱的正常生理曲度。若坐长沙发，应注意紧靠沙发后背，上身正直。坐在课桌前读书写字，身体可稍微前驱或伸直，把前臂及肘部搁在书桌上，或者可将双脚踏在踏脚凳上以减轻腰部负担（见图5-3）。坐靠背椅操作键盘时，背部靠着椅背，腰部不可过伸，手臂自然下垂置于扶手上，手与键盘平行。若需要长时间坐位工作时，最好在桌子下面放一个踏脚凳，使膝关节略高于髋关节，容易保持脊柱的正常曲度而减少损伤。

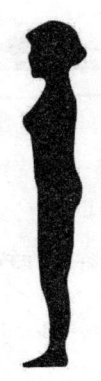

图5-1 正确的站立姿势

不管坐姿如何正确，也不能长时间固定在一种姿势上。一定时间后在不影响工作、学习的情况下应适当伸伸懒腰，做做工间操、课间操和脊柱导引等。

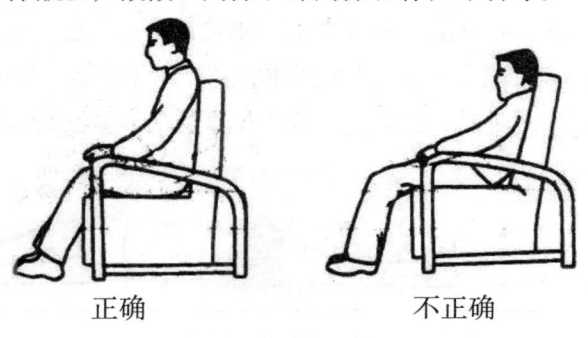

正确　　　　　　　不正确

图5-2 坐单人沙发

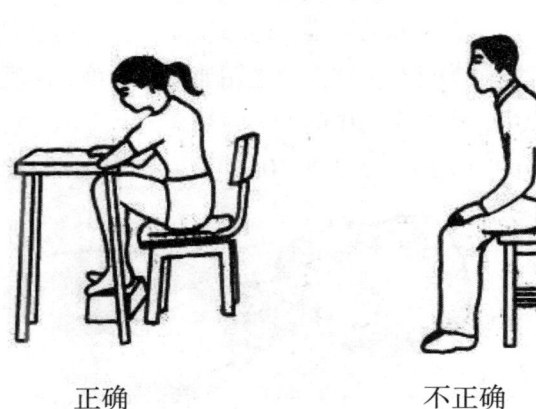

正确　　　　　　　不正确

图5-3 坐课桌前

(三)正确的卧姿

每个人生命中有 1/3 的时间在睡眠中渡过,选择正确的卧姿和卧具对保持脊柱的健康尤其重要。人的卧姿通常采用仰卧、俯卧和侧卧 3 种。

1. 仰卧位腰部垫一只薄枕,双下肢伸直(见图 5-4)或在膝下垫一薄枕(见图 5-5),以既感觉舒适,又可放松腰部肌肉,减少腰椎后关节压力,保护腰段脊柱及脊旁组织不受损伤,避免腰部过伸,保持脊柱正常的生理曲度为原则。

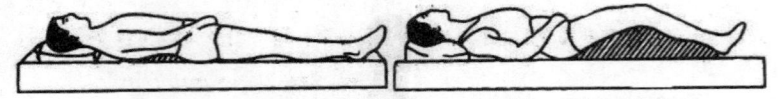

图 5-4 仰卧,腰部垫薄枕　　图 5-5 仰卧,膝下垫薄枕

2. 俯卧位正确的俯卧位是在骨盆下垫一软枕(见图 5-6),可有效防止腰部过度后伸产生腰部病变。但这种体位容易对胸部产生压迫感,一般很少采用这种睡眠姿势。有部分人喜欢采用俯卧位看书(见图 5-7),这种卧姿容易导致腰脊柱过伸引起腰肌损伤,应该避免。

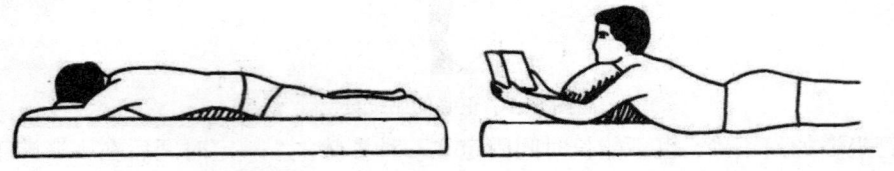

图 5-6 正确的俯卧位　　图 5-7 不良的俯卧姿势

3. 侧卧位右侧屈膝屈髋卧位(见图 5-8),不仅可避免心脏、盆腔等脏器受压,而且能使脊柱保持正常的生理曲度,减少脊柱的受损机会,是大多数人采取的正确卧姿。所以,古人强调"卧如弓"。如侧卧时,让双髋、双膝伸直位则不能很好地保持脊柱生理曲度,属不良姿势(见图 5-9)。

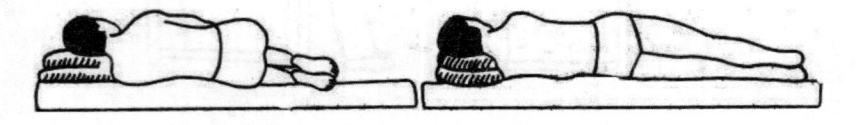

图 5-8 正确的侧卧位　　图 5-9 不良的侧卧位

有效预防脊柱病,不仅要有正确的卧姿,还必须配合良好的卧具。通常,卧具以硬板床垫上中等厚度海绵或软褥最为理想。枕头的选用要软硬适度,高度适当,形状以颈部能保持正常的生理曲度为原则,通常多用中间低、两端高的元宝形,枕内盛装荞麦壳、海绵或根据病情需要填装适当的中草药(见图 5-10)。

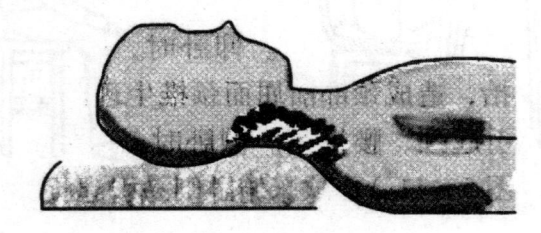

图 5-10 正确选用枕头

二、不良姿势和体位对脊柱的危害

（一）不良站、行姿势对脊柱的影响

不良站立姿势，如肩部，胸部扁平下陷，即背屈肩坠，腹部隆起、臀部后突或歪斜，容易引起脊柱正常生理曲度的改变，甚至导致脊柱侧弯畸形。穿高跟鞋站立或行走时，人的重心向前移，骨盆前倾增加，腰后部的骶棘肌等伸肌群紧张，为保持人体平衡，脊柱腰部代偿性过度前伸，腰椎后关节负担加重，容易引起腰椎病或其他脊柱及脊柱相关性疾病。

（二）不良坐姿对脊柱的影响

不良坐姿包括斜靠沙发、椅凳而坐，翘二郎腿而坐，屈背弯腰而坐，下棋或打牌时坐矮凳并低头弯腰，曲坐动荡的车厢打盹，侧身歪斜并伏案写作，一些青少年学生甚至俯伏课桌打盹等，这些不良的姿势均容易影响脊柱的正常生理曲度，久之容易引起脊柱侧弯畸形或脊柱生理曲度异常而诱发脊柱及脊柱相关性疾病。特别是从事会计、写作、编辑、打字等工作的人群，若长期坐位又不注意姿势的正确性，则颈部的韧带和肌肉长期处于一种非协调受力状态，容易造成损伤，椎体前缘易相互磨损而增生。腰椎间盘因坐位承受较大的压力而加速退变的进程，脊柱的稳定性、灵活性和承重能力相应下降，这也是脊柱病多发并呈年轻化趋势的重要因素。

要保持脊柱的健康，除了正确的坐姿，还要注意调节桌椅的高度。如坐位工作时，桌子过高或椅子过低，人的头部势必要过度后仰和双肩上抬，眼睛和桌面的距离缩短，既易造成颈肩部肌肉劳损，又易导致视力疲劳。相反，如果桌子过低或椅子过高，则易使人过于前倾前屈，引起颈项部韧带及肌肉的劳损。

（三）不良卧姿对脊柱的影响

不良卧姿除俯卧外，多因卧具不符合人体需要而引起。席梦思软床是目前多数人，特别是年轻人追求舒适享受而选用的一种卧具，这样的软床，容易引起脊柱变形进而导致颈、胸、腰椎病变。仰卧时，软床使躯体（较重）下陷，头颈和下肢（较轻）上抬，造成颈部前屈而颈椎生理曲度减弱、消失甚至反曲，腰椎后凸，久而久之，引起颈、腰椎病。侧卧时，由于腰臀部较重而下陷，易造成腰椎侧弯畸形（见图5-11）。软床俯卧则易引起腰椎过度前凸而失稳。

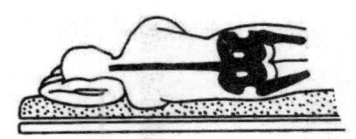

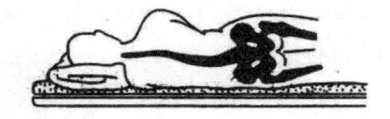

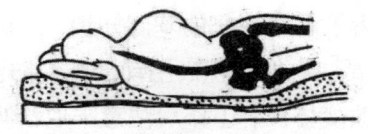

图 5-11 床的软硬度对脊柱的影响

枕头也属重要卧具之一，枕头选用适当与否，与颈椎、胸椎乃至整个脊柱关系密切。仰卧位枕头过高，易引起颈部过度前倾，颈后侧肌群长时间处于紧张状态容易造成损伤，久之，可引起颈椎正常生理屈度减弱、消失甚至反曲。相反，枕头过低或不用枕头，易使头部过度后仰，颈前侧肌群及双侧的胸锁乳突肌长时间紧张而容易造成损伤，颈椎生理曲度增大，甚至引起颈椎椎间盘前突。侧卧位枕头过高或过低，不仅因颈侧动静脉的受压而引起头、颈部血供的异常，而且颈项两侧的肌群如胸锁乳突肌和前、中、后斜角肌长期处于不平衡状态，易引起落枕、颈椎侧弯、侧凸畸形等综合征。反复落枕易影响颈椎的正常生理曲度，加速颈椎的退变，使颈椎失稳，诱发各种类型的颈椎病。颈椎是脊柱的一个重要组成部分，颈椎的长期不适和结构异常势必影响胸、腰椎的正常结构和生理功能，进而造成整个脊柱的异常。

正确的站、坐、卧姿势，能较好地预防脊柱病的发生。但即便是正确的姿势，长时间固定在同一体位，也容易造成损伤。《黄帝内经》指出："久视伤血，久卧伤气，久坐伤肉，久立伤骨，久行伤筋"，气、血、筋、骨、肉的损伤均易引起脊柱及其相关性疾病的发生。故在日常活动中，不管站、坐或卧均应坚持"适度"的原则。另外，根据脊柱生物力学原理，腰椎间盘承受的压力坐位时最大，站位其次，卧位最小。故遵循"能卧不站，能站不坐"的原则也是有效减少椎间盘的承重和损伤，防治腰椎病的有效手段之一。

总之，坚持正确的站、坐、卧姿势，并适时变换体位或者适度锻炼腰背肌肉，有助于预防脊柱及脊柱相关性疾病。

第二节　劳动保护

由于生活和工作的需要，有时人们的活动不得不选择不利于脊柱健康的姿势和体位。在这种情况下，尽量改变环境条件，并根据生物力学原理以"既能省力，又能减少损伤、保持持久、增加效益"为原则选择最佳功能位，在不影响生活和工作效率的前提下保持脊柱内外环境的平衡，有效预防和减少脊柱及脊柱相关疾病的发生，即劳动保护。端正和提高认识，保持正确的劳作姿势，改善劳作环境，杜绝不合理的超量负荷，加强相关锻炼等是劳动保护常用的有效措施。

一、端正和提高认识，防止和减少损伤

加强宣传教育，让劳动者了解脊柱病的基础知识，认识到保持正确姿势和体位对防治脊柱及脊柱相关性疾病的重要性，做到积极主动的配合防治。日常生活中注意用力适度，劳逸结合；工作中注意适时改变体位；工作后注意采取恰当的手段消除疲劳和损伤，如伏案工作者适时进行颈腰部自我按摩或采用工间操、太极拳及脊柱导引等手段进行适度锻

炼。"思想决定行动"，劳动者只有深刻地认识到劳动保护的重要性，才能自觉采取相应的劳动保护措施，并能持之以恒，有效防止和减少由于劳动姿势不良造成的损伤。

二、保持正确的劳作姿势

站、坐、卧均应采用如前所述的正确姿势，并将其贯穿到日常生活及工作中，尽量避免因工作需要长时间保持同一姿势和体位的情况发生。以"能卧不站，能站不坐"的原则选择劳作体位以有效减少腰椎间盘的承重和损伤。同一姿势最好不要持续超过1小时，应根据工作需要适时变换体位。劳作姿势的变换要自然协调，如由坐位站起时不可突发猛力，特别是弯腰负重起立不能太快、太猛。需要长时间蹲位或坐位工作者，每隔1小时左右须站立活动或进行腰骶部的穴位按揉。需要长时间站位工作者，除适时变换体位外，还应注意少负重或不负重。另外，如果需要做跑、跳、游泳等运动者，运动前要做舒缓的预备活动，运动量要适度，运动后做一些整理动作，可以避免脊柱的运动损伤。

三、改善劳作环境，消除各种容易造成脊柱损伤的不良因素

劳作场地的温度、湿度、活动空间及劳作的负荷量不当等均容易造成脊柱的损伤，劳作时应注意避免。如温度过高，容易出汗，不仅体力消耗较大，而且皮肤毛孔开放，"汗出当风"易引起韧带、肌肉、筋膜发生痉挛而损伤。温度过低，肌肉因寒冷而张力增高，局部血液循环不良，一旦遭受轻微外力即容易损伤。活动空间狭小，特别是需要长时间蹲位或站立位负重工作者如果不能及时改变体位，进行必要的调整，容易造成腰背肌肉的急性损伤或慢性劳损，影响整个脊柱的健康。负重劳作，如搬运重物，一定要量力而行，不能超负荷劳作，特别是不能用突发的猛力搬抬重物，否则容易引起急性腰扭伤等脊柱病。另外，劳作的姿势及工具选择也应按劳作的具体情况科学选择，如移动重物时，如果重物较重、体积不大、搬运距离较远，则选用背背或肩扛的方式；若重量较轻，体积适当，搬运距离较近，则选用双手搬抬的方式，以尽量减轻脊柱各关节的负重为原则。

四、加强工作中的防护，及时治疗微小损伤

需要在户外寒冷环境中站立位工作者，应注意保暖，除身穿较为保暖的防寒服外，护肩、护膝、护腰等局部防寒物品的应用，可以有效减轻脊旁肌肉、韧带等软组织的紧张和痉挛，减少脊柱病的发生。武术运动者从事训练或表演时，搬运工人搬抬重物时，检修机器的修理工需要长期弯腰劳作时，保护性腰围或腰带的应用不仅可消除劳动者的紧张情绪，还能有效保护腰背肌，避免损伤。尤其是室外清洗工人或建筑工人等高空作业者，更应注意安全防护，避免高空坠落造成的损伤。

微小的损伤，短期内不会影响工作，但要高度重视，及时治疗，并注意休息，尤其是在急性损伤期应避免负重劳动。急性损伤若得不到及时有效的治疗，则容易转为慢性劳损，

甚至造成脊柱失稳，增加治疗的难度。

五、重视重度疲劳综合征的防治

适度、适量的工作是防止疲劳综合征发生的前提，长期超负荷工作易造成重度疲劳综合征。疲劳综合征首先表现为肌肉酸痛、四肢无力、动作迟缓、速度降低等运动系统的症状，此时若采取有效措施，可以避免严重的脊柱及脊柱相关疾病的发生以及神经、心血管等系统发生病变。防治的方法很多。首先，充足的睡眠和休息非常必要；其次，可选用适宜的物理疗法，如蒸气浴、药浴、热敷疗法、音乐疗法、芳香疗法等。这些方法可通过不同的方式改善机体的血液循环和淋巴循环、缓解肌肉的痉挛、促进代谢产物的排除、提高肌肉和神经的营养，尽快恢复健康。也可采用药物疗法，如中药滋补类或活血类，兴奋神经的西药。但药物尤其是西药疗法存在一定的毒副作用，一般较少应用。

六、增强体质，提高抗病能力

合理的膳食、适量的运动、乐观的心态、科学的生活方式是保持健康的前提。身心健康有利于体质的增强，颈、背、腰肌的肌力也会相应增加，整个脊柱的弹性、柔韧性、灵活性和稳定性得以增强，对疾病的抵抗能力也相应提高，即使存在一些难以避免的不利因素，也不易诱发脊柱及其相关疾病。

第三节 颈段脊柱病的预防

随着电脑的普及，人们生活方式的改变，颈椎病的发病率呈逐年增高的趋势。国内统计表明，在明确诊断的脊柱病中，颈椎病约占2/3。50岁以下的人群中，25%患过或正在患颈椎病。51~60岁之间的人群发病率高达50%。近年来该病的发病年龄呈逐渐年轻化的趋势。头颈部急性损伤、慢性劳损、感受风寒、枕头不当等因素均可导致或诱发颈椎病的发生，这些因素有时可能很轻微，但它是致病的病理基础，日积月累，则易引发颈段脊柱病。所以，预防颈段脊柱病强调一要早，二要持之以恒。尽早采取有效预防措施，可以降低颈段脊柱病的发病率或推迟发病时间。

一、防止外力损伤

颈部是人体活动范围较大、活动方向较多（为多轴活动）、活动频率较高的部位，而且从解剖结构上讲，颈椎没有胸椎和腰椎稳定，颈部的肌肉和韧带没有胸腰部肥厚，也没有胸廓的保护，这样的结构特点极易发生损伤。损伤的类型很多，其中极易被忽视的是婴幼儿期的颈椎损伤。

（一）预防分娩造成的颈椎损伤

1. 分娩造成颈椎损伤的机制 一般情况下，胎儿出生时绝大多数是头先露。胎头娩出后，最大的关卡是肩部。为及时娩出双肩，助产医生常会采用前屈、后伸和左右扭动胎儿头颅的助产方式，而此期大多数胎儿的寰枕关节和寰枢关节处于半脱位状态，如果助产医生缺乏经验或者操作粗暴，容易造成胎儿颈部肌肉、韧带等组织的损伤，甚至造成颈椎脱位。

正常胎位生产尚且容易造成损伤，如果遇到胎位不正或难产，如头盆不称、臀位或者器械吸引产（包括高位或中位产钳）、肩娩出困难产等，生产过程中的暴力牵拉、过度屈伸或旋转造成颈部损伤的机率就更大，较为明显的表现出颈部的皮下血肿或婴幼儿斜颈（胸锁乳突肌损伤）、臂丛神经损伤、寰枢关节紊乱等相关症状，容易引起医生和家长的重视，但绝大多数患儿的损伤症状不明显，他们又无法表达疼痛等主观症状，以上损伤往往被忽视。再者，这些损伤在影像学检查中也没有明显的异常，如果再加上新生儿不正确的睡眠姿势，就更加重了颈部的损伤。这种损伤得不到及时治疗，或治疗不彻底，均会成为日后颈段脊柱病的宿根。

2. 预防方法

（1）按时进行产前检查，及时纠正胎位。如果发现头盆不称或臀位等不正常胎位，应及时纠正，必要时采用剖腹产，并注意避免颈椎的损伤。

（2）注意助产操作技巧：助产医生应熟练掌握助产技术，熟悉胎位，尤其特别注意胎头的常规复位。防止过度扭动、拖拉新生儿头颅。

（3）注意产后护理：分娩过程结束后，应注意检查新生儿颈肩部有无肿块，颈部活动是否正常等。有的患儿颈部的肿块可在出生后10～15天出现，故应告诉家长注意观察。另外，应告诉家长注意新生儿正确的睡眠姿势，避免颈椎再次损伤的发生。

（4）及时治疗微小损伤：一旦发现新生儿颈部的损伤，应及时治疗。其中，胸锁乳突肌损伤造成的婴幼儿肌性斜颈是较常发现的损伤类型，应采用适当的手法及时治疗。一般情况下，半岁以内，治疗效果较好。如果长期得不到有效治疗，会引起颈椎甚至脊柱的异常弯曲。

（二）预防意外事故造成的颈椎急性损伤

1. 常见的损伤类型

（1）摔伤：1～3岁的婴幼儿缺乏意外伤害的防范意识，高床或高处玩耍坠落，头着地时医生和家长往往只注意脑部外伤，而忽视由此造成的颈部间接暴力冲击伤，这种损伤类型是在颈部的意外损伤中常见又容易被忽略的一种。高空作业人员，如建筑工人、室外清洁工人等由于缺乏必要的防护措施，高空坠落造成头着地或足着地间接损伤颈椎，不仅可损伤颈部的肌肉、韧带，而且可能导致颈椎脱位或半脱位。

（2）扭挫伤：从事体力劳动、文艺演出等工作或长期低头伏案工作者，在毫无防备的情况下，突然扭转头部造成颈部肌肉强烈扭转或过度牵拉，肌纤维部分撕裂或断裂，局部组织充血、水肿,这些无菌性炎性反应若得不到及时治疗,容易引起颈椎的继发性损伤。高速行驶的汽车突然紧急刹车,惯性作用使乘客头颈部继续向前,而身体则"刹住",致使颈椎快速地前后摆动造成颈部急性损伤。汽车追尾撞击事故中,人体在靠背或座凳的带动下突然向前或向后时,头部与身体的运动不能协调一致,也是较常见的颈椎损伤类型。

头颈部的外伤是导致颈段脊柱病的重要因素之一,从事武术、跳水、单杠、体操等体育运动者,动作失误又缺乏必要的防护措施,可致颈椎摔伤;如果运动前没做好准备工作,则可能会在运动中发生扭挫伤。

2. 预防方法

(1)加强防范意识,尽量避免损伤的发生:婴幼儿应有专人看护,避免睡卧高床、高处玩耍或乘坐碰碰车,减少损伤机会。高空作业人员必须佩带必要的防护设备。乘坐汽车、飞机应系好安全带,尽量避免急刹车或行走过于颠簸的道路。劳动、演出和体育运动前充分的准备活动可使关节、肌肉充分舒展、协调,并使人体的应激能力与之相适应,有效预防此类损伤的发生。

(2)如果发生意外,应注意检查颈部情况和伤者的搬运体位,避免再次损伤。

(3)及时治疗微小损伤,合理运用颈围或牵引等制动方法进行治疗,避免发展为难治性颈段脊柱病。

(4)平时应加强颈项部肌肉的功能锻炼,以增强肌肉、韧带的力量和弹性,提高颈椎避免损伤的应急能力。

(三)预防颈椎的慢性劳损

1. 常见的损伤类型

(1)姿势不良:不正确的坐、卧、立、行姿势,或歪头写字、办公桌椅高低不适等日常生活中的不良姿势,习惯成自然,不被人们重视,日积月累,容易造成颈部肌肉疲劳和关节囊、韧带松弛乏力,加速颈椎的退变进程,出现颈椎代偿性增生,引起颈神经根、椎动脉等被刺激或压迫,表现出一系列颈段脊柱病的临床症状。

(2)职业损伤:从事会计、刺绣、编织、编校、写作、电脑打字等伏案工作者,长期低头使颈背部肌肉长时间处于非协调受力状态,尤其是颈后部的肌肉和韧带受到过度牵拉,张力增高,甚至引起部分肌纤维的撕裂或断裂。同时,长期低头工作使头颈部的血液供应受到影响,不仅加重颈部肌肉和韧带的损伤,而且加速颈椎的退变进程,脊柱的稳定性下降,过早出现颈段脊柱病症状。

职业驾驶员也是颈段脊柱病多发的人群之一。通常,驾驶员在分析路况时,身体会不自然的处于向前微倾的状态,而头又必须抬起保持目视前方,这个姿势对颈椎的负荷最大。如果再不注意调整汽车的座椅,坐椅过高或过低、身体离脚踏板的距离不合适、手臂长期处于悬空状态等,均会增加颈椎劳损的几率。

(3)精虚血亏,筋肉衰弱:相同的工作性质、工作体位、工作时间和工作强度,有的人容易患颈段脊柱病,有的人却很健康,这与人的体质有密切的关系。中医认为:"正气存内，邪不可干。邪之所凑，其气必虚。"精虚血亏，精不足无以主骨，血不足无以养筋；筋肉衰弱易受外邪的侵袭而致损伤。女性由于存在经、带、胎、产等特殊的生理现象，尤其容易导致此类劳损。从解剖角度看，女性颈背肌肉、韧带的强度也相对弱于男性，这也是颈椎病的发病率女性较男性高的原因之一。

哺乳期的乳母，一方面存在精虚血亏，筋肉衰弱的现象，另一方面喂奶时喜欢长时间低头看婴儿吃奶或夜间喂奶时因图方便长时间侧睡于一个方向等不良哺乳姿势，极易诱发或加重颈段脊柱病，应引起高度重视。

2. 预防方法

（1）加强宣传：正确认识良好的坐、卧、立、行姿势在维持机体健康中的重要性。脊柱是人体的中轴，尤如大厦的支柱，正确的坐、卧、立、行姿势是决定脊柱是否健康的重要因素之一。让越来越多的人认识到保护脊柱的重要性及正确的保护方法，能最大限度地减少因姿势不良造成的颈椎损伤。

（2）加强劳动保护，有效避免职业损伤：端正和提高认识，保持正确的劳作姿势，改善劳作环境，杜绝不合理的超量负荷，提倡适度、适量的工作可减少颈椎的职业损伤。如长期从事会计、刺绣、编织、编校、写作、电脑打字等伏案工作者，应随时提醒自己要保持正确的坐姿，眼和桌面保持33cm左右的距离，工作1小时左右改变一下体位，通过不断变换体位可以减少颈部肌肉、韧带的疲劳，进而避免颈椎的损伤。驾驶员在驾车过程中，首先要注意事先调整好座椅的舒适度、系好安全带并避免不良的驾车姿势，其次可利用红灯的间隙活动颈椎、舒展身体、休息手臂、极目远眺，长途驾驶时最好两个小时进行一次一定时间的休整。

（3）适度锻炼，增强体质：太极拳、广播操等全身性锻炼方式可促进全身气血运行，使精足神旺。颈项部功能锻炼可增强局部肌力，滑利颈椎关节。坚持适度锻炼，合理膳食，保持乐观的心态和健康的生活方式是增强体质的有效方法，可抵御外力对颈椎的损伤。

哺乳期妇女体质较弱，除注意增强体质外，消除乳头凹陷等乳母基础性疾病，保持正确的哺乳姿势，加强营养，哺乳间隙适度做些抬头后仰、左右转颈等颈椎活动和适当的颈项部保健按摩可有效减少哺乳期颈段脊柱病的发生。

二、注意颈肩部保暖，防止感受风寒

中医认为，风为阳邪，易袭阳位，颈椎为脊柱之上部，又为"总督一身之阳"之督脉所过，故颈肩部易感受风邪。风为百病之长，常兼邪致病。在颈肩部，常见风寒相兼为患。风性善行数变，发病急、变化快。寒为阴邪，主收引，其性凝滞，寒邪致病易阻碍气机，损伤阳气。故风寒为患，多阻滞气血运行，使气血瘀滞不通而产生疼痛。阳气受损，不能温煦滋养肌肉和筋脉，疼痛以冷痛为主，得温则减，遇寒加重。

西医认为，颈肩部感受风寒后，局部肌肉痉挛，肌肉和韧带的张力增高，血管收缩，甚至局部缺血、瘀血、水肿等使血液循环受到影响,如果刺激相应的感觉神经末梢,则出现疼痛症状,进而影响颈肩部的正常活动,导致颈椎的慢性劳损或加速颈椎的退变进程诱发颈段脊柱病。

注意颈肩部保暖,除平时注意添加衣被、寒冷的冬天佩带护肩外,还要注意不要久居寒冷地带,不睡卧寒冷湿地或当风而卧。

三、防止长时间低头工作,避免不正确的工作体位

长时间低头工作或不正确的工作体位,使颈部的肌肉和韧带长期处于一种非协调受力状态,容易造成颈肩部肌肉和韧带的劳损性改变,即局部慢性渗出、充血和水肿等炎性改变,这些病理改变刺激颈椎周围软组织,表现出颈肩部疼痛、活动不利等颈肩部疾病的常见症状。如不及时纠正,颈椎内外环境的平衡状态可被破坏,颈神经根、椎动脉、交感神经甚至脊髓受到刺激或压迫,容易发展成相应类型的颈段脊柱病。

正确的工作体位以既能感觉舒适,又可保持颈椎的正常生理曲度为原则。保持正确的坐、立、行等姿势,特别是坐位工作时,每隔 1 小时左右应变换一下体位。坐具如果有扶手应将双手放置于两侧扶手上,如果有靠背,应尽量将背部靠紧椅背以减轻脊柱的负荷。操作电脑者,眼睛最好与屏幕上端平齐,目光自然向下看时能与屏幕中心成 15°左右的夹角最为适宜。

四、纠正不当睡姿,注意合理用枕

不恰当的的睡姿和卧具不仅影响受术者的睡眠质量,还容易使颈椎内外环境平衡失调而诱发或加重颈段脊柱病。枕头的软硬、高低不适对颈椎的影响也很大。

仰卧位睡眠,枕头置于枕颈部后方使头颈部保持自然仰伸位,是预防颈段脊柱病较为理想的睡眠姿势。也可采用侧卧位,以脊柱保持自然弯曲,头颈水平放于枕上为宜。不提倡俯卧位。卧具以硬板床垫上中等厚度海绵或软褥最为理想。

枕头的选用要软硬适度并具有一定的弹性,高低适宜,形状以颈部能保持正常的生理曲度为原则,通常多用中间低、两端高的元宝形,枕内盛装荞麦壳、绿豆壳、海绵或根据病情需要填装适当的中草药。

五、保健推拿

随着年龄的增加,在生物力学、营养、基质降解酶、遗传和其他因素的影响下,脊柱不可避免地发生衰退,其中椎间盘从 20~25 岁即开始退变。不恰当的脊柱运动,特别是单一的不良体位的运动,可加速椎间盘退行性改变的进程。35~40 岁以后总骨量开始下降,关节软骨逐渐被破坏,椎骨随即发生骨质疏松或骨质增生等退行性改变。脊柱的稳定需要由肌肉、韧带、脊柱骨和关节之间的协同运动来维持,无论是肌肉和韧带的急慢性损

伤，还是脊柱骨和关节的正常退变都会影响脊柱内外环境的相对平衡状态，进而引起脊柱及其相关疾病的发生。

保健推拿旨在解除肌肉和韧带的紧张、痉挛状态，修复受损的肌纤维；调整血管、神经的功能状态，促进局部及全身的血液循环，减少神经递质儿茶酚胺的释放并促进其代谢过程；整复脊柱骨和关节微小的解剖结构异常或功能改变，即松解粘连、滑利关节，从而达到延缓脊柱的正常退变进程，修复肌肉和韧带的急慢性损伤，进而调整脊柱内外环境的平衡，恢复脊柱的稳定性和灵活性，有效预防颈椎及其相关疾病的发生。

保健推拿多选用松解类手法，如一指禅推法、𢪸法、点法、按法、揉法、弹拨法、拿法、摇法等，施术于颈项部、头部、上肢部及印堂、百会、风池、风府、玉枕、天柱、大杼、大椎、肩中俞、肩外俞、肩井、秉风、天宗、天鼎、缺盆、曲池、合谷等督脉、足太阳膀胱经、足少阳胆经上的腧穴。手法操作力求柔和，刺激量以受术者感觉舒适为度，切记不能用蛮力和暴力。具体操作可参照第四章第一节颈段脊柱病的推拿整脊保健方法或《推拿学》等相关教材。

六、适度的项肌功能锻炼

适度的功能锻炼可以增强颈项部肌肉的肌力，促进颈椎及其周围组织的血液循环，滑利颈椎小关节，恢复并维持颈椎内外环境的相对平衡状态，预防颈段脊柱疾病的发生，并能促进落枕、颈项部劳损和颈椎病的早日康复。常用的锻炼形式为主动锻炼，有时也可根据情况做一些辅助或抗阻力形式的锻炼。锻炼的方法多种多样，如与项争力、仙鹤点头、前伸探海、回头望月等。前两种锻炼方法主要针对的是使颈椎前屈后伸的肌群，后两种则主要锻炼的是使颈椎侧屈、旋转的肌群。具体方法介绍如下：

1. 预备姿势：站立位（两脚平行分开与肩等宽）或端坐位，两手叉腰，头端平，双目平视前方。

2. 与项争力：吸气，头颈尽量往上拔伸并缓慢抬头望天，停留片刻。呼气还原并低头看地。呼吸自然，并逐渐加深。重复8~10次。

3. 仙鹤点头：吸气，头颈尽量往上拔伸并将下颌尽量往前探，停留片刻。呼气，下颌带动头颈尽量往下勾并还原。犹如仙鹤伸长脖颈点头状。重复4~6次。

4. 前伸探海：吸气，头颈前伸并侧转向右前下方，目视右前下方似向海底窥探一样。呼气还原。左右相同，重复4~6次。

5. 回头望月：吸气，低头旋转并将头颈向右后上方尽力扭转，目视右后上方，似回头并向天空窥望月亮一般。呼气还原。左右相同，重复4~6次。

七、其他方面

由于引发颈段脊柱病的因素复杂多样，故预防颈段脊柱病除需要注意以上几个方面外，及时治疗咽炎、保持心情舒畅、戒烟限酒等方面也不容忽视。

1. 及时治疗咽炎：咽喉与颈椎毗邻，两者之间的血液、淋巴循环关系密切。咽部感染细菌或病毒后所产生的炎性物质等，可以直接刺激或通过血液、淋巴循环影响颈椎部的肌肉、韧带或关节，使肌肉紧张、痉挛，韧带松弛甚至关节功能紊乱，导致脊柱内外环境的平衡失调，脊柱的稳定性、灵活性和柔韧性下降，诱发颈段脊柱病。临床流行病学调查显示，急慢性咽喉炎均为颈椎病发病的重要危险因素之一，大部分颈椎病受术者伴有不同程度的咽部炎症也证实了咽炎与颈段脊柱病的密切联系。及时治疗咽炎，可减少颈段脊柱病的发生或避免颈椎病的加重。

2. 保持心情舒畅：研究表明，长期情感压抑，多愁善感的人易患神经衰弱，使人体整体机能下降，颈部的肌肉、韧带和关节得不到应有的休整。加之情绪不良时常垂头丧气，影响颈椎的生理曲度和支撑能力。长此以往，容易造成颈肩部肌肉、韧带的慢性劳损性改变和关节功能的紊乱，诱发颈段脊柱病。故心胸开阔、心情舒畅也是预防颈段脊柱病发生和避免加重颈椎病病情的有效措施之一。

3. 戒烟限酒烟：中的尼古丁等有害物质可导致毛细血管痉挛，颈椎椎体的血液供应下降，进而影响椎间盘的酸碱度，促使椎间盘的代谢改变，加速椎间盘的退变进程。吸烟最容易引起的慢性咳嗽还可增加椎间盘的瞬间负重，诱发椎间盘突出症。研究表明，吸烟还是骨质疏松的诱发因素之一。因此，戒烟或减少吸烟可预防颈段脊柱病的发生，并可促进颈椎病的康复。酒精会影响钙质在骨骼的沉积，并可影响各种营养成分的吸收，诱发骨质疏松症或骨质软化症等，加速颈椎的退变进程，故限量饮酒也可在一定程度预防颈段脊柱病的发生。

第四节　胸腰段脊柱病的预防

胸腰段脊柱病的种类繁多，原因复杂。有些病因尚未完全清楚，但胸腰椎本身的退变和急慢性损伤无疑是发病的主要因素。注意腰部保暖，防止风寒湿邪侵袭，睡卧硬板床，改正不良卧姿及不正确的工作姿势，注意劳逸结合，合理使用腰围护腰，适度进行腰背肌功能锻炼等方法可以减缓腰椎退变，有效避免各种急慢性损伤，从而预防胸腰段脊柱病的发生。早期预防，从青少年时期就应注意避免发生胸腰段脊柱病的潜在因素。持之以恒，从学校、家庭和职业前训练及工作环境、生活习惯开始，树立"以预防为主"的观念，才能有效避免胸腰段脊柱病的发生。

一、定期进行健康检查，避免急慢性损伤

脊柱是人体的中轴，其中胸腰段脊柱又是脊柱的主要承重部位之一，高空坠地或劳作过程中的意外损伤均有可能导致胸腰段脊柱疾病的发生。有时，损伤的程度较轻，或者损

伤远离感觉神经末梢或血管，不会引起诸如疼痛、肿胀等较明显的临床症状，容易被忽略。

青少年由于过重的学习任务，容易发生因姿势不良导致的脊柱侧弯，在健康体检中应予以高度重视。另外，还应注意筛查先天性或特发性畸形，如特发性脊柱侧弯或椎弓崩裂。对于从事过腰部剧烈活动者，如背跃式跳高运动员，应注意有无慢性腰肌损伤或椎弓根的隐性骨折。职业驾驶员或长期从事坐位或站位工作者应注意检查有无慢性腰肌劳损或姿势性侧弯畸形。女性由于存在经、带、胎、产等特殊的生理现象，特别是哺乳期和更年期，由于一方面存在精虚血亏，筋肉衰弱的现象，另一方面由于内分泌失调引起的肥胖加重了腰脊柱的负担，容易导致腰肌的劳损性及腰椎的退行性改变。

因此，加强防范意识，尽量避免急慢性损伤的发生；定期进行健康检查，及时发现和治疗微小损伤，防微杜渐是预防胸腰段脊柱病发生的有效措施之一。

二、注意腰部保暖，防止风寒湿邪侵袭

中医学认为，胸腰椎为督脉所过，易受风邪侵袭。"风为百病之长"，风邪致病，又常挟寒、湿为患。寒、湿均为阴邪，易袭阴位，故风寒湿相合为患，常以腰骶部症状最为突出。寒性收引、凝滞，湿性黏滞，均易阻碍气机，损伤阳气，使气血阻滞，经脉拘急，表现出以冷痛、活动不利为主的临床症状，且反复发作，绵缠难愈。

西医学认为，寒冷本身是一种物理刺激，它不仅可降低痛阈，还可引起肌肉和小血管的收缩。肌肉的长时间收缩，可产生大量的乳酸等代谢产物，这些代谢产物的大量堆积，又进一步刺激筋肉，使之痉挛。肌肉痉挛和血管收缩最终造成组织缺血、缺氧、代谢障碍，进而导致腰部软组织损伤，产生以疼痛和功能障碍为主的胸腰部疾病常见症状。潮湿可使身体热量的外传速度成倍增加，故若遇潮湿则症状加重。

总之，风寒湿邪侵袭是引起胸腰段脊柱病的主要诱因之一，注意腰部保暖应贯穿于日常生活中，如避免睡卧湿地、久居寒冷处所。遇天气变化应及时添加衣被，工作状态的风扇或空调吹风口应避免直对腰背部等。

三、睡卧硬板床，改正不良卧姿

不良的卧姿，如俯卧位、长期同一体位或过度屈颈弯腰姿势睡眠，容易使胸腰部肌肉、韧带的受力不均匀，脊柱的椎体、小关节所受的应力不当，加速脊柱的正常退变或引发脊柱侧弯，诱发胸腰部疾患。过软的卧具，如席梦思软床，仰卧时可使躯体过度（较重）下陷，头颈和下肢（较轻）过度上抬，造成颈部前屈而颈椎生理曲度减弱、消失甚至反弓，腰椎后凸；侧卧时由于腰臀部较重而下陷，易造成腰椎侧弯畸形；俯卧则易引起腰椎过度前凸而失稳。软硬适度的卧具可以减轻或防止以上现象的出现，有效保护脊柱，使之维持正常的生理曲度，进而避免胸腰椎疾病的发生。

四、纠正不正确的坐立或工作姿势，注意劳逸结合

胸腰椎是脊柱中负重最大的部位，特别是腰椎，在身体各部运动中起着枢纽作用，是日常生活和劳动中活动最多的部位之一。不正确的坐立或工作姿势，或者即使是正确体位，持续时间过长都会加重胸腰椎的应力负荷，破坏健康脊柱内外环境的平衡状态而导致胸腰部疾患。因此，纠正不正确的坐立或工作姿势，并注意劳逸结合是预防胸腰椎疾病的有效方法之一。

日常生活和工作中，需要弯腰、下蹲、起立或提起重物时，须注意先使肌肉用力，避免无精神准备的突然动作。劳动中，如端、扛、背、挑等，要适当使胸、腰挺起，注意重力的平衡。准备将重物由地面抬起时，可先屈髋、膝关节作下蹲姿势，腰部保持挺直，上抬时用力伸直髋膝，二人的动作要协调，同时抬起。需要固定弯腰姿势下劳作时，"用跪代替弯腰下蹲"不失为一种保护腰椎的好办法。同时注意间歇性地做些伸腰活动，可有效避免胸腰椎的损伤。经常搬运重物者，可在腰部系一宽腰带，以预防发生损伤。

青少年由于学习负担较重，普遍存在不良的读书写字姿势，如果长时间得不到纠正，会影响脊柱的正常发育，成为胸腰椎疾病的常见诱发因素。纠正此种不良姿势，可采用前位坐姿，即坐位时，身体自然放松，躯干胸段略前倾，腰部轻靠椅背，前臂放于桌上，使身体上部的重心线通过坐骨结节或髋关节前方，用背部肌肉的紧张维持坐姿的平衡。坐位学习持续的时间不宜太长，一小时左右需要站立休息片刻，活动一下身躯、上肢和头颈。也可通过改变坐椅高度或在椅面上前后挪动臀部来不断调整坐姿，减少腰背的疲劳。

五、合理使用保护器具

腰围和腰垫是预防腰椎疾病常用的保护器具，合理使用可有效分担脊柱的重力负荷，减弱椎间盘和小关节的应力，对胸腰椎及其附着的软组织具有较好的制动和保护作用。通过限制腰椎的过度活动，尤其是前屈活动，可使腰椎局部组织得到充分休息，缓解肌肉的痉挛或疲劳状态，促进微小损伤的尽早康复，消散致痛物质，避免胸腰部疾病的发生。对于患有腰腿部疾病的受术者，合理使用护膝也可间接地保护胸腰椎的肌肉免受意外的损伤。

长期使用腰围，脊柱的重力负荷是减少了，但脊柱周围的肌肉因承重减少会产生不同程度的废用性萎缩，一旦除去腰围，容易导致脊柱的失稳。故腰围的使用应合理，通常在负重劳动或胸腰段脊柱病发作期腰部需要保护时使用，避免脊柱对腰围产生依赖。另外，腰围使用的规格选择应与佩带者的体型相适应，一般以上方到达下肋弓，下方覆盖髂嵴部，后方不宜过分前凸，前方不宜过分束紧，能保持腰椎良好的生理曲度为原则。

六、适度的腰背肌和腹肌功能锻炼

适度的腰背肌和腹肌功能锻炼可以增强腰背部肌肉的肌力，促进胸腰部脊柱及其周围

组织的血液循环，恢复并维持脊柱内外环境的相对平衡状态，预防胸腰部疾病的发生，并能增强机体对其他疾病的抗病能力，促进慢性腰肌劳损、腰背筋膜综合征及其他胸腰部疾病的早日健复。

锻炼的方法很多，其中许多全身性的体育运动对腰背肌和腹肌也能起到相应的锻炼作用，如慢跑、跳绳、形体操、广播操、太极拳、游泳和适当的体力劳动等。但一些侧重于单侧锻炼的运动，如羽毛球、乒乓球、保龄球等，容易导致脊柱侧弯畸形的出现。为了保持脊柱的正直，提倡做对称运动。

此外，一些针对性强，简单易行，便于长期坚持的锻炼方法一直广泛应用于临床，取得较好的效果。如飞燕点水、仰卧架桥、双手攀足、转腰推碑等。前三种锻炼方法主要针对的是使胸腰椎前屈后伸的肌群，后一种则主要锻炼的是使腰椎侧屈、旋转的肌群。锻炼要循序渐进，持之以恒。具体方法介绍如下：

1. 飞燕点水：锻炼者取俯卧位，头转向一侧，双下肢伸直，双上肢掌心向上置于体侧。吸气，腰腹肌、上肢肌及下肢肌同时用力收缩，尽量使上胸部和下腹部离开床面，保持10-20秒。呼气还原休息。连续做8-10次。

2. 仰卧架桥：锻炼者取仰卧位，两手叉腰作支撑点，两腿屈膝成90°，两足平行分开与肩等宽并踏实置于床上。吸气，挺起躯干，以头后枕部及两肘支撑上半身，两足支撑下半身，尽量使腰腹部离开床面成半拱桥形，保持10-20秒。呼气还原休息。连续做8-10次。

3. 双手攀足：两足分开站立，两手置于腹前，掌心向下。吸气，向前弯腰，手掌下按尽量触地。呼气还原休息。两手下按时两腿伸直，膝关节勿屈曲。连续做8-10次。

4. 转腰推碑：站立位，两脚平行分开与肩等宽，两臂下垂，头端平，目平视。吸气，向左转体，右手成立掌向左前方推出，手臂伸直与肩平，左手握拳护于腰部，目视左前方；呼气，右手握拳收回，双手握空拳护于腰部。吸气，向右转体，左手变立掌向右前方推出，右手握拳护于腰部，目视右前方；呼气，左手握拳收回，双手握空拳护于腰部。左右各重复8次。推掌时，动作要与呼吸配合，手腕稍用力，手臂伸直与肩平，转体时头颈与腰部同时动作，但两腿不动。

第四篇　整脊保健篇

整脊保健

第一节　整脊保健的概念、作用和意义

一、整脊保健的概念

整脊保健是运用推拿整脊、导引整脊等方法进行养生保健，促进生长发育、延缓衰老、预防疾病，从而提高人们生活质量的保健养生方法。随着社会的进步和人们生活水平的提高，整脊保健越来越受到人们的喜爱，并逐步进入人们的日常生活。如常见的踩背、踏背、跪背、通督按摩、太极拳的脊柱运动、道完兼牛术的扭脊导引等。本书介绍的许多脊椎保健方法，均能调整和增强人体的中轴、神经的中枢、保健的中心——脊柱的功能，发挥保健强身、延年益寿的作用。

二、整脊保健的作用和意义

两千多年前庄子提出养生保健时就非常重视整脊保健。《庄子·养生篇》说："缘督以为经，可以保身，可以全生，可以养亲，可以尽年。"一言以蔽之，就是以督脉循行的脊椎部位为中心进行各种方法的养生，可以健康长寿，克尽人事。现存第一部中医经典著作《黄帝内经·素问》"脉要精微论"则从病理角度论述了脊柱病变与人体脏腑功能，尤其是与人体生长发育、健康长寿有密切关系的先天之本——肾脏功能衰退的关系，提示脊柱保健的重要作用："背曲肩随，腑将坏矣；转摇不能，肾将惫矣；膝屈伸不能，行则偻俯，筋将惫矣。"这段话分别指出了胸、腰椎及整个脊柱在形态上的改变对脏腑机能的不良影响。

中医经络学指出，督脉分为两支：一支人脊贯肾，上通于脑；一支并膀胱之脉起于目内眦，分别行于脊旁一寸半和三寸，形成脊旁第一、二侧线。也就是说脊柱及脊旁三寸内的脊椎区均与督脉的功能活动有直接关系，而与督脉交通、交会和同源的其他经脉，如六阳经、任脉、冲脉等，也与脊柱形成较密切的关系。换句话说，通过推拿、导引等方法调整和增强脊柱及脊柱区的功能，就可以调整督脉及与其相联系的其他经脉的功能，进而调整和增强经脉所络属脏腑的生理功能，增强体质，延年益寿。

中医经络学说认为，督脉是一身阳脉的总汇，既可以督率周身之阳气，又可以统摄人体真阳（元阳）。阳气在人体内有非常重要的作用，"阳气者，若天与日，失其所则折寿而不彰"（《内经》）。明代医家张介宾把《内经》关于阳气对人体生命的重要性进一步具体化："人之所以通体能温，由于阳气；人之所以有活力，由于阳气；五官五脏之所以变化无穷，亦无不由于阳气。""凡万物之生由乎阳，万物之死亦由乎阳。非阳能死物，阳来则生，阳去则死。"这说明人身阳气对人的生、老、病、死的过程起着重要的，甚至是决定性的作用。可以这样认为，阳气在人体的整个生命活动过程中起决定性作用，而阳气为督脉所统帅，督脉又循行于脊柱内和脊旁，与肾、脑相通，与冲、任同源。所以，整脊就可以调整和增强督脉阳气，增强大脑和肾脏功能，调理冲、任两脉气血，从而使人体"阴平阳秘，精神乃治"而健康长寿。这正是整脊保健的重要作用。

第二节　整脊保健的方法

一、常规按摩整脊保健法

中医经络学说认为，督脉是一身阳脉的总汇，既可以督率周身之阳气，又可以统摄人体真阳（元阳）。阳气在人体内有非常重要的作用，"阳气者，若天与日，失其所则折寿而不彰"（《内经》）。明代医家张介宾把《内经》关于阳气对人体生命的重要性进一步具体化："人之所以通体能温，由于阳气；人之所以有活力，由于阳气；五官五脏之所以变化无穷，亦无不由于阳气。""凡万物之生由乎阳，万物之死亦由乎阳。非阳能死物，阳来则生，阳去则死。"这说明人身阳气对人的生、老、病、死过程起着重要的，甚至是决定性的作用。可以这样认为，阳气在人体的整个生命活动过程中起决定性作用，而阳气为督脉所统帅，督脉又循行于脊柱内和脊旁，与肾、脑相通，与冲、任同源。所以，整脊就可以调整和增强督脉阳气，增强大脑和肾脏功能，调理冲、任两脉气血，从而使人体"阴平阳秘，精神乃治"而健康长寿。这正是整脊保健的重要作用。

整脊保健的方法丰富多彩，琳琅满目，均有显著的消除疲劳、保健强身的作用。现就常用推拿保健方法介绍如下。

（一）颈肩部按摩操作

受术者取俯卧位，施术者站其一侧或头前。

（1）拿揉颈项部。施术者一手扶受术者前额，另一手拇指指腹与食、中指指腹或余四指相对，用三指或五指拿揉颈项部肌肉2-3分钟。

（2）指压棘突两侧。施术者以双手拇指指端分别置受术者项部棘突两侧，自上而下按压2-3遍，按压的同时或按压后可行轻揉法。

（3）拿揉肩部。施术者以双手拇指分别置于受术者两侧冈上窝，余四指放在肩前部，自内向外拿揉肩部2~3分钟。施术者亦可立于受术者头前，双手拇指分别置于受术者两侧肩前部，余四指置冈上窝，自内向外拿揉肩部2~3分钟。

（4）按压肩井、秉风、天宗穴。施术者以双手拇指指腹分置于受术者两侧秉风、天宗穴上，按揉各1~2分钟，然后立于受术者头前，双手拇指置于受术者两侧肩井穴，余四指抱定肩后部，揉压肩井穴1~2分钟。亦可按压后再行揉法。

（5）攘肩部。施术者立于受术者一侧，攘揉肩部2~3分钟；然后双掌心对置，五指自然分开，以小指尺侧端有节奏地叩击肩部数下。

（二）背腰部按摩操作

受术者俯卧位，施术者站其一侧。

（1）按揉背腰部。施术者以双手拇指指端置于受术者两侧肩胛内侧上缘肩中俞穴，自上而下同时或交替按揉肩胛骨内缘、夹脊穴和膀胱经第一、二侧线各3~5遍；然后用掌根同时或交替按揉脊柱两侧肌肉。需要增加力量、增强刺激，可双手重叠进行操作。

（2）弹拨足太阳膀胱经。施术者双手拇指指端相对，以双手拇指指腹同时自上而下弹拨受术者足太阳膀胱经3~5次，如需增加力量、增强刺激，可用一手拇指指腹压在另一手拇指指背，双拇指重叠弹拨。拨后应轻揉两遍。

（3）按压足太阳膀胱经。施术者以双手拇指指端或指腹置受术者背部膀胱经第一侧线上，自大杼穴起，自上而下，同时交替按压背俞穴3~5遍。可边按边揉或按揉交替或按后缓揉。

（4）攘脊柱两侧。施术者沉肩、垂肘、悬腕，手握空拳，侧掌攘或握拳攘受术者脊柱两侧2~3分钟，注意腰部攘法的力量、角度和方向。

（5）拍打背腰部。施术者以双手空拳或虚掌叩击、拍打受术者背腰部1~2分钟，注意腰部两侧叩击的力量。

（6）按揉肾俞穴。施术者以两手拇指指端四指伸直位，置于受术者双侧肾俞穴，同时着力对按、对揉或按揉交替，一般以每个动作连续3次为宜，时间约1~2分钟。施术者亦可以双手拇指重叠置一侧肾俞穴，双手食、中、无名指并拢重叠置对侧肾俞穴，同时着力拿揉1~2分钟。

（7）搓命门。施术者双手搓热，迅速以一手扶受术者背部，一手放置于命门穴，快速搓擦肾俞、命门至受术者腹部感到温热为止，时间约1~2分钟。搓擦后亦可缓揉，以增加热感的穿透力量。

（8）直推背腰部。施术者一手扶持受术者肩部，一手以掌根推脊柱两侧3~5次。

（三）下肢后侧部按摩操作

受术者取俯卧位，施术者站其一侧或足侧。

（1）拿揉臀部及下肢后侧。施术者以两手拇指与四指相合，自上而下拿揉受术者臀部及下股后侧3~5分钟。以臀部、大腿后侧及小腿后侧肌群为重点。

（2）滚臀部及下肢后侧。施术者沉肩、垂肘、悬腕，手握空拳，以掌指关节滚受术者臀部及下肢后侧3~5分钟。其中以臀部、大腿及小腿后侧肌群为重点。

（3）按压环跳、承扶、殷门、委中、承山穴。施术者以拇指分别按压受术者环跳、承扶、殷门、委中、承山穴各30秒，环跳、承扶、殷门穴还可用肘尖按压，压后应缓揉。

（4）拿揉昆仑、太溪穴。施术者以拇指、食指指腹分置受术者下肢两侧昆仑、太溪穴上，提拿揉捏1~2分钟。

（5）叩击臀部。施术者以一手空拳有节奏地叩击受术者臀部，力量稍重，时间1~2分钟。

（6）抱揉下肢后侧。施术者双手掌心对置受术者下肢后侧肌肉，稍用力抱紧，自上而下揉下肢后侧2~3遍，重点抱揉小腿后侧肌群。

（7）足部五脏反射区的按摩。受术者足背下垫一高枕或屈曲膝关节，以暴露足底。施术者一手托其足背，另一手用拇指推按法，分轻、中、重三步，由足跟向足趾按推心反射区3次；用单食指扣拳法，自足跟向足趾外端压刮肝反射区3次；用单食指扣拳法向下按压脾反射区3次；用单食指扣拳法自外向内压刮肺、支气管反射区3次；用握足扣指法由足趾向足跟方向按摩肾反射区3~6次。

（8）拔伸趾关节。受术者屈膝，施术者一手托其足背，另一手拇指、食指依次捻揉拇趾及小趾，并拔伸趾关节，在沉缓拔伸的同时，急速滑脱，施术者两指可发出碰撞的声音。

（9）搓、推、揉、叩足底。受术者足背垫垫或膝关节屈曲暴露足底。施术者以单手鱼际、掌根或双手拇指推揉其足弓、足底各3~5遍；最后以空拳有节奏地叩击足底3~5遍，时间约2-3分钟。

（四）上肢部按摩操作

（1）拿揉上肢。施术者一手托住受术者一侧腕部，另一手拇指与余四指相对，沿经脉路线或肌肉轮廓，拿揉上肢肌肉，扫肩至臂，反复3~5遍。

（2）按揉腕关节。施术者一手握住受术者一手手指，另一手四指托住腕部，拇指轻揉腕关节1~2分钟，然后做腕关节摇法数次。亦可两手拇指同时对一侧腕关节施术。

（3）点按曲池、手三里、内关、神门、合谷、劳宫穴。施术者两手托起受术者一侧上肢，另一手拇指分别点按曲池、手三里、内关、神门、合谷、劳宫穴各30秒，点后轻揉或点揉相结合。

（4）推按手掌并拔伸指关节。施术者一手托住受术者手背或手掌，另一手拇指在受术者掌骨间隙由下至上推摩、按揉手掌或手背，各3~5次；然后施术者以食指与中指依次挟住受术者拇指、食指、中指、无名指、小指拔伸指关节，并急速滑脱，施术者两指相撞可发出响声。

（5）抖动上肢。施术者双手同时握住受术者一手大、小鱼际部，在稍用力拔伸的基础上，先左右、后上下交替抖动上肢1~2分钟。

（6）摇肩关节。施术者用一手握住受术者肩部，另一手握住腕部或托住肘部，先顺时针后逆时针,环转摇动关节各3~5次。

(五)下肢前、内、外侧部按摩操作

受术者取仰卧位,施术者站其一侧。

(1)直推下肢前、内、外侧。施术者以手掌紧贴受术者大腿根部,分别自股内侧直推至足弓,自髀关推至足背,自环跳推至足外踝,各3~5次。

(2)拿揉下肢前、内、外侧。施术者以双手拇指与余四指分别着力于受术者下肢前、内、外侧,自上而下,拿揉3~5遍。

(3)按压足三里、血海、三阴交穴。施术者以拇指分别按压受术者足三里、血海、三阴交穴各1~2分钟。

(4)抱揉膝关节。施术者一手掌心置受术者髌骨上进行轻轻揉压,然后双手如抱球状抱住膝关节两侧,轻揉1~2分钟,两侧分别进行。

(5)拍打下肢前、内、外侧。施术者以手握空拳有节奏地自上而下分别叩击拍打受术者下肢前、内、外侧各3~5次。

(6)推摩足背。施术者以一手托受术者足底,以另一手拇指指腹、鱼际或掌根推摩足背10~20次。

(7)活动踝关节。施术者一手托住受术者足跟,另一手握住其足掌部,使踝关节跖曲、背伸及环转摇动,先顺时针后逆时针,各5~8圈。

二、整脊减肥法

中医理论认为:"元气胜谷气,其人瘦而寿;谷气胜元气,其人肥而夭。"可见,肥胖者多元气不足,痰湿内盛,通过整脊激发和增强人体元阳之气,疏通经络,流通气血,促进脂肪分解代谢和热能的消耗,可以产生很好的减肥效果。

在对肩、背、腰、臀等部位进行按摩之前,应先做两节整体按摩,使之慢慢进入按摩状态。因此,这两节操作应从缓慢、轻柔人手,逐步加大力度与速度。

(1)左侧位:双手横位,两中指相对,全掌着力,从臀部沿着脊椎向上推按至颈部;双手指尖向上、向外旋转180°,沿肩胛骨按摩至两腋窝内侧,手竖位向下推抹到臀部。如此反复8~10次。

(2)左侧位:双手拇指指尖相对,由尾骨两侧沿着脊椎骨两侧用力慢推至大椎;然后用食、中、无名、小指分别勾住左、右肩胛提肌,迅速向下推;再以全掌着力,沿脊柱两侧背部用力推按至臀部。如此反复8~10次。

(一)肩部按摩

(1)头位:双手拇指分别置于双肩背部,食、中、无名、小四指放于双肩上,卡住两肩三角肌的部位,同时向内旋推至颈部;然后用力推抹回位至双肩三角肌部位。如此反复10~12次。

（2）头位：双手指尖向下扣于双肩三角肌处，沿肩胛骨从外侧向内侧用力旋推至颈部；然后分别沿双肩向两侧用力推按至三角肌。如此反复 10~12 次。

（3）头位：右手拇、食、中指分别从大椎沿颈椎脊柱两侧由颈椎向上旋推至风池穴；在风池穴点揉 6 次后，将拇指及食、中指迅速滑至大椎两侧。如此反复 6~8 次。

（4）头位：双手全掌着力扣于颈部两侧，从颈部向下推至肩胛骨下缘；再沿肩胛骨外缘从两侧用力拉抹回位至颈部。如此反复 10~12 次。

（5）头位：双手置于颈部两侧，拇指在上，食指至小指在下，用虎口卡住肩胛提肌，两手同时用力将肌肉拿起，再松开；自颈部两侧沿双肩、大臂至肘部拿按，然后依原线路返回原位。如此反复拿按 6-8 次。

（6）头位：双手微握拳，拇指、小指略伸直，呈马蹄状，以拇指、小指、大小鱼际外侧着力，抖腕用力爆发，叩击双肩、两臂。如此反复叩击 6~8 次。

（二）背部按摩

（1）左侧位：双手平扣于颈下，全掌着力，沿肩胛骨边缘由内而外旋推、拉按至原位。如此反复 10~12 次。

（2）左侧位与右侧位交替：双手虚握拳，扣于背部，前后交错搓按背部。如此反复搓按 30~40 次。

（3）左侧位：微握拳状，以手指指腹与大小鱼际对称着力，腕部放松，反复叩捏背部。如此双手交替反复叩捏 30~40 次。

（4）左侧位：双手虚握拳，腕部放松，两手交替用抖腕的瞬间叩击背部。如此反复叩击 30~40 次。

（5）左侧位：左手按在右手上扣于尾骨上侧，用力推至颈部；再从右臀推至右肩、左臀推至左肩。如此反复 6~8 次。

（三）腰部按摩

（1）左侧位与右侧位交替：用双手大、小鱼际着力，分别交错地从腰部两侧向中央快速推按，反复 5~10 次。

（2）左侧位：屈肘，肘尖部着力于腰椎两侧，以肩部带动肘部做均匀的环行运动，并结合点压操作。其动作要柔和而有节奏，肘压揉 20~30 次。

（3）左侧位：双手虚握拳，交替叩击腰椎两侧部位，反复 50~60 次。

（4）左侧位：掌面紧贴于腰部皮肤做环摩揉至皮肤发热。

（四）臀部按摩

（1）左侧位：双手扣于骶尾椎两侧，全掌用力，沿臀大肌用力，做弧状运动推抹至腹股沟中部；再用大、小鱼际托住臀部，以爆发力快速用力向上推按至原位。反复 16~20 次。

（2）左侧位：双手分别向手背方向用力绷直，以"V"字形虎口扣于臀部，手掌和大鱼际着力，前后交替向上推按臀部。反复 30~50 次。

（3）左侧位：右手拇指、食指指腹，分别点按于尾骨两侧，同时旋按揉20~30次。

（4）左侧位：掌根部着力于臀部，腕部放松，以腕关节连同前臂做小幅度回旋按揉。力量要柔和深透。每侧30~40次。

（5）左侧位：手握空拳，腕部放松，交替叩击臀部50~60次。

（五）收式按摩

收式按摩是前述按摩的结束动作，因此，在按摩时应注意力度越来越小，速度越来越慢，直至结束。左手压在右手上全掌着力，从臀部分别至肩颈部，依次分四线按压。反复6~8次。

三、小儿整脊保健法

小儿整脊保健法主要是通过捏脊，起到健脾和胃、增进食欲、强壮身体的作用，从而达到预防疾病、促进生长发育的目的。

操作方法：

（1）捏脊3~5遍；

（2）补脾经300~500次（脾经：拇指螺纹面）；

（3）摩腹3~5分钟；

（4）揉脐3~5分钟；

（5）揉按足三里50~100次。

疗程：一般宜在清晨或饭前进行，每日1次，7~10次为一疗程，休息3天可继续进行第二疗程。

注意事项：过饥过饱时禁止施术；急性病期间可暂停，待病愈后再恢复施术；施术时注意保暖，防止受凉。

附：小儿整脊健脑法

小儿整脊健脑法是根据督脉入脊贯肾通于脑理论，运用保健按摩手法增强督脉、脊椎和大脑功能，使孩子更健康、更聪明的整脊方法。

操作方法：

（1）小儿俯卧，用手掌沿脊柱做搓法，以局部发热为宜；

（2）揉按肝俞、脾俞、肾俞各1分钟；

（3）小儿仰卧，轻拨、拿揉头部两侧；

（4）沿眉弓扫散数遍；

（5）点揉太阳、头维、百会、风池、强间、天柱穴各半分钟；

（6）小儿坐位，搓揉枕后部，以温热为宜；

（7）揉风府，拿揉肩部；

（8）点揉肩井、合谷、后溪穴各1分钟。

四、国外整脊保健方法简介

中外文化尽管存在着差异,但在认识脊柱的重要性和通过调整脊柱及其相关的周围组织以防治疾病,保健强身这一点上是一致的。限于篇幅,下面简要介绍一些国外整脊保健的概况。

(一)泰式整脊保健按摩

泰式整脊保健按摩简称泰式按摩。它起源于中国的传统按摩手法,并加入泰国的独特按摩方式和手法,形成目前的泰式整脊保健方法。

泰式整脊按摩的手法是以推、拉、扳、按、压等手法为主,多以活动关节,伸展肌肉,达到疏筋活络、滑利关节的目的。手法刚中有柔,柔中有刚,使人能很快解除疲劳,增强体质,防病治病,达到防病保健、消除疲劳、愉悦身心的作用。

泰式整脊按摩和其他形式按摩有所不同,尤其在进行大背、小背手法及踩背手法时,操作者与被操作者要密切配合,动作连贯自然,用力要柔和、适度,以免造成不良后果。对被操作者来说,凡体弱多病、年老体虚、孕妇、传染病,以及有严重心脑血管疾病、精神失常及酒后者均禁止按摩。

(二)韩式整脊保健按摩

韩式整脊保健按摩是流行于韩国的一种按摩手法,它起源于中国古代的传统按摩手法,并不断吸取其他各式按摩手法逐渐演变而来。它集美容按摩、手足按摩、传统中医按摩三式为一体,其手法细腻舒适,动作缓慢柔和,简单实用,具有美容护肤、强身健体、防病治病的良好作用。并配合独特的沙袋熏蒸给人以温暖,令人陶醉。

而韩式按摩的重点就是美容,它可以减缓颜面的皮肤衰老,让你青春永驻。生活节奏的加快,使人们更容易产生焦虑、烦躁和疲劳,韩式的头面部按摩起到了镇静安神、解除紧张情绪的作用。尤其是对肢体的手足按摩,加速了末梢血液的回流,促进了血液循环的新陈代谢,更容易消除人们的疲劳,还一个精力充沛的自我。

(三)日式整脊保健按摩

日式全身整脊保健按摩是根据日本传统的指压疗法特点并结合中医的按摩手法创立的。它的特点是手法细腻、节奏感强,不注重摆动类的手法,而是注重按压类和摩擦类手法的应用。其按压类手法主要分为单手拇指按压、双手拇指按压、单手四指按压、单手手掌按压、双手手掌按压。强调手指按压用力方向是垂直性地向下按压,注意与接触面垂直,避免激烈快速地增加力量,而是均匀缓慢地增加力量,在被按摩者呼气时,用力向下按压,按压时不要单独使用手指尖端进行,而要应用手指的指腹(即罗纹面)着力。

日式整脊按摩有防病治病、美容减肥、恢复体力、减轻疲劳、增强人体血液循环、提高人体抗病能力、调节脏腑功能、延年益寿的作用,所以深受各国人民的青睐。

(四)欧式整脊保健按摩

欧式整脊保健按摩的特点是以轻、揉、推、按、触摸为基础手法,以沿肌纤维走行方向、淋巴走行方向、血管走行方向按摩为主。加之介质的作用，给人一种轻松、自然、舒适的感受。

欧式按摩常常使用芳香油来加强手法的作用。芳香油有很多种，可根据个人的爱好和不同的治疗作用进行选择。如柠檬油常用于美容，起到护肤作用，对于油性皮肤也有一定的治疗作用。茉莉花油具有醒神开窍的作用，可以治疗抑郁症，并且还可以提高男性性功能。薄荷油具有清凉解表的作用，可以防治感冒、风湿痛和运动后疲劳。玫瑰油具有活血化瘀、防腐祛臭的作用，常用于各种疼痛、皮肤瘙痒等。苦橙叶油具有安神作用，可以治疗失眠、焦虑等症。依兰油也具有醒神作用，适用于抑郁和干性皮肤之人。欧式整脊保健按摩对运动、神经和免疫都有改善作用，可通过神经系统促进消化功能，如可防治便秘、消化不良等；还可提高人体的免疫功能，调节内分泌等等。因此，整脊保健按摩的作用是综合性的，人体各个系统之间是互相联系、互相影响的，对此我们应全面理解，充分发挥整脊保健按摩的作用。

附录：

一、国外整脊疗法发展概况

国外整脊疗法（Chiropractic）也称为"脊医"、"脊骨神经科"、"脊椎矫正学"等。这些名称都是根据不同的理解或不同地域环境而定义的。其实 Chiropractic 是来自两个希腊文字："Cheir"（指 Surgeon 手术科医生）和"Praktos"（指 Done by hand 手法），全称是"用手法技术的医生"。由于这种手法技艺主要集中在脊柱椎体关节功能的整复矫正，从而保证脊椎和神经系统处于正常的健康功能，而无须使用药物或创伤手术。

（一）整脊疗法在欧洲的发展

西方现代整脊疗法在欧洲发展的标志是英国、法国等国的 Othorpeadic Medicine（矫形内科）的建立。最早采用矫形内科一词的是英国医生 J. 塞瑞克斯。Othorpeadic 的拉丁文意思是矫形的，传统上属于外科 Surgere 的范畴，塞瑞克斯在其后面加上 Medicine，主要是强调用非手术的方法解决骨科问题。故在翻译成中文的时候，矫形内科更能反映作者的本意。这一名词能被国际上广泛熟悉，则应归功于法国著名脊柱手法医生 C.梅琴的功劳。梅琴在《Othorpeadic Medicine：A New Approch to vertebral Manipulations》著作中，对该脊柱矫正流派进行了系统的阐述，引起了国际整脊界的重视，一些典型的脊柱矫正手法也被介绍到国外。

矫形内科以脊柱手法站在现代矫形外科学、神经科学的角度上研究和解决被西方正统医学视为临床难题的颈肩腰腿痛，从基础到临床都对脊柱手法作出了积极的推动作用。当西方医学仍在把有脊柱损伤和脊柱退变引起放射性神经痛的病理机制集中在机械压迫理论上时，矫形内科就已根据自己在临床经验、实验研究及理论探索中所得到的结果，对放射性神经痛的机制作出了更全面的阐述，提出了肌肉反射性痉挛、炎症反应和硬脊膜痛等假说。塞瑞克斯在讨论腰腿痛病理机制时，认为脊柱后关节对其内在紊乱并不敏感，单纯的椎间盘组织突出也不一定引起放射性神经痛，但当病变影响到硬脊膜时，就会引起相应的临床症状，同时他还用该理论解释了远节段牵涉痛的形成机制。他还认为脊柱手法是通过对硬脊膜向上或向下的牵伸，使神经根也发生牵伸位移，从而减少了对硬脊膜组织的机械刺激，使临床症状缓解或消失。

为了证实硬脊膜痛的理论，塞瑞克斯对几万名腰腿痛患者进行了硬膜外封闭治疗，结果使许多原先需要实施椎板减压治疗的病人免除了手术。梅琴引用最新的研究资料认为，颈椎椎间盘突出的病例可以在一个很长的时期内存在神经根的压迫而没有任何临床症状，但当病变引起椎管内损伤性炎症时，由于机械压迫和炎症介质化学刺激的双重作用，引起神经纤维的脱髓鞘变性，使神经纤维间出现电信号的短路。这样，由运动神经发放的神经冲动会通过短路而传导至感觉神经纤维，使之出现持续的顽固性自发疼痛；与此相反，由感觉神经冲动发放的神经电信号也可经短路使运动神经兴奋，使肌肉处于持续的紧张状态。

梅琴认为脊柱手法是一系列完整的动作，分为三个阶段。首先是姿势准备，要根据脊柱解剖的特点使病人和医生自己摆好特定的姿势；其次是松弛阶段，医生要在病人无痛、肌肉松弛的前提下将病人的脊柱向某一特定方向运动至限制位；最后才是加力推冲阶段，即医生以突发、有控制的动作强制脊柱运动突破某一限制位，达到整复病变活动节段的目的。梅琴认为，在手法的前两个阶段中，医生应仔细地观察和体验病人对手法操作的反应，准确地测量或估计脊柱运动已达到的角度和所能达到的角度。如果出现异常情况，医生应立即中止手法操作。而在手法的加力推冲阶段，由于已对患者脊柱运动的功能有了较明确的了解，就能避免手法操作上的失误和手法意外。

矫形内科把脊柱手法划分为直接手法（即按脊疗法所谓的短杠杆疗法）、间接手法（即按脊疗法所称的长杠杆手法）和半间接手法（相当于中医推拿手法中的膝顶法）。梅琴显然对间接手法情有独钟，认为间接手法可对脊柱运动的角度进行精确测量或估计，临床上容易掌握，而直接手法看似简单，但在临床操作中不容易掌握用力的大小和方向，因而是危险的。梅琴还十分重视脊柱手法操作质量的控制和评价问题。许多其他脊柱手法技术规定施力于脊柱上下端的两手应同时以方向相反的力将脊柱扭转或弯曲，但梅琴反对这种做法。他认为手法的最后阶段中，术者的一只手应保持不动，将脊柱的一端固定，另一只手才能加力于脊柱的另一端，完成整复脊柱病变节段的任务。否则，势必会影响到对脊柱运动幅度的精确测量和估计，更谈不上对手法操作进行分级控制的能力。其次，梅琴认为，手法操作不能像投标枪那样，从中立位开始一下子把力量使出去就不管了，手法必须分阶段进行操作——这是唯一精确控制手法力量和幅度的方式。手法最后阶段类似于拳击手的击拳动作，达到目的即迅速收回，与中医手法理论中的寸劲功有异曲同工之妙。

（二）整脊疗法在美洲的发展

现代脊柱整脊在美国和加拿大发展的标志是被主流社会和主流医学的接受和融合。经过整整一个世纪的努力奋斗，由于整脊确实是一种不可替代的疗法，在治疗脊柱原性疾病中具有独特的疗效，美国整脊疗法得到了早该得到的社会承认。在20世纪70年代发生了对世界脊柱矫正发展史具有重要意义的三件大事：一是美国国会通过决议，批准整脊疗法等脊柱矫正医疗费用可以列入全美医疗照顾和医疗援助法案及联邦雇员医疗保险计划；二是美国教育部批准美国整脊协会教育理事会建立整脊疗法教育认可制度和整脊医生行医执照考试制度；三是部分州整脊疗法协会并入美国医学会。

目前，全美有18所学院或大学招收按脊疗法专业的学生，学制4年，课程设置涉及基础医学（如生理学、解剖学和生物化学）、临床医学（如实验诊断、放射诊断、骨科学、营养学及内科、外科、妇科、儿科、公共卫生等）和临床实践，每个学校除了教授学生相同的基础医学知识及脊椎矫正技术外，还有代表某些主要流派的特色课程，达到毕业水平的学生授予脊椎矫正学博士学位，经国家和各州严格考试后可合法独立行医。全美约有8万多合法的整脊医师，分布于美国的各大、中、小城镇，平均每五千人一位。

美式整脊疗法认为，位于背部的正中的脊柱因为由24块椎骨和1块骶骨、1块尾骨借软骨、韧带和关节连接而成，每块骨头又有6个关节，向6个不同的方向旋转，组成了2亿种不同的排列组合，其中任何一种非正常组合都有可能造成身体的不适。所以，脊柱是"人体第二生命线"，脊柱骨矢状面上正常的生理弯曲以及水平面上正常的垂直状态，是提供植物神经发挥功能的基本条件。脊椎的错位、半脱位干扰了人体神经部分、物理结构、化学成分三者之间的关系而导致疾病。美式整脊疗法认为，100%的人都有脊柱疾患，只是程度不同而已，任何人都可以进行整脊治疗。其实，这种观点应该理解为整脊保健。整脊疗法以调整脊椎的系统性手法为主，从纠正单个椎体的位移着手，改善脊柱各个关节的紊乱状态，调整人体脊柱连带的肌肉骨骼系统，恢复脊椎内外环境的平衡状态，从而减轻周围骨骼、肌肉、关节的疼痛等症状，促进脊柱的健康，提高人体的抗病能力，间接治愈机体的其他病症，使机体得到整体的康复。

（三）整脊疗法在亚洲的发展

整脊疗法在亚洲的发展除了中国以外比较有代表性的是日本的整脊疗法。早在18世纪中期，基于我国传统基础理论的中国推拿传入日本，形成日本传统整脊疗法。日本明治维新以后，政府提倡全面学习西方文化，美式整脊疗法随西方医学传入日本。日本最早的美式脊椎矫正学院成立于1974年，学制为5年，课程设置及管理主要采取美国的培养模式。20世纪80年代初，日本国际预防医学实践研究所所长西园寺正幸先生创立日式骨盆矫正压揉法。"骨盆矫正压揉法"共100个施术动作，主要源于日本的指压法和中国的少林整复术及其他国家的手法精华，是矫正法和压揉法的结合。它是以患者骨盆为基础，以髋关节和脊柱为中心，将移位的骨骼复正，消除肌肉和结缔组织的紧张和僵硬，扩大各个关节可动范围，调动人体本身自愈力（生命力），恢复体内平衡，以达到防病治病、强身健体的效果。

西园寺正幸先生创立的"骨盆矫正压揉法"很快因其神奇的治病功效获得日本社会广泛接受，并引起了国际医学界的高度重视。2003年3月俄罗斯卫生部《健康医疗7年计划命令书》认可骨盆矫正压揉法为最好的治疗法。他的著作《骨盆矫正压揉法图解》和《骨盆矫正压揉法病例集》等书被译为英语、法语、德语、意大利语、西班牙语、俄语、汉语等20多种语言，在不同国家和地区出版发行。该疗法的组织者在世界各国建立了协会，开设了医疗中心，取得了卓越成就。从此，日本国内形成了传统整脊、骨盆矫正压揉及美式整脊三种主要流派并存的局面。

日式骨盆矫正压揉法的主要特点是把人体骨盆移位看做是影响健康的根本原因，故该整脊方法以患者骨盆为基础，以髋关节和脊柱为中心，将矫正法和压揉法有机结合在一起，调整骨盆的异常，消除肌肉和结缔组织的紧张和僵硬，扩大各个关节的可动范围，调动人体本身的自愈能力，从而恢复体内平衡状态，达到治病防病、强身健体的效果。因此骨盆矫正压揉法除了临床治疗作用外还有很好的预防保健作用：

（1）消除疲劳，使受术者身体感觉轻松，许多人在受术时都有一种暖和、爽快和舒适的感觉。

（2）预防各种疾病的发生。因为这种方法能调动人体的自然治愈力，增强了抵抗力。

（3）具有美容作用。骨盆矫正压揉法能治疗皮肤的皱纹、疣、湿疹等，对白发、脱发、脚气、鸡眼等疾病也有一定效果。还能使女性的小乳房变得丰满起来。

（4）改善性功能。腰椎和骨盆有支配泌尿、生殖系统的神经通过，所以，骨盆矫正压揉法对性功能低下也有一定的改善和提高作用。

（5）运动全身，保护心脏。它能使整个身体变得柔软，动作变得灵活。

骨盆矫正压揉法可以说是一种运动法，但它不是靠自身的活动，而是从施术者动作中得到运动。受术者几乎是处于睡眠状态，全身肌肉松弛。在矫正骨骼和压揉肌肉的过程中，就体力消耗来说，患者相当于跑了1500米。实际上，普通人如果跑了1500米，就会出现呼吸急促，心脏跳动加快。而此时的患者，心跳平稳，肌肉柔软，血液循环趋于正常，有的受术者甚至能入睡。所以说，骨盆矫正压揉法可使患者在既没有加重心脏负担，又没有肌肉疲劳感的情况下，得到与跑1500米相同的运动效果，同时还矫正了移位的骨骼。

其次是韩国的整脊疗法。韩国整脊疗法来源于韩国民间，由家庭式按摩演变而成。韩国整脊疗法集日本整脊疗法和中医传统整脊保健于一体，亦称为韩式松骨，除了松骨这一显著特征外，推油和热敷也是整脊疗法的特色。韩国整脊手法吸取了中国、日本和美国的整脊手法的精华，主要手法有指压、捏拿、拨点、推拉、抖颤、捋理、顶搂、叩击、拍打等。操作速度适中，力度中等，无猛烈过激手法。韩国整脊疗法最大的一个特点就是不断吸取其他整脊疗法的精华并加以改造而逐渐演变出自己的风格。

泰国的整脊疗法是在泰国古法按摩的基础上吸取美式整脊疗法优点发展而来的。泰国古法按摩历史悠久，作为泰国古代医学文化之一，它有着4000多年的历史，其起源可以追溯到2500年前的古印度。据传创始人吉瓦科·库玛是古印度王的御医，他所总结的医药知识和按摩技法通过第一批传教的僧侣带入泰国，并不断流传发展，吉瓦科·库玛至今仍被泰国人民奉为医学之父。

泰国整脊疗法的手法以推拉、拉、扳、按、压等为主，多以活动关节部位、伸展肌肉达到疏筋活络、滑利关节的疗效。其手法刚中有柔、柔中有刚，对促进血液循环和新陈代谢有着极大益处。由于泰国天气酷热潮湿，因此泰国整脊疗法非常注重背部、腰部的舒展，从足部一直按摩至头顶才算结束一套动作。泰国整脊保健有利于快速消除疲劳，恢复体能，还可增强关节韧带的弹性和活力，恢复正常的关节活动功能，令身体、精神和心灵回复平衡，使呼吸系统、神经系统、消化系统运作正常，促进肌肉皮质新陈代谢。因此泰国整脊疗法能有效改善以下症状：

（1）筋骨扭伤、肌肉疼痛。

（2）各种头痛、颌骨痛、颈扭伤、颈骨僵直。

（3）肩胛骨骤痛、僵直、肩周炎。

（4）臀部疼痛、背痛无法俯伏或转身、腰痛无法仰起、大腿骨节痛。

整脊疗法的科学化是社会接受它的一个前提条件。目前 80 多个国家已经设立了这个业，10 余个国家开办了脊椎矫正大学，每年有 3000 余名整脊医师毕业，其中多数人都为整脊治疗服务。同时，越来越多的人认识到整脊疗法和整脊保健的重要性。